Ediciones Journal le da la bienvenida a su biblioteca digital

Enfermedades de la vulva
Un enfoque interdisciplinario

Enfermedades de la vulva

Un enfoque interdisciplinario

Claudia Marchitelli

Especialista en Ginecología y Patología Vulvar.
Profesora Adjunta del Instituto Universitario del Hospital Italiano.
Jefa del Sector de Patología Vulvar e Infecciones Ginecológicas del Hospital Italiano de Buenos Aires.
Presidenta de la Sociedad Internacional para el Estudio de las Enfermedades Vulvovaginales (ISSVD).
Miembro fundador de la Sociedad Latinoamericana de Patología Vulvar (SoLaPaV).
Argentina.

EDICIONES
journal

Marchitelli, Claudia
Enfermedades de la vulva: Un enfoque interdisciplinario
Claudia Marchitelli
1a ed., 1a reimp. - Ciudad Autónoma de Buenos Aires: Journal, 2023.
333 p.; 28 x 20 cm.

ISBN 978-987-3954-55-9

1. Ginecología. 2. Dermatología. I. Título
CDD 618.16

Viamonte 2146 1 "A" (C1056ABH) CABA, Argentina
ediciones@journal.com.ar | www.edicionesjournal.com

Producción editorial: Ediciones Journal S.A.
Diagramación: Diego Stegmann
Diseño de tapa: Le Voyer
Ilustraciones: Guillermo Almada

Libro de edición argentina
Impreso en India – Printed in India, 06/2022.
Replika Press Pvt Ltd, Haryana, 131028

Queda hecho el depósito que establece la Ley 11.723
Se imprimieron 1000 ejemplares

Agradecimientos

A la coordinadora de este libro, la doctora Mariana Jimena Martínez, dermatóloga, ya que su motivación y esfuerzo fueron un motor inagotable para editarlo.

A los colaboradores de los capítulos, que con sus respectivos conocimientos contribuyeron a la creación de esta obra.

Al equipo de trabajo del Sector de Patología Vulvar del Hospital Italiano de Buenos Aires, quienes diariamente nos esforzamos para mejorar la atención de nuestras pacientes compartiendo habilidades y conocimientos para alcanzar nuestras metas. Estamos convencidos de que el objetivo de nuestro trabajo es el correcto diagnóstico y tratamiento de las pacientes con enfermedades vulvovaginales y que esto solo se consigue si trabajamos en forma interdisciplinaria.
Es un orgullo para mí contar con este equipo de trabajo donde el éxito de uno es el éxito del equipo. Como dice Henry Ford: "Estar juntos es un comienzo, permanecer juntos es progreso y trabajar juntos unidos es un éxito". Gracias a todos por trabajar siempre juntos.

A mis maestros, los doctores María Graciela Belardi, Miguel Maglione y Guillermo di Paola, quienes fueron mis motivadores y me enseñaron a amar y sentir pasión por todo lo que hago día a día. Han dejado una marca permanente en mi vida y siempre estarán en mis recuerdos y en mi corazón.

A mi familia, que son lo más importante que tengo. Sin el constante apoyo de Alberto —mi esposo—, Pilar, Ignacio y Martín —mis hijos— y Magalí, sería imposible para mí hacer de mi profesión una pasión.

Claudia Marchitelli

Índice

Prólogo

La patología vulvar si bien ha sido largamente ignorada hasta hace pocas décadas, actualmente ha suscitado un creciente interés.

Las enfermedades de la vulva representan un gran desafío para el médico que debe ocuparse de ellas, ya que para el abordaje de esta patología singular se requiere una sólida formación en ginecología clínica y quirúrgica, dermatología, anatomía patológica, fisiatría y sexología. Si bien los equipos de patología vulvar están conformados por profesionales especialistas en cada una de las áreas mencionadas, el especialista en patología vulvar, además, debe conocer acabadamente cada una de ellas a fin de tener una visión integradora de la situación.

El equipo de Patología Vulvar del Hospital Italiano de Buenos Aires, creado y dirigido por la doctora Claudia Marchitelli, de reputación sólidamente establecida, tomó como desafío la escritura de este libro en el que colaboraron autores nacionales y extranjeros de renombre. El resultado es un texto de rigurosa metodología, erudito y a su vez didáctico, en el que se han empleado diferentes instrumentos pedagógicos, y que da cuenta de una significativa y amplia experiencia, transmitida con claridad y sentido práctico. El objetivo ha sido mostrar el manejo actualizado de las distintas patologías, su diagnóstico y las conducta terapéutica en la práctica cotidiana; e incluir las patologías malignas, por sus implicaciones, y las patologías benignas e infecciones, por su frecuencia.

Enfermedades de la vulva: Un enfoque interdisciplinario aclara numerosos aspectos controversiales en las patologías vulvares. Es un instrumento idóneo para los interesados en la evolución de la especialidad, ya que permite acrecentar los conocimientos y adaptarlos al pensamiento contemporáneo, que no solo consiste en curar sino también en preservar la calidad de vida de acuerdo a las necesidades de cada paciente en su situación especial. También deja en claro, que si bien ha habido grandes progresos en este campo aún resta mucho por realizar.

Agradezco a la doctora Marchitelli y a su grupo de colaboradores la realización de esta excelente obra y el honor que me han concedido al prologarla.

María Graciela Belardi

Profesora Adjunta de Ginecología de la UBA (1997-2006).

ISSVD: Councillor (1995-1997), Miembro del Cientific Commitee (1997-1999).

Co-Fundadora con el Prof G. R. di Paola (1970) del primer centro asistencial y de investigación de las enfermedades de la vulva de Latinoamérica.

Hospital de Clínicas, Universidad de Buenos Aires.

Argentina.

Prefacio

El estudio de las enfermedades vulvares abarca diferentes disciplinas como la ginecología, dermatología, patología, sexología, kinesiología, entre otras. El trabajo en equipo es fundamental para su correcto abordaje.

Este libro trata de mostrar el beneficio del trabajo interdisciplinario a la hora de entender y manejar correctamente a las pacientes con enfermedades vulvares, que suelen ser complejas. Si bien muchas condiciones que afectan a la vulva también pueden comprometer la piel de otras partes del cuerpo, su apariencia puede verse modificada por el ambiente vulvar, propenso a mantener la humedad, el calor, la fricción y la oclusión. Esto hace que el diagnóstico resulte a veces difícil, aun para los especialistas.

Muchas mujeres llevan meses y años de sufrimiento y deambulan de especialista en especialista sin encontrar una solución a su problema. Estas enfermedades no solo alteran su calidad de vida laboral, familiar y social, sino también de pareja, por eso es fundamental que reciban el manejo y asesoramiento correcto al buscar ayuda profesional.

Aún hoy en día, la especialidad de patología vulvar está en vías de perfeccionamiento. El entrenamiento en las enfermedades vulvares no está todavía desarrollado y es muy variable de acuerdo al país y centro de salud. Es difícil que los médicos residentes obtengan durante su período de aprendizaje experiencia suficiente para manejar correctamente a las pacientes con estas afecciones en su práctica clínica diaria.

La mayoría de la bibliografía actualizada sobre las enfermedades de la vulva, así como los tratados y los atlas están escritos en inglés. Además, los tópicos que se mencionan en ellos son de las enfermedades prevalentes en otras regiones y países. Nuestra intención fue ofrecer un libro en castellano para una mejor difusión entre los especialistas de América Latina y España poniendo foco en las dolencias que afectan a nuestras poblaciones.

Enfermedades de la vulva: Un enfoque interdisciplinario será de gran interés para todos aquellos interesados en entender mejor las enfermedades vulvares e infecciones vulvovaginales, al presentar de manera clara y concisa —con tablas, esquemas, fotos y algoritmos— la forma de llegar a una serie de diagnósticos diferenciales y arribar al diagnóstico correcto por medio del razonamiento.

Mi mayor fortuna es mi familia. ¡Gracias por estar!

Claudia Marchitelli

Coordinación general

Mariana Jimena Martínez

Especialista en Dermatología.
Fellow Patología Vulvar, Hospital Italiano de Buenos Aires. Servicio de Dermatología, Hospital Español de Mendoza.
Miembro de la Sociedad Internacional para el Estudio de las Enfermedades Vulvovaginales (ISSVD). Miembro de la Sociedad Argentina de Dermatología (SAD). Miembro del Colegio Ibero Latinoamericano de Dermatología (CILAD). Miembro de la Sociedad Latinoamericana de Patología Vulvar (SoLaPaV).
Argentina.

Colaboradores

Bermejo, Alcira

Especialista en Dermatología.
Servicio de Dermatología, Hospital de Enfermedades Infecciosas F. J. Muñíz. A cargo del sector ETS del Servicio de Dermatología, Hospital de Enfermedades Infecciosas F. J. Muñíz.
Argentina.

Caussade Dutra, Adriadna

Especialista en Ginecología.
Docente especializada en Clínica Ginecológica, Centro Hospitalario Pereira Rosell, Montevideo.
Directora de la Clínica Dra. Caussade.
Uruguay.

Cesarato, Laura

Especialista en Ginecología.
Mágister en Educación Médica.
Jefa de la Sección de Ginecología Infanto-Juvenil, Servicio de Ginecología, Hospital Italiano de Buenos Aires.
Argentina.

Domenech, María Martha

Especialista en Tocoginecología, Colposcopía y Patología Vulvar.
Servicio de Ginecología, Hospital Italiano de Buenos Aires.
Miembro de la Sociedad Latinoamericana de Patología Vulvar (SoLaPaV).
Argentina.

Domenech, Romina Andrea

Licenciada en Kinesiología y especialista en Pelviperineología.
Coordinadora de la Subsección de Rehabilitación Pelviperineal del Hospital Universitario Austral. Miembro del Instituto Kinésico Integral de Piso Pélvico (IKIPP). Miembro de la Comisión Directiva (Tesorera) de la Sociedad Kinésica Argentina de Pelviperineología. Miembro de la Sociedad Internacional para el Estudio de las Enfermedades Vulvovaginales (ISSVD).
Argentina.

Ferrario, Damián

Especialista en Dermatología.
Servicio de Dermatología, Hospital Italiano de Buenos Aires.
Miembro de la Sociedad Internacional para el Estudio de las Enfermedades Vulvovaginales (ISSVD).
Argentina.

López de Secco, Graciela

Especialista en Tocoginecología.
Sección de Patología Vulvar y Tracto Genital Inferior (TGI), Servicio de Ginecología, Hospital Italiano de Buenos Aires.
Miembro de la Sociedad Internacional para el Estudio de las Enfermedades Vulvovaginales (ISSVD). Miembro de la Sociedad Latinoamericana de Patología Vulvar (SoLaPaV).
Argentina.

Maldonado, Verónica
Especialista en Ginecología.
Docente Adscripta de la Facultad de Medicina, Universidad de Buenos Aires (UBA).
Docente del Programa de Prevención Diagnóstico, Terapéutica y Vacunación en Patologías del Tracto Genital Interior y Colposcopía, Hospital de Clínicas José de San Martín, UBA.
Jefa de la Sección de Patología Vulvar en el Hospital de Clínicas José de San Martín, UBA.
Miembro de la Sociedad Internacional para el Estudio de las Enfermedades Vulvovaginales (ISSVD).
Argentina.

Marcos, María Florencia
Especialista en Ginecología y Obstetricia.
Servicio de Ginecología, Hospital Italiano de Buenos Aires.
Miembro de la Sociedad Internacional para el Estudio de las Enfermedades Vulvovaginales (ISSVD).
Argentina.

Marchitelli, Claudia
Especialista en Ginecología y Patología Vulvar.
Profesora Adjunta del Instituto Universitario del Hospital Italiano.
Jefa del Sector de Patología Vulvar e Infecciones Ginecológicas del Hospital Italiano de Buenos Aires.
Presidenta de la Sociedad Internacional para el Estudio de las Enfermedades Vulvovaginales (ISSVD).
Miembro fundador de la Sociedad Latinoamericana de Patología Vulvar (SoLaPaV).
Argentina.

Martí, María Inés
Licenciada en Kinesiología y especialista en Reed.
Kinesióloga de Planta y Coordinadora del Área de Reeducación de Piso Pélvico del Hospital Italiano de Buenos Aires.
Miembro de la Sociedad Internacional para el Estudio de las Enfermedades Vulvovaginales (ISSVD).
Argentina.

Martínez, Mariana Jimena
Especialista en Dermatología.
Fellow Patología Vulvar, Hospital Italiano de Buenos Aires. Servicio de Dermatología, Hospital Español de Mendoza.
Miembro de la Sociedad Internacional para el Estudio de las Enfermedades Vulvovaginales (ISSVD). Miembro de la Sociedad Argentina de Dermatología (SAD). Miembro del Colegio Ibero Latinoamericano de Dermatología (CILAD). Miembro de la Sociedad Latinoamericana de Patología Vulvar (SoLaPaV).
Argentina.

Micheletti, Leonardo
Especialista en Tocoginecología.
Fellow de la ISSVD.
Ex-Presidente de la Sociedad Italiana de Vulvología.
Departamento de Ginecología y Obstetricia de la Universidad de Torino.
Italia.

Mompó, Lucía
Licenciada en Terapia Física y Kinesiología.
Área de Rehabilitación de Piso Pélvico, Hospital Italiano de Buenos Aires.
Miembro de SOKAP (Sociedad Kinésica Argentina de Pelviperineología).
Argentina.

Parra, Viviana
Especialista en Dermatología y Dermapatología.
Profesora Titular de la Cátedra de Dermatología, Facultad de Ciencias Médicas, Universidad Nacional de Cuyo.
Jefa del Servicio de Dermatología, y encargada de la Sección de Patología Vulvar, Hospital Luis Lagomaggiore, Mendoza.
Argentina.

Pasetti, Desirée
Especialista en Ginecología.
Ex-*Fellow* de Patología Vulvar del Hospital Italiano de Buenos Aires.
Miembro de la ISSVD.
Argentina.

Perematеu, María Sol
Especialista en Tocoginecología.
Servicio de Ginecología, Hospital Italiano de Buenos Aires.
Miembro de la Sociedad Internacional para el Estudio de las Enfermedades Vulvovaginales (ISSVD). Miembro de la Sociedad Latinoamericana de Patología Vulvar (SoLaPaV).
Argentina.

Perinetti, Claudia
Especialista en Ginecología, Obstetricia, Tracto Genital Inferior y Colposcopía.
Docente por Concurso, Cátedra de Ginecología de la Facultad de Ciencias Médicas, Universidad Nacional de Cuyo.
Médica de planta del Hospital Diego Paroissien, Mendoza.
Argentina.

Preti, Mario
Especialista en Tocoginecología.
Presidente electo de la ISSVD. Presidente actual de la Sociedad Italiana de Vulvología.
Ginecólogo del Departamento de Ginecología y Obstetricia, Universidad de Torino.
Italia.

Rodríguez Saa, Sonia
Especialista en Dermatología.
Docente de la Cátedra de Dermatología de la Facultad de Medicina, Universidad de Mendoza.
Servicio de Dermatología, Consultorio de Tumores y Dermatoscopia del Hospital del Carmen, Obra Social de Empleados Públicos (OSEP), Mendoza.
Argentina.

Saike, Gisele Denise
Especialista en Ginecología y Obstetricia.
Jefa del Sector de Patología del Tracto Genital Inferior, Hospital Aeronáutico Central. Asociada del Hospital Italiano de Buenos Aires. Médica de guardia del Hospital Materno Infantil Alende.
Miembro de la Sociedad Internacional para el Estudio de las Enfermedades Vulvovaginales (ISSVD).
Argentina.

Sampieto, Agustín Enrique
Especialista en Tocoginecología.
Jefe de Trabajos Prácticos de Ginecología, Facultad de Medicina, Universidad de Buenos Aires (UBA).
Co-Director del Centro de Piso Pelviano del Hospital Austral. Director de la Escuela de la Sociedad de Obstetricia y Ginecología de Buenos Aires (SOGIBA).
Presidente del Capítulo de Anatomía dedicado a Ginecología y Obstetricia de la Asociación Argentina de Anatomía Clínica.
Argentina.

Sluga, María Celeste
Especialista en Tocoginecología.
Fellow ISSVD.
Sección Patología Vulvar del Hospital Italiano de Buenos Aires.
Miembro de SAPTGI y Colposcopía. Miembro de la Sociedad Internacional para el Estudio de las Enfermedades Vulvovaginales (ISSVD). Miembro de la Sociedad Latinoamericana de Patología Vulvar (SoLaPaV).
Argentina.

Suzuki, Andrea Verónica
Especialista en Ginecología.
Docente del Programa de Prevención, diagnóstico, terapéutica y vacunación en patologías del Tracto Genital Interior y Colposcopía, Hospital de Clínicas José de San Martín, UBA.
Docente Adscripta de la Facultad de Medicina, UBA.
Miembro del Comité Ejecutivo de la Sociedad Internacional para el Estudio de Enfermedades Vulvovaginales (ISSVD).
Argentina.

Vallejos, Laura
Especialista en Tocoginecología.
Fellow en Patología Vulvovaginal.
Miembro de la Sociedad Internacional para el Estudio de las Enfermedades Vulvovaginales (ISSVD).
Argentina.

Wernicke, Alejandra
Especialista en Anatomía Patológica.
Jefa de Trabajos Prácticos de Anatomía Patológica del Instituto Universitario del Hospital Italiano de Buenos Aires.
Médica de planta del Servicio de Anatomía Patológica, Hospital Italiano de Buenos Aires.
Miembro de la Sociedad Internacional para el Estudio de las Enfermedades Vulvovaginales (ISSVD).
Argentina.

1

Anatomía descriptiva y funcional de la vulva

Agustín Sampietro

Puntos clave

- Es fundamental reconocer la normal anatomía de la vulva para poder hacer diagnóstico de enfermedades que asienten sobre ella.
- "No existe una vulva estándar, hay tantas formas de vulvas como mujeres en el mundo" (C. Marchitelli).
- Es importante conocer su morfología a la hora de realizar tratamientos quirúrgicos.
- El correcto conocimiento acerca del funcionamiento vulvovaginal permitirá despejar dudas sobre sexualidad femenina.
- Reconocer la importancia del clítoris en el orgasmo femenino.

Introducción

Históricamente ha existido en los textos de anatomía una subestimación de las estructuras vulvares. Aún hoy en día, las descripciones ocupan escasas páginas y pocos autores se encargan de explicar aspectos fundamentales de la estructura y función de la vulva.

Debemos intentar cambiar esta tendencia dándole a la vulva la importancia que merece y analizarla en el contexto de su estructura, función y evolución a lo largo de la vida de la mujer y dejar de compararla con el pene como si solo se tratara de una involución de este llamando en ocasiones al clítoris como "pene femenino".[1]

A su vez, entender la anatomía de la vulva puede ayudarnos a comprender el cómo de una serie de eventos fisiológicos y el porqué de algunos aspectos patológicos que afectan a estas estructuras.

Por otro lado, en este capítulo, tal como su título lo expresa, intentaremos relacionar conceptos morfológicos con funcionales entendiendo que la principal función de la vulva es la respuesta sexual femenina.

La vulva es el conjunto de estructuras que conforman los genitales externos femeninos y para su estudio determinaremos las siguientes partes: monte de venus, labios mayores, labios menores, el vestíbulo, el himen, el clítoris, las glándulas anexas y el orificio uretral externo (Figura 1.1).

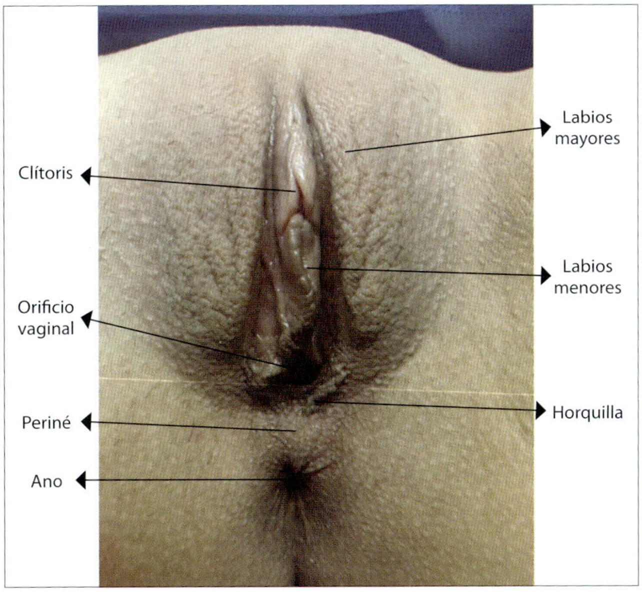

Figura 1.1 Vulva normal y sus constituyentes.

Monte de Venus (*mons pubis*)

El monte del pubis es la región de piel y tejido subcutáneo que está por delante y encima de la sínfisis del pubis y en dirección inferior a la pared anterior del abdomen. En concreto, está compuesto por una capa adiposa y otra membranosa que constituyen la continuidad de las fascias de la pared abdominal (fascia de Colles y Scarpa). Esta prominencia adiposa se continúa distalmente con los labios mayores, con los cuales comparte estructura.[2-4]

De forma triangular, el tamaño promedio de la base es de 16 ± 2 cm y el de la altura de 13 ± 2 cm. Debemos tener en cuenta que esta variabilidad en las dimensiones "normales" se repite en la mayoría de las estructuras que conforman la vulva, lo que hace prácticamente imposible definir normalidad o anormalidad en dichas dimensiones.[4, 5]

Esta región es inervada por el nervio abdominogenital menor o ilioinguinal, rama de la raíz L1 del plexo lumbar.

En cuanto a la función, no hay acuerdo. Podría decirse que, por estructura e inervación es un área principalmente sensitiva, aunque otros aseguran que por su característica celuloadiposa y por su ubicación sobre la sínfisis del pubis actuaría como protector de esta zona. De lo que sí estamos seguros es que, durante el Renacimiento, ha cumplido una importante función como musa para varios artistas, de ahí su nombre.

Labios mayores

Los labios mayores son pliegues cutáneos prominentes localizados entre el monte de Venus y el periné, constituidos principalmente de tejido adiposo, folículos pilosos y glándulas sebáceas. Se unen anteriormente para formar la comisura anterior de los labios mayores y, posteriormente, se funden con los tejidos circundantes para formar la comisura posterior; tienen una longitud que varía entre los 7 cm y los 12 cm. La superficie de los labios mayores en el adulto está cubierta por piel pigmentada que contiene un gran número glándulas y folículos pilosos.

El labio mayor se asemeja a la pared abdominal anterior en estructura y en su interior se encuentra la finalización de los ligamentos redondos y el proceso vaginal obliterado. Superficialmente está conformado por una capa principalmente adiposa (fascia de Camper) y en un plano más profundo una fascia más gruesa (fascia de Colles) que corresponde a la continuación de la fascia de Scarpa en la pared abdominal. Esta fascia está unida inferiormente a la rama isquiopubiana y, posteriormente, al diafragma urogenital, pero carece de unión anterior. Esto evita la propagación de hematomas e infecciones en el muslo, la diseminación puede producirse en la pared anterior del abdomen.[4-6] Publicaciones recientes[7] se refieren a una nueva estructura conformada por un saco adiposo que se continúa con las fascias y ligamentos antes descritos, que dan una nueva interpretación sobre la estructura de los labios, pero sin tener traducción clínica o funcional alguna.

Esta estructura debe ser tenida en cuenta fundamentalmente a la hora de planificar cirugías reconstructivas o cosméticas de los labios mayores, ya que deben ser respetadas para mantener el normal funcionamiento y evitar complicaciones.

Los labios mayores presentan cambios en su estructura a lo largo de la vida; una de las más destacables es la desaparición de los receptores estrogénicos en la dermis y epidermis. Si bien durante la premenopausia los receptores predominantes en los labios mayores (a diferencia de otras estructuras) son los androgénicos, podemos encontrar receptores estrogénicos tanto en la epidermis como en la dermis.[8] Luego de la posmenopausia, los receptores androgénicos disminuyen levemente, pero los estrogénicos desaparecen por completo, concepto fundamental para comprender la ineficacia de indicar tratamientos con estrógenos locales o sistémicos para alteraciones de los labios mayores en la posmenopausia.

Los labios mayores están irrigados principalmente por ramas labiales de la arteria pudenda interna y externa. Su drenaje venoso es tributario de la vena pudenda externa al igual que los linfáticos, a través de los ganglios inguinales superficiales.

Labios menores

Los labios menores son dos pliegues delgados de piel cornificada, desprovista de vello, pero con glándulas sebáceas y ecrinas. Carecen de una capa de grasa subcutánea y están en situación medial a los labios mayores y lateral, al vestíbulo. Su estructura está principalmente compuesta por tejido conectivo y elementos vasculares eréctiles con gran cantidad de terminales nerviosas sensitivas. En dirección al pubis, los labios menores se dividen en dos porciones (laterales y mediales) para envolver al clítoris. Por delante, las porciones laterales se unen sobre este para formar el prepucio del clítoris. Las partes mediales se unen en la porción inferior del clítoris para formar su frenillo. Posteriormente los labios menores se unen para formar un pliegue transversal detrás de la apertura vaginal, la comisura posterior de la vulva.[3, 4, 9]

Hay una gran variación en las dimensiones de los labios menores. Lloyd y cols., en su estudio de cincuenta mujeres premenopáusicas (entre 18-50 años), encontraron que la longitud promedio de los labios menores era de 6,0 ± 1,7 cm[2-10] y el ancho promedio de 2,1 ± 0,9 cm (0,7-5).[5] Algunos autores consideran que distancias mayores de 4 cm desde la base hasta el borde sería un criterio de cirugía correctiva. Teniendo en cuenta la gran variabilidad entre las mujeres, preferimos considerar indicación de cirugía correctiva cuando los labios menores sobrepasan la línea inguinofemoral (*v.* Capítulo 20).

La irrigación de los labios menores está dada por ramas labiales de la arteria pudenda interna y su drenaje venoso es hacia la vena pudenda externa al igual que los linfáticos, que drenan finalmente en el grupo de ganglios inguinales superficiales.

Vestíbulo

Entre ambos labios menores y extendiéndose desde el frenillo del clítoris hasta la comisura posterior de la vulva, encontramos el vestíbulo. La línea de separación entre el vestíbulo y los labios menores se conoce como línea de Hart. La parte ubicada entre el orificio vaginal y la comisura posterior de los labios menores se denomina fosa navicular (o vestibular).

El vestíbulo contiene al meato uretral externo, la porción distal de la vagina y los orificios de drenaje de las glándulas anexas (mayores y menores o Bartolino y Skene).[2-4, 9]

Está cubierto por un epitelio escamoso estratificado no cornificado (mucosa). Por debajo de este, encontramos una estructura eréctil denominada bulbo vestibular que algunos autores incluyen dentro de la estructura del clítoris y la denominan "bulbos del clítoris".[2, 10] Los bulbos vestibulares se ubican lateralmente y bordean el vestíbulo para aproximarse a la línea media al nivel de la uretra.

Se ha especulado con respecto a la existencia del punto G de Gräfenberg, descrito por primera vez en 1950. Esta zona erógena fue declarada 1-2 cm proximal a la uretra en la pared vaginal anterior. Se estimó que la estimulación de esta área ayudaba al orgasmo femenino. Sin embargo, la revisión de la bibliografía no ha proporcionado evidencia objetiva de esta entidad. Algunos autores justifican estas ideas con la afirmación de que la pared vaginal anterior es un órgano activo que transmite, durante el coito, el efecto de la penetración del pene al clítoris, estirando los dos ligamentos que se insertan alrededor de su base.[11] En esta región, también podemos encontrar el cuerpo esponjoso de la uretra femenina, que se corresponde al plexo vascular situado en la submucosa uretral femenina que contribuye a su función, pero no tiene relación con la actividad sexual.

El vestíbulo se encuentra irrigado por ramas vestibulares de la arteria pudenda interna y su drenaje venoso se realiza a través de las venas pudendas externas al igual que los linfáticos, que tributan a los ganglios inguinales superficiales.

Glándulas vestibulares mayores y menores

Las glándulas vestibulares mayores, o glándulas de Bartolino, están situadas profundamente dentro de la parte posterior de los labios mayores. Cada glándula está justamente inferior y lateral al músculo bulbocavernoso y, normalmente, no es palpable. La secreción glandular es clara, mucoide y alcalina y aumenta durante la excitación sexual. El conducto principal de cada glándula pasa profundamente al labio menor para abrirse en el margen lateral de la vagina (horas 5 y 7) (Figura 1.2).

Las glándulas vestibulares menores, o glándulas de Skene, se ubican cercanas al meato uretral y vierten su contenido sobre este, o bien, directamente sobre el vestíbulo.

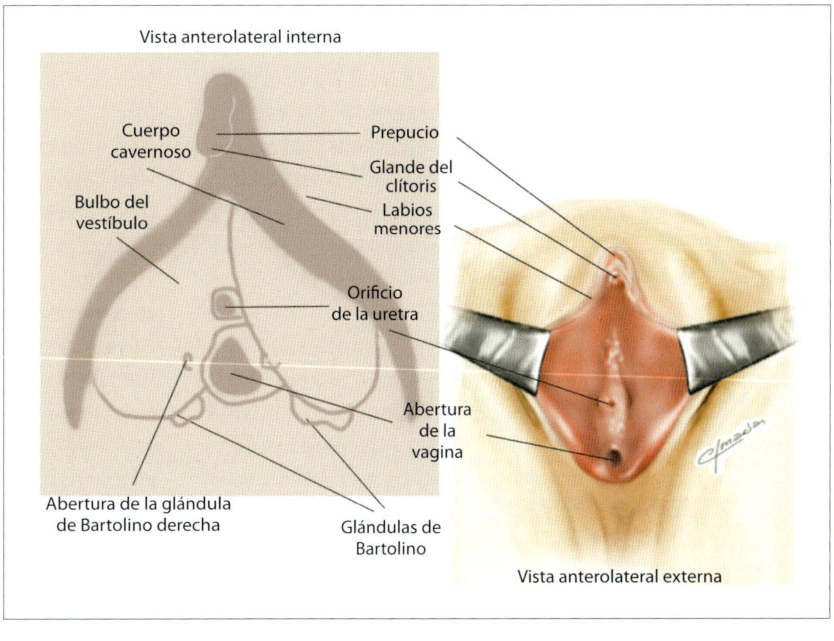

Figura 1.2 Glándulas anexas y cuerpos eréctiles.

Clítoris

Durante muchos años, o bien se desconocía la anatomía del clítoris, o deliberadamente se obviaba en los textos de anatomía clásica. Tal vez por ese motivo es que aún hoy existen discrepancias en distintos autores respecto a su estructura. El estudio de su anatomía ha evolucionado de las disecciones al estudio funcional, a través de resonancia magnética, intentando esclarecer aspectos morfológicos y funcionales.[9-11]

Describiremos la teoría que consideramos más acertada considerando los bulbos vestibulares como una estructura separada.

El clítoris es el órgano eréctil de la mujer y se encuentra formado por dos cuerpos cavernosos y un glande. Los cuerpos cavernosos, de estructura similar a la del hombre (cavernas cubiertas por una túnica albugínea) pueden dividirse en dos porciones, una porción directamente relacionada con la rama isquiopubiana, que corresponde a la porción más profunda, llamada "crura" o "pilares del clítoris", y una porción medial y terminal que se encuentran separadas de su homólogo contralateral por escasa cantidad de tejido conectivo, que denominaremos "cuerpo del clítoris".[9, 11] El glande es la porción más inervada del clítoris, de 4 mm a 7 mm, cubre la parte distal de los cuerpos cavernosos. En el ángulo del clítoris, en el espacio entre los cuerpos cavernosos y el bulbo vestibular, está el plexo venoso de Kobelt, responsable de la comunicación entre la circulación venosa de los bulbos y de los cuerpos cavernosos del clítoris (*v.* Figura 1.2).

El clítoris está suspendido por un ligamento superficial y otro profundo.[4] El ligamento suspensorio superficial se une a la fascia profunda del monte de Venus, glande y cuerpo del clítoris y se extiende hacia los labios mayores. El ligamento suspensorio profundo se origina en la sínfisis del pubis y se adhiere al cuerpo, bulbos y glande del clítoris. Estos podrían proporcionar estabilidad al clítoris durante las relaciones sexuales.

Más adelante, abordaremos el tema del comportamiento del clítoris durante la respuesta sexual femenina, pero para poder comprenderla enteramente es necesario conocer más allá de la estructura, la irrigación y la inervación del clítoris. Esta se da principalmente a través de ramas terminales y profundas de la arteria pudenda interna, la arteria dorsal del clítoris y el drenaje venoso se produce a través de las venas pudendas externas hacia la vena femoral. La inervación está dada por el nervio dorsal del clítoris, rama del nervio pudendo (*v.* más adelante "Conceptos funcionales de la anatomía de la vulva") (Figura 1.3).

Drenaje linfático de la vulva

El drenaje linfático de la mayoría de la vulva se realiza hacia los ganglios linfáticos inguinales superficiales, con la excepción del clítoris que drena sobre los ganglios profundos e ilíacos internos y la porción más inferior de los labios mayores que, ocasionalmente, lo pueden realizar hacia el plexo linfático rectal.

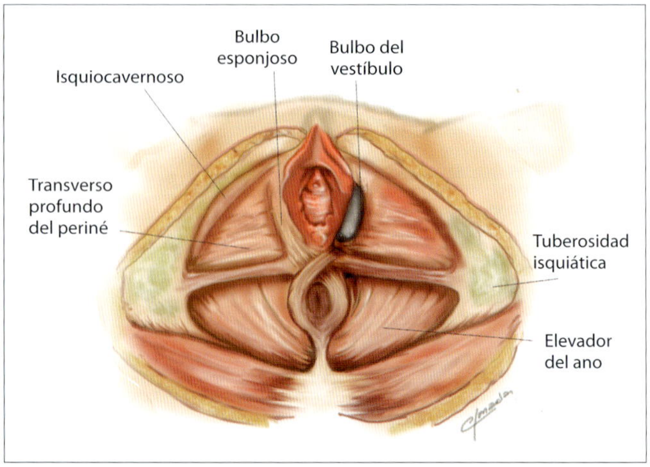

Figura 1.3 Músculos del periné.

Otras estructuras

Si bien no pertenecen específicamente a la vulva, el conocimiento de ciertas estructuras favorece la comprensión de la función y patología vulvar. Entre ellas encontramos a la porción distal de la vagina, los músculos del periné superficial y el músculo elevador del ano. Describiremos brevemente aquellos aspectos de su anatomía que permitan comprender su relación con la vulva.

Vagina. La vagina es un canal fibromuscular que se extiende desde el vestíbulo vulvar hasta el cérvix uterino. Este órgano participa principalmente en los mecanismos de reproducción y son también, junto con sus elementos de sostén, un órgano fundamental en la dinámica del piso pelviano (sostén, micción y defecación). Está compuesta por cuatro capas: mucosa, lámina propia, muscular y tejido conectivo. La lámina propia y la capa de tejido conectivo contienen una rica red vascular similar al tejido subepitelial del vestíbulo. La vagina distal tiene una relación directa con la uretra y el clítoris tal como se evidencia en resonancia magnética.[10] Con estas estructuras comparte irrigación e inervación. Si bien es un órgano con escasa sensibilidad, la vagina participa en la respuesta sexual femenina aumentando su flujo sanguíneo y favoreciendo la lubricación.

Músculos del periné superficial (Figura 1.3). En esta región, encontramos el músculo transverso superficial, isquiocavernoso y bulbocavernoso. Tienen relación directa con los cuerpos eréctiles y con la respuesta sexual femenina. El músculo isquiocavernoso se extiende desde la tuberosidad isquiática y las raíces del clítoris a lo largo de la porción inferior de la rama isquiopubiana y se inserta en el cuerpo del clítoris. El músculo bulbocavernoso transcurre a ambos lados de la vagina y se inserta en el cuerpo perineal posteriormente y en el cuerpo del clítoris, anteriormente. Durante la erección del clítoris, estos están implicados en producir una contracción continua e involuntaria, importante no solo para la rigidez de los cuerpos eréctiles, sino para mantenerla. Las contracciones rítmicas del tercio inferior de la vagina durante el orgasmo están producidas principalmente por el músculo bulbocavernoso, estando este también implicado en la patogénesis del vaginismo inferior.[4, 9]

Músculo elevador del ano. Se extiende desde el pubis, arco tendíneo de elevador del ano, sacro y coxis hasta la línea media. Se reconocen en este músculo tres fascículos: puboviscerales, puborrectales e iliococcígeos. Los primeros pueden a su vez clasificarse en puboperineales, pubovaginales y puboanales.[4] Si bien sus funciones están principalmente relacionadas con el sostén de las vísceras pelvianas y los mecanismos de excreción y continencia de orina y materia fecal, no podemos dejar de conocerlo, debido a su participación no en la respuesta sexual fisiológica, sino en la respuesta sexual patológica, como en los casos de vaginismo superior o dispareunia.[9] La irrigación de este músculo está dada por ramas de la arteria glútea inferior, vesical inferior y pudenda. La inervación proviene de ramas ventrales de las raíces S2-S4.

Conceptos funcionales de la anatomía de la vulva

Si bien en esta sección no pretendemos explicar la fisiología de la respuesta sexual femenina, intentaremos analizar los cambios anatómicos que se producen en la vulva durante esta, por lo que llamaremos a esta sección "respuesta sexual de la vulva". Obviaremos en nuestra descripción al monte de Venus y los labios mayores, ya que, como se explicó anteriormente, estos no participan directamente de esta función, por lo que no hay cambios evidenciables que podamos describir.

Los cambios producidos durante la estimulación sexual y el orgasmo en la vulva son principalmente cambios vasculares.

En la vulva, encontramos dos clases de tejidos vasculares. Un tipo, el tejido eréctil, comprende el cuerpo cavernoso del clítoris y los bulbos vestibulares. El segundo tipo de tejido vascular se encuentra alrededor de la luz uretral, dentro de los labios menores y debajo del epitelio vestibular y vaginal. Este tejido vascular genital especial no eréctil tiene una apariencia esponjosa o fibrosa en el examen macroscópico, pero los espacios vasculares no son tan prominentes como en el clítoris y el bulbo.

Con la excitación sexual los labios menores, debido a la ingurgitación con la sangre, se vuelven turgentes y doblan o triplican su grosor. Tienen una gran sensibilidad, debido al gran número de terminaciones nerviosas y receptores sensoriales. Entre estos, los más importantes para la sensibilidad erógena son los corpúsculos genitales (receptores típicos de los genitales externos). Los corpúsculos de Krause (corpúsculos de volumen) son predominantes. Los corpúsculos de Pacini y Meissner (mecanorreceptores cutáneos distribuidos en diversas áreas de la piel, pero concentrados en áreas especialmente sensibles al tacto ligero) también están presentes.

Durante la estimulación sexual, también existe un aumento del volumen sanguíneo en las glándulas vestibulares que produce un crecimiento de la secreción de estas, que puede en algunos casos ser de un volumen considerable (llamado en algunos casos "eyaculación femenina").

Las glándulas de Bartolino secretan antes del orgasmo un líquido pegajoso similar al moco. Esta secreción preorgásmica es ligera y más frecuente después de la estimulación sexual prolongada. En estas glándulas, se han encontrado células endocrinas que producen serotonina, calcitonina, bombesina, katacalcina y alfa-hCG.

Aunque la uretra no se considera parte del tracto genital femenino, es una estructura muy relacionada con la vulva y su luz está rodeada de un tejido vascular, tejido esponjoso que se compone de fibras musculares lisas, con múltiples vasos pequeños. Este tejido es claramente distinto del tejido vascular del clítoris y los bulbos. Algunos autores lo han denominado "cuerpo esponjoso de la uretra" tal como su homólogo en el pene, pero consideramos que sería más apropiado compararlo con los bulbos vestibulares.

La función atribuida al tejido esponjoso de la uretra es proporcionar una presión uretral suficiente para permitir el paso de la orina y contribuir a los mecanismos de continencia. En la evaluación por resonancia de esta vascularización durante la excitación, no se demostraron cambios significativos en la intensidad de esta, por lo que su participación en la respuesta sexual femenina no está demostrada.[12]

El otro tejido vascular participante es el de los cuerpos eréctiles, conformados por los cuerpos cavernosos y el bulbo vestibular. La naturaleza trabecular del tejido vascular del clítoris permite la congestión y su aumento de tamaño, similar a la erección del pene. En estudios por resonancia magnética, el clítoris aumentó en volumen y en intensidad de señal con la excitación sexual, debido al aumento del volumen sanguíneo con congestión.

En el estado neutro, los bulbos demuestran un gran volumen de sangre dentro de su estructura, para ello el tejido trabecular es muy adecuado. Los bulbos se agrandan con la excitación sexual al igual que el clítoris. La ausencia de una túnica albugínea en el bulbo puede permitir una expansión aún mayor.

Para mantener la congestión vascular, más allá de la estructura trabecular de ambos (cuerpos cavernosos y bulbos) la acción de los músculos perineales es fundamental. Estos músculos están inervados por ramas del nervio pudendo provenientes del núcleo de Onuf. La integridad del nervio pudendo es fundamental para la respuesta sexual normal. El núcleo de Onuf está localizado en la médula sacra y está formado por motoneuronas que inervan los músculos perineales. Este núcleo presenta variaciones entre los hombres y las mujeres, y presenta mayor densidad de motoneuronas en los primeros. Esta diferenciación podría estar mediada por andrógenos. Su activación durante la excitación sexual produce la contracción de los músculos perineales y la llegada de sangre a los pilares del clítoris y la compresión de la vena dorsal profunda, lo que contribuye a la erección del clítoris.

El glande del clítoris también posee tejido eréctil como en el hombre, con ausencia de una túnica albugínea. Esta porción es rica en terminales nerviosas y corpúsculos de Krause-Finger, Pacini y Meissner. Estos receptores, debido a las dimensiones más pequeñas del clítoris, están más concentrados en el glande femenino que en el glande masculino y son más sensibles a los estímulos mecánicos. Algunos estudios han sugerido que los mecanorreceptores del pene son más sensibles cuando el pene está erecto o cerca de la temperatura corporal. En la mujer, el glande tiene mayor sensibilidad protopática y puede mantenerse en estado de excitación sin la necesidad de un aumento evidente en sus dimensiones, con una receptividad más fácil de los corpúsculos de Krause-Finger.[12]

A pesar de todos estos aspectos no debemos olvidar que la respuesta sexual femenina, no solo involucra a la vulva, sino también una serie factores, que incluyen la importancia del orgasmo para la mujer, el deseo sexual, la autoestima sexual y la apertura de la comunicación sexual con su pareja.[13] En este apartado solo hemos descrito los cambios anatómicos observados durante la estimulación sexual y el orgasmo.

Bibliografía

1 Dickinson RL. Human Sex Anatomy. 2d ed. Baltimore: Williams & Wilkins, 1949.

2 Pro E. Anatomía Clínica. 2da ed. Buenos Aires: Panamericana, 2014.

3 Neill S, Lewis F. Ridley`s The Vulva. 3ra ed. Singapore: Wiley Blackwell, 2009.

4 Yavagal S, De Farias TS, Medina SA. Normal Vulvovaginal, Perineal, and Pelvic Anatomy with Reconstructive Considerations. Seminars in plastic Surgery 2011, 25 (2): 121-9.

5 Lloyd J, Crouch NS, Minto CL, Liao LM, Creighton SM. Female genital appearance: 'normality' unfolds. BJOG: an International Journal of Obstetrics and Gynaecology 2005; 112: 643-6.

6 Yuteri Kaplan, L. Miranne, J. Iglesia, Ch. Vulvar anatomy and labia minoraplasty. Int Urogynecol J 2014; 25: 841-3.

7 Ostrzenski A, Krajewski P, Davis K. Anatomy and histology of the newly discovered adipose sac structure within the labia majora: international original research. Arch Gynecol Obstet 2016; 294: 549-54.

8 Hodgins M, Spike RC, Mackie RM, MacLean AB. An immunohistochemical study of androgen, oestrogen and progesterone receptors in the vulva and vagina. British Journal of Obstetrics and Gynaecology 1998, 105: 216-22.

9 Puppo V. Embryology and anatomy of the vulva: the female orgasm and women's sexual health. European Journal of Obstetrics & Gynecology and Reproductive Biology 2011; 154: 3-8.

10 O´Conell H, DeLancey J. Clitoral Anatomy in nulliparous, healthy, premenopausal volunteers using unenhanced magnetic resonance imaging. J Urol 2005, 173 (6): 2060-3.

11 Puppo V. Anatomy of the Clitoris: Revision and Clarifications about the Anatomical Terms for the Clitoris Proposed (without Scientific Bases) by Helen O'Connell, Emmanuele Jannini, and Odile Buisson. ISRN Obstetrics and Gynecology 2011; 2011: 261464.

12 Yang C, Cold CJ, Yilmaz U, Maravilla KR. Sexually responsive vascular tissue of the vulva. BJU Int 2006, 97 (4): 766-72.

13 Kontula O. Miettinen, A. Determinants of female sexual orgasms. Socioaffective Neuroscience & Psychology 2016; 6: 31624.

2

Metodología diagnóstica

Graciela López de Secco

Puntos clave

- Una historia clínica completa es imprescindible para lograr un correcto diagnóstico en pacientes con lesiones vulvares.
- Las lesiones se ven a simple vista.
- Se usa una lupa de aumento para obtener detalle lesional.
- La utilización de ácido acético en forma rutinaria no aporta nada más al examen vulvar minucioso realizado a simple vista y sobrediagnostica reacciones acetoblancas fisiológicas.
- Se deben biopsiar todas las lesiones sospechosas o con dudas diagnósticas.
- El trabajo en equipo es fundamental para llegar al diagnóstico correcto; los patólogos deben estar entrenados en ver enfermedades vulvares.

Introducción

En la vulva, puede producirse un amplio espectro de lesiones benignas, premalignas y malignas. Algunos de los trastornos que causan estas lesiones se limitan a ella, mientras que otros también afectan a la piel o a las membranas mucocutáneas en otras partes del cuerpo. El reto para el profesional de la salud es diferenciar entre variantes normales, hallazgos benignos y enfermedades potencialmente graves.[1]

Los pacientes con problemas vulvares acuden a una amplia variedad de profesionales de la salud, incluidos ginecólogos, dermatólogos, urólogos, uroginecólogos, sexólogos y pediatras. Esto puede llevar a menudo a la confusión y al mal manejo, con abordajes diferentes según el especialista. Existen condiciones que requieren la actuación de diversos profesionales, de modo que es importante adaptar el tratamiento para cada paciente. Otro factor que puede generar también confusión al momento del diagnóstico es la falta de correlación clínico-histológica que sucede en algunas ocasiones. El trabajo cercano entre el médico tratante y el patólogo es esencial, en mutuo acuerdo y conocimiento de los cambios en las clasificaciones y en la terminología vigente.[2]

Las enfermedades de la vulva son altamente tratables, pero la terapéutica depende de la causa específica que en muchos casos es difícil poder identificar.[3]

Historia clínica

Es fundamental elaborar una historia clínica de forma exacta y cuidadosa. La entrevista inicial debe realizarse con una atmósfera relajada y comprensiva, y especialmente libre de prejuicios. En caso contrario, esto puede limitar la información personal e íntima que la paciente está dispuesta a brindar.[2]

Idealmente, la historia se obtiene, incluso, antes de realizar el examen físico.

Además de un historial médico estándar, las respuestas a las siguientes preguntas pueden ayudar a identificar las posibles causas de la lesión vulvar y excluir a otras. Las respuestas a estas preguntas pueden sugerir una enfermedad sistémica o un trastorno vulvar localizado primario.

Anamnesis

Preguntas para realizar

- ¿Cuánto tiempo ha estado presente la lesión?
- ¿El inicio fue repentino o gradual?
- ¿Podría estar relacionado con un trauma u otro desencadenante?
- ¿Cómo se veía la lesión cuando apareció por primera vez? ¿Es diferente ahora? ¿Va y viene?
- ¿Qué síntomas están asociados con las lesiones: picazón, ardor, dolor, escozor, sangrado y flujo? ¿Hay algo que mejore o exacerbe los síntomas?
- ¿Tiene otros síntomas no vulvares, como fiebre, trastornos urinarios o síntomas intestinales, sangrado uterino anormal, pérdida de peso o dolor en las articulaciones?
- ¿Tiene otras lesiones cutáneas, como lesiones orales, vaginales o anales?
- ¿Presenta incontinencia de orina o heces? La incontinencia puede causar irritación vulvar.
- ¿Alguno de los miembros de la familia tiene antecedentes de enfermedad vulvar? Los factores genéticos parecen desempeñar un papel en algunos trastornos que afectan a la vulva, como la psoriasis, el liquen escleroso y la hidradenitis supurativa.
- ¿Cuáles son sus rutinas normales de cuidado de la piel y de higiene? ¿Qué tipo de jabón usa y con qué frecuencia? ¿Realiza duchas vaginales? ¿Usa toallitas limpiadoras? ¿Utiliza toallas sanitarias?, ¿Qué tipo de lubricantes utiliza para las relaciones sexuales? Las mujeres a menudo erróneamente consideran sus prácticas personales como seguras, ya que se han dedicado a ellas durante mucho tiempo.
- ¿Ha tenido cambios recientes en medicamentos, productos de cuidado personal (por ejemplo, desodorantes, fragancias, detergentes, suavizantes, jabones, lubricantes, cremas hidratantes) o exposiciones ocupacionales o recreativas?
- ¿Viajó antes de desarrollar la lesión? Una historia de viajes al extranjero amplía el diagnóstico diferencial de enfermedades infecciosas.
- ¿Ha habido un cambio en la (s) pareja (s) sexual (es) que pueda sugerir una infección de transmisión sexual?
- ¿Qué tratamientos ha utilizado (remedios caseros, productos recetados y de venta libre, medicamentos)? ¿Cuál fue la respuesta a estos tratamientos?

El profesional también debe evaluar cómo la lesión afecta las actividades de la vida diaria y la actividad sexual. Debe tratar de obtener la documentación de los estudios de laboratorio, los resultados de la biopsia, y los tratamientos previos, si los hubiera.[1]

Examen físico

Debe ser llevado a cabo con tacto y con conciencia del posible malestar de la paciente, preferentemente en posición de litotomía, en forma cuidadosa y metódica, y que incluya todos los componentes de la vulva, así como el periné y el área perianal.[2] Es útil disponer de un espejo para que el paciente pueda ayudar a identificar la lesión relacionada.[1]

> Se debe considerar lo siguiente:
> - Una buena fuente de luz es esencial.
> - El examen debe ser dinámico, ya que en ocasiones la lesión puede estar oculta entre pliegues.
> - Se requiere de cierta forma de magnificación, como una lupa.

Las siguientes características deben ser evaluadas, para orientar al diagnóstico diferencial:

- Morfología de la lesión (por ejemplo, mácula, pápula, parche, nódulo, úlcera, tumor, placa, vesícula, bulla, pústula, quiste).
- Tamaño y forma de las lesiones individuales.
- Borde claramente demarcado o mal definido.
- Número, localización y distribución de lesiones múltiples (por ejemplo, dispersas, agrupadas, lineales, etc.).
- Color.
- Consistencia y sensación (textura, grosor, dura/suave/firme/fluctuante).
- Presencia de cambios secundarios (excoriación, liquenificación, edema, escama, costra, fisura, erosión, hipopigmentación/hiperpigmentación, atrofia, cicatriz).
- Inflamación aguda (edema, eritema).[1,4]

El medio más útil para generar un diagnóstico diferencial de las lesiones vulvares es a través del conocimiento de las lesiones elementales dermatológicas (*v.* Capítulo 3) y no por la sintomatología, ya que, a menudo, es inespecífica. Como con cualquier presentación, debe considerarse la posibilidad de una etiología multifactorial.[4]

Vulvoscopia

Desde el comienzo de la década de 1990 hasta el año 2003 (Congreso Mundial ISSVD Bahia, Brasil), se denominaba "vulvoscopia" a la utilización rutinaria de ácido acético en la vulva y posterior visualización con el colposcopio. Esto se debía a que copiábamos lo que realizábamos en patología cervical. Sin embargo, con el tiempo se determinó que ambos epitelios presentan diferencias:

- La vulva tiene epitelio estratificado, por lo que el patrón vascular que se ve en el cuello uterino no será visto.
- No presenta zona de transformación (zona de mayor riesgo oncológico).
- Si colocamos ácido acético en la mucosa vulvar, esta siempre se tiñe de blanco, por lo cual se sobrediagnostican reacciones acetoblancas totalmente fisiológicas, lo que genera biopsias innecesarias (Figuras 2.1 y 2.2).

Concluimos que ambas regiones no son comparables entre sí.

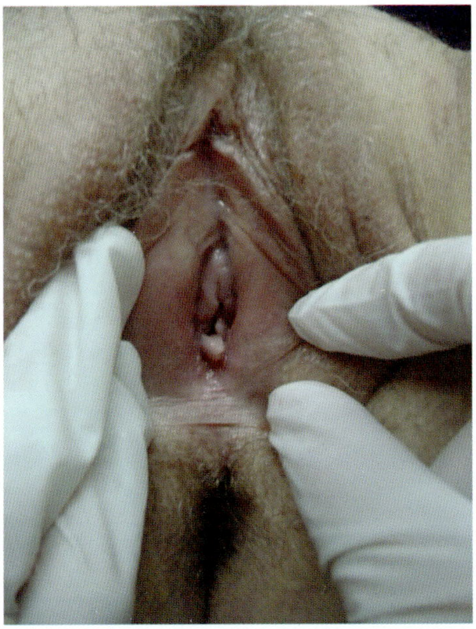

Figura 2.1 Vulva normal.

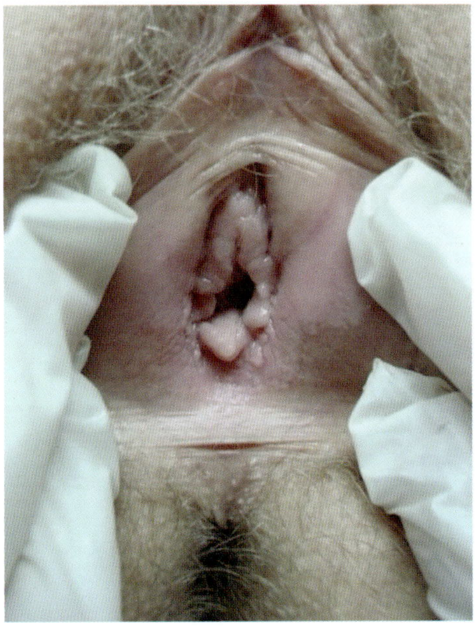

Figura 2.2 Tras la colocación de ácido acético, la mucosa vulvar normal se torna blanca.

Uso del azul de toluidina (prueba de Collins)

No se utiliza en la actualidad, por la alta tasa de falsos negativos y positivos del método.[5]

Exámenes anatómicos relacionados

El ano debe ser analizado al finalizar el examen. La vagina, el cuello uterino, las regiones intertriginosas y otras mucosas (ojos, boca, nariz) deben ser examinados cuando el diagnóstico es incierto, ya que las lesiones vulvares pueden ser una manifestación típica o atípica de una enfermedad sistémica.

Puede ser necesario realizar una prueba de pH (equilibrio acidobásico) de la vagina y tomar muestras de secreciones para examinarlas bajo el microscopio o para cultivo.[3]

Existen ciertas patologías que afectan a la vulva, como la vulvodinia, que no poseen pruebas específicas para su diagnóstico, por lo que la clínica y el examen físico son las principales herramientas.[6]

Otras entidades específicas, con pruebas diagnósticas particulares, se describirán en los correspondientes capítulos.

Biopsia vulvar

Para el observador bien entrenado, el diagnóstico de la patología vulvar puede ser realizado frecuentemente sobre la base del interrogatorio y el examen físico únicamente. Sin embargo, muchas veces es necesario el estudio anatomopatológico de la lesión mediante la realización de biopsia vulvar.

Una o más biopsias vulvares se deben realizar especialmente en las siguientes situaciones:

- Lesiones clínicamente sospechosas de malignidad: asimetría, bordes irregulares, variación de color, cambio rápido de características, sangrado o úlceras que no curan.
- Si el diagnóstico no puede realizarse con seguridad mediante la inspección visual y otros métodos no invasivos.
- Si la lesión no se resuelve después de la terapia estándar.
- En casos especiales para resolver la incertidumbre y preocupaciones de la paciente.[1, 4]

La técnica de la biopsia vulvar es muy simple. Requiere un utillaje mínimo y ninguna manualidad especial, y se efectúa ambulatoriamente en cualquier consultorio; es una práctica de muy baja morbilidad (Figura 2.3).

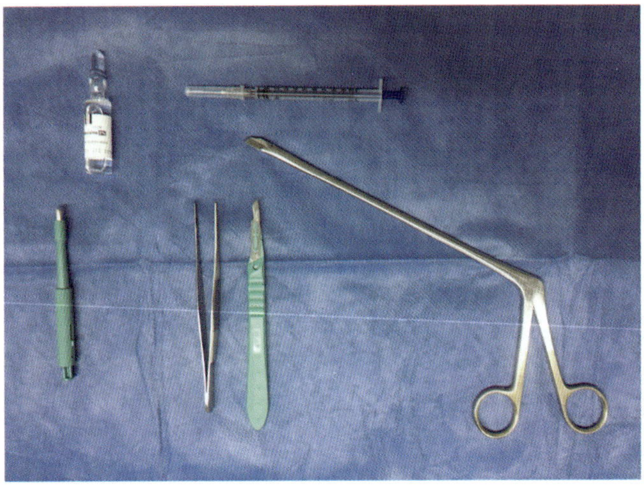

Figura 2.3 Instrumental necesario para la realización de una biopsia vulvar.

Las complicaciones incluyen sangrado, infección, cicatrización alterada, muestra no suficiente para el diagnóstico y reacción alérgica.[1]

Método:

- Se debe utilizar un anestésico tópico (por ejemplo, lidocaína al 2%-5% en gel) para desensibilizar la piel antes de inyectar la anestesia. El anestésico tópico se debe aplicar con moderación durante 15-20 min en las mucosas y más tiempo en la piel queratinizada; puede ser colocado por la paciente hasta 60 min antes de la consulta.[7] La eficacia se mejora cuando se aplica bajo oclusión.[1]
- El sitio se infiltra mediante anestesia local con lidocaína al 1% o 2% (con epinefrina o sin esta), con aguja hipodérmica (30 G o "mosquito") o equipo Carpulle, tratando de formar un habón que separe la lesión del plano vascular (Figura 2.4).
- La pieza se puede obtener mediante pinza de biopsia cervical, sacabocado dermatológico (*punch*), bisturí o tijera. La elección del instrumento de biopsia depende de la lesión que se va a estudiar (Figura 2.5).
- La hemostasia se realiza utilizando nitrato de plata, solución de Monsel o excepcionalmente con suturas reabsorbibles o electrocauterización (Figuras 5.6 y 5.7).
- Se debe fijar la muestra en formol *buffer* 10%. En el caso de lesiones ampollares, se debe, además, enviar una muestra en solución salina para permitir la realización de inmunofluorescencia (*v.* Capítulo 9).
- Después del procedimiento, se le indica la paciente que mantenga el sitio limpio y seco y se la instruye para concurrir en caso de complicaciones ya comentadas anteriormente.[1]

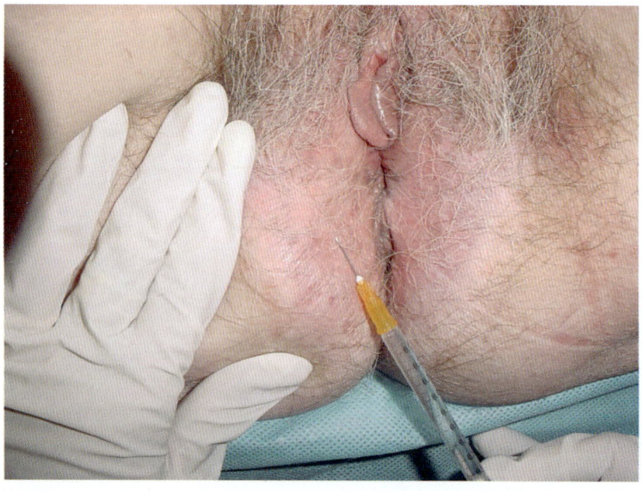

Figura 2.4 Infiltración con aguja hipodérmica.

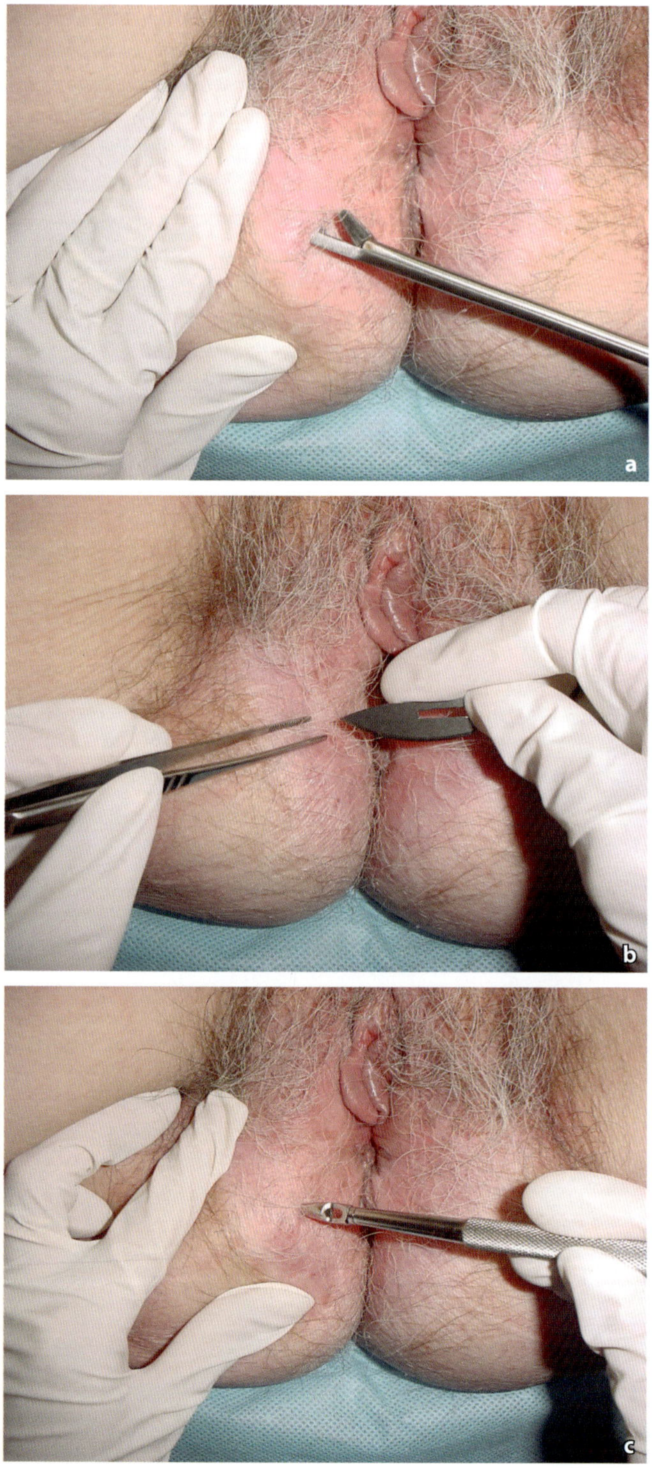

Figura 2.5 a Pinza de biopsia cervical. **b** Bisturí. **c** Sacabocados dermatológico.

Exámenes complementarios

Los métodos de imágenes, como el ultrasonido o, incluso, la resonancia magnética (RM), pueden utilizarse en ocasiones para la evaluación de lesiones quísticas o subcutáneas, malformaciones, etc.[8]

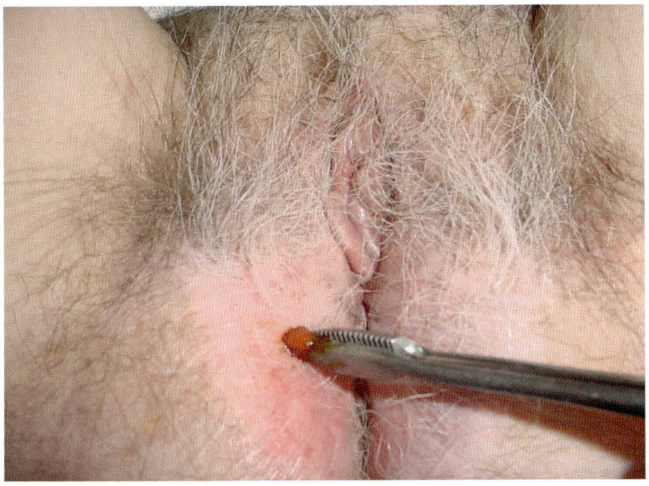

Figura 2.6 Hemostasia con solución de Monsel.

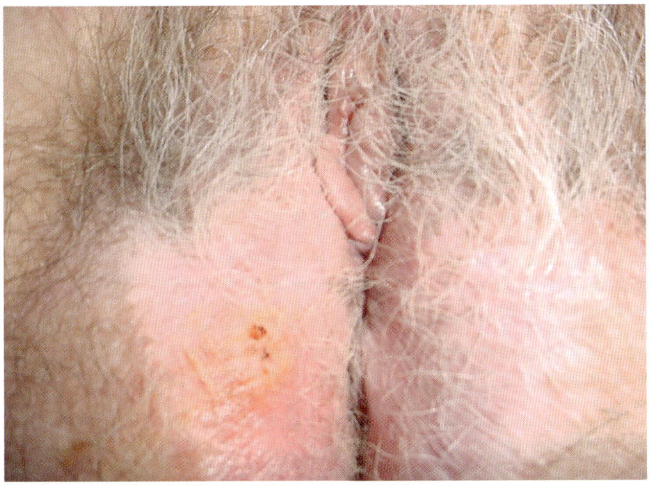

Figura 2.7 Hemostasia con solución de Monsel.

La dermatoscopia es una técnica diagnóstica no invasiva que permite observar estructuras de la epidermis y de la dermis, mediante un sistema de amplificación de la imagen y de iluminación. Muestra patrones de pigmento y de vascularización invisibles al ojo desnudo (*v.* Capítulo 12.2).

Documentación de los hallazgos

Para la mejor interpretación es aconsejable volcar la descripción de la lesión a un esquema o mapa (Figura 2.8).

Además de las notas escritas, la fotografía es útil para documentar objetivamente la ubicación, el tamaño y las características morfológicas de las lesiones vulvares. Las fotografías pueden incorporarse a la historia clínica de la paciente o pueden entregarse a esta como una línea de base para facilitar el autoconocimiento y autoexamen periódico.[1]

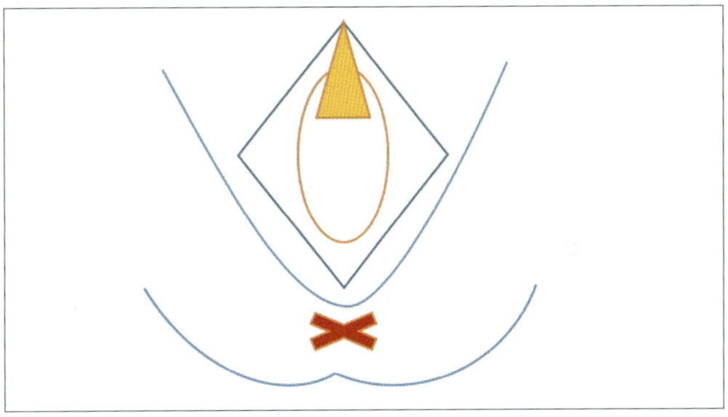

Figura 2.8 Mapa vulvar.

Bibliografía

1 <http://www.uptodate.com/contents/vulvar-lesions-diagnostic-evaluation> Consulta: Marzo 2017.
2 Neill S, Lewis F. Ridley`s The Vulva. 3ra ed. Singapore: Wiley Blackwell; 2009.
3 <http://www.health.harvard.edu/staying-healthy/managing_common_vulvar_skin_conditions> Consulta: Marzo 2017.
4 <http://www.uptodate.com/contents/vulvar-lesions-diagnostic-evaluation> Consulta: Febrero 2017.
5 Micheleti L, Preti M, La Mónica F. Vulvoscopy should not be intended as colposcopic examination of the vulva. Arch Med Actual Trac Gen Inf 2011; 3 (4): 29-34.
6 Ricci P. Vulvodinia: Un diagnóstico olvidado frente al dolor vulvar. Rev Chil Obstet Ginecol 2010; 75 (1): 64-76.
7 Eidelman A, Weiss JM, Lau J, Carr DB. Topical anesthetics for dermal instrumentation: a systematic review of randomized, controlled trials. Ann Emerg Med 2005; 46: 343.
8 Chang SD. Imaging of the vagina and vulva. Radiol Clin North Am 2002; 40: 637.

3

Lesiones elementales dermatológicas

Mariana Jimena Martínez

Puntos claves

- Resulta fundamental conocer las lesiones elementales dermatológicas para llevar a cabo un correcto diagnóstico de las enfermedades que se asientan en la vulva.
- Las lesiones elementales primarias aparecen *de novo* sobre piel sana.
- Las lesiones elementales secundarias son aquellas que aparecen como resultado de la evolución de las lesiones primarias.
- La clasificación clínica de las enfermedades dermatológicas vulvares de la ISSVD (Sociedad Internacional para el Estudio de las Enfermedades Vulvovaginales) de 2011 se basa en el reconocimiento de las lesiones elementales de la piel.

Introducción

La patología vulvar resulta interesante y distintiva, ya que la mayoría de las enfermedades que en ella se asientan tienen su origen en la piel, lo que las sitúa dentro del campo de la dermatología. Sin embargo, la mujer que padece una afección vulvar suele consultar al ginecólogo. Es así como surge el gran interrogante ¿a quién le corresponde estudiar la patología vulvar? Estamos convencidos de que el trabajo debe ser abordado por un equipo interdisciplinario.

El conocimiento de las lesiones elementales dermatológicas es indispensable para interpretar los hallazgos del examen físico.

Peter Lynch y cols., en 2011, publicaron la última clasificación de las enfermedades dermatológicas vulvares de la ISSVD. Esta incluye más de 106 padecimientos vulvares y establece como punto cardinal el reconocimiento de las lesiones elementales dermatológicas.[1, 2]

Clasificación[3]

- Lesiones primarias: aquellas que aparecen sobre piel sana (Tabla 3.1).
  - No palpables:
    - Mácula: lesión no palpable menor de 0,5 cm, con cambio de coloración de la piel sin alteración de la superficie, circunscrita, bordes y forma variable (Figura 3.1).
    - Mancha o parche: lesión no palpable mayor de 0,5 cm. Presenta características similares a la mácula, difiere de esta en cuanto al tamaño (Figura 3.2).
  - Palpables:
    - De contenido sólido:
      - Pápula: lesión elevada de consistencia sólida, menor de 0,5 cm de diámetro. Su origen puede ser epidérmico, dérmico o mixto. Pueden ser

Tablas 3.1 Lesiones elementales primarias

Lesiones elementales primarias	
No palpables	**Palpables**
▪ Mácula ▪ Mancha o parche	▪ Contenido sólido: ▪ Pápula ▪ Placa ▪ Nódulo ▪ Roncha ▪ Contenido líquido: ▪ Vesículas ▪ Ampolla ▪ Pústula ▪ Quiste

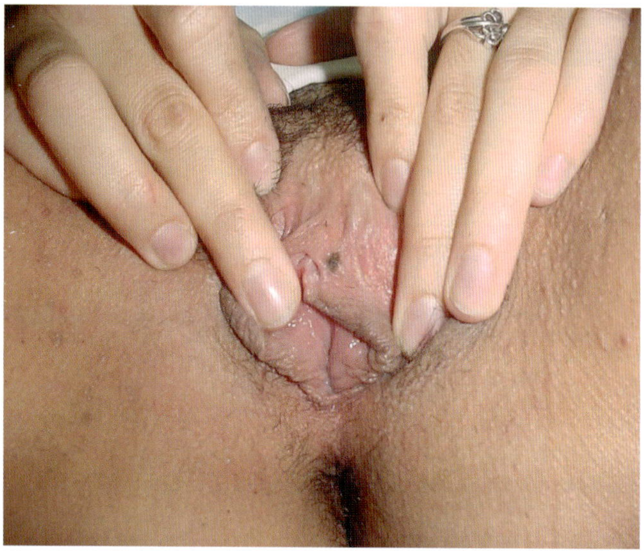

Figura 3.1 Mácula color marrón, correspondiente a un nevo melanocítico adquirido.

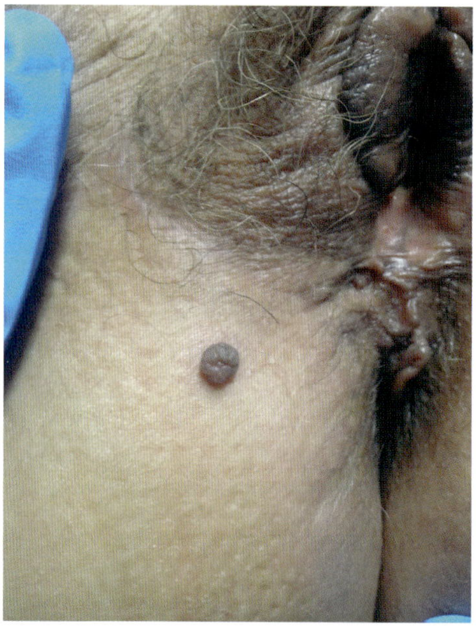

Figura 3.3 Pólipo fibroepitelial.

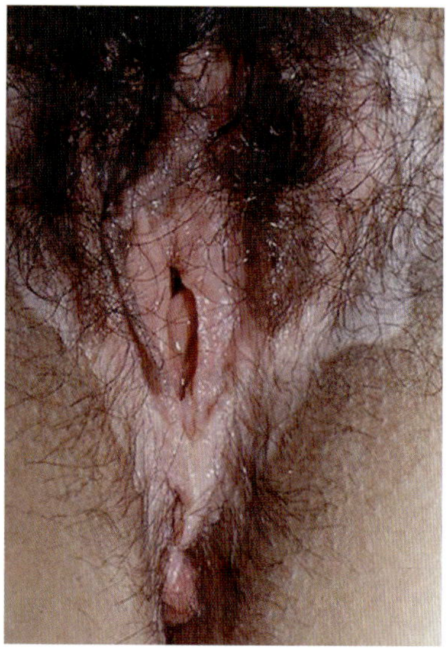

Figura 3.2 Mancha amelanótica, bilateral simétrica, de localización vulvar, correspondiente a vitíligo.

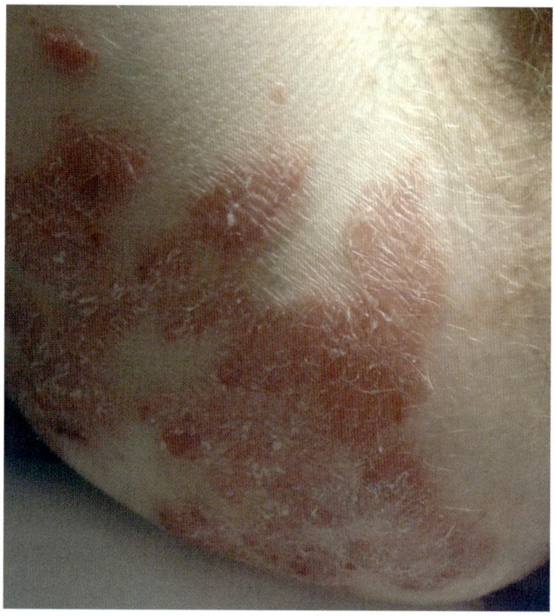

Figura 3.4 Placa eritemato escamosa, compatible con psoriasis.

únicas o múltiples, aisladas, confluentes y de color variable.

- Epidérmico: verrugas virales, molusco contagioso.
- Dérmicos: lúes (condiloma plano).
- Mixtos: liquen plano (Figura 3.3).

- Placa: lesión elevada de consistencia sólida, mayor de 0,5 cm de diámetro, cuya altura es menor comparada con su extensión en "meseta" (milímetros de altura y varios centímetros de área). Ejemplo: placa de psoriasis (Figura 3.4).
- Nódulo: lesión palpable, sólida, redonda o elipsoidal, de mayor tamaño que una pápula. Puede involucrar la epidermis, la dermis o el tejido celular subcutáneo. La profundidad que alcanzan y el tamaño diferencian al nódulo de la pápula. Si se localizan en el tejido subcutáneo son más palpables que visibles (Figura 3.5).
- Roncha: pápula o placa eritematosa con palidez central, de superficie plana o redondeada que es característicamente evanescente, desaparece entre las 24 h o 48 h sin dejar huellas.

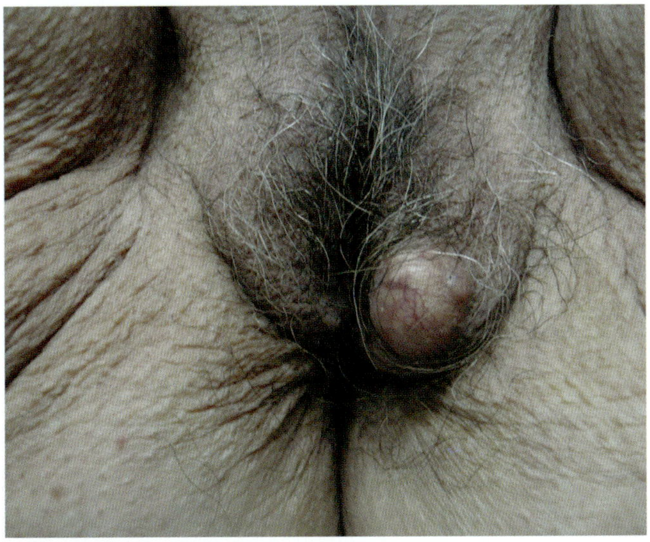

Figura 3.5 Lesión nodular, de bordes definidos, superficie lisa surcada por múltiples telangiectasias, compatible con quiste epidérmico.

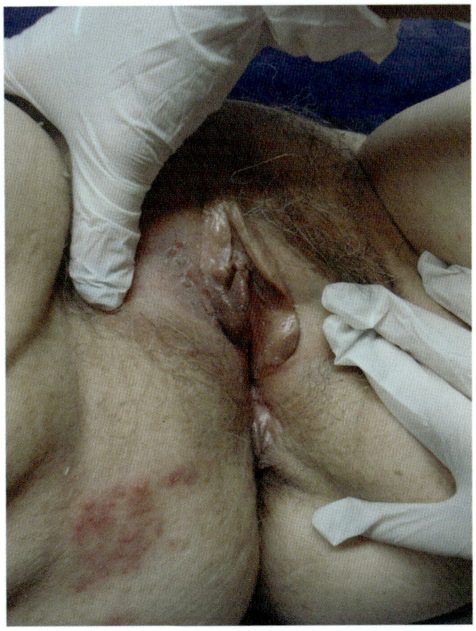

Figura 3.6 Múltiples vesículas agrupadas en ramilletes compatible con infección por virus del herpes simple.

Es causada por el edema en la dermis papilar. Ejemplo: urticaria.

- De contenido líquido:
  - Vesículas: lesión sobrelevada, superficial, circunscrita, menor de 0,5 cm de diámetro, que contiene líquido en su interior. Generalmente es de paredes delgadas, que dejan traslucir su contenido, el cual puede ser suero, linfa, sangre o líquido extracelular. Por lo tanto, su color es variable. Ejemplo: vesículas en la dermatitis de contacto o en el herpes simple (Figura 3.6).
  - Ampolla: lesión sobreelevada, mayor de 0,5 cm de diámetro. Surgen de la separación a distintos niveles dentro de la epidermis o por debajo de esta. Ejemplo: ampollas intraepidérmicas en el pénfigo y ampollas subepidérmicas en el penfigoide ampollar y cicatrizal (Figura 3.7).
  - Pústula: cavidad circunscrita y superficial que contiene exudado purulento. El líquido presente en el interior es turbio. En general son hemisféricas, sin embargo las pústulas foliculares son cónicas y contienen un pelo en su centro. Ejemplo: foliculitis (Figura 3.8).
  - Quiste: lesión sobrelevada que contiene material líquido o semisólido. Puede ser superficial o profundo. Con mayor frecuencia se lo aprecia hemisférico y a la palpación es elástico. Está revestido por un epitelio y frecuentemente por una cápsula fibrosa. Ejemplo: quiste de inclusión (Figura 3.9).*

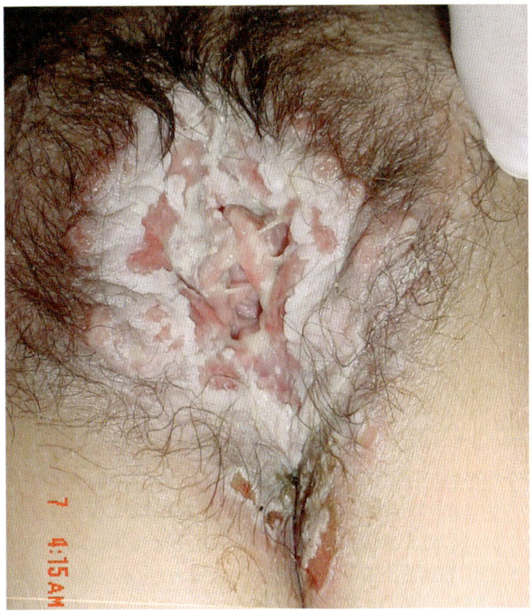

Figura 3.7 Ampollas destechadas en la vulva, compatible con pénfigo vulgar.

* Puede observarse que algunas medidas de las lesiones anteriormente descritas varían en las definiciones según diferentes fuentes, estas son aproximadas y pueden superponerse cuando se mencionan lesiones "pequeñas" o "mayores" según diferentes autores.

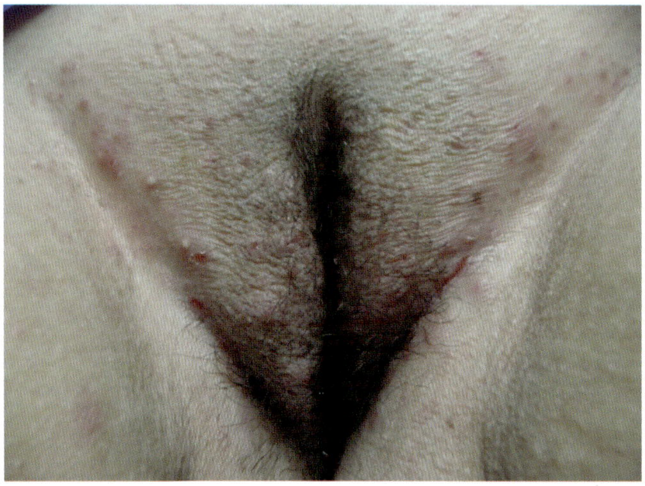

Figura 3.8 Múltiples pústulas en el contexto de foliculitis.

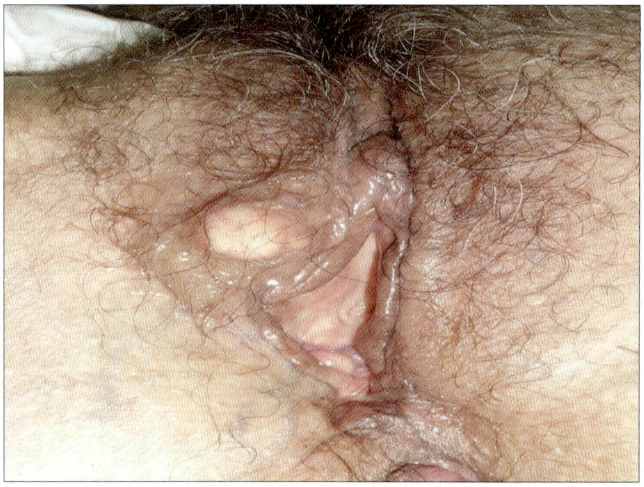

Figura 3.9 Quiste epidérmico.

Tabla 3.2 Lesiones elementales secundarias

Lesiones elementales secundarias		
Temporales	**Permanentes**	**Soluciones de continuidad**
▪ Escama ▪ Costra	▪ Atrofia ▪ Cicatriz ▪ Liquenificación ▪ Esclerosis	▪ Erosión ▪ Excoriación ▪ Ulceración ▪ Fisura ▪ Fístula

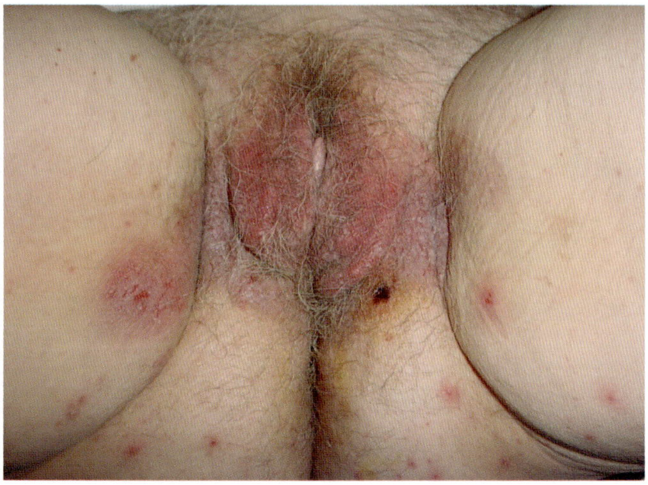

Figura 3.10 Costra hemática en una paciente con pénfigo familiar benigno.

- Lesiones secundarias (Tabla 2.2)
  - Temporales:
    - Escama: son el resultado de la descamación del estrato córneo. Pueden ser finas o gruesas. Ejemplo: psoriasis, placas eritemato-escamosas (escama gruesa). *Véase* Figura 3.4.
    - Costra: formación superpuesta a la piel constituida por desecación de secreciones, exudados o hemorragias. Las costras pueden ser delgadas, delicadas y friables o gruesas y adherentes. Son amarillas cuando se forman a partir de suero; verdes o amarillas verdosas, cuando lo hacen a partir de un exudado purulento; y rojas oscuras o negras, cuando lo hacen a partir de sangre (Figura 3.10).
  - Permanentes:
    - Atrofia: disminución del espesor de algunas o todas las capas de la piel. La atrofia epidérmica se manifiesta por una epidermis adelgazada, que se vuelve transparente y deja entrever los vasos de la dermis papilar. La piel pierde su textura y presenta arrugas finas, lo que le da un aspecto de papel de cigarrillo. En la atrofia dérmica, existe una pérdida del tejido conectivo y la lesión se aprecia deprimida (Figura 3.11).
    - Cicatriz: reemplazo con tejido fibroso de un defecto previo del tejido causado por una lesión que comprometió hasta la dermis. Las cicatrices hipertróficas están confinadas al sitio original de la lesión mientras que las cicatrices queloides se extienden más allá de la lesión original (Figura 3.12).
    - Liquenificación: área de engrosamiento de la piel con exageración de sus pliegues normales, producida a menudo como consecuencia del rascado o fricción. Ejemplo: liquen simple crónico (Figura 3.13).
    - Esclerosis: área de induración de la piel con pérdida de su elasticidad, debida a proliferación colágena, infiltración celular o edema en dermis o tejido celular subcutáneo. Se caracteriza por dificultad de plegamiento. Ejemplo: liquen escleroso (Figura 3.14).

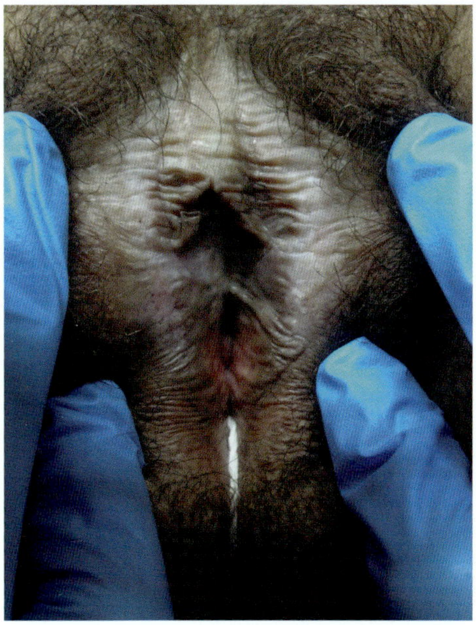

Figura 3.11 Piel fina y arrugada, aspecto en "papel de cigarrillo", típico del liquen escleroso vulvar.

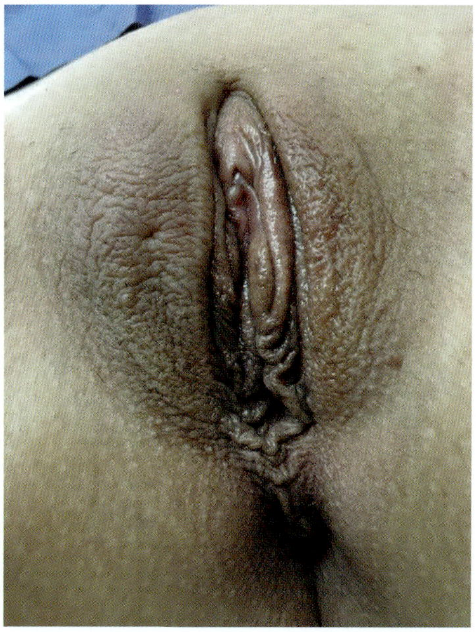

Figura 3.13 Engrosamiento cutáneo secundario al rascado, en un liquen simple crónico.

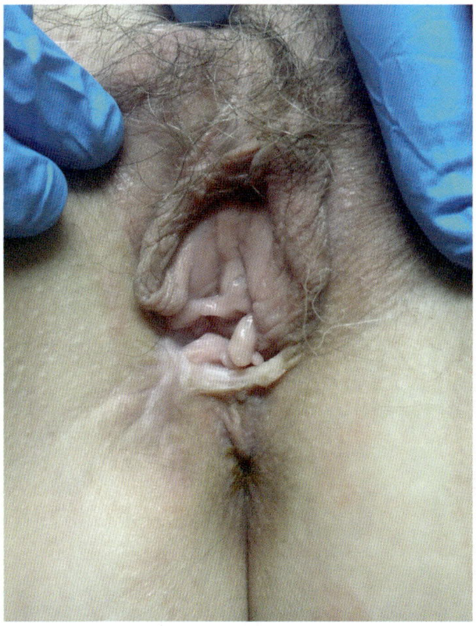

Figura 3.12 Cicatriz blanca luego de cirugía vulvar.

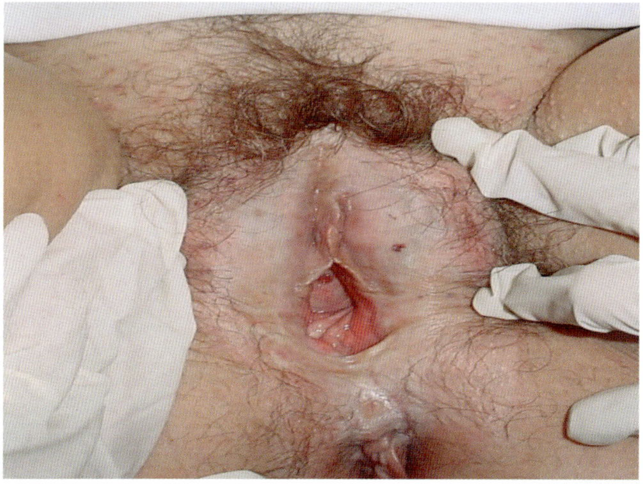

Figura 3.14 Pérdida de la elasticidad cutánea, en una paciente con liquen escleroso.

- Soluciones de continuidad:
  - Erosión: es una excavación de la epidermis que no afecta la dermis. Cura sin dejar cicatriz. Ejemplo: Erosión secundaria a la rotura de una vesícula del herpes simple (Figura 3.15).
  - Excoriación: excavación superficial por pérdida de epidermis, que expone la dermis sin afectarla. Secundaria al rascado. No deja cicatriz (Figura 3.16).
  - Úlcera: lesión deprimida que se extiende hacia la dermis o más profundamente hacia el tejido celular subcutáneo. Siempre que curan dejan cicatriz (Figura 3.17).
  - Fisura: hendidura, grieta o surco lineal. Puede ser superficial cuando afecta solo la epidermis o profunda, cuando involucra la dermis. Es generalmente de origen traumática (Figura 3.18).
  - Fístula: conducto o trayecto anormal desde una estructura profunda a la superficie de la piel o entre dos estructuras profundas entre sí (Figura 3.19).

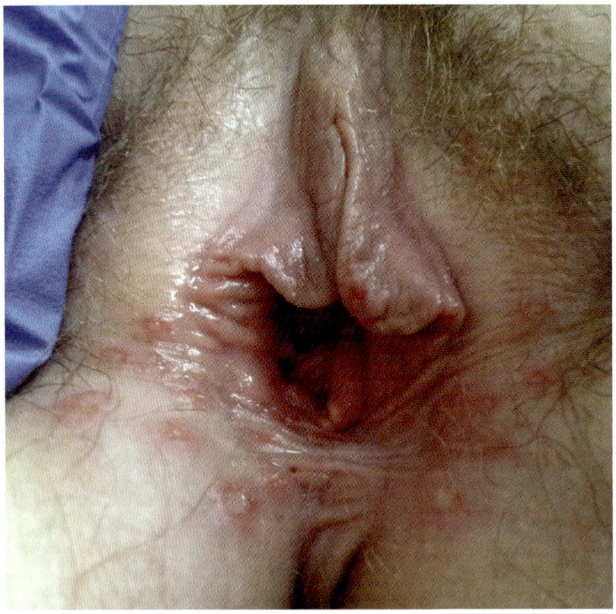

Figura 3.15 Múltiples erosiones secundarias a la rotura de vesículas.

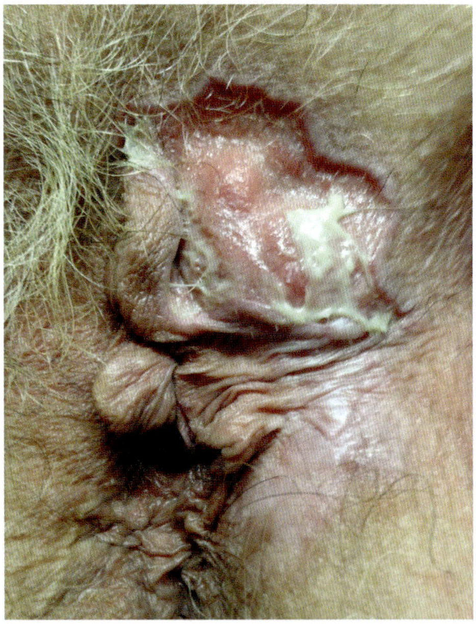

Figura 3.17 Úlcera en "sacabocados", compatible con úlcera facticia, autoprovocada.

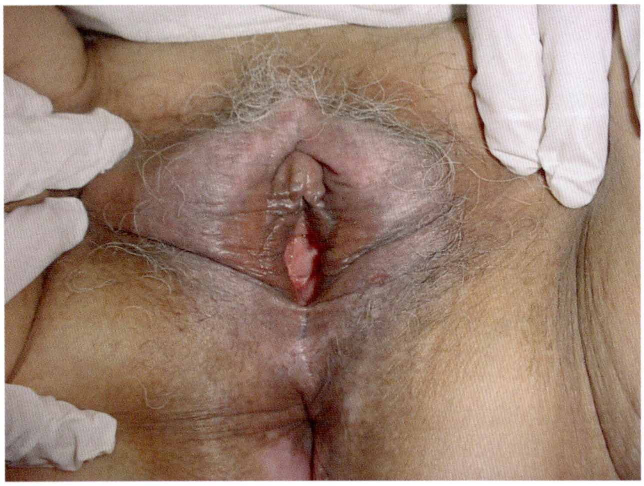

Figura 3.16 Excoriación secundaria al rascado en una paciente con liquen simple crónico.

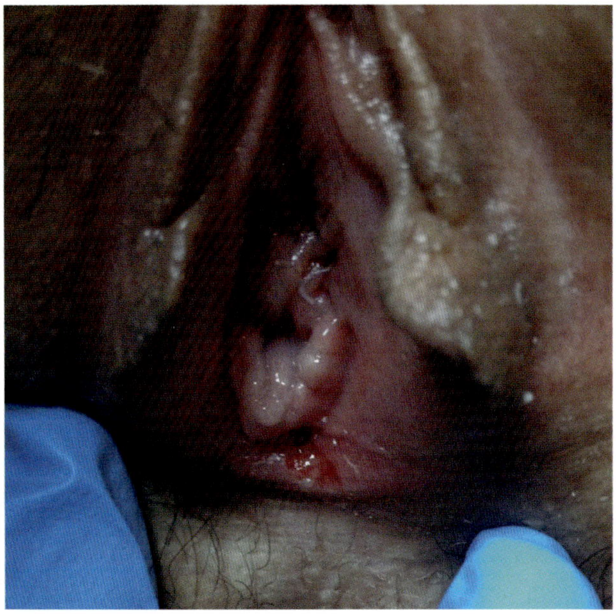

Figura 3.18 Fisura en horquilla poscoital.

Una vez realizado el análisis de la lesión elemental, se la debe caracterizar mediante su descripción morfológica: tamaño, forma, color, límites, superficie, relieve, consistencia, temperatura y sensibilidad. Es importante también establecer la configuración espacial de las lesiones: lineal, segmentaria, metamérica, en "ramillete", etc.

Por último, debemos describir la distribución y determinar si la patología es exclusivamente genital o si hay afectación en otras áreas, tales como pelo, uñas, mucosas (Tabla 3.3).

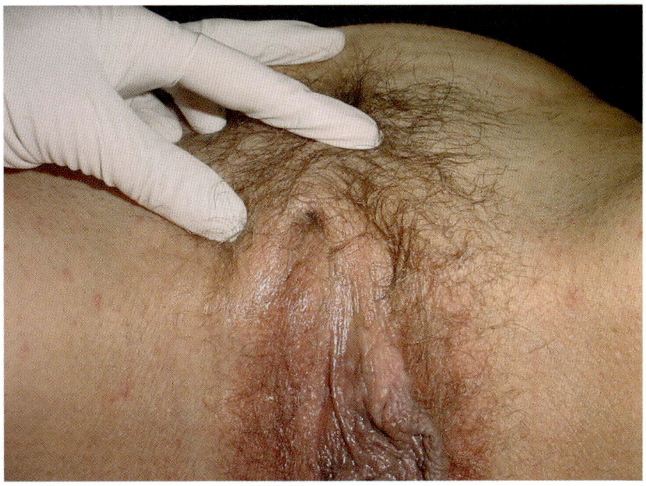

Figura 3.19 Fístula luego de un absceso pubiano.

Tabla 3.3 Desarrollo en cinco pasos para llegar al diagnóstico de las enfermedades dermatológicas vulvares de acuerdo con la clasificación del año 2011 de la ISSVD

Paso 1	Definir las lesiones elementales.
Paso 2	Caracterizar esa lesión en función de los siguientes ítems: color, superficie, márgenes y configuración.
Paso 3	Hacer una lista de diagnósticos diferenciales ubicando la lesión en uno de los siguientes grupos: ▪ Lesiones color piel (pápulas, nódulos, placas) ▪ Lesiones rojas (manchas y placas) ▪ Lesiones rojas (pápulas, nódulos) ▪ Lesiones blancas (pápulas, nódulos, manchas y placas) ▪ Lesiones pigmentadas (marrones, azules, grises, negras) ▪ Ampollas (vesículas, bullas, pústulas) ▪ Erosiones y úlceras ▪ Edema
Paso 4	Reducir los diagnósticos de la lista consultando un libro o atlas adecuado.
Paso 5	Confirmar el diagnóstico clínico.

Bibliografía

1 Lynch PJ, Moyal-Barracco M, Scurry J, Stockdale C. 2011 ISSVD Terminology and classification of vulvar dermatological disorders: an approach to clinical diagnosis. J Low Genit Tract Dis 2012; 16: 339-44.

2 Caussade A.Vulva y vagina diagnóstico y tratamiento. Vol 1. Edición 1. Uruguay: Biomédica, 2015; p. 35-41.

3 Goldsmith LA, Katz SI, Gilchrest BA, Paller AS, Wolff k. Fitzpatrick´s Dermatología en medicina general. Vol 1. 8va ed. España: Panamericana, 2012; p. 30-7.

4

Lesiones elementales histológicas

Alejandra Wernicke

Puntos clave

- Las dermatosis vulvares se agrupan de acuerdo a patrones inflamatorios histológicos, según la clasificación de la ISSVD del 2006.
- Los patrones espongióticos y acantósicos presentan superposición morfológica por lo que es crucial diagnosticarlas en un contexto clínico.
- El liquen escleroso, según su etapa evolutiva, puede presentarse como un patrón acantósico o liquenoide. Este último, presenta una banda hialina subepitelial; característica de la enfermedad.
- Las enfermedades ampollares presentan en su gran mayoría patrones acantolíticos. Es crucial frente a la sospecha clínica tomar dos biopsias. Una, para histología; y otra, para inmunofluorescencia.
- Los patrones vasculares requieren biopsias profundas para poder analizar en la dermis patologías de los vasos, como, por ejemplo, las vasculitis.

Introducción

Los médicos que se están formando en la interpretación de biopsias cutáneas en general y vulvares, en particular, habitualmente tienen dificultades frente a los cuadros inflamatorios de la piel. Sin embargo, si se sigue un acercamiento lógico, la gran mayoría de las biopsias cutáneas pueden ser diagnosticadas específicamente y el resto pueden ser en parte categorizadas dentro de grupos particulares de enfermedades. No debemos olvidar que las características histopatológicas de algunas dermatosis no son específicas y son compatibles dentro de un cuadro clínico.

La interpretación histológica requiere la evaluación de patrones histológicos e inflamatorios[1] que categorizan a un grupo de enfermedades cutáneas. Algunas afecciones pueden presentar más de un patrón morfológico a lo largo de su evolución.

La Sociedad Internacional para el Estudio de la Patología Vulvovaginal (ISSVD) ha diseñado una clasificación que incluye los trastornos vulvares no infecciosos y no neoplásicos más comúnmente encontrados, así como algunos que pueden causar dificultad diagnóstica tanto para médicos generales como para patólogos.[2] Conserva la nomenclatura histológica estandarizada para los patrones inflamatorios más comúnmente encontrados e históricamente bien establecida en la dermatología. La clasificación fue presentada a los miembros de la ISSVD en febrero de 2006, en Nueva Zelanda, en el XVIII Congreso Mundial de la sociedad (Tabla 4.1).

Hace treinta años la ISSVD reconoció que era necesario definir y clasificar un grupo de enfermedades vulvares benignas y no infecciosas para separarlas de las condiciones epiteliales premalignas y malignas con las que históricamente se habían confundido.[3] En ese entonces, se utilizaba la palabra "distrofia" y luego se clasificó a dichas distrofias en tres categorías: liquen escleroso, distrofia hiperplásica y distrofia mixta.[4] La clasificación fue ampliamente aceptada por los ginecólogos y condujo a una marcada disminución de las vulvectomías en condiciones benignas.

Sin embargo, los dermatólogos, en general, y los dermatopatólogos, en particular, no apoyaron esta nomenclatura por su imprecisión y falta de utilidad. En 1987 la ISSVD decidió suspender el uso del término "distrofia" y reclasificar las enfermedades benignas, no infecciosas de la vulva bajo la nueva rúbrica: trastornos epiteliales no neoplásicos.[4] Esta nueva clasificación contenía dos

Tablas 4.1 Dermatosis vulvares. Clasificación de la ISSVD 2006

Patrón espongiótico
▪ Dermatitis atópica ▪ Dermatitis de contacto alérgica ▪ Dermatitis de contacto irritativa
Patrón acantósico (ex hiperplasia escamosa)

▪ Psoriasis
▪ Liquen simple crónico
  ▪ Idiopático
  ▪ Secundarios

Patrón liquenoide
▪ Liquen escleroso ▪ Liquen plano
Patrón escleroso/homogenización
▪ Liquen escleroso
Patrón vesiculobulloso
▪ Penfigoide cicatrizal ▪ Enfermedad por IgA
Patrón acantolítico
▪ Acantolisis genitocrural papular ▪ Enfermedad de Hailey-Hailey ▪ Enfermedad de Darier
Patrón granulomatoso
▪ Enfermedad de Crohn ▪ Síndrome de Melkersson Rosenthal
Patrón vasculopático
▪ Vulvitis de células plasmáticas (vulvitis de Zoon) ▪ Enfermedad de Behçet ▪ Úlceras aftosas.

categorías específicas: liquen escleroso e hiperplasia de células escamosas y una categoría general "otras dermatosis". Nuevas críticas surgieron a la clasificación "trastornos epiteliales no neoplásicos", ya que resultaba incompleta en el sentido de que muchas de las condiciones incluidas no eran solo epiteliales. Otra crítica era que el término hiperplasia de células escamosas era inapropiado, ya que este no era utilizado por dermatólogos ni patólogos para trastornos similares que se producen en sitios distintos a la vulva.

La clasificación reciente del 2011 de la ISSVD no remplaza la del 2006, ya que presenta una orientación clínica que intenta ayudar a los médicos ginecólogos y dermatólogos a arribar a un diagnóstico presuntivo frente a los hallazgos clínicos. Ambas clasificaciones se consideran complementarias (Tabla 4.2).[5]

Patrones histológicos

Patrón espongiótico

La espongiosis es la presencia de edema intercelular dentro de la epidermis que conduce al ensanchamiento del espacio entre las células epidérmicas (Figura 4.1). La espongiosis puede variar desde focos microscópicos a vesículas macroscópicamente visibles.

Este patrón se observa característicamente en las dermatitis (eccemas).

Las células inflamatorias están presentes en la dermis y su distribución y tipo pueden ayudar a orientar al diagnóstico específico. Sin embargo, la histología no puede distinguir claramente entre dermatitis de contacto irritativa y dermatitis atópica. El diagnóstico histológico en cada caso es de dermatitis espongiótica. Por lo tanto, estas entidades deben distinguirse clínicamente.

La dermatitis vulvar se biopsia con mayor frecuencia solo cuando es crónica. Aunque los ejemplos clínicos de dermatitis aguda y subaguda muestran histológicamente la espongiosis, la dermatitis crónica se fusiona con el liquen simple crónico y puede presentar una espongiosis mínima (Figura 4.2). En sí misma, la espongiosis es un signo inespecífico que puede producirse en muchas condiciones distintas de las enfermedades eccematosas clásicas, por ejemplo, infecciones (candidiasis) y traumatismo

Tabla 4.2 Años 2006 y 2011. Clasificación de las dermatosis vulvares según la ISSVD

Clasificación clínica de las dermatosis vulvares 2011	Clasificación patológica de las dermatosis vulvares 2006
Lesiones pigmentadas	Patrón espongiótico
Lesiones rojas: placas y parches	Patrón acantósico
Lesiones rojas: nódulos y pápulas	Patrón liquenoide
Lesiones blancas	Patrón de homogenización/esclerosis
Lesiones oscuras (marrones, negras, azules, grises)	Patrón vesiculobulloso
Ampollas	Patrón acantolítico
Erosiones	Patrón granulomatoso
Edema	Patrón vasculopático

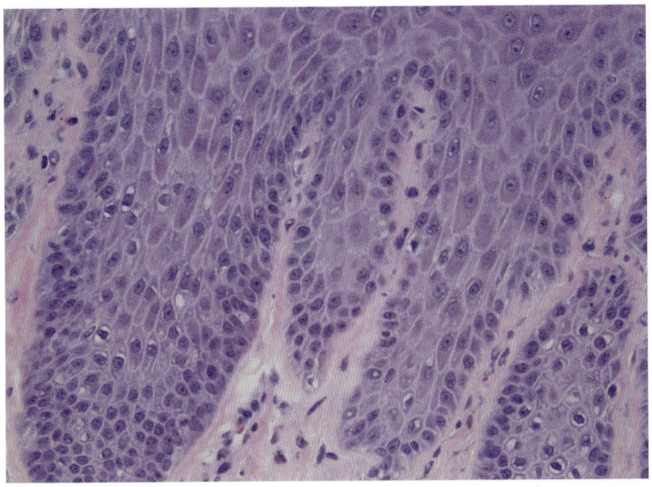

Figura 4.1 Patrón de reacción espongiforme. Existe leve edema intercelular con elongación de los puentes intercelulares (H&E 10X).

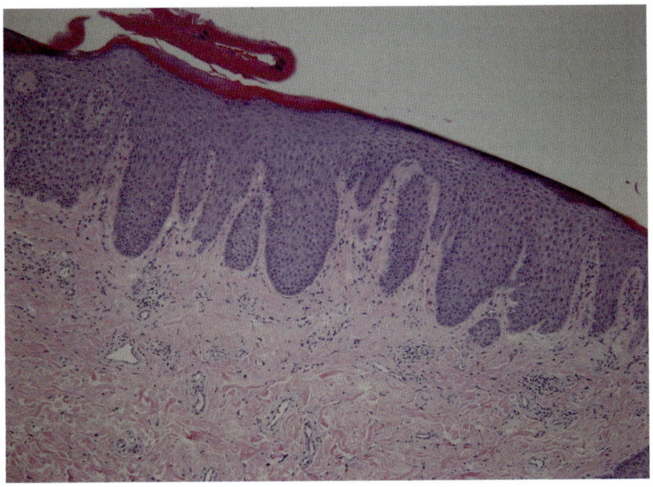

Figura 4.2 Patrón de reacción espongiforme en una lesión de alguna duración, la acantosis en forma de hiperplasia psoriasiforme (liquen simple crónico) coexiste con la espongiosis (H&E 2.5X).

(escoriación). Estas otras condiciones, generalmente, muestran rasgos característicos clínicos, histológicos o de laboratorio que permiten su reconocimiento correcto.

Patrón acantósico

El patrón acantósico representa un aumento en el número de células epiteliales (queratinocitos), lo que da lugar a un engrosamiento de la epidermis (Figura 4.3). Algunos patólogos prefieren los términos "patrón psoriasiforme" o "dermatitis psoriasiforme" (Figura 4.4).

La ISSVD anteriormente llamaba a este patrón hiperplasia de células escamosas. Clínicamente, el patrón acantósico suele estar asociado con placas gruesas y

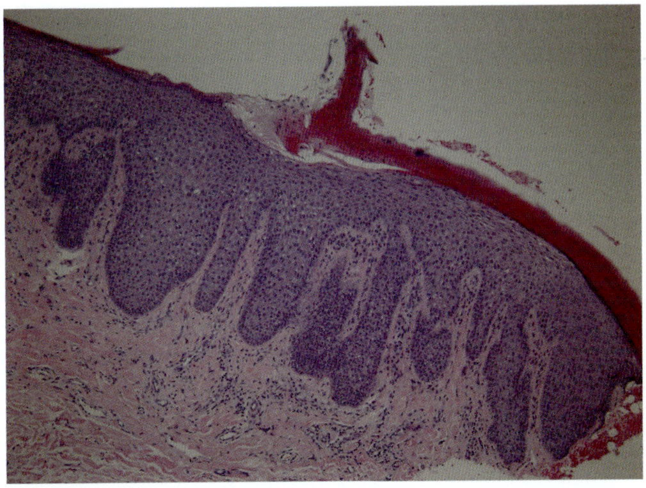

Figura 4.3 Patrón acantósico en donde se observa epidermis engrosada secundaria a un aumento del número de queratinocitos con una hiperplasia epidérmica irregular. Se observa hiperqueratosis y presencia de infiltrado inflamatorio leve mononuclear en dermis compatibles con liquen simple crónico (H&E 2.5X).

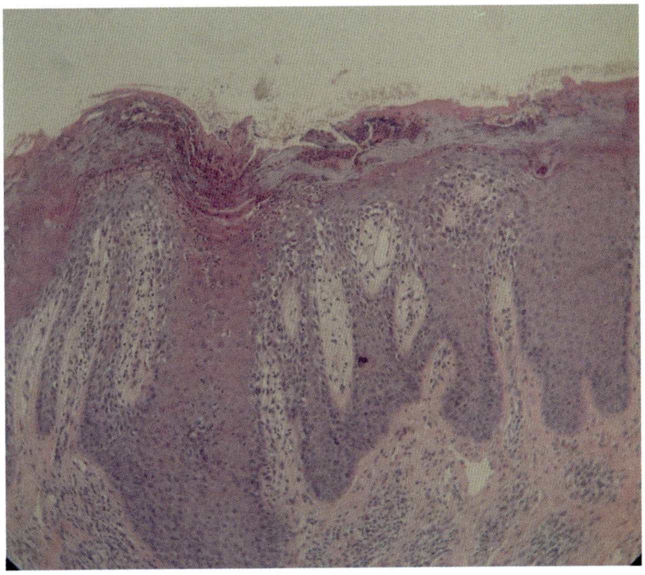

Figura 4.4 Patrón de acantosis regular (psoriasiforme). Se observan también colecciones de neutrófilos intracórneos (absceso de Munro) y ausencia de capa granulosa (H&E 5X).

blancas, y es normalmente una característica benigna. Sin embargo, en el establecimiento de enfermedades, tales como el liquen escleroso y el liquen plano, la acantosis resistente al tratamiento puede presagiar el desarrollo del carcinoma de células escamosas.

La psoriasis, dermatitis aguda y subaguda, dermatitis crónica (liquen simple crónico) y candidiasis forman un cuarteto común de histología superpuesta en biopsias vulvares. En algunos casos, puede haber rasgos histológicos distintivos que permiten un diagnóstico específico (por ejemplo, una tinción positiva de ácido periódico Schiff para Cándida), pero a menudo el patólogo solo puede colocar estos diagnósticos en orden de probabilidad y dejar al clínico el diagnóstico final.

El liquen simple crónico es uno de los patrones acantósicos más frecuentemente diagnosticado en patología vulvar y, en general, se asocia clínicamente a prurito crónico. Sin embargo, en algunos casos, el liquen simple crónico puede superponerse a algún otro trastorno dermatológico subyacente.

Es importante recalcar que la acantosis es un hallazgo histológico muy común e inespecífico que puede observarse en situaciones distintas de las dermatosis vulvares. Por lo tanto, puede estar presente en infecciones (candidiasis, sífilis, papilomavirus humano) y neoplasia (queratosis seborreica, HSIL vulvar o neoplasia intraepitelial tipo usual y VIN diferenciado, carcinoma escamoso verrugoso y convencional y enfermedad de Paget extramamaria). Estas otras condiciones suelen tener características distintivas clínica e histológicas.

Patrón liquenoide

El patrón liquenoide se caracteriza por la presencia de un infiltrado linfocítico en forma de banda en la dermis superior y el daño epidérmico de la capa basal acompañante que puede manifestarse como la muerte celular o el cambio vacuolar de la basal (Figura 4.5). La muerte de las células basales se presenta habitualmente como células eosinófilas encogidas con un núcleo picnótico remanente. Estas células se conocen como "cuerpos de Civatte", se encuentran dispersas a lo largo de la capa basal y su muerte se produce por apoptosis (Figura 4.6).

La mayoría de las muestras de biopsia del liquen escleroso muestran la característica homogeneización dérmica. Ocasionalmente, sin embargo, solo se ve una reacción liquenoide, y en estos casos, la histología se superpone con la del liquen plano.[6] En el liquen escleroso crónico, la reacción liquenoide puede perderse, y la dermis luego exhibe fibrosis en lugar de homogeneización. En esta circunstancia, la histología se confunde con la del liquen simple crónico.

Otras enfermedades erosivas del vestíbulo y la vagina, como el síndrome de Stevens-Johnson, el lupus eritematoso sistémico y la enfermedad del injerto frente al huésped, pueden demostrar un patrón liquenoide y, por lo tanto, pueden ser histológicamente indistinguibles del liquen plano y del liquen escleroso. Estas condiciones deben identificarse por separado sobre una base clínica.

La vulvitis de las células plasmáticas, también denominada "vulvitis de Zoon", puede mostrar un aspecto del patrón liquenoide: un infiltrado dérmico, tipo banda, de células inflamatorias crónicas. Sin embargo, esta condición no revela el daño "clásico" de la capa basal liquenoide. Colocamos a la vulvitis plasmática en el "patrón vasculopático" basado en la presencia de glóbulos rojos extravasados y macrófagos que contienen hemosiderina.

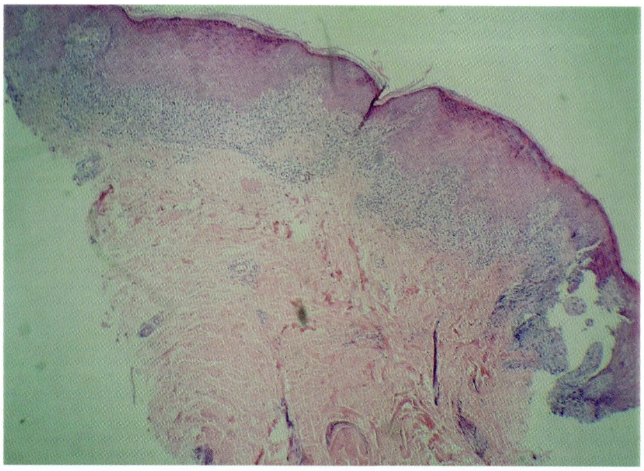

Figura 4.5 Patrón liquenoide. Se observa pérdida de las crestas interpapilares con capa granular prominente e infiltrado inflamatorio crónico en banda subepitelial (H&E 2.5X).

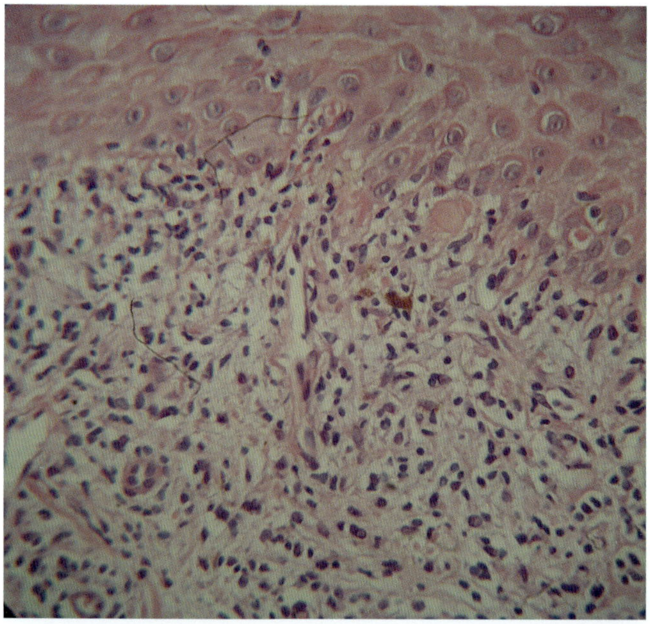

Figura 4.6 El patrón liquenoide se acompaña de daño de la capa basal con degeneración vacuolar hidrópica y presencia de queratinocitos necróticos en forma de cuerpos eosinófilos hialinos o cuerpos de Civatte (H&E 10X).

Homogenización dérmica/ patrón de esclerosis

La homogenización dérmica/ esclerosis es un tipo de cambio de colágeno con obliteración parcial o completa de los límites entre haces de colágeno, de tal manera que la dermis tiene un aspecto homogeneizado, vítreo o hialinizado (Figura 4.7). Mientras que la homogeneización dérmica indica casi siempre liquen escleroso, la dermatitis por radiación puede mostrar un aspecto microscópico casi idéntico.

Las características histológicas tempranas del liquen escleroso pueden ser de interfase o dermatitis liquenoide y, a menudo, simular un liquen plano como se mencionó más arriba.[6] Las lesiones bien desarrolladas se caracterizan por una epidermis atrófica, área subepitelial hialinizada que contiene dilatación de vasos con extravasación de glóbulos rojos. Se observa infiltrado inflamatorio de tipo banda subyacente. A menudo, pueden verse superpuestos cambios del liquen simple crónico, tales como hiperqueratosis y la hiperplasia epidérmica, especialmente en la variante hipertrófica.[7] Aunque solo unos pocos consideran el cambio vacuolar en el liquen escleroso, este es un hallazgo crítico que puede evidenciarse como una hendidura subepitelial o desprendimiento dermoepidérmico (*v.* Figura 4.7).

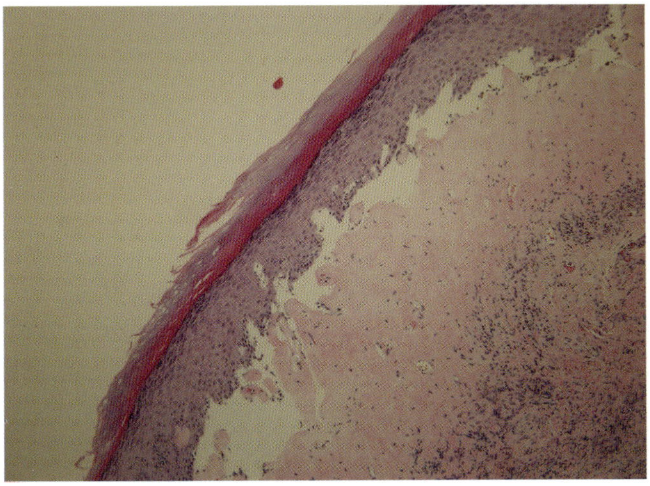

Figura 4.7 Patrón escleroso o de homogenización dérmica. Se observa una imagen en "sándwich" epidermis atrófica con hiperqueratosis, banda hialina homogénea subepitelial e infiltrado inflamatorio crónico subyacente (H&E 5X).

Patrón vesiculobulloso

En este patrón existen vesículas (son pequeñas, menores de 5 mm) o las bullas (son espacios grandes, mayores o iguales a 5 mm) que contienen fluido loculado (ampollas). Las ampollas pueden producirse dentro de la epidermis o entre la epidermis y la dermis (Figura 4.8). El mecanismo de producción de las vesículas puede ser la espongiosis exagerada, edema intercelular y balonización (como sucede en algunas infecciones virales, como el herpes). Las ampollas que contienen células epidérmicas acantolíticas se consideran en el patrón acantolítico.[8]

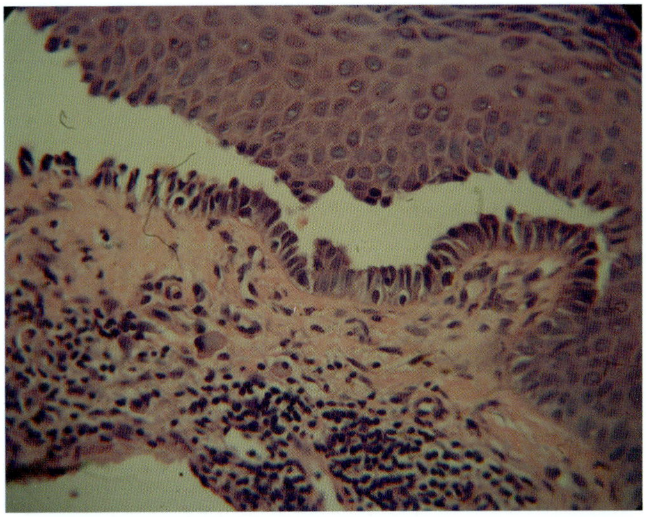

Figura 4.8 Patrón acantolítico. Se observa una ampolla intraepidérmica suprabasal por acantólisis (H&E 5X).

Debido al trauma medioambiental local, la mayoría de las enfermedades vesiculobullosas vulvovaginales se presentan histológicamente como erosiones en lugar de ampollas intactas.

La inmunofluorescencia directa, procedente del tejido adyacente de apariencia normal, puede ayudar con el diagnóstico de trastornos vesiculobullosos (Figura 4.9).

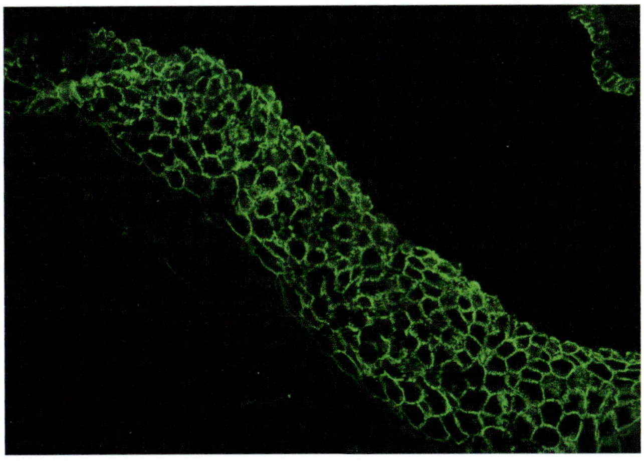

Figura 4.9 Pénfigo vulgar. Se deposita IgG en las regiones intercelulares de la epidermis (desmosomas) que se pueden diagnosticar por inmunofluorescencia directa (IFD 10x).

Patrón acantolítico

La acantólisis es el resultado de la rotura de las uniones desmosómicas entre las células epidérmicas con la consiguiente pérdida de la adhesión. Este proceso da como resultado la separación ("hendidura") entre las células epiteliales. Se pueden observar células epiteliales individuales (células acantolíticas) dentro de estas hendiduras (Figura 4.10).

La acantólisis papular genitocrural puede tener cambios microscópicos casi idénticos a los encontrados en la enfermedad de Hailey-Hailey o Darier. Está separado de estas dos condiciones clínicamente por la falta de lesiones extragenitales y de una historia familiar positiva.

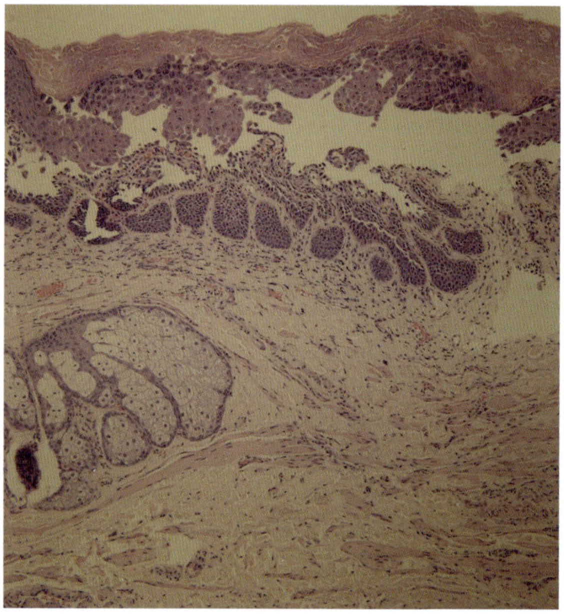

Figura 4.10 Patrón acantolítico. Hailey-Hailey (pénfigo familiar benigno). Se observa ampolla intraepidérmica suprabasal con células acantolíticas alineadas o en las hendiduras (H&E 5X).

Patrón granulomatoso

Este grupo de enfermedades se caracteriza por presentar un proceso inflamatorio crónico granulomatoso. Los granulomas consisten en macrófagos epitelioides, células inflamatorias entremezcladas y número variable de células gigantes multinucleadas. La inflamación granulomatosa se produce dentro de la dermis o en la grasa subcutánea.

Los casos vulvares de la enfermedad de Crohn y el síndrome de Melkersson-Rosenthal pueden ser indistinguibles histológicamente. El síndrome de Melkersson-Rosenthal se caracteriza por la ausencia de enfermedad gastrointestinal. Sin embargo, es posible que la enfermedad de Crohn vulvar preceda al desarrollo de síntomas y signos intestinales. Otros trastornos granulomatosos, como las infecciones (*mycobacterium tuberculosis*, hongos profundos), granulomas de queratina (foliculitis, hidradenitis supurativa), granulomas por cuerpos extraños, sarcoidosis y pioderma gangrenoso, casi siempre demuestran otras características clínicas e histológicas que permiten su diagnóstico.

Patrón vasculopático

El término "vasculopatía", utilizado en un sentido general, representa un grupo clínicamente heterogéneo de enfermedades que tienen en común cambios patológicos en los vasos sanguíneos, con la consiguiente interrupción de su función. La categoría más importante dentro de este patrón de reacción tisular es la vasculitis, que se producen en el contexto de la inflamación dérmica generalizada que compromete la pared de los vasos. La privación resultante de oxígeno y flujo de nutrientes generalmente conduce a erosión o ulceración.

Las úlceras de tipo aftoso, como se observa en la aftosis compleja y la enfermedad de Behçet, demuestran el compromiso de los vasos sanguíneos, debido a un intenso infiltrado inflamatorio dérmico que consiste principalmente en linfocitos. Los casos de pioderma gangrenoso que afectan a la vulva muestran ulceración similar, debido a un infiltrado inflamatorio intenso que consiste principalmente de neutrófilos.

La vulvitis de células plasmáticas (vulvitis de Zoon), lesión que se caracteriza por infiltrado liquenoide linfoplasmocitario como clave diagnóstica, aparece incluida en este patrón vasculopático basado en la presencia de proliferación vascular, glóbulos rojos extravasados y macrófagos que contienen hemosiderina (siderófagos) (Figuras 4.11 y 4.12).[9]

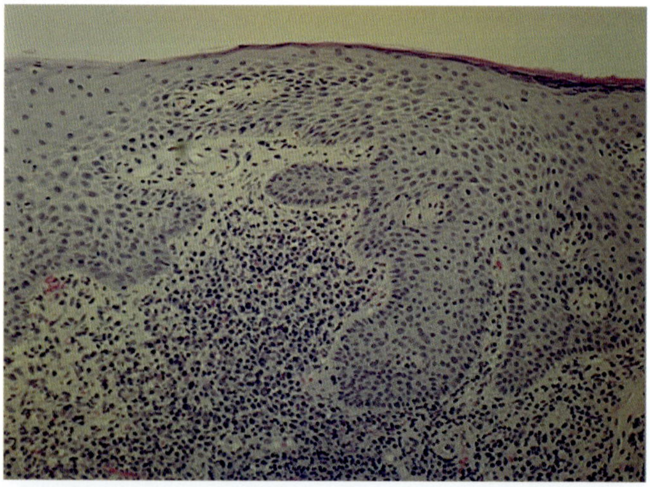

Figura 4.11 Patrón vasculopático. Infiltrado denso predominantemente plasmocítico asociado a epidermis con leve espongiosis y acantosis (H&E 2.5X).

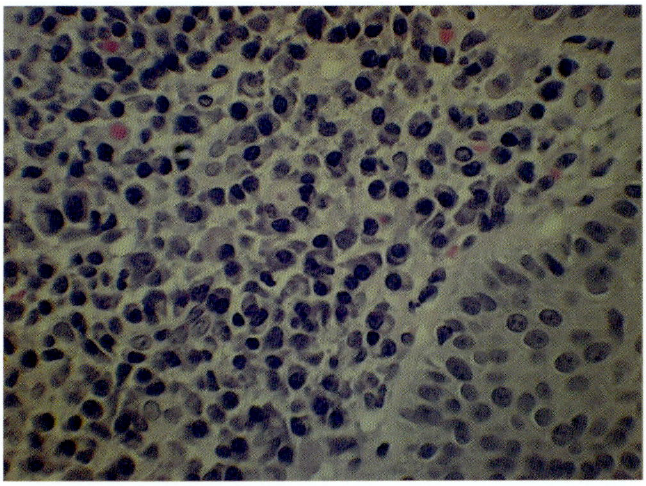

Figura 4.12 Patrón vasculopático. Infiltrado denso predominantemente plasmocítico asociado a proliferación vascular, extravasación de eritrocitos y depósito de hemosiderina (H&E 10X).

Bibliografía

1 Weedon D. Skin Pathology. 2da ed. London: Churchill Livingstone, 2002.
2 Lynch PJ1, Moyal-Barracco M, Bogliatto F, Micheletti L, Scurry J. 2006 ISSVD classification of vulvar dermatoses: pathologic subsets and their clinical correlates. J Reprod Med 2007; 52 (1): 3-9.
3 Lynch PJ, Micheletti L. The demise of dystrophy: A history of the evolving terminology. CME J Gynaecol Oncol 2006; 10: 142-6.
4 Kiryu H, Ackerman AB. A critique of current classifications of vulvar disease. Am J Dermatopathol 1990; 12: 377-92.
5 Lynch PJ, Moyal-Barrocco M, Scurry J, Stockdale C. 2011 ISSVD terminology and classification of vulvar dermatological disorders: an approach to clinical diagnosis. J Low Genit Tract Dis 2012; 16: 339-44.
6 Regauer S, Liegl B, Reich O. Early vulvar lichen sclerosus: a histopathological challenge. Histopathology 2005; 47: 340-7.
7 Weyers W. Hypertrophic lichen sclerosus with dyskeratosis and parakeratosis-a common presentation of vulvar lichen sclerosus not associated with a significant risk of malignancy. Am J Dermatopathol 2013; 35: 713-21.
8 Hoang,MP, Reuter J, Papalas JA, Edwards L, Selim MA. Vulvar Inflammatory Dermatoses: An Update and Review. Am J Dermato pathol 2014; 36 (9): 689-704.
9 Toeima E, Sule M, Warren R, Igali L. Diagnosis and treatment of Zoon's vulvitis. J Obstet Gynaecol 2011; 31: 473-5.

5

Malformaciones congénitas

Laura Cesarato

Puntos clave

- El desarrollo gonadal se produce de manera independiente al desarrollo del tracto genital.
- El desarrollo del aparato genital femenino y el sistema urinario se encuentran muy asociados desde su génesis; esta es la causa por la cual ante una malformación en uno de ellos es necesario el estudio del otro.
- El examen de los genitales de las niñas debe ser parte rutinaria del examen físico.
- Solo puede hacerse con la colaboración de la paciente para evitar cualquier trauma físico o psíquico.
- Debe hacerse en posición supina, con las piernas flexionadas, en posición de rana.
- La incidencia de malformaciones uterinas es difícil de determinar, dado que gran parte de estas son asintomáticas.
- Las causas de las malformaciones Müllerianas son poco conocidas.
- La resonancia magnética (RM) es el mejor estudio complementario para diagnóstico.
- La agenesia de vagina se asocia a la agenesia uterina.
- Las malformaciones obstructivas deben tener una resolución quirúrgica rápida.
- El equipo multidisciplinario de trabajo es indispensable para el diagnóstico, resolución y seguimiento de las pacientes con malformaciones genitales.
- La evaluación y acompañamiento psicológico es indispensable.
- Si bien su frecuencia es baja, la única forma de llegar a un diagnóstico es conociendo la patología.
- La paciente y su familia deben tomar una participación activa en la resolución del caso siempre que esto sea posible y no comprometa su vida.

Introducción

Las malformaciones genitales son poco frecuentes y de manejo muy específico del especialista, pero para poder comprenderlas es imprescindible poder repasar algunos conceptos de la embriología.

El aparato genital femenino y el sistema urinario tienen un origen embriológico común, muy cercano y emparentado. Esta es la explicación por la cual la presencia de malformaciones genitales obliga a constatar la indemnidad urinaria o viceversa.[1]

A partir de la séptima semana de vida intrauterina, el embrión presenta los esbozos de los genitales:

- Las gónadas indiferenciadas, formadas en la cresta urogenital y donde llegan las células primordiales. Estas migraron desde la pared posterior del saco vitelino por movimientos ameboideos hasta llegar a las crestas genitales en la sexta semana de vida intrauterina.
- Los conductos genitales derivan del mesodermo intermedio. Los embriones en estadios indiferenciados presentan dos pares de conductos genitales:
  - Conducto mesonéfrico de Wolf, que desarrollará en embriones masculinos.
  - Conducto paramesonéfrico de Müller, que dará origen a los órganos internos femeninos. Ambos conductos tienen tres porciones: cefálica, media y caudal. Las porciones cefálicas y media formarán las trompas de Falopio, y las porciones caudales de ambos lados se unirán entre sí y darán origen al útero y al tercio superior de vagina. Los conductos en principio, son sólidos y luego con el transcurso de la vida intraútero se canalizarán para formar la

cavidad uterina y parte de la vagina. Las partes media e inferior de la vagina, provienen del seno urogenital (Figura 5.1).

- Los genitales externos, en la tercera semana de desarrollo, están formados por los siguientes elementos:
  - El tubérculo genital, que originará el clítoris.
  - Los pliegues cloacales, que, a su vez, se dividirán en pliegue uretral y pliegue anal[1] (Figura 5.2).

El sexo genético lo determina el cromosoma Y, sin embargo, la presencia del cromosoma Y *per se* no determina el sexo porque, para ello, es indispensable la presencia del gen SRY. Este último, presente en el brazo corto del Y, es el responsable de codificar el determinante testicular. Durante la octava semana de desarrollo, con el comienzo de la expresión de SRY, la gónada se diferencia a testículo u ovario. Si el SRY está presente, la diferenciación será a testículo. En cambio, si está ausente, la diferenciación será a ovario. Dicho de otro modo, lo que no diferencia a masculino, diferenciará a femenino.

Por lo antes expuesto, no siempre el sexo genético determina la diferenciación gonadal, ni de los genitales externos. Es necesaria la presencia del cromosoma Y, pero también del gen SRY, codificado en su brazo corto, para que la diferenciación sexual sea masculina[1] (Tabla 5.1).

La complejidad del tema en cuestión, su manejo específico, la necesidad de un grupo de trabajo multidisciplinario y su baja frecuencia hacen que, si bien es relativamente sencillo para el especialista, sea bastante complejo y temido por el que no está familiarizado con la materia en cuestión. El único modo de perder el temor es conocer la existencia de las patologías más frecuentes. El objetivo de este capítulo es nombrarlas, plantear lineamientos de diagnóstico y facilitar algunos esquemas prácticos de diagnósticos diferenciales y seguimiento.

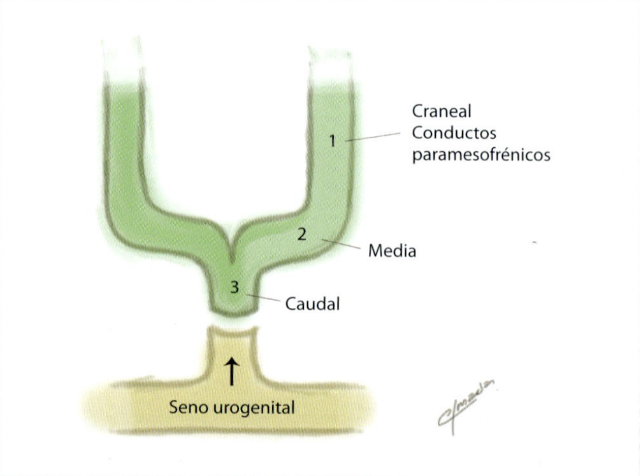

Figura 5.1 Origen embrionario de los órganos genitales femeninos.

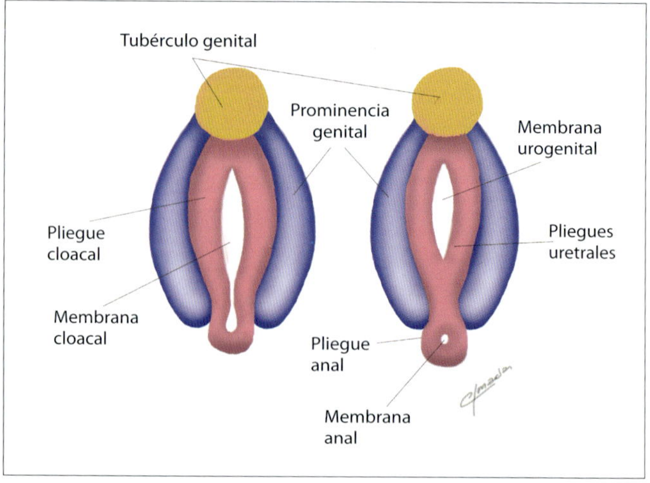

Figura 5.2 Los genitales externos, en la tercera semana de desarrollo.

Tabla 5.1 Determinación del sexo

Sexo genético	Diferenciación sexual
XX	femenino
XY sin SRY	femenino
XY con SRY	masculino

Etiología y epidemiología

Tal como se mencionó al principio, las malformaciones genitales son muy poco frecuentes y de manejo muy específico, pero en los casos en los cuales aparecen, es necesario tenerlas en cuenta para poder estudiarlas, hacer un diagnóstico certero o, en su defecto, derivarla a quien corresponda.

Son necesarios varios pasos para la formación del tracto genital femenino.

Desarrollo gonadal. Es independiente del desarrollo del tracto genital femenino y relacionado con el material cromosómico y el correcto funcionamiento hormonal.

Desarrollo del tracto genital. Relacionado y emparentado con el sistema urinario y dependiente del correcto descenso, fusión y canalización del conducto de Müller.

La etiología de las malformaciones uterinas en general es desconocida, por lo cual en muchos casos se dice que es poligénica y multifactorial.

Desorden del desarrollo sexual (DDS)

Condición en la cual el desarrollo y sexo cromosómico, gonadal o anatómico es incongruente. Su incidencia es de 1/5500.[2]

Las patologías incluidas en este gran grupo son las siguientes:

1. Los genitales ambiguos en el neonato, que, por cierto, son una urgencia en la endocrinología pediátrica y la genética.
2. Síndrome de insensibilidad a los andrógenos, por un defecto en la 5 alfa reductasa, enzima capaz de transformar la testosterona en dihidrotestosterona (su forma activa). Estas pacientes, fenotípicamente mujeres, consultan por amenorrea primaria y presentan cariotipo XY.
3. Desarrollo incompleto de la anatomía sexual, que incluye agenesia de útero, vagina, los desarrollos incompletos de uno o ambos, o defectos himeneales, como el himen imperforado, cribiforme, septado, etc.
4. Defectos cromosómicos, como el Turner: 46 XO, el Klinefelter 47 XXY o mosaicos cromosómicos.
5. Desórdenes en el desarrollo gonadal.

Es necesario hacer algunas consideraciones especiales de las pacientes portadoras de un DDS:

- Saber que lo que es normal para una persona, puede no serlo para otra.
- Evitar hacerlas sentir avergonzadas, exponiéndolas a reiterados exámenes físicos.
- Es imperativo demorar las cirugías electivas o los tratamientos hormonales hasta que la paciente pueda participar activamente de la elección del tratamiento.
- Respetar a las pacientes y sus familias.
- Siempre decir la verdad a los pacientes y sus familias. Este punto merece una aclaración muy especial. Los que nos educamos en la medicina de los años ochenta, fuimos testigos de infinidad de historias en las que el médico elegía qué decir y qué ocultar, con lo que se entraba a veces en un terreno poco claro, donde la paciente solo sabía una parte de la historia. Esto mismo hacía que nuestra paciente solo pudiera ser seguida por nosotros, los conocedores de la verdad, o de a quien nosotros confiáramos el secreto y la paciente. Por otra parte, estoy absolutamente convencida de que la paciente sabe, intuye y presiente que hay algo que no está bien .Además, lo que se imaginó siempre resulta mucho peor que la realidad. Afortunadamente, los tiempos han cambiado y el enfoque de ir siempre con la verdad es el que nadie duda en utilizar. El manejo debe ser interdisciplinario con un equipo de trabajo que, por modesto que sea, debe tener un psicólogo y un cirujano para que corrija lo que corresponda.[2, 3]

Para hacerlo más didáctico las clasificaremos en tres grandes grupos —malformaciones uterinas, malformaciones vaginales y malformaciones himeneales y de labios vulvares— que desarrollo a continuación (Tabla 5.2).

Tabla 5.2 Malformaciones más frecuentes

Malformaciones uterinas
▪ Agenesia: Síndrome de Mayer-Rokitansky-Küster-Hauser (MRKH). ▪ Defectos de la fusión lateral (septado/arcuato, unicorne, bicorne). ▪ Defectos de la fusión vertical.
Malformaciones vaginales
▪ Agenesia vaginal. ▪ Tabique transverso de la vagina. ▪ Tabique longitudinal de la vagina.
Malformaciones himeneales
▪ Himen imperforado. ▪ Himen septado.
Malformaciones de labios vulvares
▪ Adherencia de labios menores

Malformaciones uterinas

Las malformaciones uterinas son muy poco frecuentes y posiblemente esto se deba a que son asintomáticas, es por eso que muchas de ellas quedan sin diagnóstico ni sospecha de su existencia.

Algunas pocas, 2%-4%, son diagnosticadas cuando tienen dificultades de algún tipo en la fertilidad, ya sea por infertilidad o por imposibilidad de llevar a término el producto de la gestación. Dentro de las malformaciones uterinas debemos tener en cuenta las que tratamos a continuación.

Agenesia

Síndrome de Mayer-Rokitansky-Küster-Hauser (MRKH). Se caracteriza por la agenesia o hipoplasia de las estructuras derivadas del Müller. Los grados de desarrollo van desde la agenesia completa hasta la presencia de un útero rudimentario. Es el 3% de las malformaciones uterinas. Su frecuencia es de 1 entre 5000 nacidos vivos.

Hay múltiples genes implicados en el desarrollo mülleriano, pero existen dos grupos, el de los HOXA y el de los WNT4, que son los más nombrados.[4]

Las pacientes, clínicamente, consultan por amenorrea primaria con desarrollo de genitales externos normales, debido a un perfecto funcionamiento de los ovarios, responsables de los caracteres sexuales femeninos y suprarrenal, responsable del desarrollo del pelo sexual

> El motivo principal de consulta en estas chicas es la ausencia de menstruación a la edad de 14 o 15 años. Entre un 25%-50% de las veces se asocia con malformaciones renales.

El diagnóstico diferencial que surge en primera instancia es con el síndrome de insensibilidad a los andrógenos (Tabla 5.3).[4]

Tabla 5.3 Diagnóstico diferencial del síndrome de MRKH

MRKH	Insensibilidad a los andrógenos
Genotipo XX	XY
Testosterona valores femeninos	Valores masculinos
Pelo sexual normal	Ausente
Ovarios normales	Testículos abdominales
No hay riesgo de malignidad	Sí

El diagnóstico de las malformaciones en general, se sospechan primero por la clínica y se confirman con el adecuado uso de los métodos complementarios de diagnóstico como la ecografía ginecológica, absolutamente técnico dependiente y el método de referencia de los estudios complementarios en las malformaciones, que es la RM.[5]

La histeroscopia resulta muy útil, sobre todo en aquellas pacientes que consultan por infertilidad, dado que puede utilizarse como método diagnóstico y terapéutico, porque en el mismo momento se pueden resolver algunos defectos.

Defectos de la fusión lateral

Son las malformaciones uterinas más frecuentes y se producen por una falla en la formación de uno de los conductos de Müller, falla en la canalización o defecto en la disolución del septo medio. En este grupo podemos encontrar el útero de alguna de las siguientes maneras:[6]

- Septado
- Unicorne o hemiútero
- Bicorne o bicorpóreo

Los úteros septados presentan una superficie externa normal, pero internamente presentan dos cavidades endometriales. El septado puede ser parcial o total y obedece a un defecto en la canalización o reabsorción del septo medio de los dos conductos de Müller.

El útero arcuato, que aún aparece nombrados por muchos autores,[6] está descrito como si fuera un septado, pero con un septo mínimo y no aparece en la nueva clasificación de la Sociedad Europea de Reproducción (ESHRE). Grimbizis y cols. publican en el año 2013 el Consenso de la Sociedad Europea de Histeroscopia y Reproducción; pretenden simplificar el modo de comprender y estudiar las malformaciones uterinas que, por la misma clasificación, puede asociar el útero (U) cuello (C) y vagina (V)[7] (Tablas 5.4-5.6). Aparentemente, es más sencilla e inclusiva aunque los americanos continúen con la clásica de los años ochenta.

El útero unicorne[6] o hemiútero,[7] para la nueva clasificación, es por falla en uno de los conductos de Müller, que puede estar ausente o tener una cavidad rudimentaria. El útero bicorne o bicorpóreo, para la nueva clasificación, es el útero indentado en su fondo, definido como mayor de 1 cm. Y resulta de la fusión incompleta de los conductos, el grado de separación o indentación es variable. La vagina generalmente es normal.

El útero didelfo es doble con el cuello doble, no está en la clasificación nueva de ESHRE (Figura 5.3).

Tabla 5.4 Malformaciones uterinas

Útero		
V0	Normal	
V1	Dismórfico	▪ En forma de T ▪ Infantil ▪ Otros
V2	Septado	▪ Parcial ▪ Completo
V3	Bicorpóreo	▪ Parcial ▪ Completo ▪ Bicorpóreo septado
V4	Hemiútero	▪ Con cavidad rudimentaria ▪ Sin cavidad rudimentaria
V5	Aplásico	
V6	No clasificable	

Tabla 5.5 Malformaciones uterinas que pueden asociar anomalías del cuello y vagina

Vaginales	
C0	Cuello normal
C1	Septado
C2	Doble normal
C3	Unilateral
C4	Aplasia

Tabla 5.6 Malformaciones uterinas que pueden asociar anomalías de vulva

Vulvares	
V0	Normal
V1	Septo no obstructivo
V2	Septo obstructivo
V3	Septo transverso o imperforado
V4	Aplasia

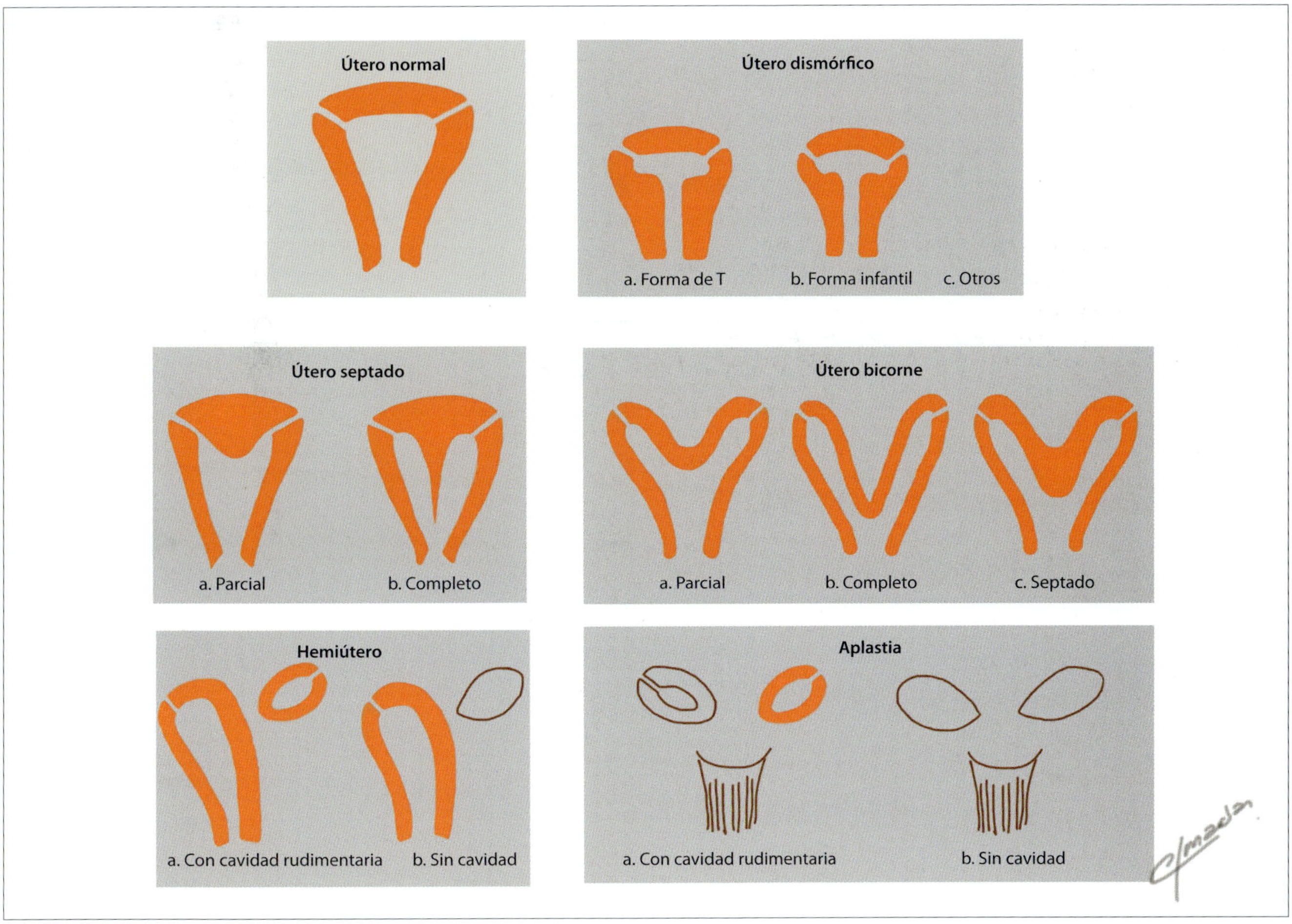

Figura 5.3 Malformaciones uterinas.

Defectos de la fusión vertical

Del defecto de la fusión lateral, puede resultar un tabique vaginal, una agenesia cervical y puede ser obstructiva o no obstructiva.[6]

Malformaciones vaginales

El origen embriológico de la vagina es doble, como vimos anteriormente, y esto resulta muy importante para poder comprender los defectos en el proceso:

- Tercio superior, proveniente de los conductos de Müller.
- Tercio medio e inferior, proveniente del seno urogenital.

Agenesia de vagina

Forma parte del MRKH, acompañada de una agenesia uterina o un útero rudimentario, (*v.* el apartado “Malformaciones uterinas”).[6-8]

Tabique transverso de la vagina

Se produce por la falta de canalización de los dos tercios inferiores provenientes del seno urogenital con el tercio superior.

La frecuencia es de 1/30 000 a 1/80 000 mujeres. Los tabiques pueden estar ubicados en diferentes alturas de la vagina, superior, medio e inferior; por su frecuencia podemos observar lo siguiente:

- El 46% se produce en el tercio superior de vagina.
- Un 35%-40% se manifiestan en el tercio medio.
- Un 15%-20% se producen en el tercio inferior de vagina.

Los septos, en general, tienen un centímetro de espesor, pero generalmente presentan microperforaciones que dejan pasar las secreciones vaginales y la menstruación.

El motivo de consulta de estas mujeres es variable, flujo, molestias inespecíficas o dificultades en las relaciones sexuales. Es importante destacar que, como los tabiques generalmente son perforados, tienen menstruaciones normales.[6-8] La solución es la resección quirúrgica.

Tabique longitudinal de vagina

Está asociado, en general, a malformaciones uterinas, como el útero septado. El tabique que divide la vagina puede ser parcial o completo. Clínicamente, se puede manifestar por persistencia del sangrado a pesar de la colocación de un tampón, algún grado de dificultad en la relación sexual o bien ser absolutamente asintomático.[8, 9]

El 20% de las pacientes presentan una asociación con malformaciones renales.[9]

El diagnóstico se confirma con imágenes, ya sea ecografía o RM.[8]

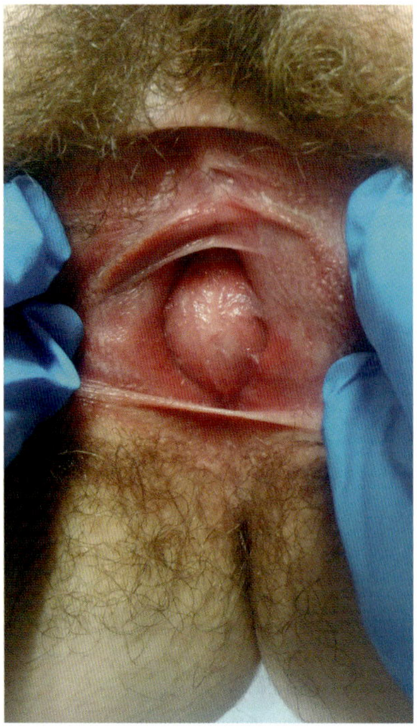

Figura 5.4 Himen imperforado. (Gentileza de la Dra. Mariela Orti).

Malformaciones himeneales y de labios vulvares

La luz vaginal está separada del seno urogenital por la membrana himeneal. La membrana generalmente se rompe antes del nacimiento por degeneración de las células epiteliales del centro, si no ocurriera o fuera incompleto pueden presentarse algunos defectos, como los que desarrollamos a continuación.

Himen imperforado

Es la causa obstructiva más frecuente del aparato reproductor 1/1000. Generalmente, la vagina de la neonata está estimulada por los estrógenos maternos y presenta secreciones mucosas que son reabsorbidas. Cada recién nacida es examinada y los genitales no son la excepción. El inconveniente es que la vulva estrogenizada y edematizada no siempre resulta sencilla de ver, por este motivo, muchas veces, estas niñas llegan a la infancia y adolescencia sin diagnóstico. Si llegaran a la etapa premenárquica, su resolución, que es quirúrgica idealmente, se programará para el momento en que los estrógenos de la joven hayan impactado en sus genitales externos.

Si el diagnóstico se produce luego de la menarca, como es una malformación obstructiva, no presentará su sangrado menstrual y, en su lugar, consultará por dolor que va aumentando a lo largo del tiempo y obligará al estudio con un método complementario, la ecografía, donde aparecerá un hematocolpo con la obstrucción del tracto de salida[8, 9] (Figuras 5.4 y 5.5).

Himen septado

Generalmente, y al igual que el himen cribiforme o microseptado (*v.* Figura 5.5), las pacientes consultan por la dificultad en la colocación o extracción de un tampón o la dificultad en las relaciones sexuales[8] (Figura 5.6).

Adherencias de labios menores

Esta entidad se manifiesta entre los tres meses y los seis años de vida. No se ve en recién nacidas por la presencia de los estrógenos maternos en ellas. La adherencia puede ser parcial o casi total.[9]

El diagnóstico se hace con la inspección. La paciente puede estar asintomática o presentar infecciones urinarias a repetición.

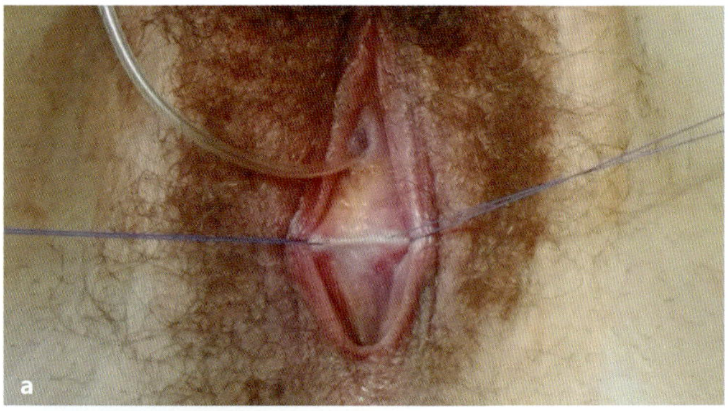

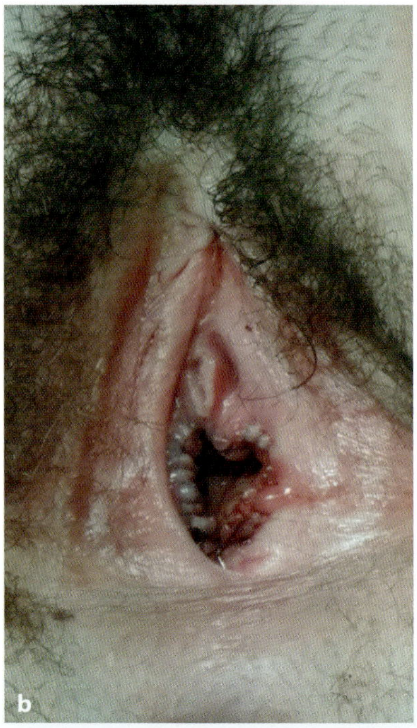

Figura 5.5 a Himen imperforado, preparación quirúrgica. **b** Resección quirúrgica del himen. (Gentileza Dra. Mariela Orti).

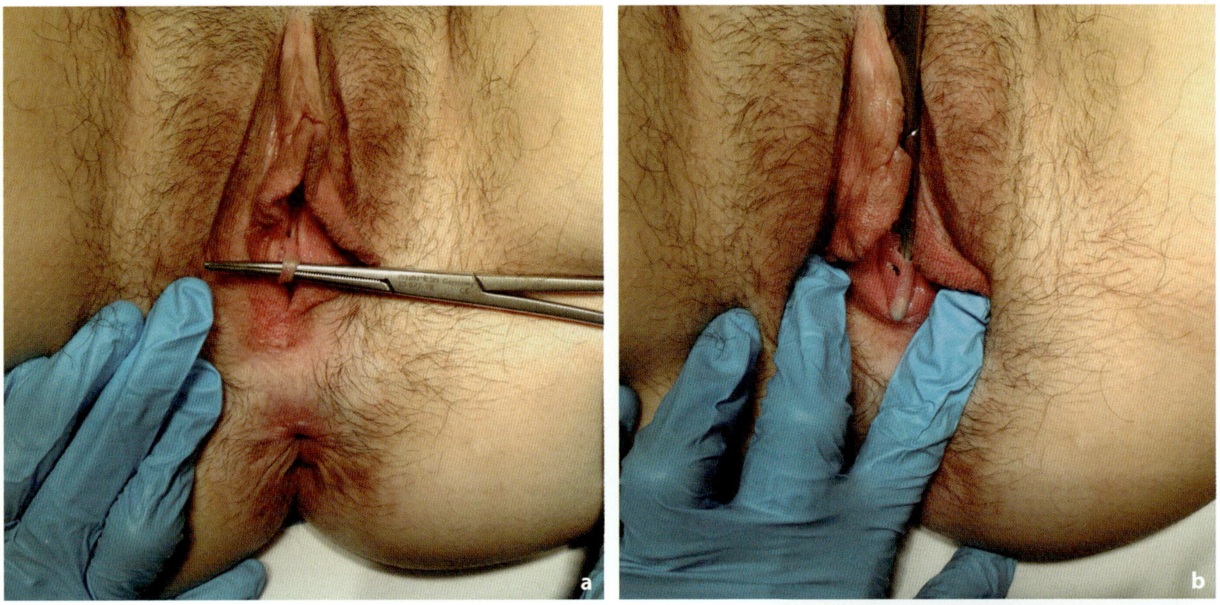

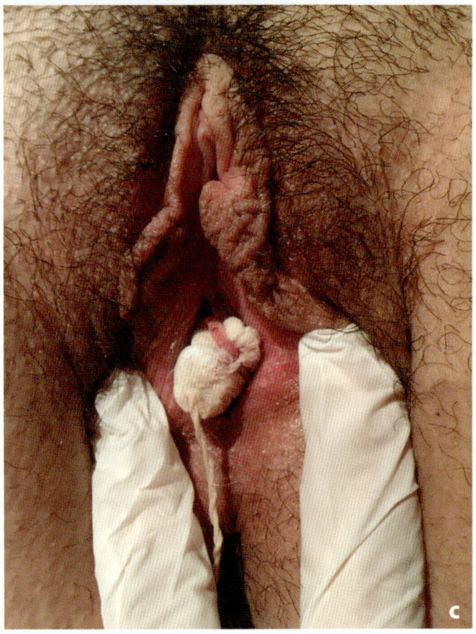

Figura 5.6 a-c Tabique himeneal. (Imagen **c**: gentileza de la Dra. Mariela Orti)

El tratamiento se reserva para aquellas pacientes sintomáticas con estrógenos locales por tres semanas, momento en el cual la mitad de los casos se resuelve, pero es factible que vuelvan a adherirse, motivo por el que se sugiere la colocación de crema con vitamina A, en el borde libre del labio que estaba adherido. Si la paciente es asintomática puede optarse por hacer un seguimiento porque, de todos modos, llegado el momento en el cual los estrógenos comiencen a impactar en los órganos genitales, la adherencia revertirá sola.[10]

El examen genital de la recién nacida, si bien no es sencillo, debiera hacerse de manera exhaustiva; de este modo, la mayor parte de las afecciones himeneales podrían ser diagnosticadas precozmente y así sería posible realizar una consejería adecuada, con la que se evita llegar a las complicaciones. La gran parte de los hímenes imperforados se diagnostican con las complicaciones que, si bien no son graves, podrían ser evitadas (Figura 5.7).[10, 11]

Clínica

Agustina

- Motivo de consulta: a los quince años es traída al consultorio de ginecología infanto-juvenil por su mamá, y derivada por su pediatra de cabecera para confirmar que todo esté bien. Agustina no menstruó aún.
- Antecedentes personales: no tiene. Es una chica sana, cursa su escuela secundaria, segundo año, sin dificultad.

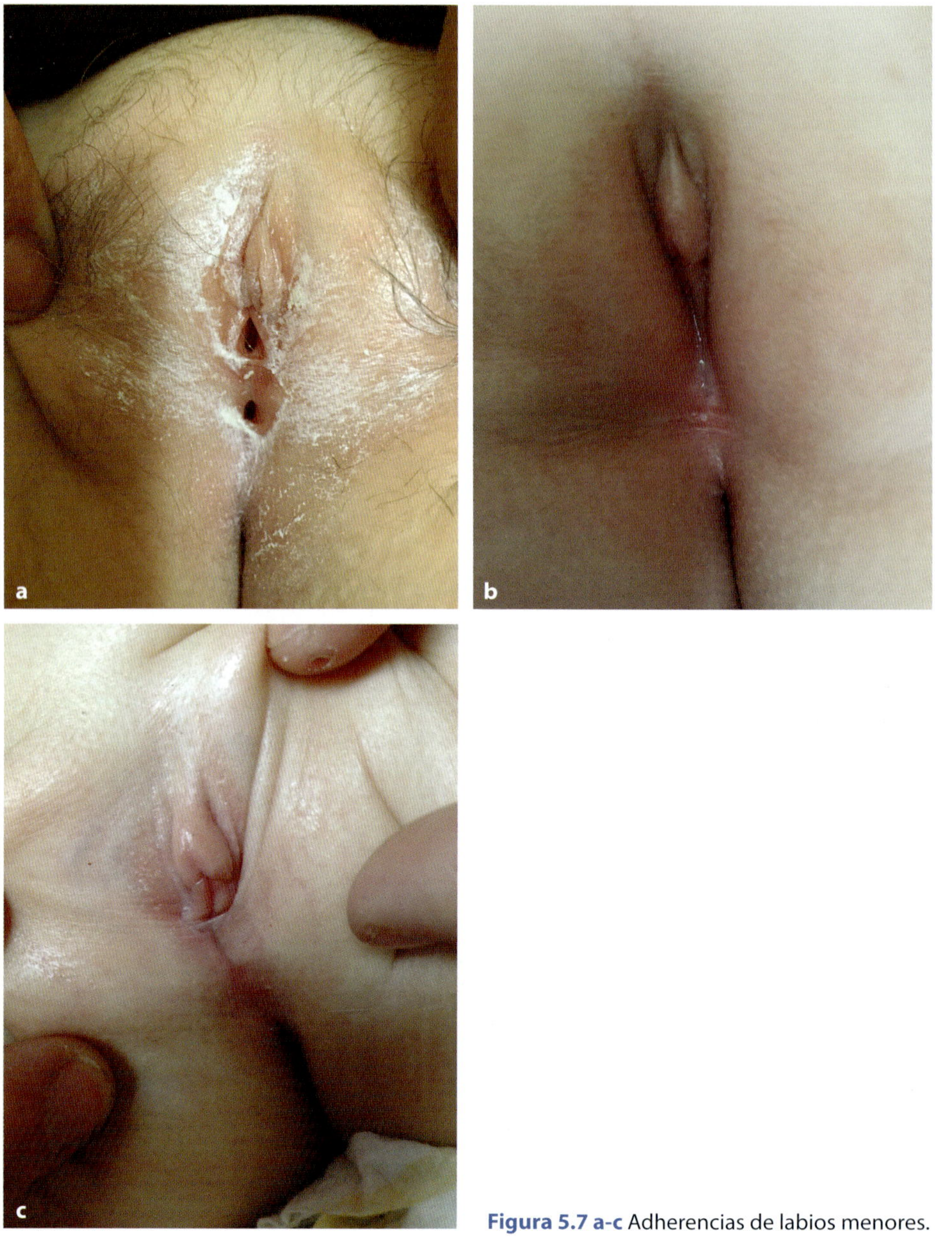

Figura 5.7 a-c Adherencias de labios menores.

- Hace deporte dos veces por semana 4 h en total.
- Come de todo, cumple con las cuatro comidas.
- Vive con sus padres y su hermana mayor, de 17 años, que menstruó a los 13, al igual que su mamá.
- Al examen físico presenta un desarrollo mamario completo y normal (estadio de Tanner mamario: 4) El desarrollo del pelo sexual es completo y normal (Tanner de pelo sexual: 5).
- Peso: 54 kg. Talla: 1,60. Índice de masa corporal (IMC): 20.
- Los genitales externos están estrogenizados, con lo cual nos hace pensar que hay impacto de estrógenos producidos en el organismo. Sus ovarios están funcionando. Al separar los labios mayores y menores se constata la ausencia de orificio vaginal. El resto del examen físico es normal.
- Es una amenorrea primaria.

Conclusiones

- Ausencia de menstruación.
- Desarrollo de genitales externos normales, los ovarios funcionan y las glándulas suprarrenales también (encargadas del pelo sexual).

Carolina

- Motivo de consulta: a los dieciocho años, para buscar un método anticonceptivo. Ella está saliendo con un

compañero de facultad desde hace dos meses y programan el inicio de relaciones sexuales en breve.
- Antecedentes personales: no tiene.
- Va al gimnasio dos veces por semana una hora.
- Come de todo, respeta las cuatro comidas.
- Vive con su mamá y su hermano. Ve a su papá los fines de semana, y tiene una buena relación con él.
- Menarca a los 13 años. Ciclos regulares.
- En la consulta, se realiza consejería anticonceptiva, y sugiere el uso de doble método preservativo y anticonceptivos orales.
- Regresa al mes para contar que no tuvo dificultad en la toma de pastillas y confirma que su tolerancia es buena.
- A los cuatro meses de la primera consulta regresa por flujo.
- Al examen físico, se constata una obstrucción en el tracto de salida, en el tercio externo de la vagina. Al ser interrogada sobre las relaciones sexuales, no refiere dificultad ni molestias.

Conclusión
- Obstrucción en el tracto de salida que no dificulta su menstruación ni su vida sexual.

Lucía
- Tiene once años, es de Campana y llega a la consulta con un diagnóstico hecho en su lugar de origen de himen imperforado.
- Antecedentes personales: no tiene.
- Es una niña sana, que comenzó su desarrollo de genitales externos hace dos años, tiene desarrollo de pelo sexual y de mamas normales acordes con la edad e historia (Tanner mamario: 3-4. Tanner de pelos sexual: 4).
- Se programa cirugía.

María
- Tiene tres años y es enviada al consultorio de ginecología infanto-juvenil, derivada por su pediatra, debido a que presenta los labios menores adheridos en parte con objeto de realizar su evaluación y resolución médica.

Diagnóstico

Agustina
- Se solicitan estudios complementarios para evaluación, ecografía ginecológica abdominal.
- La ecografía informa la presencia de ovarios de forma y características normales, de un muñón uterino y de ausencia de vagina, motivo por el cual sugiere hacer una RM.
- La RM confirma la impresión diagnóstico: síndrome de Rockitansky.

Carolina
- Se solicitó una ecografía ginecológica abdominal, donde se constató la presencia de una obstrucción en el tracto de salida y se sugiere una RM.
- La RM confirma la obstrucción del tracto de salida, por la presencia de un tabique completo, por lo cual se programa una cirugía (*v.* Figura 5.5).

Lucía
- El diagnóstico es clínico y solo se realiza inspección.
- Se solicita de todos modos una ecografía abdominal, donde se confirma la sospecha clínica de que no había tenido su menarca aun. Pero, y dado a su edad y a las características de sus genitales externos, se programa con celeridad la cirugía para poder resolver la situación antes de que se produzca su sangrado menstrual. Es de suma importancia recordar que el 7% de las niñas tendrán una obstrucción en el tracto de salida del aparato reproductor[12] de las cuales lo más frecuente será un himen imperforado.

María
- El diagnóstico es clínico y se hace con la inspección.
- Se constata la presencia de adherencia de labios menores, que puede ser de diferentes grados.

Diagnóstico diferencial

Agustina
- Es necesario hacer un cariotipo para realizar un diagnóstico diferencial con una insensibilidad a los andrógenos, en este caso no se solicitó el cariotipo porque las características clínicas fenotípicas de la adolescente no ofrecieron ninguna duda diagnóstica.
- El manejo de la paciente es multidisciplinario y el equipo tratante incluye una psicóloga y una cirujana pediátrica.
- Las explicaciones deben ser claras, breves y con la verdad.
- Es necesario apuntar a tres cosas, la primera es la de explicarle que la menstruación no va a venir, porque no hay superficie sangrante; la segunda es que el inicio de su sexualidad, debe ser programado porque hay un paso quirúrgico correctivo que es necesario hacer antes; y la tercera es que el día que desee un embarazo debe pensarse en algunas cosas, desde un útero subrogante, es decir, con los ovocitos de ella y los espermatozoides de su compañero, se formará (*in vitro*) un ovocito que será albergado en un útero prestado. Hoy existen algunos lugares como Brasil, Estados Unidos y la India, donde este procedimiento está legislado y se realiza sin dificultad. Hasta el novedoso trasplante uterino, donde ya existen grupos de trabajo con casuística favorable en el mundo.

- Joseph Sanfilippo, un hito en la ginecología infanto-juvenil, explica con mucha claridad y sabiduría algunos conceptos de manejo de la consulta y, ante la pregunta de los padres sobre si su hija nunca tendrá hijos, nuestra respuesta será que podrá tener sus propios hijos genéticos,[13] y hoy en la era del trasplante uterino no podemos cerrar ninguna posibilidad. Estas pacientes hoy de catorce años, tendrán su deseo de embarazo por lo menos en diez años, para lo cual los avances en la medicina pueden ser incalculables.
- La consulta debe ser clara y lo más corta posible, pero reiterada en el tiempo hasta que nos aseguremos que ella y sus familiares comprendieron, procesaron y superaron el shock que la noticia significa. Cada familia tiene un funcionamiento diferente y es necesario poder comprenderlo y acompañar de la mejor manera posible. Es fundamental hacer la derivación oportuna al centro experimentado para su manejo.[14]

Carolina
- No hubo dudas diagnósticas.

Lucía
- No hubo dudas diagnósticas.

María
- No hubo dudas diagnósticas.

Tratamiento

Agustina
- El tratamiento es la corrección quirúrgica. Son dos equipos quirúrgicos: coloproctólogo y ginecólogos trabajando en conjunto para la formación de una neovagina.
- La selección del momento quirúrgico es muy importante porque es necesario de una actividad sexual que asegure la persistencia de la buena permeabilidad de la neovagina.
- Los estrógenos locales son un buen complemento para colaborar con la estrogenización de la neovagina.[15]
- El seguimiento psicológico sigue siendo prioritario, ya que la creación de una neovagina no asegura el éxito del tratamiento.[13, 14]

Carolina
- Se programa la cirugía, donde se reseca el tabique sin complicaciones.

Lucía
- El tratamiento es quirúrgico y consiste en la perforación del himen.
- El momento del tratamiento es cuando la paciente está estrogenizada, es decir, antes de la menarca; si bien no hay contraindicaciones para hacerlo durante la niñez, se prefiere esperar la acción natural de los estrógenos.

María
- El tratamiento es médico y consiste en la colocación de cremas con estrógenos locales, diarios en la línea media.
- En general, al suspender la colocación de la crema de estrógenos los labios se vuelven a adherir.
- Es muy importante aprovechar el momento en el cual los labios se separan para hacer una inspección del introito y asegurarse de que no hay una malformación compleja por debajo de eso.
- En aquellas pacientes que son asintomáticas se puede optar por esperar al momento en que espontáneamente los estrógenos de la paciente comiencen a actuar, momento en el cual los labios se separan solos.
- La cirugía no está recomendada, como tampoco las maniobras traumáticas de separación.

Seguimiento y pronóstico

Agustina
- El seguimiento depende de la paciente, en un comienzo se hace más seguido para luego realizarlo anualmente.
- El pronóstico es muy bueno.

Carolina
- Su seguimiento fue posquirúrgico y posreinicio de relaciones sexuales.
- En la actualidad, es anual.

Lucía
- El seguimiento es posquirúrgico inmediato y luego anual.
- Lucía menstruó por primera vez al mes de la cirugía.

María
- Es muy importante tranquilizar a las familias.
- En general, los labios se separan en el transcurso de los dos meses posteriores a la colocación de la crema.
- El pronóstico es muy bueno.
- Hay que anticipar a la familia que es muy posible que, al suspender el tratamiento, los labios vuelvan a pegarse.

La Tabla 5.7 recoge un resumen de los casos precedentes.

Algoritmos diagnósticos

Para el diagnóstico *véanse* los Algoritmos 5.1 y 5.2.

Tabla 5.7 Resumen de los casos clínicos presentados

Casos	MRKH *	Tabique vaginal	Himen imperforado	Adherencia de labios menores
Motivo de consulta	Amenorrea primaria.	Molestias durante la penetración vaginal o imposibilidad de realizarla. Imposibilidad de colocación de un tampón.	Amenorrea primaria, dolor abdominal	Fusión de labios menores. Niñas en edad pediátricas
Genitales externos	Normales. Mamas normales. Pelo sexual normal.	Obstrucción del tracto de salida vaginal.	Normales. Obstrucción completa del tracto de salida vaginal.	Fusión de labios menores.
Diagnóstico	Ecografía abdominal y ginecológica. RM. Cariotipo.	Ecografía abdominal y ginecológica RM.	Clínico. Ecografía abdominal.	Clínico. Inspección vulvar.
Diagnóstico diferencial	Insensibilidad a los andrógenos.	Sinequias vaginales.	Septo vaginal obstructivo.	Liquen escleroso.
Tratamiento	Quirúrgico (neovagina). Estrógenos locales. Psicológico.	Quirúrgico. Estrógenos locales.	Quirúrgico.	Estrógenos locales.
Seguimiento	Semestral para luego seguirlas de manera anual.	Posquirúrgico. Posrelaciones sexuales. No requiere seguimiento especial.	Posoperatorio. No requiere seguimiento especial.	Cada 3 meses.
Pronóstico	Muy bueno.	Muy bueno.	Muy bueno.	Es bueno aunque puede recidivar.

* MRKH: síndrome de Mayer-Rokitansky-Küster-Hauser.

Algoritmo 5.1 Diagnóstico de malformaciones congénitas en adolescente con desarrollo mamario y pelo sexual normal que menstrúa

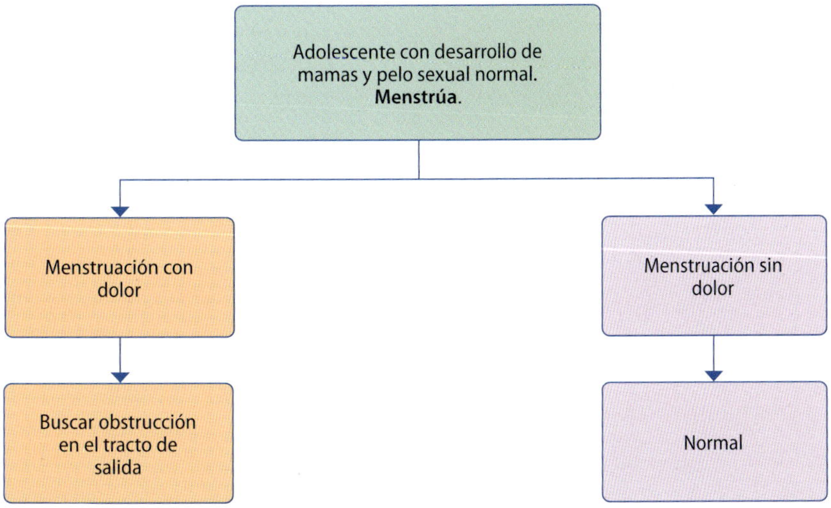

Algoritmo 5.2 Diagnóstico de malformaciones congénitas en adolescente con desarrollo mamario y pelo sexual normal que no menstrúa

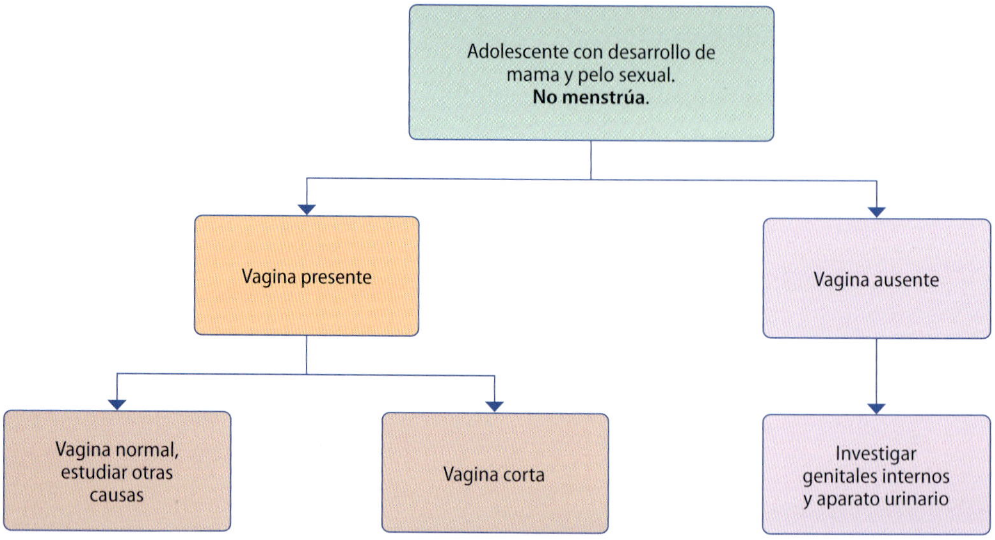

Bibliografía

1 Rojas M, Prieto R. Embriología del Sistema Genital Femenino. Int J Med Surg Sci 2014; 1 (2): 153-66.

2 HughesI A, Houk C, Ahm ed S F, Lee P A. Society LWPE Consensus statement on management of intersex disorders. Journal of pediatric urology 2006; 2 (3): 148-62.

3 Allen L. Disorders of Sexual Development. Obstetrics and Gynecology Clinics of North America 2009; 36 (1): 25-45.

4 Londra L, et al. Mayer-Rokitansky-Kuster-Hauser síndrome: a review. International Journal of Women´s Health 2015; 7: 865-70.

5 Acién P, Acién M. Diagnostic imaging and cataloguing female genital malformations. Insights Imaging 2016; 7 (5): 713-26.

6 <http://www.uptodate.com/contents/clinical-manifestations-and-diagnosis-of-congenital-anomalies-of-the-uterus> [Consulta diciembre 2016]

7 Grimbizis G, Gordts S, Di Spiezio Sardo A, Brucker S, De Angelis C, Gergolet M et al. The ESHRE/ESGE consensus on the classification of female genital tract congenital anomalies. Human Reproduction 2013; 28 (8): 2032-44.

8 <http://www.uptodate.com/contents/clinical-manifestations-and-diagnosis-of-congenital-anomalies-of-the-uterus> Consulta: Junio 2016.

9 Breech Laufer M. Müllerian Anomalies. Obstetrics and Gynecology Clinics of North America 2009; 36 (1): 47-68.

10 Emans S, Laufer M. Emans, Laufer, Goldstein's pediatric and adolescent gynecology. 1ra ed. Philadelphia Pa: Wolters Kluwer Health/Lippincott Williams & Wilkins; 2012; p. 42-59.

11 Merlob P Klinger G. Early detection of hymenal anomalies and variants. European Journal of Pediatrics 2015; 174 (8): 1127.

12 Dietrich J, Millar D, Quint E. Obstructive Reproductive Tract Anomalies. Journal of Pediatric and Adolescent Gynecology 2014; 27 (6): 396-402.

13 Sanfilippo J. Mayer-Rokitansky-Kuster-Hauser (MRKH) Syndrome: It's More Than the Anatomy. Journal of Pediatric and Adolescent Gynecology 2009; 22 (6): 337-8.

14 Acién PAcién M. The presentation and management of complex female genital malformations. Human Reproduction Update 2015; 22 (1): 48-69.

15 Dietrich J. The Female Reproductive Tract: Congenital Concerns. Hormone and Metabolic Research 2015; 47 (5): 329-34.

6

Hallazgos normales

Verónica Suzuki • Verónica Maldonado

Puntos clave

- Resulta fundamental conocer la anatomía de la vulva para poder diferenciar los hallazgos normales de aquellos sospechosos.
- También es esencial reconocer las variantes normales sin significado patológico.
- Identificar los hallazgos normales y sus variantes resulta esencial para evitar sobretratamientos y sus consecuencias.
- Transmitir tranquilidad a la paciente y explicar que los hallazgos normales y sus variantes no requieren tratamiento.

Introducción

La inspección de la vulva mediante un meticuloso examen es fundamental para el estudio de las enfermedades vulvares, junto con la correcta descripción de los hallazgos, así como también es importante reconocer las estructuras normales para diferenciarlas de las variantes fisiológicas y hallazgos patológicos. También resulta fundamental interrogar sobre síntomas, tiempo de evolución, medidas y hábitos de limpieza, vestimenta y uso de productos de higiene íntima; investigar los factores agravantes de estos síntomas, como exacerbación luego de la micción, actividad sexual, limpieza con ciertos productos químicos, o luego del uso de prendas ajustadas por largo tiempo.

La morfología, la configuración y la distribución de las lesiones servirán para guiarnos hacia el diagnóstico presuntivo. Se requiere una correcta iluminación para la inspección de la vulva y lupas para la magnificación y visualización de un área con mayor detalle. También se puede utilizar el colposcopio para observar detalles lesionales específicos. La colocación de ácido acético al 3% o al 5% en la vulva no se recomienda para uso de rutina.[1] Puede ser de utilidad en la evaluación de pacientes con condilomas vulvares, lesiones intraepiteliales escamosas vulvares o lesiones sospechosas de invasión cuando son visualizadas previamente a ojo desnudo, sobre todo para delimitarlas. A diferencia del cuello uterino, la vulva no presenta una zona de transformación y los cambios acetoblancos en esta zona pueden producirse por microtrauma o inflamación y no ser específicos por infección por HPV.[2] La prueba de toluidina no se utiliza en la actualidad. Se debe realizar la palpación para evaluar la textura y consistencia de las lesiones y determinar la presencia de edema o dolor. La toma de biopsia para estudio anatomopatológico brindará el diagnóstico de certeza, así como también será de utilidad para definir el diagnóstico en otros casos a partir de la descripción de su patrón histológico.[3] Aquellas lesiones que se presentan con apariencia sugestiva de malignidad, sospecha clínica de dermatosis crónica, pobre respuesta al tratamiento inicial, ausencia de diagnóstico clínico tienen indicación de toma de biopsia.[4] Es recomendable enviar al patólogo la mayor información posible sobre las manifestaciones clínicas y características de los hallazgos que presenta la paciente y ubicación de la lesión biopsiada. Resulta fundamental diferenciar los hallazgos vulvares normales de aquellos sospechosos (Tabla 6.1).

> La presencia de micropapilas, puntos de Fordyce o eritema en el área del vestíbulo son hallazgos normales.[5]

Tabla 6.1 Hallazgos normales y sospechosos en la vulva

Hallazgos normales	Hallazgos sospechosos
▪ Micropapilomatosis. ▪ Glándulas sebáceas (puntos de Fordyce). ▪ Coloración rojiza en el área vestibular (este hallazgo no es siempre signo de dermatitis o inflamación).	▪ Tumoración. ▪ Ulceración. ▪ Necrosis. ▪ Sangrado. ▪ Lesión exofítica. ▪ Hiperqueratosis. ▪ Cambios de coloración: blanquecina, rojiza, amarronada, descoloración.

Hallazgos normales

Glándulas sebáceas

En la cara interna de los labios menores pueden encontrarse, en ocasiones, pápulas color blanco amarillentas de tamaño milimétrico, que dan un característico aspecto miliar, y se producen por hiperplasia de las glándulas sebáceas o puntos de Fordyce (Figura 6.1).[6] En algunos casos, estas pápulas coalescen y forman placas blanquecinas o amarillentas. Es común que las pacientes mismas las noten y consulten preocupadas por haberlas palpado o detectado. Se presentan asintomáticas y no requieren biopsia ni tratamiento. El diagnóstico diferencial más frecuente para tener en cuenta es el quiste de inclusión epidérmico. Estos suelen ser pápulas blanco-amarillentas de consistencia más dura que los puntos de Fordyce.

Papilomatosis vestibular

Las papilas vulvares constituyen una variante normal. Pueden localizarse en el vestíbulo y frecuentemente en la cara interna de los labios menores. Son proyecciones filiformes, tubulares, simétricas, con un eje papilar individual, monomorfas, muy pequeñas en general (Figura 6.2).[7] Cuando son menos elongadas, menos filiformes y, en cambio, más redondeadas pueden llevar a la confusión con el diagnóstico de condilomas acuminados. Se denomina "papilomatosis vestibular" cuando estas papilas están localizadas en el vestíbulo. Afecta a mujeres en edad reproductiva y no se ha demostrado asociación con la infección viral por papiloma virus humano (VPH).[8] Es frecuente que el ginecólogo confunda la papilomatosis

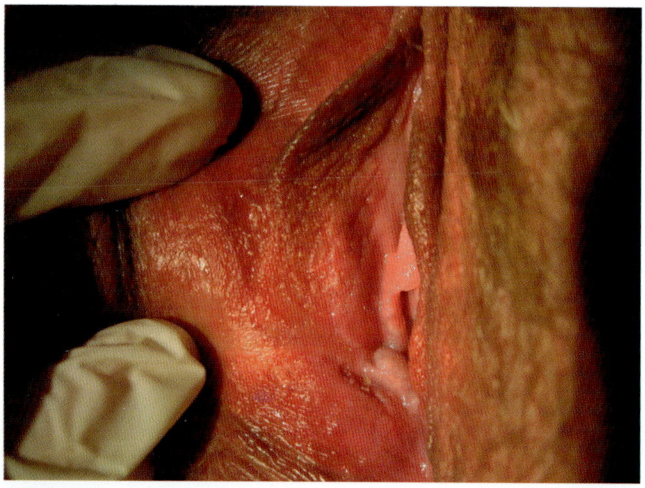

Figura 6.1 Puntos de Fordyce.

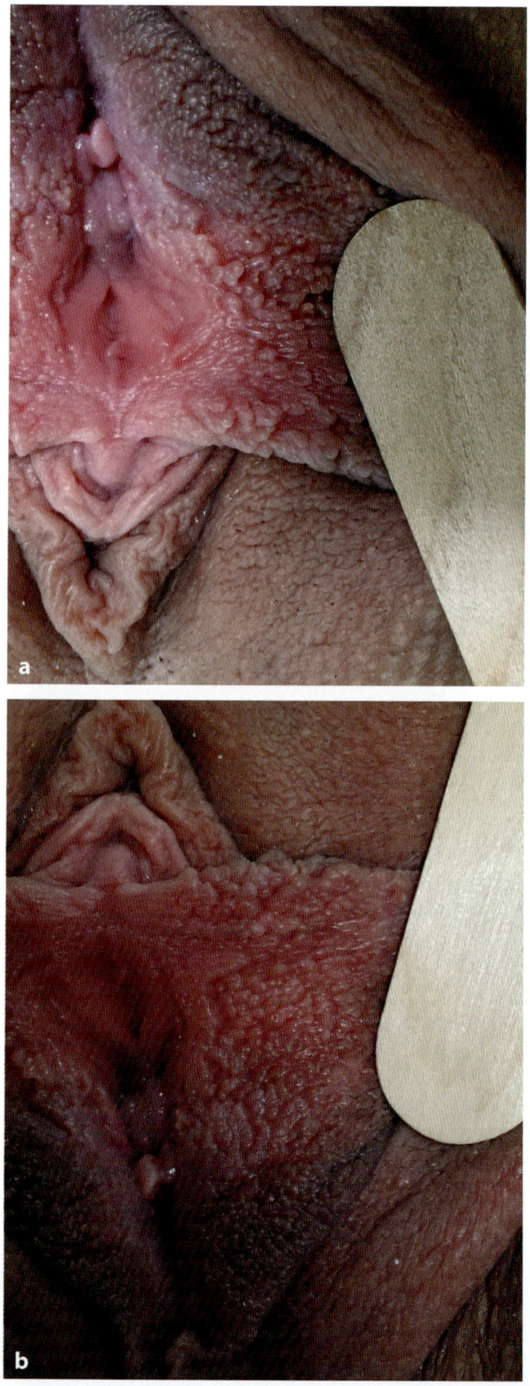

Figura 6.2 a, b Papilas vestibulares.

vestibular con condilomatosis por VPH, pero su gran diferencia es que en la papilomatosis vestibular las papilas son simétricas, con una base de implantación individual y mucosa rosada. Debido a su origen fisiológico no requieren tratamiento, por lo cual es importante que el ginecólogo sepa reconocerlas para no realizar una terapia innecesaria con las consecuencias que ello conlleva.

Eritema vestibular

La vulva puede presentar diversos matices de coloración rojizo o rosado en su zona de mucosa modificada y, sin embargo, no presentar significado patológico. Es decir que el eritema vulvar especialmente en el área vestibular no representa un hallazgo sospechoso, especialmente en ausencia de síntomas, por lo cual resulta importante explicar a la paciente sobre esta interpretación del enrojecimiento vulvar, quien suele consultar por asociarlo con inflamación.

Prolapso de mucosa de meato uretral

Aparece cuando se produce la eversión de la mucosa del meato uretral. Se presenta más frecuentemente en mujeres caucásicas posmenopáusicas, debido mayormente a la falta de estrógenos. Los síntomas que acompañan esta presentación son disuria y ardor o dolor localizado. Su diagnóstico es clínico, se presenta como la eversión circunferencial parcial o total de la mucosa uretral, color rosada-rojiza (Figura 6.3), aunque se indica biopsia en caso de sospecha de malignidad. En aquellas pacientes que se presenten asintomáticas, no se requiere tratamiento. En cambio, el tratamiento hormonal localizado (estriol o promestriene, por ejemplo) puede ser de utilidad en aquellas mujeres con síntomas. Los diagnósticos diferenciales para tener en cuenta son pólipo de la mucosa uretral, hemangioma y carcinoma de uretra.

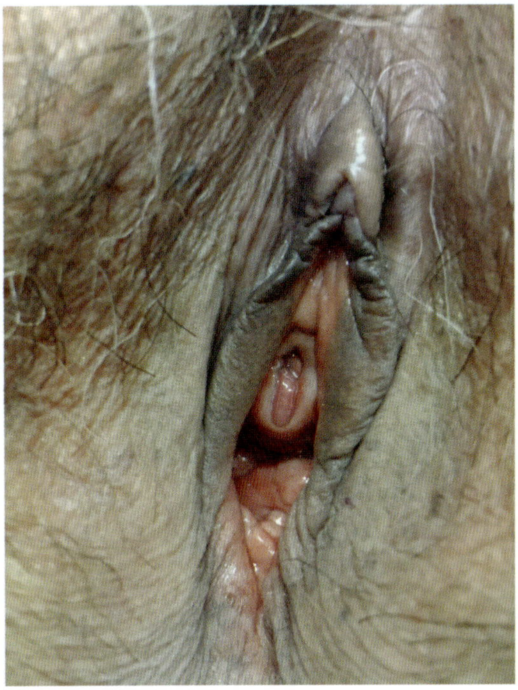

Figura 6.3 Prolapso mucosa meato uretral.

Conclusiones

Conocer las variantes normales que se pueden presentar en la vulva resulta fundamental para estudiar los procesos patológicos y diferenciar las entidades que requieren tratamiento de aquellas que no los requieren y, de esta manera, evitar los sobretratamientos con las consecuencias que ello ocasiona.

Bibliografía

1 Lynch P, Moyal-Barracco M, Scurry J, Stockdale C. 2011 ISSVD Terminology and Classification of Vulvar Dermatological Disorders: An Approach to Clinical Diagnosis. J Low Genit Tract Dis 2012; 17 (4): 339-44.

2 Bornstein J, Bogliatto F, Haefner HK, Stockdale CK, Preti M, Bohl TG, Reutter J; ISSVD Terminology Committee. The 2015 International Society for the Study of Vulvovaginal Disease (ISSVD) Terminology of Vulvar Squamous Intraepithelial Lesions. J Low Genit Tract Dis 2016 Jan; 20 (1): 11-4.

3 Lynch PJ, Moyal-Barracco M, Bogliatto F, Micheletti L, Scurry J. 2006 ISSVD classification of vulvar dermatoses: pathologic subsets and their clinical correlates. J ReprodMed 2007 Jan; 52 (1): 3-9.

4 Heller DWallach R. Vulvar disease. 1ra ed. London: Informa Healthcare; 2007.

5 Bornstein J, Sideri M, Tatti S, Walker P, Prendiville W, Haefner H. 2011 Terminology of the Vulva of the International Federation for Cervical Pathology and Colposcopy. Journal of Lower Genital Tract Disease. 2012; 16 (3): 290-5.

6 Lynch PJ, Edwards L. Genital Dermatology. Churchill-Livingstone: New York, 1994.

7 Edwards L. Atlas of Genital Dermatology. New York: Lippincott/Williams and Wilkins, 2004.

8 Tatti S, Fleider L, Suzuki V, Maldonado V, Tinnirello M. Enfermedades de la vulva, la vagina y la región anal. 1ra ed. Buenos Aires: Médica Panamericana, 2013.

7

Infecciones vulvares

7.1 Infecciones virales: herpes, moluscos y condilomas

María Celeste Sluga

Puntos clave

- Tanto el condiloma, como el molusco y herpes genital son infecciones virales benignas de transmisión sexual.
- Se transmiten por contacto directo, piel a piel.
- El preservativo es parcialmente protector para estas infecciones de transmisión sexual (ITS).
- Son autolimitadas.
- Se debe pedir serología para el resto de las ITS (VIH, HCV, HBV).
- Es importante el estado inmunológico de la paciente para la evolución y resolución del cuadro.

Condilomas

Puntos clave

- Lesión benigna producida por el HPV, en su mayoría los serotipos virales 6 y 11.
- Varias opciones de tratamiento con similares tasas de éxito.
- Alto porcentaje de recidiva en el primer año.
- La mayoría de las lesiones resuelven o espacian su recurrencia al cabo del año.
- Si la pareja de la paciente no presenta lesión, no debe realizarse estudios.
- Se aconseja dejar el hábito del tabaco.
- La mayoría de los condilomas se pueden prevenir con las vacunas cuadrivalentes y nonavalentes contra el HPV.

Etiología

Se conoce que hoy existen más de cien tipos de virus HPV y que, al menos cuarenta de estos, pueden infectar el área genital. La mayoría de estas infecciones son autolimitadas, asintomáticas y pasan desapercibidas.

Se considera que toda la población sexualmente activa al menos va a tomar contacto con uno de estos virus a lo largo de su vida.

El 90% de los condilomas son causados por virus de HPV de bajo riesgo en su mayoría el 6 y 11.

Se estima que solo el 1% de la población inmunocompetente infectada por HPV desarrollará condilomas y esto se debe a un balance entre la inmunidad celular del huésped y la virulencia del HPV. Por esta razón, en pacientes inmunocomprometidos por trasplantes, la prevalencia de condilomas asciende al 2% y en VIH positivas al 12%.

Clínica

La mayoría de los condilomas anogenitales son asintomáticos, pero según su localización pueden ser dolorosos o pruriginosos. En algunos casos, la paciente puede presentar sintomatología como prurito, ardor o sangrado en el caso de condilomatosis voluminosas. La forma de presentación clínica es variable, pueden ser planos o verrugosos, blancos, rojos o grises (Figuras 7.1.1 y 7.1.2). Pueden ser únicos aunque generalmente son múltiples,

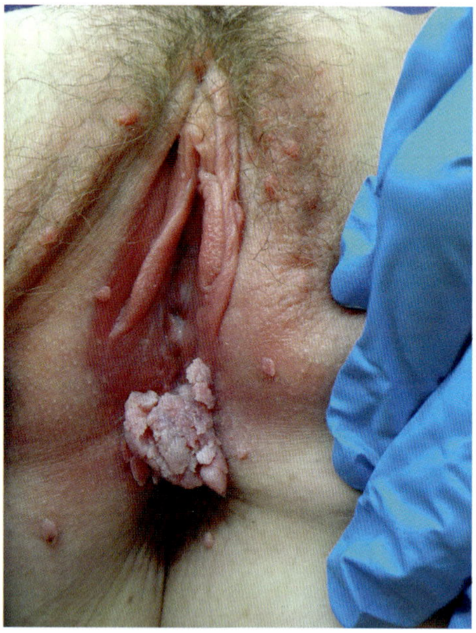

Figura 7.1.1 Condilomas blancos en horquilla y rojos en labios vulvares.

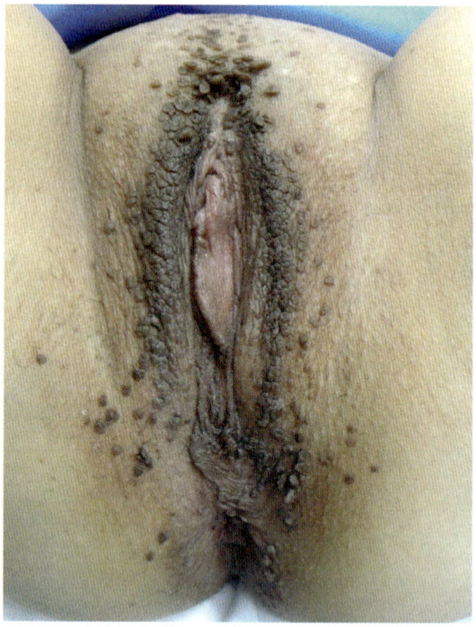

Figura 7.1.3 Condilomas en vulva, periné y región perianal.

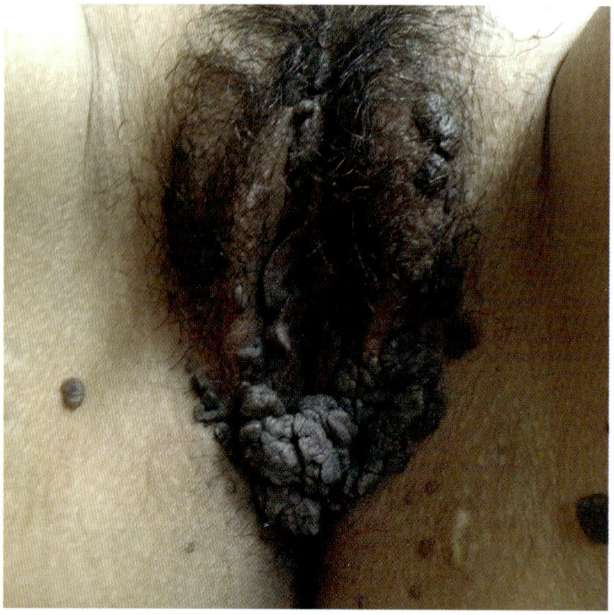

Figura 7.1.2 Condilomas pigmentados.

multifocales (Figura 7.1.3) o multicéntricos, es decir, comprometer otras partes del tracto genital. Pueden estar localizados en cualquier parte del tracto anogenital. El hallazgo de condilomas intranales no necesariamente se relaciona con personas que practiquen sexo anal.

Diagnóstico

El diagnóstico es clínico y se realiza inspección a ojo desnudo de la vulva. Sin embargo, ante ciertas situaciones la biopsia es obligatoria para establecer el diagnóstico (Tabla 7.1.1).

No es de utilidad realizar la prueba de HPV en los condilomas, ya que no aporta ningún dato relevante para el tratamiento ni el pronóstico.

Tabla 7.1.1 ¿Cuándo hacer la biopsia de un condiloma?

- Diagnóstico dudoso.
- Lesiones que asientan sobre áreas hiperpigmentadas o hipopigmentadas (Figura 7.1.4).
- Lesiones sobre patologías conocidas (liquen escleroso, vitiligo, etc.) (Figura 7.1.5).
- Mujeres inmunocomprometidas con lesiones extensas. (Figura 7.1.6).
- Lesiones fijas, adheridas a planos subyacentes, sangrantes, ulceradas.
- Condilomas que no responden a tratamientos convencionales.

Tratamiento

Todos los tratamientos mencionados a continuación revelan similares tasas de éxito y recurrencia. La elección del tratamiento dependerá de distintos factores (Tabla 7.1.2).

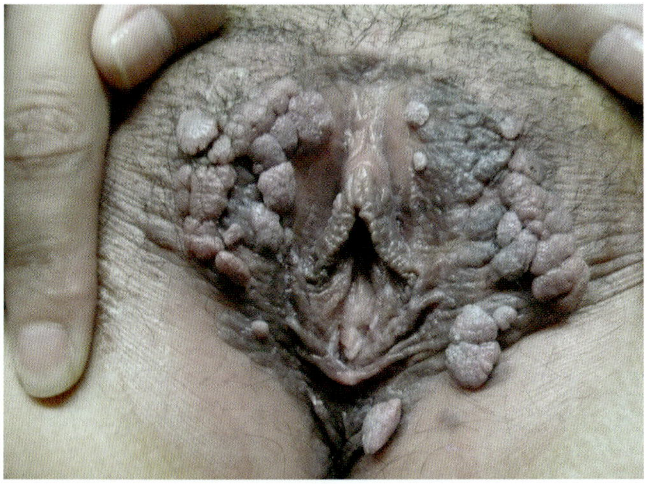

Figura 7.1.4 Condilomas que se asientan sobre una lesión intraepitelial de alto grado (HSIL, *high squamous intraepithelial lesion*) vulvar.

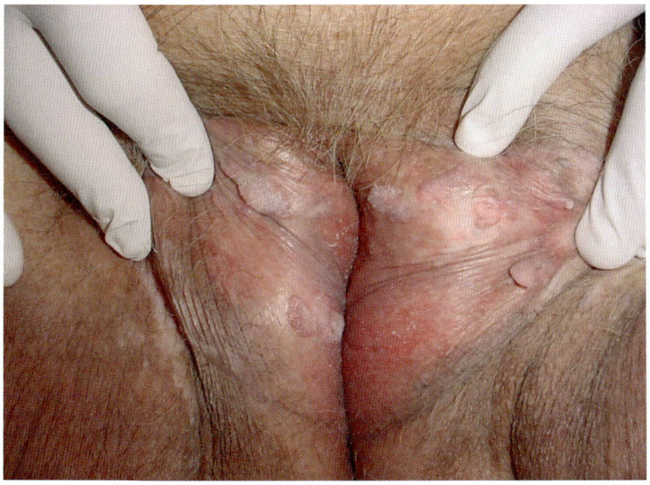

Figura 7.1.5 Condilomas que asientan sobre terreno de liquen escleroso.

Podemos clasificar a los tratamientos con los que hoy contamos para condilomas en dos grandes grupos[1, 2] (Tabla 7.1.3).

Aplicados por el médico

Citotóxicos

Ácido tricloroacético o bicloroacético 80%-90%

Mecanismos de acción. Quimiocoagulación de proteínas. Daño directo al ADN viral.

Modo de empleo. Se aplica una vez por semana en cada condiloma hasta cuatro semanas o la desaparición de las lesiones.

- No se aconseja en condilomas voluminosos ni extensos.
- Se puede utilizar en mucosas y embarazadas.

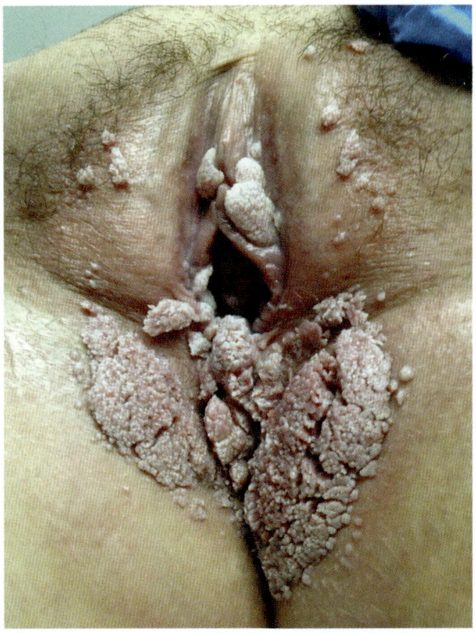

Figura 7.1.6 Paciente trasplantada con múltiples condilomas.

Tabla 7.1.2 Variables para considerar en la elección del tratamiento

- Edad y estado general de la paciente.
- Tamaño, localización y número de las lesiones.
- Situaciones especiales: estado inmunológico, embarazo, infancia.
- Preferencias del paciente.
- Experiencia y preferencias del médico.
- Costos y disponibilidad.
- Efectos adversos, toxicidad.
- Eficacia y recidiva.

Tabla 7.1.3 Tratamientos recomendados para condilomas externos anogenitales

Aplicados por el paciente	Aplicados por el médico
▪ Imiquimod 3,75% y 5%. ▪ Podofilotoxina 0,5% sn o gel. ▪ Sinecatequinas 10% o 15% pomada.	▪ Crioterapia. ▪ Cirugía (bisturí, LEEP, láser). ▪ Ácido tricloroacético o bicloroacético 80% y 90%.

Destructivos

Crioterapia con óxido nitroso o nitrógeno líquido

Mecanismos de acción. Destrucción de tejidos por necrosis epidérmica y dérmica por nitrógeno líquido a baja temperatura.

Modo de empleo. Dos o tres secuencias de congelación/reposo en cada sesión, aplicadas cada dos o tres semanas hasta dieciséis semanas o desaparición de las lesiones.

- Se puede usar en mucosas y embarazadas.

Quirúrgicos

La ventaja de estos tratamientos es que hay piezas para anatomía patológica y es posible resecar las lesiones en un solo tiempo.

- Bisturí frío.
- Electrobisturí o radiofrecuencia (Figura 7.1.7).
- Láser (dióxido de carbono, diodo, Yag): se puede utilizar para resección o también en el modo vaporización en este último caso no deja pieza para anatomía patológica, se debe resecar o vaporizar hasta la dermis papilar. Su principal ventaja es que se pueden tratar zonas como el periclítoris, el periano y la periuretra sin lesionar el tejido circundante. Excelente resultado cosmético, ya que conserva la anatomía vulvar. Los trabajos publicados muestran tasas de éxito y recidiva muy variables, dado que es operador-dependiente y difiere según el tipo de láser utilizado (Figura 7.1.8).

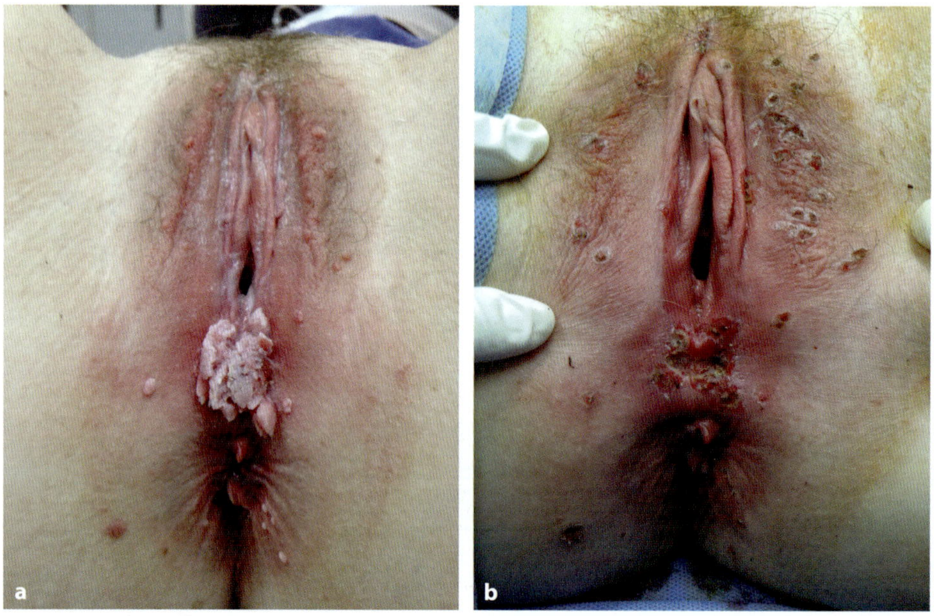

Figura 7.1.7 a, b Resección de condilomas realizada con el procedimiento de escisión con asa electroquirúrgica (LEEP).

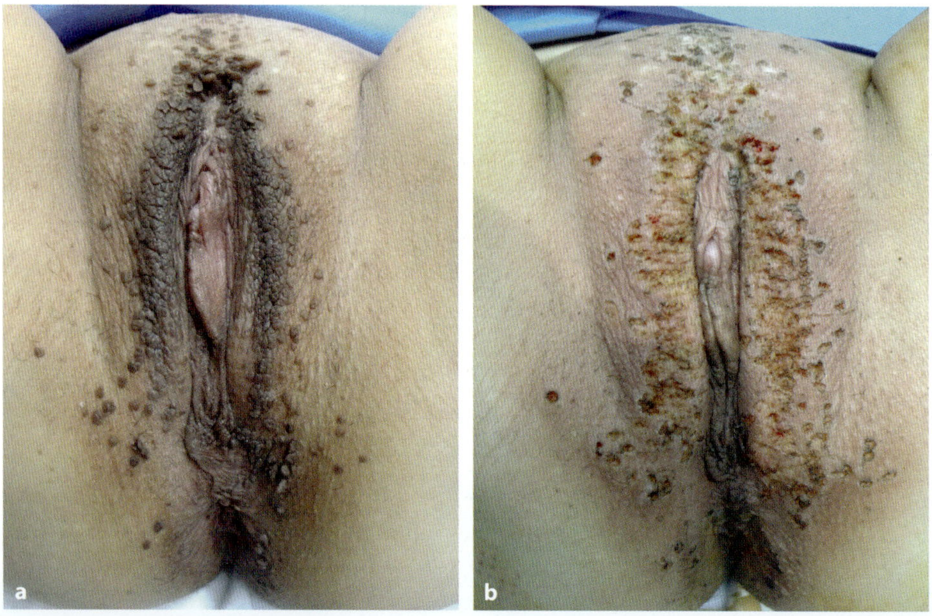

Figura 7.1.8 a, b Vaporización con láser CO_2 de condilomas multifocales.

Aplicados por el paciente

Citotóxicos

Podofilotoxina al 0,5% en solución o gel

Mecanismos de acción. Inhibe mitosis y síntesis de ADN viral.

Modo de empleo. Dos veces por día durante tres días, luego cuatro días de descanso (repetir hasta cuatro ciclos).

- Áreas menores de 10 cm^2 y menos de 0,5 mL por día.
- No se puede usar en embarazadas ni mucosas.

Inmunomoduladores

Sinecatequinas

Se trata del extracto de hojas del té verde (*Camellia sinensis*). La epigalocatequina galato es la catequina más importante.

Se comercializa en pomada al 10% o 15%. No está disponible en Argentina hasta la fecha de edición de este libro.

Mecanismos de acción. Inhibidor del ciclo celular, estimula la apoptosis, inhibe transcripción del HPV. Es antioxidante, antiviral y potenciador inmunológico.

Modo de empleo. Tres veces por día hasta la desaparición de las lesiones o dieciséis semanas. No necesita lavado posaplicación.

Efectos adversos. Aparecerán en el 80% de las usuarias. Dolor, eritema e inflamación en el sitio de aplicación.

Imiquimod al 3,75% o al 5%

Es un agonista sintético del receptor tipo *toll* 7 en la célula presentadora de antígeno.

El receptor tipo *toll* forma parte de la respuesta innata y diferencia patógenos.

Su indicación para aplicación en condilomas externos anogenitales es el único uso aprobado hasta el momento por la FDA en ginecología y para pacientes mayores de doce años.

Mecanismos de acción. Disminuye el número de copias del HPV, aumenta los linfocitos CD4, deja memoria inmunológica. Menor tasa de recidivas.

Modo de empleo. En su presentación al 5%, tres veces por semana, en días alternos. Se debe lavar la zona con agua y jabón al día siguiente. Al 3,75% se puede utilizar todas las noches. La ventaja de menor concentración reside en menores efectos adversos. Se puede utilizar hasta la desaparición de las lesiones o dieciséis semanas.

Efectos adversos. Edema, inflamación, eritema y, a veces, erosiones en el sitio de aplicación. En estos casos, se puede discontinuar el tratamiento unos días para luego retomarlo (Figura 7.1.9).

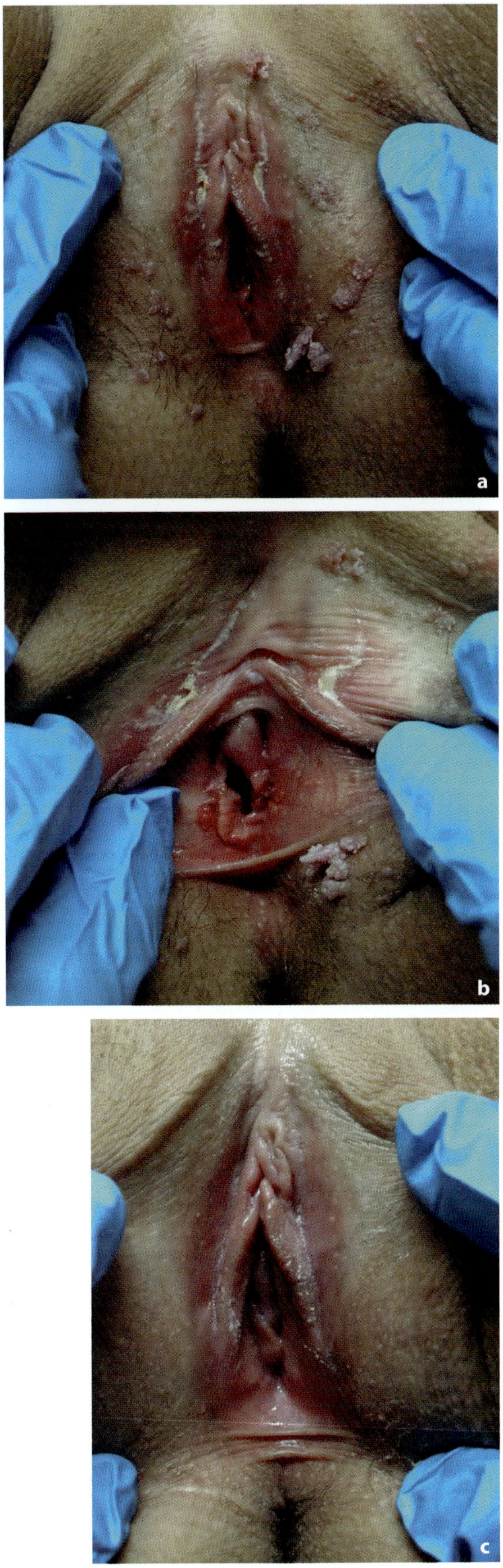

Figura 7.1.9 a, b Condilomas vulvares y en introito. **c** Desaparición completa de condilomas con imiquimod al 5%.

Terapias en estudios

Cidofovir

Nucleótido análogo del monofosfato de oxicitidina que actúa por inducción de la apoptosis de las células infectadas por HPV.

Mecanismos de acción. Reduce la expresión de las proteínas supresoras de p53 y pRb *in vitro*.

Modo de empleo. Es de aplicación tópica en gel, crema o intralesional al 1% o al 3%, se aplica una o dos veces por día hasta un máximo de diez semanas.

Se considera terapia de segunda línea.

Terapia fotodinámica

Consiste en la aplicación de un fotosensibilizador (ácido 5-aminolevulínico o ALA), que se acumula en las células infectadas por el HPV, que serán posteriormente destruidas por fotoxidación. El efecto terapéutico reside en la activación de las células dendríticas y de los linfocitos CD4 en la piel lesional.

> Para una regla mnemotécnica sencilla, lo que se puede aplicar en embarazadas se puede aplicar en mucosas.

Si bien todos estos tratamientos tienen similares tasas de respuesta y aclaramiento (*clearance*), los inmunomoduladores son los que menores tasas de recidiva tienen.

Los distintos tratamientos se pueden combinar entre sí y utilizar los inmunomoduladores antes o después de otro tratamiento como adyuvante o profilaxis.

Recordar que ante recidivas frecuentes o resistencia al tratamiento aplicado, se aconseja cambiar la terapéutica.

En pacientes inmunosuprimidas, la mayoría de los tratamientos anteriormente mencionados pueden ser aplicados, y se deberá individualizar la terapia. Recordar que en estas poblaciones las lesiones suelen ser más floridas, resistentes a los tratamientos y recidivantes. Por lo tanto, es justamente en estas poblaciones donde se debe ser lo más conservador posible con los tratamientos, debido a la multifocalidad de las lesiones y la alta recurrencia.

Cuando los condilomas aparecen en la infancia se debe descartar abuso sexual. Como tienden a retrogradar espontáneamente es de elección la observación (Tabla 7.1.4).

Seguimiento y pronóstico

Es una enfermedad benigna, por lo tanto, el pronóstico es excelente. La recurrencia es más frecuente dentro de los tres primeros meses luego de curadas las lesiones y está asociada a la inmunidad de la paciente y el tabaquismo.

Tabla 7.1.4 Tratamientos en embarazadas y en regiones mucosas

	Autorizado en embarazo	Autorizado en mucosas
Imiquimod	No (pocos datos)	No (mucositis, absorción sistémica*)
Podofilotoxina	No (teratogénico)	No (mucositis, absorción sistémica)
Sinecatequinas	No (pocos datos)	No (mucositis, absorción sistémica)
Quirúrgico	Sí	Sí
Crioterapia	Sí	Sí
BCA/TCA	Sí	Sí

* En nuestra experiencia, sector patología vulvar del Hospital Italiano de Buenos Aires, en dieciséis años usando Imiquimod al 5% en crema no hemos experimentado ningún caso de absorción sistémica.

Herpes genital

Puntos clave

- La mayoría de los infectados por el HSV no lo sabe o son asintomáticos, no obstante igualmente tienen descarga viral intermitente en el área anogenital.
- El HSV 2 tiene mayor tasa de recurrencia que el HSV1.
- El manejo del HSV debe centrase en la cronicidad y asesoramiento futuro de esta patología y no meramente en el episodio agudo.
- El diagnóstico de certeza es la detección del virus en la lesión (cultivo o PCR).
- El tratamiento debe ser vía oral con antivirales ya la terapéutica tópica se desaconseja.

Etiología y epidemiología

El herpes genital (HSV) es una de las infecciones de transmisión sexual más frecuente y crónica.

En Estados Unidos, se calcula que una de cada seis personas de entre 14 y 49 años tienen herpes genital.

Existen dos serotipos, el HSV I y el HSV II. Anteriormente, se decía que el HSV I afectaba la mucosa oral y el HSV II la genital. Este concepto es obsoleto, ya que el 50% de las lesiones genitales son producidas por HSV I y el otro 50%, por HSV II.

La mayoría de los infectados no sabe que tiene el virus o son asintomáticos, y solo se puede detectar a través de la serología si esa persona tuvo o no contacto con el virus. No obstante, toda persona que porta el virus tiene descargas asintomáticas virales intermitentes. Por lo tanto, el contagio se da también a través de personas que desconocen su estado de portación.

Una vez que el virus penetra en la piel a través del contacto directo, migra por las terminales nerviosas para quedar en latencia en los ganglios. Esta primoinfección puede ser sintomática o asintomática. En caso de recurrencia, replicará y migrará nuevamente por la misma terminal nerviosa hasta llegar a la piel. Estos nuevos episodios a su vez pueden ser sintomáticos o asintomáticos, son más frecuentes en el primer año de infección y con el serotipo 2, para decrecer en frecuencia en los años subsiguientes.

Clínica

La primoinfección herpética puede ser asintomática o sintomática. En este último caso, la lesión se manifiesta por vesículas que se destechan rápidamente y dejan erosiones muy dolorosas (Figuras 7.1.10 y 7.1.11). Puede haber edema e inflamación de la zona, adenopatía inguinal bilateral dolorosa y puede cursar con fiebre. Excepcionalmente, el cuadro es tan extenso que impide la micción, debido al edema y dolor en la zona y requiere internación (Figura 7.1.12). El cuadro es autolimitado y dura entre siete y veintiún días.

Las recurrencias pueden, a su vez, ser asintomáticas o sintomáticas.

En su forma sintomática serán más localizadas, de menor envergadura, sin la manifestación sistémica. Se presentan como pequeñas erosiones dolorosas en la mucosa vulvar (Figura 7.1.13). Siempre son precedidas por el período de pródromo donde la paciente siente ardor y

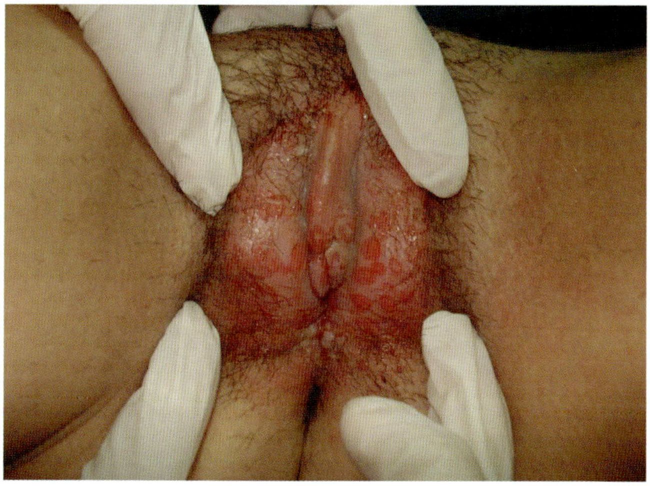

Figura 7.1.10 Múltiples erosiones dolorosas.

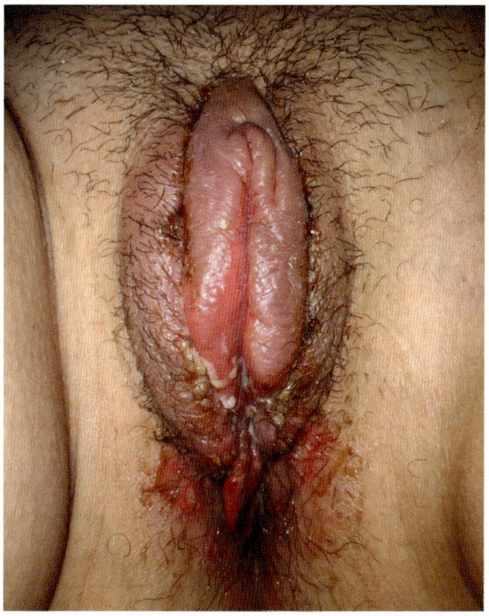

Figura 7.1.12 Edema por primoinfección herpética.

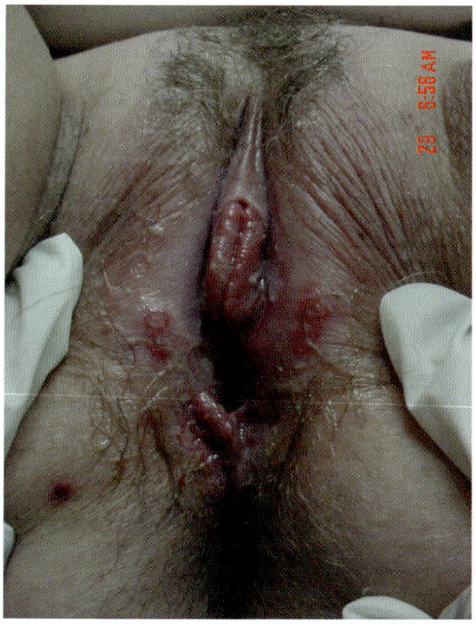

Figura 7.1.11 Múltiples erosiones dolorosas.

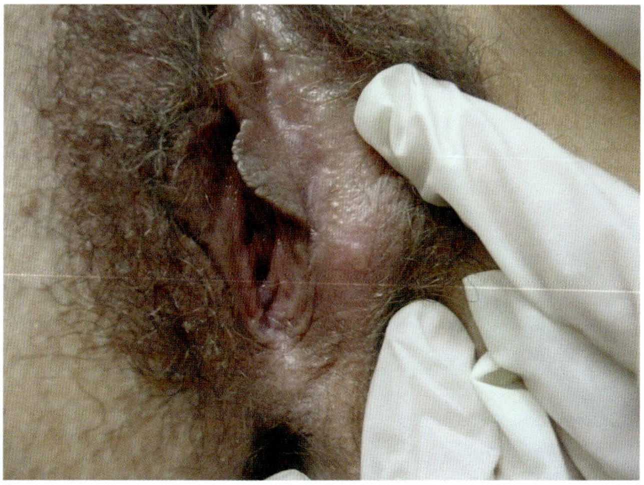

Figura 7.1.13 Pequeña erosión en labio mayor izquierdo.

molestias en la zona, sin evidenciarse lesión. Este período es muy importante de reconocer para iniciar rápidamente el tratamiento de las recurrencias.

Diagnóstico

El diagnóstico de certeza se obtiene a través de la detección del virus en la lesión.

El cultivo celular es una opción aunque su sensibilidad es baja para las recurrencias y declina a medida que la lesión cura.

La detección del ADN a través de PCR es de elección. El citodiagnóstico de Tzanck carece de sensibilidad y especificad para el diagnóstico de herpes genital, por lo tanto, no se recomienda.

La muestra para PCR se debe tomar raspando la lesión con un hisopo estéril y en medios de cultivo específicos.

La serología específica IgG/IgM para HSV I y II solo tiene valor ante una seroconversión para establecer el estado inmunológico de parejas de pacientes con lesión o para descartar infección por herpes.

El hecho de tener IgG positiva para cualquier tipo de herpes no confirma que el episodio actual sea herpes genital, por lo tanto, se desaconseja su uso para confirmación de esta entidad.

Tratamiento

El tratamiento del herpes genital debe basarse en el asesoramiento, instructivos acerca de la historia natural del herpes y sus recidivas, en el consejo sobre el contagio a las parejas sexuales y en la farmacología.

La primoinfección herpética genital sintomática debe tratarse siempre, porque las consecuencias y la duración de la primoinfección no pueden ser determinadas. En casos graves se puede utilizar aciclovir endovenoso.[3]

La terapia supresora se aconseja ante los siguientes casos:

- Episodios de recidiva frecuentes (más de cuatro episodios en seis meses o más de seis episodios en un año).
- Tras la detección de la primoinfección en parejas serodiscordantes.
- Con el fin de querer disminuir la transmisión viral.

La eficacia y seguridad de la terapia supresiva está evaluada hasta seis años para aciclovir y un año para valaciclovir y famciclovir. Anualmente, se decidirán los beneficios de continuar o no con la terapia. No obstante, no es necesario ni discontinuarla al año ni pedir exámenes de laboratorio (Tabla 7.1.5).

> El tratamiento con antivirales tópicos carece de efectividad y se desaconseja su uso.

Además del tratamiento antiviral, debe recordarse que las lesiones son dolorosas, por lo tanto será necesario suministrar analgésicos locales, como lidocaína, hielo o sistémicos antineuríticos según la gravedad de los síntomas.

Tabla 7.1.5 Tratamiento del herpes genital

Primoinfeccion: 7-10 días (puede extenderse según síntomas)
▪ Aciclovir, 400 mg 3 veces/día
▪ Aciclovir, 200 mg 5 veces/día
▪ Valaciclovir, 1 g 2 veces/día
▪ Famciclovir, 250 mg 3 veces/día

Supresora > 6 meses (seguridad establecida hasta 6 años) Reevaluar cada año si se continúa con la terapia.
▪ Aciclovir, 400 mg 2 veces/día
▪ Valaciclovir, 500 mg o 1 gr 1vez/día
▪ Famciclovir, 250 mg 2 veces/día
Recurrencia (algunas opciones)
▪ Aciclovir, 400 mg 3 veces/día x 5 días
▪ Aciclovir, 800 mg 2 veces/día x 5 días
▪ Aciclovir, 800 mg 3 veces/día x 2 días
▪ Valaciclovir, 1g 1 vez/día x 5 días
▪ Famciclovir, 1g 2 veces/día x 1 día

Asesoramiento

Debido a que el contacto es directo piel a piel, el preservativo es parcialmente protector. No obstante, se aconseja su uso para disminuir la transmisión. Siempre que haya episodios sintomáticos se aconseja la abstinencia sexual.

> ¿Qué hacer si nos consulta una mujer que nos refiere que su pareja tiene antecedentes de herpes genital o, caso contrario, cómo actuamos con la pareja de nuestra paciente a la que le diagnosticamos herpes genital?
> - Asesorar sobre uso del preservativo y la abstinencia sexual durante los episodios sintomáticos.
> - Ofrecer serología específica y, de ser serodiscordantes, aconsejar a la pareja iniciar tratamiento supresivo para disminuir la transmisión viral.
> - Instruir a la paciente para reconocer el pródromo, porque es ahí donde debería comenzar con el tratamiento de las recurrencias.

Se aconseja que la paciente comunique a su pareja, o futuras parejas, acerca de su enfermedad.

De ser posible, se debe entregar material escrito informativo a la paciente.

Aún en estudio aunque con resultados prometedores, se encuentra la vacuna terapéutica contra el herpes genital.

Enfermedad por molusco contagioso

Puntos clave

- El molusco en la zona genital se considera una infección de transmisión sexual.
- En los niños es una infección muy frecuente en otras partes del cuerpo y no se relaciona con contacto sexual.
- Es autolimitada.

Etiología

El virus del molusco contagioso (*Molluscum*), se trata de un poxvirus del que se conocen cuatro serotipos. Cuando se detecta en el área genital se considera una infección de transmisión sexual. De este modo, esta patología tan frecuente en la población infantil adquiere otras connotaciones completamente diferentes cuando hablamos de personas adultas.

La forma de transmisión es por contacto directo piel a piel (por lo tanto, puede aparecer en cualquier lugar del cuerpo). El período de incubación es variable, pero en promedio está entre dos y seis semanas.

Clínica

La manifestación clínica es a través de pápulas blanquecinas o perladas o color piel con umbilicación central que es su característica principal (Figura 7.1.14). Se trata de lesiones duras. Pueden ser únicas o múltiples en la mayoría de los casos (Figura 7.1.15). En general, son asintomáticas, pero pueden ser pruriginosas en pocos casos o ante inflamación de estas.

Diagnóstico

El diagnóstico es clínico. Cuando existen dudas se puede recurrir a la biopsia para su confirmación histológica.

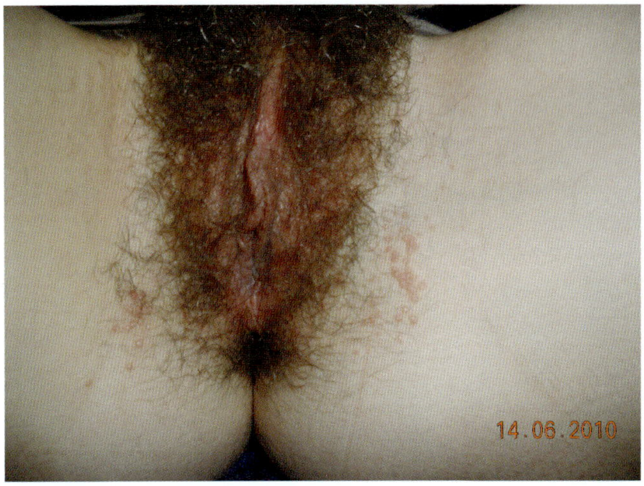

Figura 7.1.15 Lesiones múltiples bilaterales.

Tratamiento

Las lesiones pueden retrogradar espontáneamente, permanecer por más de un año o aumentar en número. Es una infección autolimitada que se resuelve espontáneamente en 6-12 meses sin dejar secuela aunque, en algunos casos, la resolución puede llevar hasta cuatro años.

En el área genital, se prefiere su tratamiento para cortar la cadena de transmisión y por razones estéticas.

El tratamiento estándar es la remoción de la pápula que puede ser con curetaje, radiofrecuencia, bisturí o láser exéresis o vaporización. Se puede utilizar también terapia oral, como la cimetidina. Terapia tópica como podofilotoxina crema 0,5% También está descrito el tratamiento con hidróxido de potasio, tretinoina y ácido salicílico. El imiquimod, crema al 5%, se puede emplear aunque la tasa

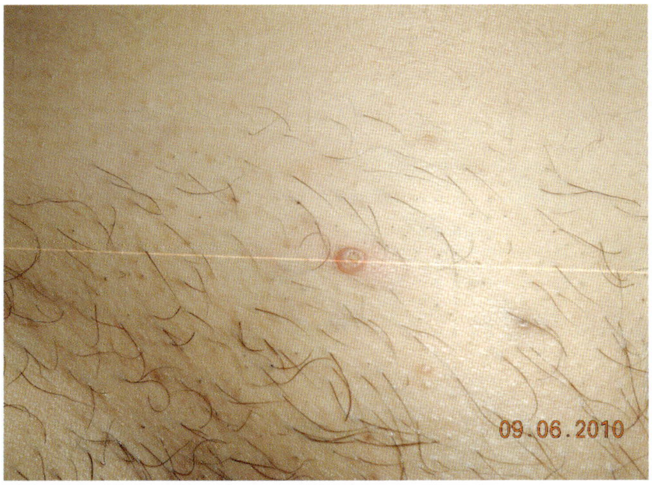

Figura 7.1.14 Pápula con umbilicación central.

Tabla 7.1.6 Tratamiento del molusco contagioso

Destructivo local
• Podofilotoxina • Ácido salicílico • Crioterapia
Oral
• Cimetidina
Quirúrgico
• Bisturí • Curetas • Láser
Inmunomoduladores
• Imiquimod

de éxito es menor del 50%. El empleo del imiquimod se prefiere como adyuvante o profilaxis (Tabla 7.1.6).[4]

Pronóstico

La recidiva en el primer año del contagio es frecuente, ya que se trata de una enfermedad viral. No obstante, hasta que el sistema inmunológico adquiera sus defensas, hay que advertir a la paciente que las recurrencias son esperables.

Bibliografía

1 <https://www.cdc.gov/std/tg2015/tg-2015-print.pdf> Consulta: Mayo 2017.
2 <http://www.aepcc.org/wp-content/uploads/2016/03/AEPCC_revista04-ISBN.pdf> Consulta: Mayo 2017.
3 <https://www.cdc.gov/std/tg2015/tg-2015-print.pdf> Consulta: Mayo 2017.
4 <https://www.cdc.gov/std/tg2015/tg-2015-print.pdf> Consulta: Mayo 2017.

7.2 Infecciones bacterianas

Laura Vallejos

Vaginosis bacteriana

Puntos clave

- Enfermedad polibacteriana endógena.
- Asociada a complicaciones obstétricas y ginecológicas.
- Diagnóstico controversial por la presencia de múltiples agentes etiológicos.
- Falta de esquema de tratamiento óptimo en el manejo de las recurrencias.

Introducción

La vaginosis bacteriana se ha asociado con una alta incidencia de complicaciones obstétricas y ginecológicas y un mayor riesgo de sufrir infección por el virus de inmunodeficiencia humana (VIH).

No existe una definición universalmente aceptada de vaginosis bacteriana recurrente, pero en las pocas publicaciones sobre el tema, la definición utilizada es tres o más episodios probados (clínicamente según los criterios de Amsel o microscópicamente) en doce meses.[1, 2]

> "Es una infección endógena polibacteriana, donde predominan bacterias anaerobias estrictas y facultativas".

La microbiota normal de la vagina se va modificando según el desarrollo de la mujer, en el cual se ve influenciada por cambios hormonales y factores exógenos, como el comportamiento sexual y hábitos higiénicos que la pueden modificar cualitativa y cuantitativamente.

En la edad fértil, predominan los lactobacilos, bacterias gram positivas, capaces de producir ácido láctico —lo que genera un ambiente vaginal ácido— y utilizar el glucógeno producido por las células epiteliales vaginales como sustrato para realizar su metabolismo. En la vaginosis bacteriana, estas bacterias son reemplazadas principalmente por *Gardnerella vaginalis*, *Mycoplasma hominis* y bacterias anaerobias como *Peptostreptococcus*, *Prevotella* spp y *Mobiluncus* spp.

Se desconoce con certeza la patogenia de la enfermedad. Existen teorías que proponen que la disminución o ausencia de la producción de peróxido de hidrógeno permitiría el establecimiento de bacterias anaerobias, mientras que otra teoría sugiere que es el sobrecrecimiento de bacterias oportunistas anaerobias lo que produce el reemplazo de los lactobacilos.

La similitud de algunos de los gérmenes de la vaginosis bacteriana con las bacterias presentes en el recto, y la cercanía de la vagina y el ano sugieren un origen endógeno de la enfermedad.

La vaginosis bacteriana no es una enfermedad de transmisión sexual, por lo menos en la forma habitual, ya que se ha detectado en mujeres vírgenes, lo que demuestra que debe existir al menos otra vía de transmisión.[3]

Por otra parte, está demostrada la presencia de bacterias características de vaginosis bacteriana en las parejas sexuales masculinas de las pacientes enfermas y tiene una alta incidencia en prostitutas lo que sugiere un componente sexual en la transmisión.

Las bacterias son capaces de producir enzimas, como sialidasas, prolidasas y carboxilasas, las cuales intervienen en la degradación del moco y favorecen la adhesión de las bacterias al epitelio vaginal. Además, desdoblan péptidos vaginales en una gran variedad de aminas, como la trimetilamina, que le confiere a la leucorrea el olor fétido característico.

La vaginosis bacteriana implica la presencia de un biofilm denso, estructurado y polimicrobiano, constituido principalmente por racimos de *Gardnerella vaginalis* en el 90%, y el 10% corresponde al *Atopobium vaginae*, fuertemente adherido al epitelio vaginal.

Los biofilms son comunidades de microorganismos unidos a una superficie y encerrados en una matriz polimérica de polisacáridos, proteínas y ácidos nucleicos.[4, 5]

Debido a que las bacterias dentro de los biofilms no son efectivamente eliminadas por el sistema inmunológico o totalmente destruido por los antibióticos, son infecciones que tienden a persistir y, por tanto, tienen alta tasa de recaída y recurrencia.

La respuesta inmunológica principal de las células epiteliales vaginales se basa en los mecanismos de defensa en la superficie, como mecanismos de arrastre, producción de factores antimicrobianos, la acción de la IgA secretora y la participación de leucocitos.

Etiología y epidemiología

- *G. vaginalis*
- Especies de bacteroides
- *Prevotella*
- *Porphyromonas*
- *Peptostreptococcus*
- *Mobiluncus*
- *Mycoplasma*
- *Corynebacterium*
- *Enterococcus*
- *Atopobium vaginae*
- Especies de *Bifidobacterium*
- *Megasphaera*

- *Leptotrichia*
- *Eggarthella*
- *Dialister*
- *Clostridium*
- *Veillonella*
- *Fusobacterium*
- *Streptobacillus*

Epidemiológicamente es más frecuente en países subdesarrollados y en mujeres con factores de riesgo como el inicio precoz de las relaciones sexuales, múltiples parejas sexuales, el empleo de duchas vaginales, el hábito de fumar y el uso de dispositivos intrauterinos.

Algunos procesos fisiológicos naturales como embarazos, abortos, estrés o la primera semana del ciclo menstrual parecen estar fuertemente asociados con la vaginosis bacteriana.

Clínica

- El 50% pueden cursar sin síntomas.
- Leucorrea moderada o abundante.
- Fetidez.
- Prurito vulvar.

Menos frecuentes son los síntomas irritativos como ardor vulvar, disuria y dispareunia. La fetidez se puede incrementar en los períodos de menstruación y en el acto sexual desprotegido, ya que la alcalinidad de la sangre y el semen favorecen la liberación de las aminas volátiles.

Complicaciones

- Rotura prematura de membranas.
- Aborto espontáneo.
- Corioamnionitis.
- Endometritis puerperal.
- Enfermedad pelviana inflamatoria.
- Infecciones del tracto urinario.

Diagnóstico

El diagnóstico es controversial, ya que no se conoce con exactitud la etiología de la enfermedad, que se asocia a más de cuarenta especies de bacterias y que muchas de ellas están presentes en las mujeres sanas.[6]

Criterios clínicos

Los criterios clínicos se desarrollan en la Tabla 7.2.1.

Criterios de laboratorio

Tinción de gram

Es el método de referencia y se utiliza para determinar la concentración relativa de lactobacilos, bacilos gran negativos y cocos, observados en microscopia óptica.

Método de Nugent

Es un método cuantitativo que se basa en la diferencia morfológica y tintorial de los lactobacilos y las bacterias asociadas a la vaginosis bacteriana.

Como resultado se obtiene una puntuación que va desde 1 hasta 10 y que determina la presencia o no de infección.

Otros métodos

La mayoría de ellos van dirigidos a detectar una o pocas especies de bacterias (generalmente G. *vaginalis*) o sus metabolitos.

Estos métodos incluyen pruebas de oligonucleótidos radiomarcados, cromatografía de gas para ácidos grasos de cadena corta y pruebas para detectar anticuerpos contra G. *vaginalis*.[6]

También se han desarrollado métodos comerciales que detectan el pH, enzimas de G. *vaginalis* o su ADN, como FemExam pH®, Amines Test Card®, FemExam PIP Activity test Card® y Affirm VP III Microbial Identification test®.

Los cultivos no son recomendados para el diagnóstico por ser muy poco específicos, ya que cerca del 60% de las mujeres con examen vaginal normal pueden presentar G. *vaginalis*.

La mayoría de estos métodos resultan muy costosos y su sensibilidad y especificidad no son muy elevadas.

Diagnóstico diferencial

- Vulvovaginitis por *Candida albicans*.
- Vaginitis por *Trichomona*.
- Vaginitis atrófica.

Tratamiento (Tabla 7.2.2)[7-9]

Manejo de la pareja sexual

No se recomienda el tratamiento rutinario de parejas sexuales, ya que no mejora la respuesta al tratamiento ni disminuye la probabilidad de recurrencias.[10]

Tabla 7.2.1 Criterios de Amsel

Requieren tres de los siguientes síntomas o signos: ▪ Leucorrea homogénea, fina y blanca que recubre las paredes de la vagina. ▪ Células guías (*Clue Cells*) —por ejemplo, células epiteliales vaginales con incrustaciones de cocobacilos adherentes— en el examen microscópico. ▪ pH vaginal mayor de 4,5. ▪ Flujo vaginal con olor a pescado antes o después de la adición de peróxido de hidrógeno (KOH) al 10% (prueba de aminas).

Tabla 7.2.2 Tratamiento de la vaginosis bacteriana

Esquemas recomendados vía oral
▪ Metronidazol 500 mg cada 12 horas durante 7 días.
Esquemas alternativos vía oral
▪ Tinidazol 2 g por día durante 2 días. ▪ Tinidazol 1 g por día durante 5 días. ▪ Clindamicina 300 mg cada 12 horas durante 7 días.
Esquemas alternativos, uso local
▪ Clindamicina crema al 2%, una aplicación intravaginal (5 g) durante 7 días. ▪ Clindamicina óvulos 100 mg durante 3 días. ▪ Metronidazol gel 0,75%, una aplicación (5 g) intravaginal, una vez por día durante 5 días.*

* No disponible en Argentina hasta el momento de publicación de este libro).

Alergia, intolerancia o reacciones adversas

En caso de alergia al metronidazol o tinidazol, se recomienda el uso de clindamicina crema intravaginal.

Ante intolerancia gástrica o por posible interacción con otros medicamentos puede utilizarse metronidazol en gel intravaginal.

Manejo durante el embarazo

El tratamiento se recomienda para todas las mujeres embarazadas sintomáticas.

Dado que la terapia oral no ha demostrado ser superior a la terapia tópica en lograr la curación o la prevención de resultados adversos del embarazo, las mujeres embarazadas sintomáticas se pueden tratar con cualquiera de los regímenes orales o vaginales recomendadas para mujeres no embarazadas.

Los datos obtenidos de diversos estudios sugieren que la terapia con metronidazol presenta bajo riesgo en el embarazo y durante la lactancia cuando es utilizado en bajas dosis.[11-13]

No hay datos suficientes que avalen el uso de tinidazol en el embarazo, por lo tanto, se debe evitar.

> Metronidazol 250 mg vía oral cada ocho horas por siete días.

Puede utilizarse el régimen de 250 mg, sin embargo, también se puede usar metronidazol administrado a 500 mg dos veces al día por siete días como en la mujer no embarazada.[14]

Infección por VIH

La enfermedad parece repetirse con mayor frecuencia en mujeres que tienen infección por el VIH.

El régimen de tratamiento es el mismo que reciben las pacientes no infectadas por VIH.

Manejo de la recurrencia

- El uso de metronidazol 0,75% en gel, dos veces por semana, durante 4-6 meses ha demostrado reducir las recurrencias aunque este beneficio podría no persistir cuando se interrumpe el tratamiento supresor.
- Metronidazol vía oral, 2 g mensual, asociado a fluconazol, 150 mg, ya que este régimen redujo la incidencia de vaginosis bacteriana y promovió la colonización con flora vaginal normal.
- Metronidazol o tinidazol, 500 mg, dos veces al día, durante siete días, seguido de ácido bórico intravaginal, 600 mg diarios, durante veintiún días. Una vez lograda la remisión se continúa con metronidazol gel, dos veces por semana, por un período de cuatro a seis meses.[15]

Foliculitis genital

Puntos clave

- Infección del folículo piloso causada frecuentemente por *Staphylococcus aureus.*
- Existen factores predisponentes tanto locales como sistémicos.
- Es una infección superficial, diagnóstico precoz es fundamental para evitar su progresión hacia la profundidad.

Introducción

Es un proceso infeccioso subagudo que afecta la porción superficial del folículo piloso, predomina en áreas pilosas, como axilas, muslos, nalgas y regiones inguinales.[16]

Se describen factores predisponentes en su génesis (Tabla 7.2.3).

Tabla 7.2.3 Factores predisponentes de la foliculitis

▪ Depilación y rasurado. ▪ Sudoración profusa. ▪ Humedad. ▪ Oclusión. ▪ Inmunocompromiso . ▪ Obesidad. ▪ Diabetes mellitus.

Etiología y epidemiología[16]

El patógeno causal más frecuente es el *Staphylococcus aureus*, pero también puede ser causada por irritación química o mecánica.

Esta infección afecta a cualquier grupo etario y a ambos sexos.

Clínica

- Pápulas o pústulas de color amarillento (Figuras 7.2.1-7.2.3).
- Halo eritematoso perifolicular con un pelo en el centro.
- Evolucionan rápidamente, drenan en forma espontánea y quedan cubiertas de una costra melicérica.
- Asintomáticas o puede cursar con dolor leve.

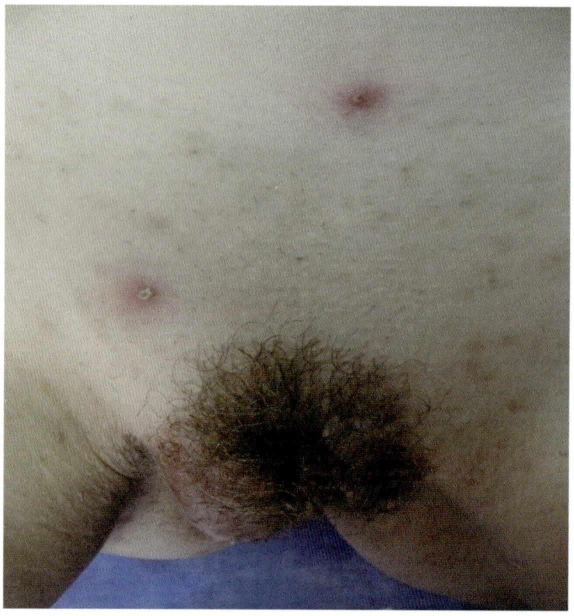

Figura 7.2.1 Pústulas en el monte de Venus y el labio mayor derecho luego de depilación.

Diagnóstico

Es principalmente clínico y sencillo.

En casos recurrentes que no responden a la terapéutica local, es conveniente realizar cultivos por punción aspiración antes de la medicación por vía oral, y cultivo en las fosas nasales del paciente y miembros de la familia para determinar el estado de portador *Staphylococcus aureus*.[1, 2]

Diagnóstico diferencial

- Forunculosis.
- Escabiosis.
- Dermatitis herpetiforme.
- Varicela.
- Miliaria pustulosa.
- Foliculitis dermatofítica.

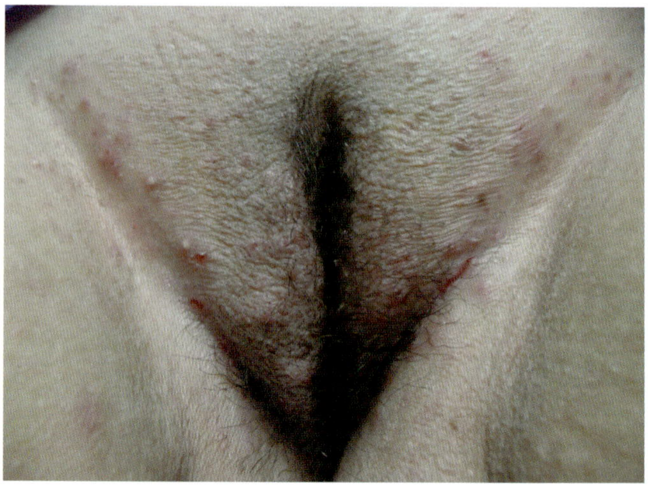

Figura 7.2.2 Foliculitis extensa en región vulvar e inguinal.

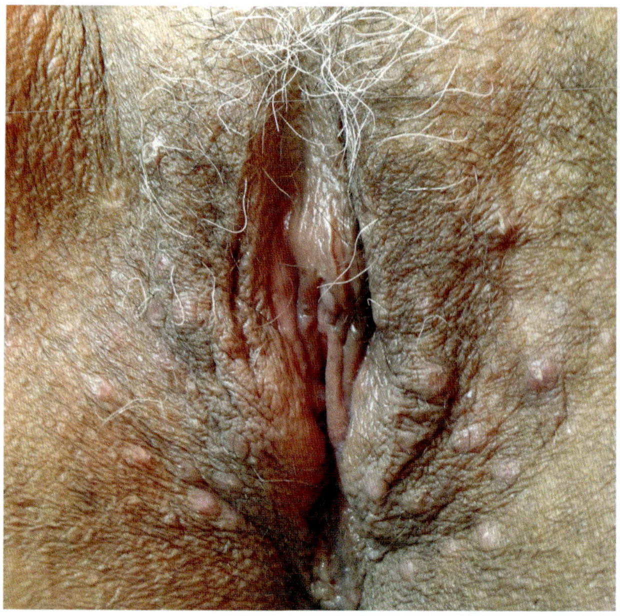

Figura 7.2.3 Foliculitis en labios mayores.

Tratamiento[17, 18]

El tratamiento se recoge en la Tabla 7.2.4.

Seguimiento y pronóstico

Se trata de un cuadro autolimitado, que no deja cicatriz con buena evolución y que rara vez presenta complicaciones (forúnculo, recurrencia, celulitis).

No es necesario el seguimiento cuando las lesiones desaparecen luego de instauradas las medidas generales.

En caso de requerir el uso de antibióticos locales o de recidivas, el seguimiento será individualizado.

Tabla 7.2.4 Tratamiento de la foliculitis

Medidas generales
▪ Higiene con jabones neutros. ▪ Compresas tibias sobre la zona para favorecer el drenaje. ▪ Eliminar factores irritantes (humedad, rasurado, oclusión).
Foliculitis localizada (tratamiento tópico)
▪ Mupirocina, ungüento, 2% (dos veces al día por 5 días). ▪ Ácido fusídico (dos veces al día por 5 días). ▪ Clindamicina gel (dos veces al día por 5 días).
Foliculitis recurrente
▪ Determinar el estado de portador de *S. aereus* mediante cultivo nasal, axilar. ▪ Si es portador, mupirocina intranasal, ungüento, 2 % por 10 días. ▪ Tratamiento sistémico: cefalexina 500 mg cada 6 horas por 7 días. ▪ Pacientes alérgicos a los betalactámicos: Eritromicina 500 mg cada 6 horas por 7 días o clindamicina: 300 mg cada 8 horas por 7 días.
Foliculitis complicada (pacientes inmunocomprometidos, celulitis o reacción inflamatoria importante)
▪ Tratamiento sistémico: cefalexina: vía oral, 500 mg c/6 horas por 7 días, o amoxicilina/clavulánico 1 g cada 12 horas por 7 días. ▪ Alérgicos a betalactámicos: eritromicina 500 mg cada 6 horas por 7 días o clindamicina 300 mg cada 8 horas por 7 días.

Forúnculos genitales

Puntos clave

- Proceso agudo inflamatorio del folículo piloso.
- Puede evolucionar a partir de una foliculitis no tratada.
- La complicación más frecuente es la recurrencia.

Introducción

El forúnculo es un proceso infeccioso agudo localizado en el folículo piloso asociado a perifoliculitis que desorganiza la dermis y tejido celular subcutáneo adyacente, dejando cicatriz.

Etiología y epidemiología

El *Staphylococcus aureus* es el agente más frecuente aunque pueden participar otras bacterias según la localización.

Afecta zonas pilosas, en particular en regiones sometidas a roce, oclusión y transpiración (espalda, axilas, glúteos y región inguinal). Los factores predisponentes son múltiples (Tabla 7.2.5).

Tabla 7.2.5 Factores predisponentes de forunculosis

▪ Disrupciones de la barrera cutánea secundarias al rascado por dermatosis preexistentes. ▪ Transpiración excesiva. ▪ Falta de higiene. ▪ Obesidad. ▪ Inmunosupresión. ▪ Diabetes. ▪ Tabaquismo.

Manifestaciones clínicas

Se trata de un nódulo profundo y doloroso que se puede desarrollar a partir de una foliculitis o sobre piel sana (Figuras 7.2.4 y 7.2.5).

No sobrepasa más allá de la dermis, pero altera su arquitectura, ya que deja una cicatriz.

El nódulo es inicialmente doloroso, firme, rojizo y se hace rápidamente fluctuante con tendencia a drenar su contenido al exterior (Figura 7.2.6).

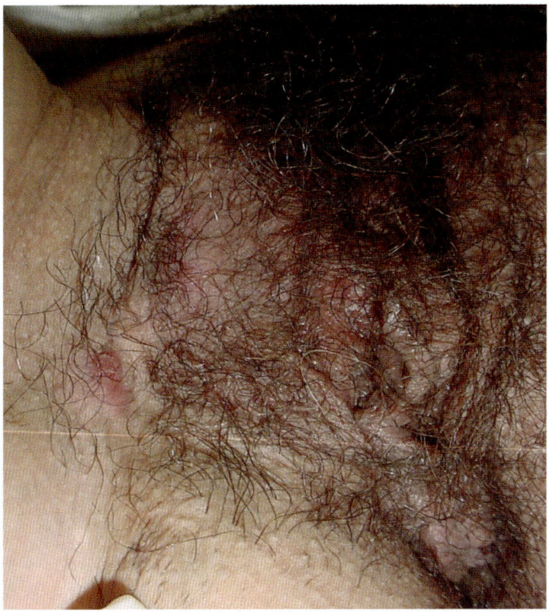

Figura 7.2.4 Nódulos dolorosos en el labio mayor derecho y la zona inguinal.

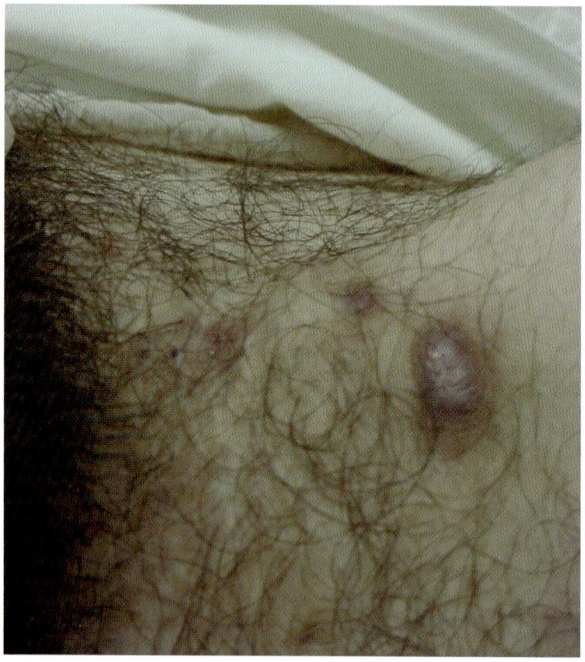

Figura 7.2.5 Nódulos cicatrizados en región inguinal.

"Nódulo profundo y doloroso que generalmente drena espontáneamente".

La forunculosis es la aparición repetida o simultánea de varios forúnculos.

Cuando varios forúnculos confluyen hasta formar abscesos profundos que alcanzan la grasa subcutánea con bocas múltiples por las que drena pus, se denomina "ántrax".

Diagnóstico

Eminentemente clínico.

Diagnóstico diferencial

- Foliculitis.
- Abscesos cutáneos.
- Acné *conglobata*.
- Hidradenitis supurativa.
- Quiste epidérmico infectado.

Complicaciones

La forunculosis infrecuentemente puede complicarse con bacteriemia, sepsis y el desarrollo de focos a distancia, como osteomielitis y endocarditis.

La recurrencia es considerada una complicación de la entidad, definida como la aparición de tres o más episodios en el lapso de seis meses.[19]

Tratamiento (Tabla 7.2.6)[19]

Alérgicos a la penicilina (vía oral)

- Eritromicina, 500 mg, cada seis horas por siete días.
- Clindamicina, 300 mg cada ocho horas, por siete días.

Manejo de la recurrencia y tratamiento supresivo

- Correcciones de factores predisponentes.
- Determinar el estado de portador y realizar tratamiento con mupirocina al 2%, ungüento, cada doce horas, por cinco días.
- Tratamiento supresivo prolongado con clindamicina, 150 mg diarios; o también azitromicina, 500 mg semanales durante tres meses consecutivos.[20]

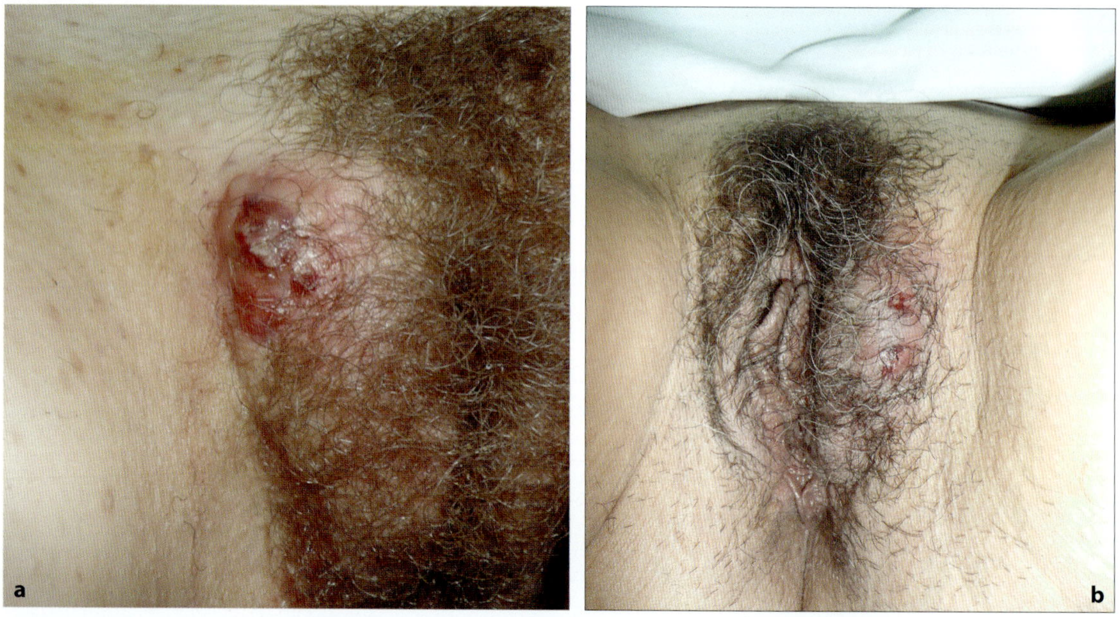

Figura 7.2.6 a, b Forúnculo abscedado.

Tabla 7.2.6 Tratamiento de la forunculosis

Local en lesiones escasas y pequeñas
▪ Higiene con jabones neutros ▪ Compresas tibias que promueven el drenaje.
Local en lesiones de mayor tamaño o fluctuantes
▪ Drenaje quirúrgico. ▪ Tratamiento sistémico con antibióticos.
Sistémico (vía oral)
▪ Cefalexina, 500 mg, c/6 horas por 7 días. ▪ Trimetoprima/sulfametoxazol (160/800 mg) cada 12 horas por 5 días.
Indicación de tratamiento sistémico: ▪ Forunculosis diseminada. ▪ Inmunodepresión (diabetes, cardiopatía, insuficiencia renal). ▪ Reacción inflamatoria importante. ▪ Fiebre.

Seguimiento y pronóstico

Se trata de una entidad de buen pronóstico, con baja frecuencia de complicaciones asociadas.

El seguimiento debe ser individualizado para evaluar la evolución de las lesiones y la respuesta al tratamiento.

Hidradenitis supurativa

Puntos clave

- Enfermedad inflamatoria crónica y recurrente del folículo piloso.
- Multifactorial.
- Altera la calidad de vida de la paciente.
- Se debe diagnosticar en estadios iniciales, ya que la enfermedad avanzada es de difícil manejo.

Introducción

La hidradenitis supurativa es considerada una enfermedad inflamatoria crónica y recurrente de la unidad foliculopilosebácea, con un desequilibrio del sistema inmunológico subyacente que afecta a individuos genéticamente predispuestos. De curso insidioso y gravedad variable.[21, 22]

> "Enfermedad inflamatoria, crónica y recurrente que afecta la unidad foliculopilosebácea."

Etiología y epidemiología (Tabla 7.2.7)[21, 22]

Predomina en la segunda y tercera décadas de la vida, en mujeres más que en hombres (3:1), con una incidencia del 1% al 4%.[21, 22] Afecta las glándulas apocrinas más comúnmente de la región axilar, inguinal y anogenital.

La seriedad de la inflamación y la incidencia disminuyen con la edad.

La obesidad y el tabaco aumentan la incidencia y agravan la enfermedad por mecanismos que llevan a la reacción inflamatoria del folículo piloso.

Manifestaciones clínicas

Son muy amplias tanto en la morfología de las lesiones como en los síntomas que provocan.

En ocasiones, comienza con sensación de ardor, prurito o calor local. Luego aparecen nódulos subcutáneos por oclusión folicular que pueden romperse y dar lugar a abscesos profundos y dolorosos, con orificios redondeados con necrosis, son frecuentes y característicos los "dobles comedones".

Si se produce coalescencia de las fístulas, el área afectada semeja un "panal de abejas" con destrucción del tejido subcutáneo, músculo estriado, fascia, ganglios, uretra e intestino.

Diagnóstico

El diagnóstico se realiza teniendo en cuenta criterios clínicos según las presencia de lesiones primarias o secundarias, su topografía y cronicidad.

En 1989, Hurley, clasificó la enfermedad en estadios, según la presencia y extensión de cicatrices y trayectos fistulosos (*sinus*) (Tabla 7.2.8).

Tabla 7.2.7 Factores etiológicos en hidradenitis supurativa

▪ Predisposición genética: autosómica dominante. ▪ Bloqueo y subsecuente rotura folicular. ▪ Hormonal. La preponderancia femenina sugiere una mayor sensibilidad a los andrógenos. Presenta brotes en períodos premenstruales y remisión casi completa de la enfermedad durante el embarazo y menopausia. ▪ Infecciosa. La causa es poco probable, ya que rara vez se asocia a esta complicación. ▪ Respuesta inmune aumentada. ▪ El tabaquismo está fuertemente asociado y afecta generalmente en forma más grave, ya que la nicotina promueve la obstrucción folicular. ▪ Drogas como el litio pueden activar o agravar la enfermedad. ▪ La insulina y el factor de crecimiento insulínico tipo 1 aumentados por dietas ricas en carbohidratos y con lactosa, estimulan los receptores de andrógenos foliculares, lo que da como resultado una sobreproducción de los queratinocitos ductales y una hiperqueratosis.

Tabla 7.2.8 Clasificación de Hurley

Estadio I	Formación de abscesos únicos o múltiples sin fístulas y sin cicatrices (Figura 7.2.7).
Estadio II	Uno o más abscesos recurrentes separados, fístulas y cicatrices (Figura 7.2.8).
Estadio III	Tractos múltiples interconectados y abscesos en toda el área afectada (Figura 7.2.9).

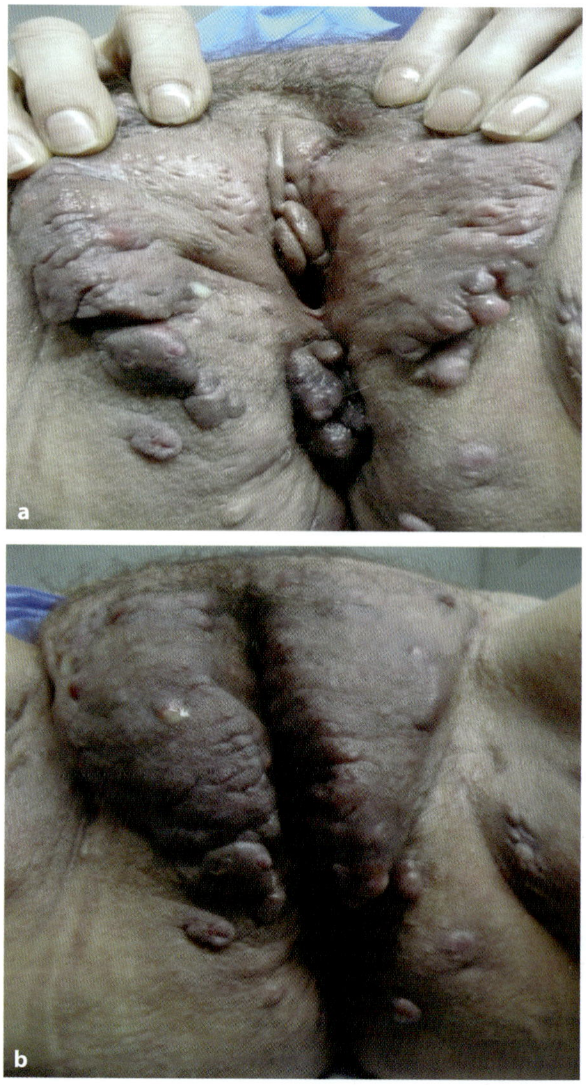

Figura 7.2.9 a, b Abscesos en área vulvar y anal interconectados.

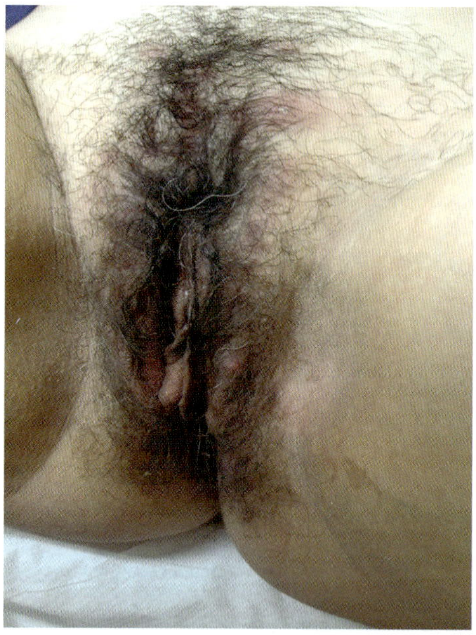

Figura 7.2.7 Abscesos múltiples vulvares.

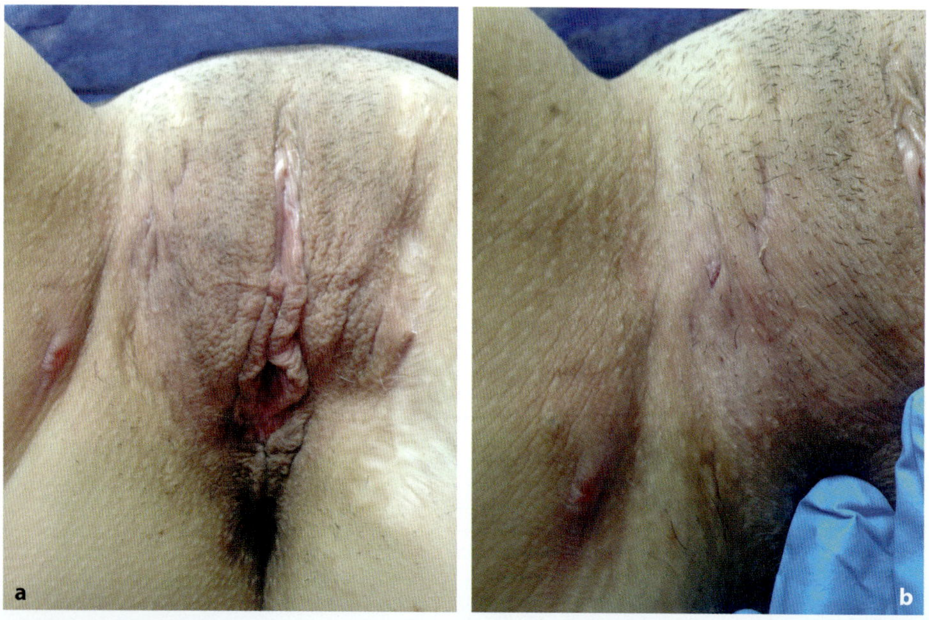

Figura 7.2.8 a, b Fístulas y cicatrices por proceso inflamatorio crónico.

Complicaciones[23]

- Estenosis del canal anal distal
- Afectación uretral
- Cicatrices extensas
- Anemia
- Úlceras crónicas con mayor incidencia de carcinoma espinocelular
- Absceso peridural lumbosacro
- Osteomielitis
- Linfedema crónico con deformidad vulvar
- Afectación de la calidad de vida
- Infecciones sobreagregadas
- Artralgias

Diagnósticos diferenciales

- Etapa precoz: acné, ántrax, forúnculos, quiste dermoide, erisipela, quistes epidermoideos, abscesos perirrectales, quiste pilonidal.
- Etapa tardía: actinomicosis, fístulas anales, enfermedad de Crohn, enfermedad por arañazo de gato, granuloma inguinal, linfogranuloma venéreo, tuberculosis cutánea, pioderma gangrenoso.

Tratamiento[24-26]

Las características del tratamiento se recogen en la Tabla 7.2.9 y el tratamiento según el estadio en la Tabla 7.2.10.

Tabla 7.2.9 Tratamiento de la hidradenitis supurativa

Medidas generales
▪ Cese del tabaco. ▪ Reducción de peso. ▪ Evitar el uso de irritantes en las áreas afectadas, como rasurado, humedad u oclusión. ▪ Evitar el uso de drogas como litio, andrógenos, progestágenos (ejemplo: DIU hormonal). ▪ Evitar uso de ropa ajustada. ▪ Brindar apoyo psicológico.
Manejo metabólico

▪ Antiandrógenos:
  ▪ Drospirenona 3 mg/ etinilestradiol 30 mcg, como anticonceptivo oral.
  ▪ Espironolactona hasta 150 mg por día.
  ▪ Finasteride 5-10 mg por día.
▪ Sales de zinc:
  ▪ Gluconato de zinc en altas dosis. Efectos secundarios: Trastorno gastrointestinal, náuseas, diarrea.
▪ Metformina:
  ▪ En caso de síndrome metabólico y obesidad.
  ▪ Dosis de 250-500 mg/día hasta alcanzar dosis de 1500-2500 mg/día.
  ▪ Efectos adversos: anemia, alergia, acidosis láctica.

Manejo de la inflamación

▪ Antibióticos:
  ▪ Doxiciclina.
  ▪ Minociclina.
  ▪ Amoxicilina- ácido clavulánico.
  ▪ Clindamicina.
▪ Antinflamatorios:
  ▪ Corticoides sistémicos en altas dosis o intralesional.
▪ Inhibidores de factor de necrosis tumoral alfa:
  ▪ Infliximab, adalimumad, etanercept.
  ▪ Uno de los efectos adversos más significativo es la vulvovaginitis resistente.
  ▪ Se indica en casos graves o extensos para el control de la inflamación.
  ▪ Puede utilizarse antes de la cirugía.

Tratamientos quirúrgicos: se reservan en general para casos graves o avanzados, ya que pueden ser agresivos, con lenta recuperación y dejar secuelas cicatrizales extensas.

▪ Minidestechamiento (*Mini-unroofing*):
  ▪ Técnica sencilla y de práctica ambulatoria. Se utiliza lidocaína 1%-2% con epinefrina local y se realiza una punción biopsia de 4-8 mm de tamaño, con desbridamiento y presión digital y se sella con cloruro férrico.
▪ Destechamiento (*Unroofing*):
  ▪ Es una intervención quirúrgica eficaz, sencilla, mínimamente invasiva, que consiste en eliminar el "techo" de un absceso, quiste, o un tracto sinusal con tijeras, curetaje.
▪ Escisión quirúrgica:
  ▪ Amplia escisión y cierre con injertos o cicatrización por segunda intención.

Tabla 7.2.10 Tratamiento de la hidradenitis supurativa según los estadios de Hurley

Hurley I: solo presentan pocos episodios anuales

▪ Clindamicina 1% cada 12 horas/día durante 12 semanas.
▪ Antibióticos por 7 a 10 días:
  ▪ Tetraciclinas (doxiciclina, minociclina).
  ▪ Amoxicilina + ácido clavulánico.
  ▪ Clindamicina.
▪ Gluconato de zinc y vitamina C.
▪ Triamcinoloma intralesional o prednisona vía oral 5-7 días.
▪ Minidestechamiento.

Hurley II: un episodio mensual o brotes que afecten la calidad de vida
▪ Clindamicina y rifampicina o dapsona por 3 meses. ▪ Triamcinolona intralesional. ▪ Prednisona por 5-7 días. ▪ Manejo quirúrgico mediante incisiones de drenaje de nódulos para aliviar el dolor y destechamiento de trayectos fistulosos.
Hurley III
▪ Clindamicina y rifampicina por 3 meses. ▪ Triamcinolona intralesional. ▪ Prednisona 5-7 días. ▪ Ciclosporina ▪ Inhibidores de factor de necrosis tumoral alfa: Infliximab, adalimumad, etanercept. ▪ Escisión amplia y cicatrización por segunda intención o mediante injertos, apertura de trayectos fistulosos drenantes (Figuras 7.2.10).

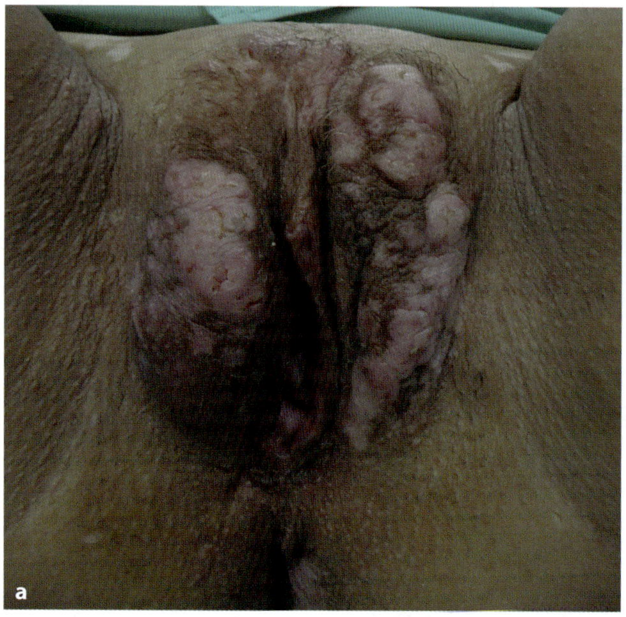

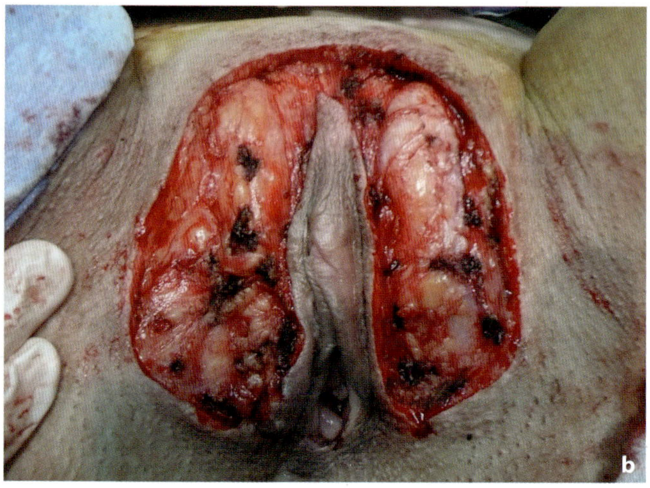

Figura 7.2.10 a, b Resección quirúrgica de múltiples abscesos.

Enfermedades de la glándula de Bartolino

Puntos clave

- Infecciones polimicrobianas que tienden a recurrir.
- Tratamiento antibiótico, quirúrgico o ambos.

Introducción

Las glándulas de Bartolino, también llamadas "vestibulares mayores", tienen forma ovalada, un tamaño medio de 0,5 cm y se localizan lateralmente al músculo bulbocavernoso.

Cada glándula tiene un conducto de aproximadamente 2,5 cm de ancho, situado entre los labios menores y el borde himeneal, por donde drena moco al vestíbulo vaginal.[27]

Embriológicamente, las glándulas se originan a partir del seno urogenital, están irrigadas por la arteria pudenda externa e inervada por el nervio pudendo. El drenaje linfático incluye ganglios inguinales y pélvicos superficiales.

Los quistes son complicaciones comunes de la glándula de Bartolino que afectan a la región ductal, debido al bloqueo de la salida.

La infección de este quiste probablemente resulte en el absceso de la glándula de Bartolino, sin embargo, el desarrollo de un absceso no necesariamente es a partir de un quiste.

Como complicaciones pueden mencionarse la celulitis extensa y la fascitis necrosante.

Etiología y epidemiologia

Los abscesos son casi tres veces más comunes que los quistes del conducto.[28, 29]

La incidencia de cáncer de las glándulas de Bartolino es baja y representa el 2%-7% de los cánceres vulvares[30, 31] y se presenta en mujeres mayores de 60 años.

Los dos tipos más comunes, el adenocarcinoma y el carcinoma de células escamosas, representan el 80%-90% de los casos primarios. El 10%-20% restante de los casos incluyen adenoides-quística o carcinomas indiferenciados (Tabla 7.2.11).[31]

Factores predisponentes

- Edad (frecuente entre la segunda y cuarta década de la vida).
- Exposición al calor y la humedad.
- Raza y sexo (es más común en mujeres negras e hispánicas).

Etiológicamente se trata de una infección polimicrobiana, asociada a enfermedades de transmisión sexual. Si bien esto está descrito en la bibliografía mundial no es lo que encontramos en nuestra casuística. Los cultivos no desarrollan gérmenes relacionados con infección de transmisión sexual (Tabla 7.2.12).[29]

Manifestaciones clínicas[32]

Si el quiste es pequeño, generalmente no causa síntomas.

Los quistes más grandes y el absceso tienden a causar edema y dolor vulvar (Figuras 7.2.11). El absceso puede extenderse y drenar espontáneamente seguido de mejoría con respecto al dolor.

Tabla 7.2.11 Tumores benignos y malignos que asientan sobre las glándulas de Bartolino

Tumores malignos
▪ Adenocarcinoma cístico ▪ Carcinoma escamoso ▪ Leiomiosarcoma vulvar ▪ Adenocarcinoma endometrial ▪ Adenocarcinoma mucinoso
Tumores benignos
▪ Hiperplasia nodular ▪ Adenoma ▪ Adenomioma ▪ Mucocele

Tabla 7.2.12 Gérmenes relacionados a la infección de la glándula de Bartolino

Bacterias aerobias
▪ *Chlamydia trachomatis* ▪ *Escherichia coli* ▪ *Klebsiella pneumonia* ▪ *Neisseria gonorrhea* ▪ *Pseudomonas aeruginosa* ▪ *Staphylococcus aureus* ▪ *Streptococcus species*
Bacterias anaerobias
▪ Bacteroides ▪ *Clostridium perfringens* ▪ *Peptostroptococcus fusobacterium*

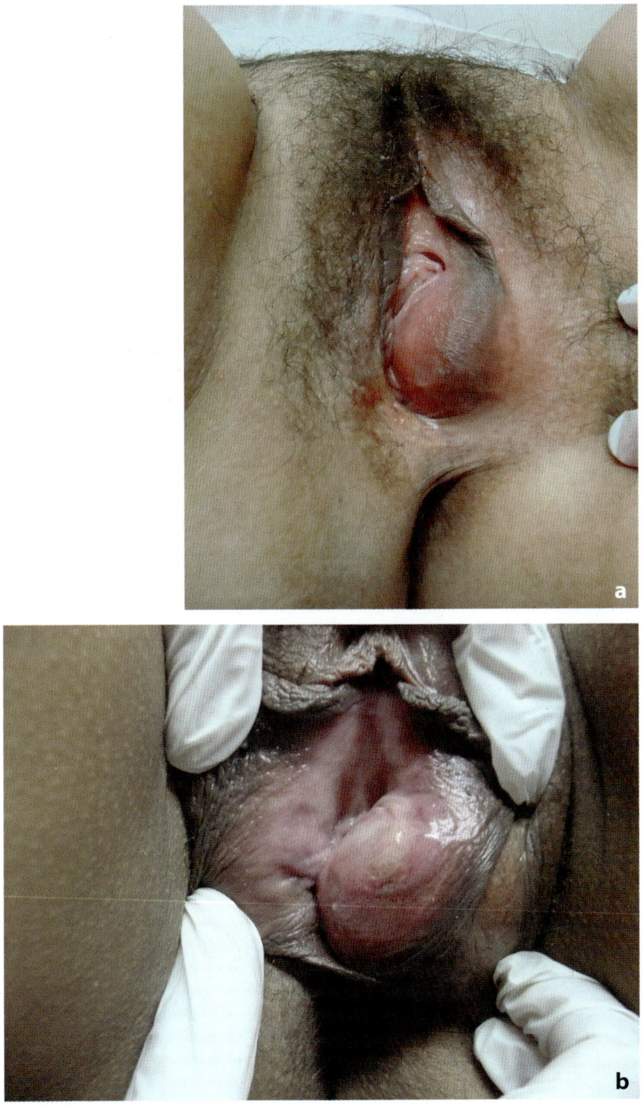

Figura 7.2.11 a, b Absceso de la glándula de Bartolino.

Diagnóstico

El diagnóstico es clínico, basado en el examen físico. No se recomiendan los cultivos.[29]

El quiste se presenta de tamaño variable, indoloro, móvil y sin signos de celulitis.

Cuando se trata de un absceso, tiende a crecer y extenderse, y compromete el labio mayor homolateral, acompañado de edema vulvar importante y se palpa tenso o fluctuante según el estadio de evolución en el que se encuentra.

Diagnóstico diferencial

- Quiste de inclusión.
- Quiste de Gartner.
- Quiste de Skene.
- Quiste epidérmico.
- Hidradenoma.
- Siringoma.
- Forúnculo.

Tratamiento[32-34]

Las características del tratamiento se recogen en la Tabla 7.2.13.

Tabla 7.2.13 Tratamiento de las infecciones de la glándula de Bartolino

Quiste pequeño y asintomático
▪ Conducta expectante.
Quiste de mayor tamaño y sintomático
▪ Antibioticoterapia: amoxicicilina + ácido clavulánico 1 g cada 12 h por 7-10 días. ▪ Incisión y drenaje. Método propenso a la recurrencia de quistes o formación de abscesos que genera rápido alivio de la sintomatología o incisión y colocación de un catéter con balón inflable (catéter de Word) durante 4-6 semanas con menor tasa de recurrencia.[6] ▪ Marsupialización. Como tratamiento alternativo, que consiste en una incisión vertical de aproximadamente 1,5-3 cm de largo para drenar la cavidad de la glándula, seguida de la eversión de la pared del quiste con sutura absorbible.
Abscesos
▪ Antibioticoterapia: amoxicicilina + ácido clavulánico 1 g cada 12 h por 7-10 días. ▪ Incisión y drenaje. ▪ Otros métodos: ablación de la glándula con nitrato de plata, láser CO_2, aspiración con aguja con escleroterapia o sin esta, con alcohol y escisión de las glándulas infectadas.[35]

Bibliografía

1 Cook RL, Redondo-Lopez V, Schmitt C, et al. Clinical, microbiological and biochemical factors in recurrent bacterial vaginosis. J Clin Microbiol 1992; 30: 870-7.
2 Hay PE, Ugwumada A, Chowns J. Sex, thrush and bacterial vaginosis. Int J STD AIDS 1997; 8: 603-8.
3 Fethers KA, Fairley CK, Morton A, et al. Early sexual experiences and risk factors for bacterial vaginosis. J Infect Dis 2009; 200: 1662-70.
4 Castro J, Cerca N. BV and non-BV associated Gardnerella vaginalis establish similar synergistic interactions with other BV-associated microorganisms in dual-species biofilms. Anaerobe 2015; 36: 56-9.
5 Machado A, Cerca N. The influence of biofilm formation by Gardnerella vaginalis and other anaerobes on bacterial vaginosis. J Infect 2015; 212 (12): 1856-61.
6 Forsum U, Hallén A, Larsson PG. Bacterial vaginosis a laboratory and clinical diagnostics enigma. APMIS 2005; 113: 15361.
7 Vázquez F, Otero L, Ordás J, Junquera ML, Varela JA. Actualización en infecciones de transmisión sexual: epidemiología, diagnóstico y tratamiento. Enferm Infecc Microbiol Clin 2004; 22 (7): 392-411.
8 CDC. Sexually transmitted diseases treatment guidelines. MMWR Recomm Rep 2010; 59: 2.
9 Livengood CH, Ferris DG, Wiesenfeld HC, et al. Effectiveness of two tinidazole regimens in treatment of bacterial vaginosis: a randomized controlled trial. Obstet Gynecol 2007; 110 (1): 302-9.
10 Mehta SD. Systematic review of randomized trials of treatment of male sexual partners for improved bacteria vaginosis outcomes in women. Sex Transm Dis 2012; 39: 822-30.
11 Burtin P, Taddio A, Ariburnu O, et al. Safety of metronidazole in pregnancy: a meta-analysis. Am J Obstet Gynecol 1995; 172 (1): 525-9.
12 Piper JM, Mitchel EF, Ray WA. Prenatal use of metronidazole and birth-defects - no association. Obstet Gynecol 1993; 82: 348-52.
13 Koss CA, Baras DC, Lane SD, et al. Investigation of metronidazole use during pregnancy and adverse birth outcomes. Antimicrob Agents Chemother 2012; 56: 4800-5.
14 Jamieson DJ, Duerr A, Klein RS, et al. Longitudinal analysis of bacterial vaginosis: findings from the HIV epidemiology research study. Obstet Gynecol 2001; 98: 656-63.

15 Reichman O, Akins R, Sobel JD. Boric acid addition to suppressive antimicrobial therapy for recurrent bacterial vaginosis. Sex Transm Dis 2009; 36: 732-4.

16 Laureano AC, Schwartz RA, Cohen PJ. Folliculitis. Clin Dermatol 2014; 32 (6): 711-4.

17 Stollery N. Skin infections. Practitioner 2014; 258 (1770): 32-3.

18 Kircik LH. Advances in the Understanding of the Pathogenesis of Inflammatory Acne. J Drugs Dermatol 2016; 15 (1): 7-10.

19 Stevens DL, Bisno AL, Chambers HF et al. Practice Guidelines for the diagnosis and management of skin and soft-tissue infections. Clin Infect Dis 2005; 41: 1373-406.

20 Klempner MS, Styrt B. Prevention of recurrent staphylococcal skin infections with low-dose oral clindamycin therapy. JAMA 1988; 260: 2682-5.

21 Wang SC, Wang RG, Sibbald R, Alhusayen M, Bashash A. Hidradenitis Suppurativa: A Frequently Missed Diagnosis, Part 1: A Review o Pathogenesis, Associations, and Clinical Feature Adv Skin Wound Care. Medline 2015; 28: 325-32.

22 Dufour DN, Emtestam L, Jemec GB. Hidradenitis suppurativa: A common and burdensome, yet under-recognised, inflammatory skin disease Postgrad Med J 2014; 90: 216-21.

23 Fimmel S, Zouboulis CC. Comorbidities of hidradenitis suppurativa (acne inversa) Dermatoendocrinol Medline 2010; 2: 9-16.

24 Margesson LJ, Danby FW. Hidroadenitis supurativa. Best Pract Res Clin Obstet Gynaecol 2014; 28 (7): 1013-27.

25 Ather DSY, Chan DJ, Leaper KG. Harding Surgical treatment of hidradenitis suppurativa: Case series and review of the literatura Int Wound J 2006; 3: 159-69.

26 Menderes A, Sunay O, Vayvada H, Yilmaz M. Surgical management of hidradenitis suppurativa Int J Med Sci 2010; 7: 240-7.

27 Lee MY, Dalpiaz A, Schwamb R, Miao Y, Waltzer W, Khan A. Clinical Pathology of Bartholin's Glands: A Review of the Literature. Curr Urol 2015; 8 (1): 22-5.

28 Heller DS, Bean S. Lesions of the Bartholin gland: a review. J Low Genit Tract Dis 2014; 18 (4): 351-7.

29 Krissi H, Shmuely A, Aviram A, From A, Edward R, Peled Y. Acute Bartholin's abscess: microbial spectrum, patient characteristics, clinical manifestation, and surgical outcomes. Eur J Clin Microbiol Infect Dis 2016; 35 (3): 443-6.

30 Alsan CI, Vinh-Hung V, Eren F, Abacioglu U. Adenoid cystic carcinoma of the Bartholin's gland: case report and systematic review of the literature. Eur J Gynaecol Oncol 2011; 32 (5): 567-72.

31 Bhalwal AB, Nick AM, Dos Reis R, Chen CL, Munsell MF, Ramalingam P, et al. Carcinoma of the Bartholin Gland: A Review of 33 Cases. Int J Gynecol Cancer 2016; 26 (4): 785-9.

32 Kessous R, Aricha-Tamir B, Sheizaf B, Steiner N, Moran-Gilad J, Weintraub AY. Clinical and microbiological characteristics of Bartholin gland abscesses. Obstet Gynecol 2013; 122: 794-9.

33 Boama V, Horton J. Word balloon catheter for Bartholin's cyst and abscess as an office procedure: clinical time gained. BMC Res Notes 2016; 6 (9): 13.

34 Tamir B, Sheizaf B, Steiner N, Moran-Gilad J, Weintraub AY. Clinical and microbiological characteristics of Bartholin gland abscesses. Obstet Gynecol 2013; 122 (4): 794-9.

35 Fambrini M, Penna C, Pieralli A, Fallani MG, Andersson KL, Lozza V, et al. Carbon-dioxide laser vaporization of the Bartholin gland cyst: a retrospective analysis on 200 cases. J Minim Invasive Gynecol 2008; 15 (3): 327-31.

7.3 Infecciones micóticas: candidiasis vulvovaginal e intertrigo

María Florencia Marcos

Candidiasis vulvovaginal

Puntos clave

- El hongo del género *Candida* es un comensal en el tracto genital inferior.
- La vulvovaginitis candidiásica (VVC) es una afección muy frecuente, se produce cuando existe sobrecrecimiento y penetración por parte del microorganismo en el epitelio vaginal superficial, lo que genera inflamación y aparición de síntomas.
- *Candida albicans* es responsable del 80% al 92% de los casos.
- No existe un síntoma patognomónico, pero el prurito es el más frecuente.
- El diagnóstico requiere documentar la presencia del hongo mediante examen en fresco o cultivo en una mujer sintomática.
- El cultivo está indicado en casos de mujeres sintomáticas con pH normal y examen en fresco negativo y en mujeres con VVC recurrente para descartar *Candida no albicans*.
- El tratamiento está indicado para aliviar la sintomatología. Ni las mujeres asintomáticas ni las parejas sexuales de mujeres con vulvovaginitis requieren tratamiento.
- La mayoría de los casos son leves y esporádicos (vulvovaginitis no complicada).

Introducción

La VVC es la inflamación aguda de la vulva y la vagina producida por el hongo del género *Candida*, que es considerada flora habitual y se puede hallar en el tracto genital inferior de hasta un 20% de mujeres asintomáticas, en cuyo caso no requiere tratamiento. Hablamos de VVC cuando, además de la presencia del microorganismo, se produce un sobrecrecimiento con inflamación y aparición de síntomas. La VVC es una afección muy frecuente que genera gran incomodidad. Cerca del 75% de las mujeres han tenido algún episodio en su vida y 50% han tenido dos.[1] Constituye uno de los motivos más frecuentes de consulta en ginecología, sin embargo, muchas mujeres se automedican y consultan de forma tardía, lo que dificulta su diagnóstico. No se considera enfermedad de transmisión sexual. La candidiasis vulvovaginal suele ser una afección leve y esporádica, a diferencia de la candidiasis orofaríngea que constituye una enfermedad oportunista o la candidemia, que puede generar la muerte del individuo. En un 5% de los casos, puede presentarse de forma recurrente (VVCR). La incomodidad, asociada con la VVCR, es intensa. Genera un gran impacto en la calidad de vida laboral, social y sexual.

Etiología y epidemiología

El género *Candida* (C.) comprende a más de 350 especies y alrededor de trece de ellas pueden afectar al hombre; sin embargo, entre un 80% y un 92% de las VVC son causadas por la especie *albicans*. El 20% restante corresponde a C. *glabrata, tropicalis, subtropicalis, cruzei y parapsilosis*.

El género *Candida* posee una extraordinaria capacidad de adaptación. Se puede comportar como comensal o como patógeno y ese comportamiento dual se ve reflejado en un cambio morfológico. En forma de levadura se comporta como saprófita y convive en simbiosis con el huésped, mientras que, en forma de hongo filamentoso (hifa), se comporta como un parásito patógeno y produce síntomas en el huésped. Las hifas forman un biofilm (compuesto en general por las cándidas y una red de mucopolisacáridos) que se adhiere fuertemente, luego invade el epitelio vaginal y le permite evadir los mecanismos de defensa relacionados con la inmunidad celular del huésped.

C. *albicans* forma parte de la flora normal de la cavidad orofaríngea, tracto gastrointestinal y piel en un 50% de individuos sanos, y puede hallarse como comensal en el tracto genital inferior de un 20% de mujeres en edad reproductiva, 7% de posmenopáusicas y 6% de prepúberes.[2] El hallazgo de *Candida* en cultivos de mujeres asintomáticas no requiere tratamiento; para el diagnóstico de VVC se requiere, además, la presencia de síntomas de inflamación vulvovaginal. El mecanismo por el cual puede pasar de una colonización asintomática a una forma invasiva es complejo. El sobrecrecimiento de este microorganismo y su penetración en el epitelio superficial son los responsables de la aparición de los síntomas. Esto sucede cuando se altera la flora normal, se genera una brecha en la barrera mucocutánea o se produce un defecto en la inmunidad del huésped.

Habitualmente, los episodios de VVC se producen en mujeres sin ningún factor predisponente, pero ciertas condiciones favorecen su aparición (Tabla 7.3.1). Puede aparecer en mujeres vírgenes, por lo que no es una enfermedad de transmisión sexual,[3] pero si puede verse influenciada por la actividad sexual y su prevalencia aumenta en mujeres sexualmente activas.

Clínica

El síntoma característico de la VVC es el prurito vulvar; sin embargo, dicho síntoma no es patognomónico, ya que menos del 50% de las mujeres con prurito vulvar tienen VVC. También suele presentarse con dispareunia y disuria. Cuando hay flujo, este suele ser blanco espeso y grumoso, con el característico aspecto de leche cortada o ricota (Figura 7.3.1), con poco olor o sin este, adherido a

Tabla 7.3.1 Factores predisponentes de VVC

Factores predisponentes
▪ Uso de protectores diarios, jabones perfumados, duchas vaginales. ▪ Estrógenos elevados: embarazo, anticonceptivos, terapias hormonales. ▪ Antibióticos de amplio espectro. ▪ Inmunocompromiso, corticoides, VIH, quimioterapia. ▪ Diabetes mal controlada.

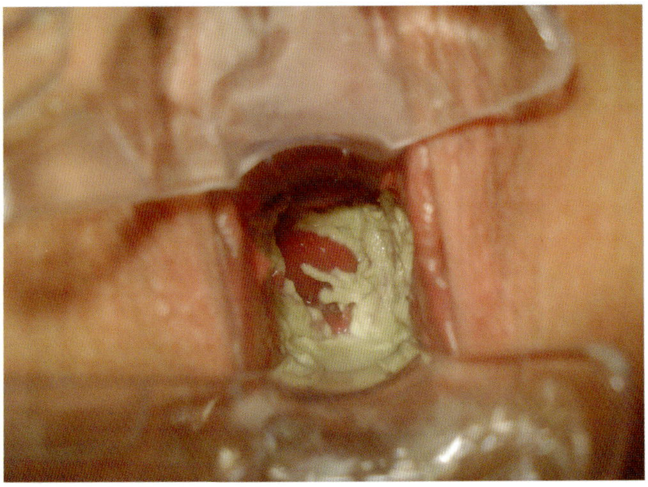

Figura 7.3.1 Flujo blanquecino grumoso típico de cándida.

las paredes vaginales; pero también puede ser homogéneo acuoso e indistinguible de otras causas de vaginitis.

Al examen físico puede verse este flujo, eritema y edema (Figura 7.3.2). Las pústulas satelitales periféricas son características de la VVC (Figura 7.3.3). En casos más graves aparecen fisuras y excoriaciones. Ninguno de ellos

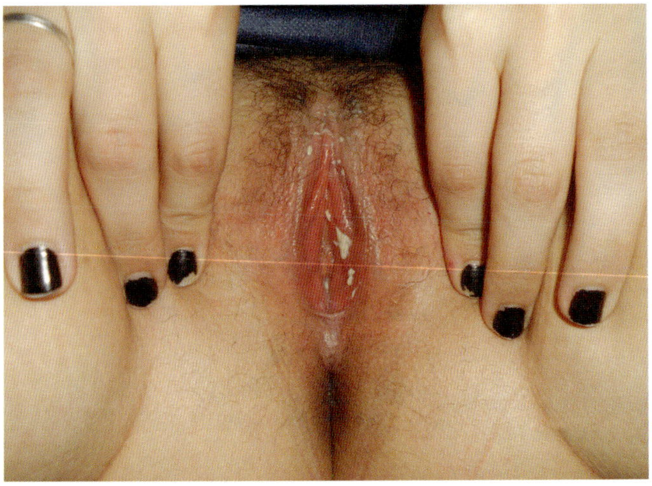

Figura 7.3.2 Eritema en vestíbulo y flujo característico.

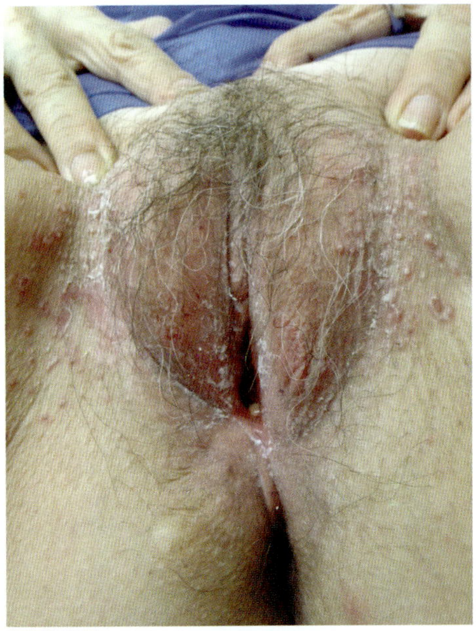

Figura 7.3.3 Candidiasis con pústulas satelitales.

es especifico de VVC. La gravedad suele ser menor en *Candida glabrata*.

Clasificación

Según la forma de presentación, la especie de *Candida* involucrada y algunos factores del huésped puede clasificarse en no complicada o complicada (Tabla 7.3.2).

Diagnóstico

- Interrogatorio:
  - Síntomas: cuándo aparecieron, en qué localización (vulva, introito, vagina), si hubo factores desencadenantes (poscoital, uso de antibióticos, fecha de última menstruación).
  - Uso de alguna medicación y cuál fue la respuesta.
  - Episodios previos similares y cómo los trató. Es muy frecuente la automedicación en casos de vulvovaginitis, que puede entorpecer el diagnóstico y empeorar el cuadro al producir irritación.
  - Hábitos sexuales para evaluar enfermedades de transmisión sexual, uso de lubricantes u otras sustancias.
  - Hábitos higiénicos, cómo se higieniza, si usa jabones, apósitos, ropa interior, etc.
  - Conocer el estado clínico e inmunitario, así como los tratamientos que esté recibiendo.[4]
- Examen físico:
  - Inspección: vulva, periné y región perianal, en busca de eritema edema úlceras excoriaciones, alteraciones en la piel para el diagnóstico diferencial con otras patologías.[5] La palpación de la vulva en búsqueda de aéreas de dolor para evaluar una vestibulodinia.

Tabla 7.3.2 Clasificación de la VVC

VVC no complicada (90%)	VVC complicada (10%)
Requiere la presencia de los siguientes criterios: ▪ Menos de cuatro episodios al año. ▪ Episodios leves a moderados. ▪ Huéspedes inmunocompetentes y no embarazadas. ▪ Probable *Candida albicans*.	Requiere algunos de estos criterios: ▪ Cuatro o más episodios al año verificados por cultivo (en general no presentan factores predisponentes). ▪ Casos graves. ▪ *Candida no albicans*. ▪ Inmunosupresión, DBT mal controlada, embarazo.

- Especuloscopia: la inspección de la vagina y el cuello, en general no suele estar afectado o, en algunos casos, presentar una "colpitis a puntos blancos".
- Medición del pH: un pH normal (4 a 4,5) o menor lo distingue de vaginosis y tricomoniasis, donde suele estar elevado.

Clínica + identificación de *Candida* → Examen en fresco
↘ Cultivo

- Examen en fresco: se coloca una secreción obtenida de la cara lateral de la vaginal en dos portaobjetos, al primero se le agrega KOH y al segundo se le coloca solución fisiológica. La *Candida* se ve en KOH (imagen en "caña de bambú"). Las hifas se ven con los esporos adheridos a su superficie. *Candida glabrata* no forma hifas, por lo cual el examen en fresco puede ser negativo.

- Cultivo. No se recomienda en todos los casos, ya que es costoso, demora el diagnóstico y puede ser positivo en casos de colonización. El hallazgo de *Candida* en cultivos de mujeres asintomáticas no requiere tratamiento, ya que un 20% de mujeres se encuentran colonizadas.[1] Las indicaciones para realizarlo son las siguientes:
  - Mujeres con clínica y un examen en fresco negativo para *Candida* y otros patógenos. En casos de VVC no complicada es suficiente con identificar el género *Candida* sin especificar, ya que cerca del 90% de los casos corresponden a *C. albicans*.
  - En casos de VVC complicada para descartar *C. no albicans* (*C. glabrata* no forma hifas ni seudohifas, por lo que no se reconoce fácilmente en el examen en fresco).
  - En casos de VVC recurrentes, siempre se debe solicitar para documentar y confirmar el diagnóstico.

Si bien puede detectarse por PCR, no existen a la fecha otras pruebas que hayan probado ser útiles en el manejo clínico de la VCC. La prueba de Papanicolau (PAP) puede identificar cándidas, pero solo en un 25% de mujeres con cultivos positivos. Esto se debe a que las células que se toman habitualmente para la muestra del PAP son cervicales y la *Candida* no suele afectar el cérvix. No deben tratarse mujeres asintomáticas cuyos PAP indiquen *Candida*.

A pesar de que la VVC se produce con mayor frecuencia y de forma más persistente en mujeres VIH positivas, la gravedad no es mayor que en huéspedes inmunocompetentes. No se justifica descartar VIH ni otras ITS en mujeres con VVC crónica.

Ningún síntoma es patognomónico de VVC; por ello, su diagnóstico requiere siempre la identificación de *Candida* en el flujo de una mujer sintomática. El diagnóstico basado únicamente en la clínica puede derivar en tratamientos erróneos, costos innecesarios, efectos adversos debidos a polimedicación, retraso y dificultad en el diagnóstico correcto.[3] En un estudio de 105 mujeres con síntomas vulvovaginales crónicos, 73% se automedicó y 42% utilizó medicinas alternativas. Si bien la mayoría de ellas creía padecer VVCR, al ser evaluadas en una clínica de referencia, solo el 28% tenía efectivamente una VVCR, y un 15% padecía dermatitis irritativa.[4] Tampoco se debe confiar en el diagnóstico efectuado por la misma paciente, ya que, aun en mujeres que han tenido candidiasis previamente, solo un 35% logró identificar correctamente la patología.[5] El 30% de mujeres con vaginosis están coinfectadas con *Candida*.[6]

Diagnóstico diferencial

Las características del diagnóstico diferencial se recogen en la Tabla 7.3.3.

Tratamiento

Todas las mujeres con sintomatología deben recibir tratamiento. Un 20% de mujeres en edad reproductiva están colonizadas por *Candida*, pero no requieren tratamiento.[7] La terapéutica difiere si la VVC es complicada o no complicada.

- VVC no complicada: estudios aleatorizados demostraron que el tratamiento local y oral tienen similares resultados (90% cura clínica y del 70% al 80% de cura micológica);[7] sin embargo, las mujeres suelen preferir la vía oral. Los agentes tópicos tienen menores efectos adversos (irritación local, quemazón) que la vía oral. Se debe tener cuidado con el uso de preservativos, ya que muchos de estos preparados son de base oleosa y podrían afectar el látex. Los azoles orales raramente pueden producir náuseas, cefalea, dolor abdominal y elevación de las enzimas hepáticas. Debe ponerse especial atención a las interacciones con otros medicamentos. Los azoles, locales u orales, son más efectivos que la nistatina. La elección de uno u otro régimen

Tabla 7.3.3 Diagnóstico diferencial de VVC

Diagnóstico	Síntomas	Examen físico	Hallazgos
Dermatitis irritativa	▪ Quemazón. ▪ Ardor.	▪ Vesículas/erosiones. ▪ Eritema. ▪ Edema.	▪ El pH es normal. ▪ Microscopia negativa. ▪ Cultivo negativo.
Vestibulodinia	▪ Dolor. ▪ Dispareunia. ▪ Ardor. ▪ Quemazón.	▪ Eritema vestibular. ▪ Dolor o sensibilidad aumentada en vestíbulo. ▪ Dispareunia.	▪ El pH es normal. ▪ Dolor exquisito al tocar con un hisopo. ▪ Microscopia negativa. ▪ Cultivo negativo.
Flujo fisiológico	▪ Descarga blanca que no cambia con los tratamientos.	▪ Flujo blanco. ▪ Prurito leve.	▪ El pH es normal. ▪ Microscopia negativa. ▪ Cultivo negativo.
VVC	▪ Prurito. ▪ Ardor. ▪ Quemazón. ▪ Dispareunia. ▪ Disuria.	▪ Eritema. ▪ Edema. ▪ Flujo blanco grumoso y adherente, sin olor. ▪ Excoriaciones. ▪ Fisuras.	▪ El pH es normal ▪ Prueba de aminas negativa. ▪ PMN: CE < 1. ▪ Hifas o blastosporos en el examen en fresco. ▪ Cultivo +.
Vaginosis bacteriana	▪ Flujo grisáceo con burbujas. ▪ Olor a pescado. ▪ Irritación leve.	▪ Eritema. ▪ Flujo gris o amarillento con olor a pescado.	▪ El pH es ≥ 4,5 ▪ Prueba de aminas +. ▪ Escasa reacción inflamatoria. ▪ El 20% o más de células guía.
Tricomoniasis	▪ Flujo verde amarillento espumoso. ▪ Fetidez. ▪ Prurito. ▪ Ardor. ▪ Dispareunia.	▪ Eritema. ▪ Edema. ▪ Flujo abundante fétido. ▪ Cervicitis "en fresa".	▪ El pH es > 5. ▪ Prueba de aminas ±. ▪ Examen en fresco con *trichomonas* móviles. ▪ Gran reacción inflamatoria.

debe ser acordada con la paciente en función de costos, preferencias, interacciones y posibles efectos adversos (Tabla 7.3.4).

- VVC en pacientes inmunocomprometidas:
  - En el caso de VVC graves, se prefieren tratamientos tópicos prolongados de siete a catorce días o repetir el fluconazol vía oral cada 72 horas dos o tres dosis.
  - En huéspedes inmunocomprometidos, se deben corregir las condiciones que sean posibles.
  - En embarazadas se prefieren los agentes locales por siete días. Algunos estudios de caso-control han informado acerca de malformaciones de cráneo, cara, huesos y corazón asociados al uso de azoles en altas dosis; el impacto del fluconazol en abortos es poco claro y contradictorio, pero se desaconseja su uso. La nistatina no se excreta en leche materna y puede usarse, el fluconazol se excreta, pero su uso se considera seguro. No hay información acerca de otros azoles, pero la absorción sistémica con el uso intravaginal es mínima.

VVC recurrente

Aproximadamente un 5% de las mujeres con VVC desarrollaran una VVC recurrente. No se conoce qué factores son los que generan esta recurrencia; en la mayoría de los casos no se identifica ningún factor de riesgo. La alta incidencia de VVCR sugiere una predisposición genética sumado a determinados gatillos ambientales. Tres teorías se han propuesto para explicar los casos de recurrencia:

- La teoría del reservorio gastrointestinal ha sido desestimada, ya que la proporción de mujeres con *Candida* en el tracto gastrointestinal es igual entre mujeres asintomáticas y mujeres con VVCR.
- La transmisión sexual también ha sido descartada, ya que, a pesar de que las parejas de mujeres con VVCR suelen estar colonizada con la misma especie, el tratamiento de las parejas no mejora las recurrencias. Un estudio aleatorizado controlado no arrojó diferencias en las recurrencias cuando se administró tratamiento con ketoconazol a las parejas de las mujeres afectadas.[3] Se cree que esta mayor colonización es debida a la exposición crónica a mujeres infectadas y no a una transmisión sexual.
- La teoría de la recaída vaginal demuestra que, incluso después del tratamiento, algunas mujeres siguen colonizadas por un número pequeño de cándidas. Con las condiciones adecuadas, estas aumentan en número y causan un episodio nuevo de vulvovaginitis candidiásica. Estos episodios reiterados no son resultados de reinfecciones, pero si de factores propios del huésped como la alteración en la respuesta inmune local vaginal

Tabla 7.3.4 Tratamiento de VVC no complicada: regímenes recomendados

Tratamiento tópico
Clotrimazol
▪ Crema intravaginal al 1% por 7 días. ▪ Crema intravaginal al 2% por 3 días. ▪ Tabletas vaginales de 100 mg por 7 días. ▪ Tabletas vaginales de 200 mg por 3 días. ▪ Tableta vaginal monodosis de 500 mg.
Miconazol
▪ Crema intravaginal al 2% por 7 días. ▪ Crema intravaginal al 4% por 3 días. ▪ Óvulos de 100 mg por 7 días. ▪ Óvulos de 200 mg por 3dias. ▪ Óvulo de 1200 mg monodosis.
Isoconazol
▪ Crema vaginal, una aplicación diaria por 7 días. ▪ Óvulos 600 mg monodosis.
Tioconazol ungüento al 6,5% monodosis **Butoconazol 2% crema monodosis** **Terconazol**
▪ Crema intravaginal al 0,4% por 7 días. ▪ Crema intravaginal al 0,8% por 3 días. ▪ Óvulo de 80 mg por 3 días.
Nistatina tabletas de 100 000 unidades intravaginal por 14 días.
Tratamiento sistémico
▪ Fluconazol 150 mg vía oral monodosis.

a la infección. Existe una disminución de la inmunidad celular, con aumento de la reactividad alérgica por hipersensibilidad mediado por anticuerpos de IgE.

Los síntomas son iguales a los del episodio agudo, pero suelen ser periódicos con una frecuencia variable. Hay pacientes que presentan episodios todos los meses, en general, premenstruales y otras cada dos o tres meses.

Es característico como síntoma la dispareunia y la exacerbación de la sintomatología.

El cultivo en estas pacientes es fundamental para ver el tipo de cándida y, en consecuencia, realizar el tratamiento correcto. El 70% de las recurrencias son por *Candida albicans* y el 30% por *no albicans* (*glabrata, tropicalis, parapsilosis*, etc.).

Bases para el tratamiento (Tabla 7.3.5)

- Buscar factores predisponentes que agraven la sintomatología.
- Serología para VIH.
- Medida higiénicas adecuadas.
- Tratamiento del episodio agudo.
- Tratamiento supresivo profiláctico.
- No tratamiento de la pareja sexual.
- El tratamiento óptimo no está establecido, debe ser individualizado.

El tratamiento con ketoconazol no es muy utilizado por la hepatotoxicidad que producen los tratamientos prolongados.

Tanto los tratamientos locales como los orales son efectivos para la terapéutica de la candidiasis recurrente.

Recurrencias postratamiento

Las recurrencias son altas, oscilan alrededor del 30%; en nuestra serie, el 50%. Cuando una paciente presenta un nuevo episodio luego de seis meses de tratamiento, es fundamental pedir un cultivo para evaluar nuevamente el tipo de cándida (Tabla 7.3.6).

Dada la seguridad de una dosis semanal de fluconazol, no se requiere monitoreo de laboratorio (no así con el resto de los azoles).

El uso de probióticos intravaginales no ha demostrado ser efectivo para el tratamiento de la candidiasis recurrente.[9]

La inmunoterapia se encuentra en investigación, ya que las pacientes con candidiasis recurrente podrían presentar una hipersensibilidad a algunos antígenos de la cándida.

Se destaca que la candidiasis recurrente no es una infección de transmisión sexual, por lo que no se recomienda el tratamiento de la pareja.

En cuanto al seguimiento se recomienda una reevaluación a los tres y seis meses. Se recomienda repetir el cultivo en caso de recaída intratratamiento o recurrencia postratamiento. Una minoría de pacientes continúa

Tabla 7.3.5 Tratamiento para la VVC recurrente

Tratamiento del episodio agudo
▪ Clotrimazol, isoconazol, econazol en óvulos o crema vaginal, una aplicación diaria durante 7 o preferentemente 14 días. ▪ Fluconazol 150 mg cada 72 horas, 3 dosis.
Tratamiento supresivo de mantenimiento
Debe ser prolongado, por lo menos de 6 meses. Se puede utilizar lo siguiente: ▪ Fluconazol 150 mg semanales por 6 meses. ▪ Itraconazol 100 mg diarios por 6 meses o Itraconazol 400 mg UD el 5.° día del ciclo por 6 meses. ▪ Ketoconazol 100 mg diarios por 6 meses. ▪ Clotrimazol 1 óvulo 500 mg semanal por 6 meses.

Tabla 7.3.6 Tratamiento de la VVC en caso de recurrencias postratamiento

Candida albicans
▪ Fluconazol 150 mg semanales por 6 meses. ▪ Itraconazol 100 mg diarios por 6 meses. ▪ Clotrimazol un óvulo semanal de 500 mg por 6 meses (apto para embarazadas).
Candida no albicans
▪ Ácido bórico cápsulas vaginales gelatinosas 600 mg por 14 días + fluconazol 150 mg semanales por 6 meses.[8] ▪ Ácido bórico cápsulas vaginales gelatinosas 600 mg por 14 días + 1 cápsula vaginal por día, por 5 días al mes durante 6 meses. ▪ Nistatina 100 000 UI 1 tableta vaginal diaria.

recayendo al suspender, y debe continuar con fluconazol.[10] Dada la seguridad de una dosis de fluconazol semanal, no se requiere monitoreo de laboratorios, pero sí con otros azoles como ketoconazol e itraconazol. Se recomienda brindar contención y asistencia sexual a mujeres con VVC recurrente, debido al gran impacto en la calidad de vida que esta patología genera.[11]

Seguimiento y pronóstico

En el caso de la VVC no complicada no se requiere un seguimiento. Se debe advertir que consulten nuevamente ante la persistencia o recurrencia. Al no ser una enfermedad de transmisión sexual no se requiere manejo de la pareja. Algunos hombres pueden presentar balanitis micótica y se benefician del tratamiento local. Otros pueden experimentar ardor poscoital al tener relaciones con mujeres colonizadas con *Candida* o con candidiasis recurrente. Probablemente se deba a mecanismos de hipersensibilidad. No se benefician de tratamientos orales ni locales antimicóticos, si pueden usar corticoides locales de baja potencia.

Algoritmo 7.3.1 Diagnóstico de VVC

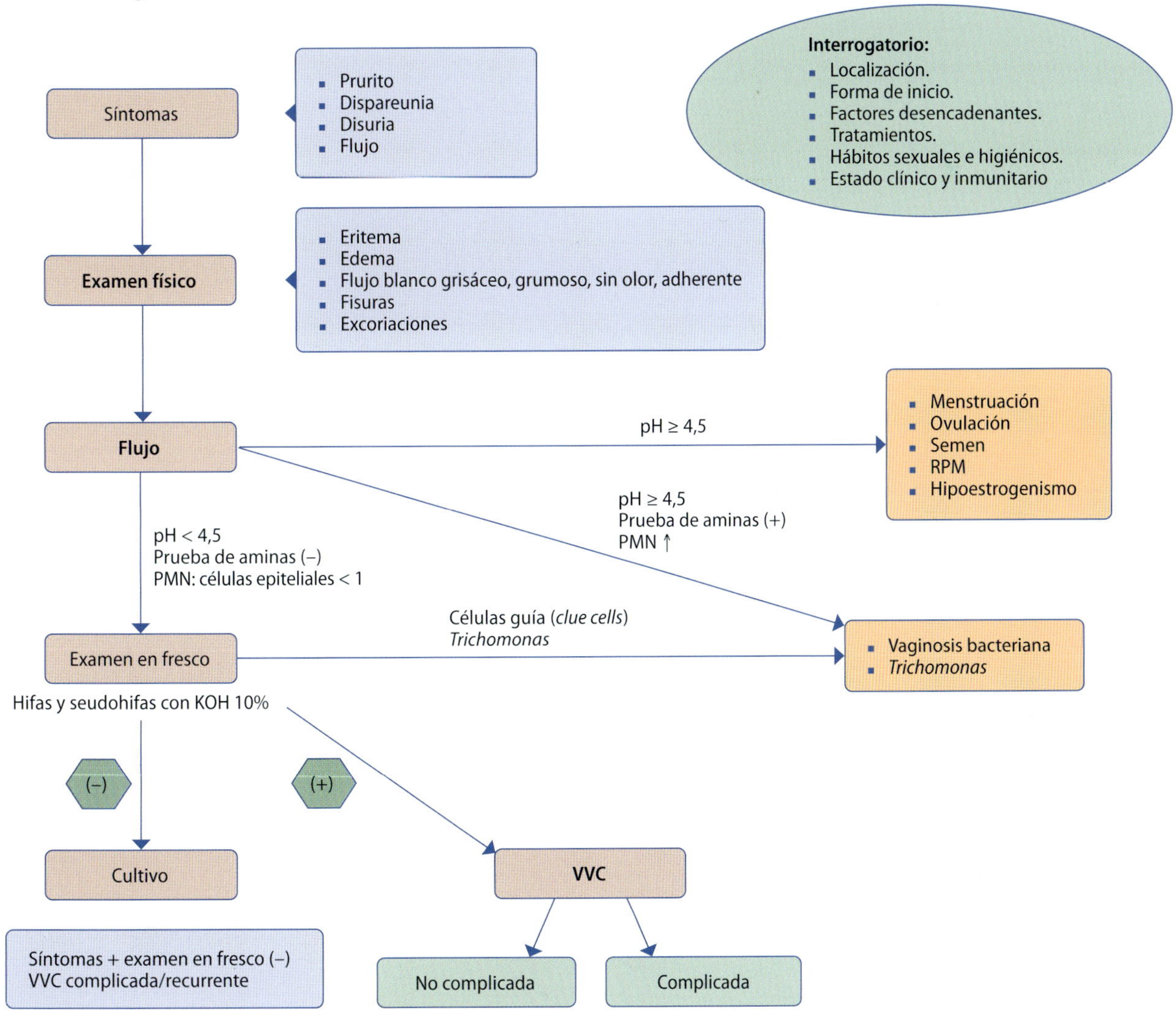

Intertrigo

Puntos clave

- El intertrigo es la inflamación de los pliegues de la piel.
- Si bien puede ser de causa infecciosa o no infecciosa, habitualmente se utiliza el término intertrigo para las infecciones producidas por el género *Candida*.
- Son factores de riesgo todas las condiciones que aumentan la fricción y la humedad o disminuyen la inmunidad del huésped.
- El diagnóstico suele ser clínico por su típica apariencia de placas eritematosas y erosiones, con descamación periférica y la presencia de pápulas y pústulas satélites.
- Puede confirmarse el diagnóstico mediante la visualización al microscopio de un raspado de piel con el agregado de KOH o mediante cultivo.
- El tratamiento consiste en mejorar los factores predisponentes, mantener el área lo más seca posible y la aplicación de un antimicótico tópico. En casos graves, se pueden utilizar corticoides tópicos y rara vez, antifúngicos orales.

Introducción

El intertrigo es la inflamación de los pliegues y áreas adyacentes de la piel que se rozan o se presionan entre sí. El intertrigo se desarrolla cuando la combinación de fricción y humedad retenida ablanda e irrita la piel y hace que se erosione. Esta erosión a menudo da lugar a una infección por levaduras o por bacterias. El área afectada está roja, irritada, con prurito o con una combinación de estas características. El intertrigo es habitual en las personas obesas, las que sudan en exceso y en usuarias de ropa sintética que irrite la piel o mantenga la humedad.

Etiología y epidemiología

Si bien puede no ser de origen infeccioso o causado por bacterias, habitualmente se atribuye el término intertrigo a la infección e inflamación causadas por *Candida*.[12]

Los pliegues constituyen el lugar ideal para el crecimiento de *Candida*. Los factores de riesgo son todas las condiciones que aumentan la fricción, la humedad o interfieren con la inmunidad del huésped (Tabla 7.3.7).

Los casos graves sin factores predisponentes deben hacer pensar en endocrinopatías ocultas, procesos neoplásicos, VIH o malnutrición.

Clínica

Se manifiesta como placas eritematosas y maceradas (Figura 7.3.4), erosiones con descamación periférica, pápulas y pústulas satélites, que se rompen fácilmente y dejan una base eritematosa. Las placas son pruriginosas y a veces dolorosas.

Los sitios afectados son los pliegues inguinales (Figura 7.3.5 y 7.3.6) interglúteos y submamarios, axilas, escroto, espacios interdigitales, pliegues abdominales en casos de panículos adiposos prominentes, y en niños se localiza en el área del pañal.

Tabla 7.3.7 Factores de riesgo para la aparición del intertrigo micótico

Humedad aumentada	▪ Obesidad. ▪ Incontinencia de orina. ▪ Vestimentas oclusivas. ▪ Exposición ocupacional. ▪ Hiperhidrosis.
Fricción aumentada	▪ Obesidad. ▪ Vestimenta ajustada. ▪ Actividades físicas o laborales.
Inmunidad debilitada	▪ Diabetes. ▪ Antibióticos de amplio espectro en forma prolongada. ▪ Corticoides. ▪ Quimioterapia. ▪ Drogas inmunosupresoras. ▪ VIH.

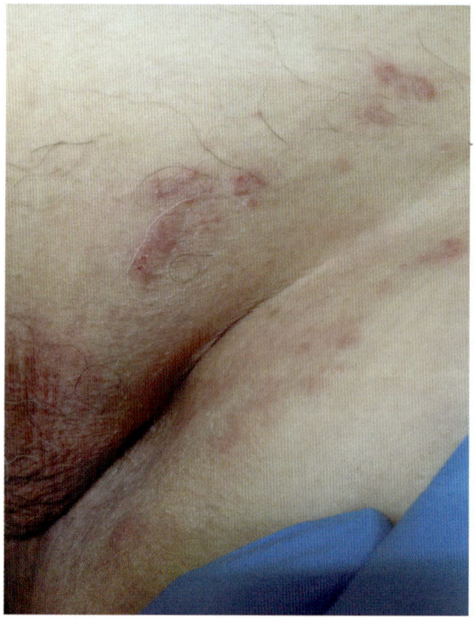

Figura 7.3.4 Placa eritematosa en pliegue inguinal.

Diagnóstico

El diagnóstico es principalmente clínico y se basa en las localizaciones y apariencia de la piel. Las pápulas y pústulas satélites son características. El diagnóstico puede confirmarse identificando al microscopio elementos fúngicos en raspados de piel, el agregado de KOH facilita la visualización. También puede recurrirse a cultivos y, aunque muy poco frecuente, a biopsias.

Diagnóstico diferencial

- Tiña crural.
- Dermatitis atópica.
- Dermatitis de contacto.
- Dermatitis seborreica.
- Psoriasis inversa.

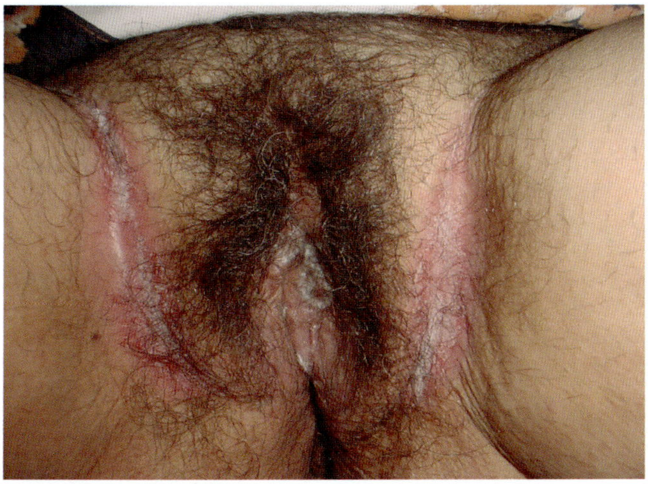

Figura 7.3.5 Intertrigo inguinal.

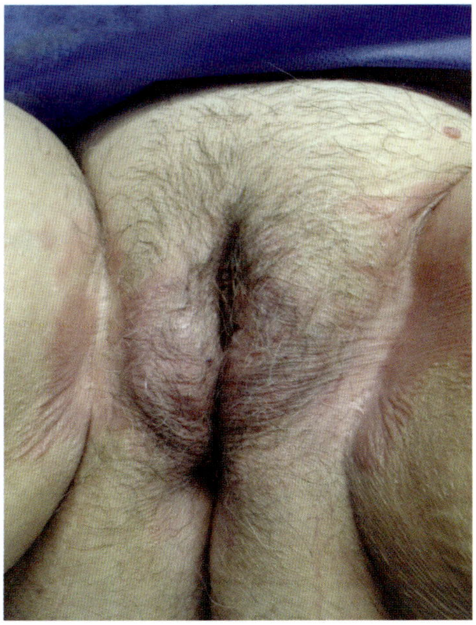

Figura 7.3.6 Intertrigo extenso en paciente diabética.

- Herpes.
- Enfermedad de Paget extramamaria.
- Micosis fungoide.
- Enfermedad de Hailey-Hailey.
- Histiocitosis de Langerhans.

Tratamiento

El tratamiento se basa en tres pilares:

- Antimicóticos.
- Cuidado de la piel.
- Revertir factores predisponentes.

Los antimicóticos se administran preferentemente de forma tópica. Rara vez se necesita medicación vía oral, solo en casos muy graves. Los antimicóticos tópicos vienen en diversas presentaciones según el sitio y preferencia: cremas geles, ungüentos, lociones, champú, etc. La elección dependerá de los costos y disponibilidad. El tratamiento debe durar de dos a cuatro semanas,[13] la mejoría clínica demora dos semanas y puede persistir una zona eritematosa. Muchas veces se requiere el uso de un corticoide para aliviar el prurito intenso, dolor y ardor asociados (Tabla 7.3.8).

Seguimiento y pronóstico

En la gran mayoría de los casos el pronóstico es bueno y no se requiere un seguimiento siempre y cuando se logren corregir los factores predisponentes. Algunos casos en los que el riesgo no puede ser corregido requiere el uso de agentes secantes y antimicóticos de forma crónica.

Tabla 7.3.8 Tratamiento del intertrigo micótico

Antimicrobianos
Agentes tópicos
▪ Clotrimazol dos veces al día en forma de crema al 1%, ungüento o solución. ▪ Econazol una o dos veces al día en forma de crema al 1% o jabón. ▪ Efinaconazol solución al 10% una vez al día. ▪ Ketoconazol al 2% una vez al día en forma de crema, gel, jabón o champú. ▪ Luliconazole crema al 1% una vez al día. ▪ Miconazol al 2% dos veces al día en forma de crema, ungüento, solución, loción, polvo o aerosol. ▪ Oxiconazol al 1% una vez al día en forma de crema o loción. ▪ Sertaconazol crema al 2% dos veces al día. ▪ Sulconazol crema al 1% una o dos veces al día. ▪ Naftifina al 1% o 2 %, una o dos veces al día en forma de crema o gel. ▪ Terbinafina una o dos veces al día al 1% en forma de crema, gel o espray. ▪ Nistatina crema ungüento o polvo 100 000 UI/g dos o tres veces al día. ▪ Butenafina crema al 1% una vez al día.
Vía oral
▪ Fluconazol 50 mg, 100 mg diarios o 150 mg semanales. ▪ Itraconazol 200 mg dos veces por día.
Cuidado de la piel
▪ Mantenerla lo más seca posible. Se pueden utilizar agentes secantes, como talcos, solución de domeboro, violeta genciana, permanganato de potasio.
Eliminar los factores predisponentes
▪ Bajar de peso. ▪ Corregir la incontinencia de orina. ▪ Mejorar las glucemias en caso de diabetes. ▪ Mastoplastía reductora en casos de mamas prominentes e intertrigo submamario.

Algoritmo 7.3.2 Diagnóstico de intertrigo micótico

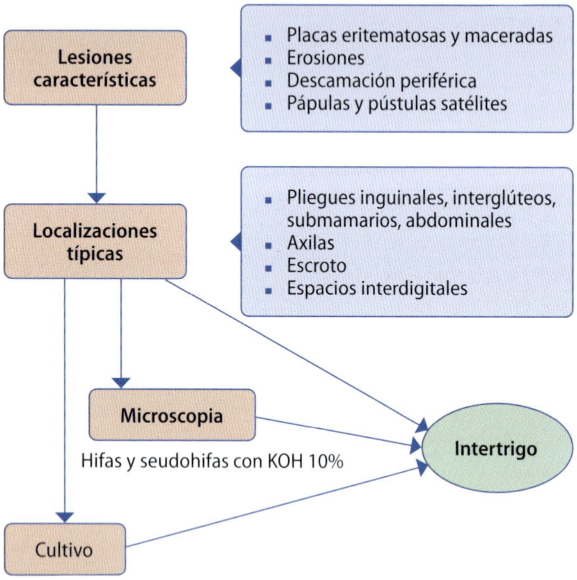

Bibliografía

1 Workowski K. Centers for Disease Control and Prevention Sexually Transmitted Diseases Treatment Guidelines. Clinical Infectious Diseases. 2015; 61(8): 759-62.

2 Tibaldi C, Cappello N, Latino M, Masuelli G, Marini S, Benedetto C. Vaginal and endocervical microorganisms in symptomatic and asymptomatic non-pregnant females: risk factors and rates of occurrence. Clinical Microbiology and Infection 2009;15 (7): 670-9.

3 Sobel J. Vulvovaginal candidosis. The Lancet 2007; 369 (9577): 1961-71.

4 Mårdh P, Wågström J, Landgren M, Holmén J. Usage of Antifungal Drugs for Therapy of Genital Candida Infections, Purchased as Over-the-Counter Products or by Prescription: Analyses of a Unique Database. Infectious Diseases in Obstetrics and Gynecology 2004; 12 (2): 91-7.

5 Ferris D, Nyirjesy P, Sobel J, Soper D, Pavletic A, Litaker M. Over-the-Counter Antifungal Drug Misuse Associated With Patient-Diagnosed Vulvovaginal Candidiasis. Obstetrics & Gynecology 2002; 99 (3): 419-25.

6 Sobel J, Subramanian C, Foxman B, Fairfax M, Gygax S. Mixed Vaginitis More Than Coinfection and With Therapeutic Implications. Current Infectious Disease Reports 2013; 15 (2): 104-8.

7 Pappas P, Kauffman C, Andes D, Clancy C, Marr K, Ostrosky-Zeichner L et al. Clinical Practice Guideline for the Management of Candidiasis: 2016 Update by the Infectious Diseases Society of America. Clinical Infectious Diseases 2016; 62 (4): 1-50..

8 Iavazzo C, Gkegkes I, Zarkada I, Falagas M. Boric Acid for Recurrent Vulvovaginal Candidiasis: The Clinical Evidence. Journal of Women's Health 2011; 20 (8): 1245-55.

9 Falagas M. Probiotics for prevention of recurrent vulvovaginal candidiasis: a review. Journal of Antimicrobial Chemotherapy 2006; 58 (2): 266-72.

10 Sobel J, Wiesenfeld H, Martens M, Danna P, Hooton T, Rompalo A et al. Maintenance Fluconazole Therapy for Recurrent Vulvovaginal Candidiasis. New England Journal of Medicine 2004; 351 (9): 876-83.

11 Nyirjesy P. Chronic vulvovaginal candidiasis. American Family Physician. 2001; 63 (4): 697-702.

12 Metin A, Dilek N, Demirseven D. Fungal infections of the folds (intertriginous areas). Clinics in Dermatology 2015; 33 (4): 437-47.

13 Kalra MG, Higgins KE, Kinney BS.Intertrigo and secondary skin infections. American Family Physician 2014; 89 (7): 569-73.

7.4 Infecciones parasitarias: tricomoniasis vaginal, escabiosis y pediculosis pubis

Mariana Jimena Martínez • Laura Vallejos

Tricomoniasis vaginal

Puntos clave

- Infección exógena de transmisión sexual.
- Mayor riesgo de adquisición de aparición del virus de la inmunodeficiencia humana (VIH).
- Tratamiento sistémico simultáneamente con la pareja.

Introducción

La tricomoniasis es una infección de transmisión sexual que se asocia a vaginitis, uretritis, cervicitis y enfermedad inflamatoria pélvica.

La presencia de otras enfermedades de transmisión sexual es un factor predisponente para el establecimiento de la infección; y, a su vez, la vaginitis, por las lesiones eritematosas y el estado inflamatorio vaginal que produce, es una puerta de entrada a agentes como el VIH.[1]

Se asocia a factores de riesgo como múltiples parejas sexuales, falta de uso de preservativo, inmunodepresión.

Etiología y epidemiología

El agente causal es un parásito protozoario, *Tricomonas vaginalis*, que se localiza en el tracto genital inferior femenino y masculino.

La presencia de *Triconomas vaginalis* también podría indicar la presencia de otros organismos como *Neisseria gonorrhoeae* o *Chlamydia trachomatis* (15%-28% de coinfección por *chlamydia* y 10% de coinfección por gonococo).

Predomina en mujeres en edad fértil, sexualmente activas, con un pico entre los 16 y 35 años.

Es la enfermedad no viral de transmisión sexual más prevalente en todo el mundo, con 180 millones de nuevos casos por año; es, incluso, mayor en número, dado que no es una enfermedad de denuncia obligatoria y puede permanecer silente durante mucho tiempo.

Manifestaciones clínicas

Algunas mujeres infectadas tienen flujo vaginal que suele ser maloliente, amarillo verdoso, con irritación vulvar o sin esta.

Sin embargo, la mayoría de las personas infectadas (70%-85%) tienen síntomas mínimos o inexistentes y las infecciones no tratadas pueden durar de meses a años.

Complicaciones

- Mayor riesgo de adquisición del VIH.
- Parto prematuro.
- Rotura prematura de membranas.

Diagnóstico

El diagnóstico está desarrollado en la Tabla 7.4.1.

Tabla 7.4.1 Diagnóstico de la tricomoniasis vaginal

Clínico
▪ Leucorrea amarillenta abundante, espumosa, gaseosa. ▪ Fetidez. ▪ Disuria (cuando hay infección uretral). ▪ Dolor pélvico. ▪ Vulvitis, vaginitis. ▪ Cuello uterino con imagen en "fresa" o con puntillado rosado.
Prueba de aminas
▪ Se realiza colocando una gota de hidróxido de potasio al 10% en la muestra de flujo, el cual reacciona y provoca olor fétido.
Medición de pH
▪ Mayor de 4,5.
Estudios microscópicos
▪ En fresco de secreciones cérvico-vaginales se coloca de a una gota de solución fisiológica y se calienta el portaobjeto para evitar que las tricomonas se enquisten y puedan ser visualizadas en movimiento.
Otras pruebas diagnósticas
▪ Cultivo de secreciones vaginales y uretrales: sensibilidad del 75% al 96% y una especificidad de hasta el 100%.[2] ▪ Prueba de amplificación de ADN. ▪ Prueba rápida de *Trichomonas* de OSOM (Sekisui Diagnostics, Framingham, MA), una prueba de detección de antígeno. ▪ Affirm VP III (Becton Dickinson, Sparks, MD), una prueba de sonda de hibridación de ADN.

Tratamiento

El tratamiento simultáneo de todas las parejas sexuales es fundamental para la prevención de la transmisión y las reinfecciones.

Régimen recomendado

- Metronidazol: 2 g, por vía oral, en una sola dosis.
- Tinidazol: 2 g, por vía oral, en una sola dosis.

Régimen alternativo

En caso que se haya producido un fracaso del tratamiento con metronidazol en dosis única y se excluye la reinfección, el paciente y su pareja sexual pueden ser tratados con un esquema más prolongado.

- Metronidazol, 500 mg, por vía oral, dos veces al día durante siete días.

Manejo durante el embarazo

Aunque la transmisión perinatal de la tricomoniasis es infrecuente, el tratamiento también puede prevenir la infección respiratoria o genital del recién nacido.[3, 4]

No se han encontrado pruebas de efectos teratogénicos o mutagénicos por consumo de metronizadol en mujeres embarazadas o en lactantes.[5-7]

No hay datos suficientes que avalen el uso de tinidazol en el embarazo, por lo tanto se debe evitar y suspender la lactancia por 72 h luego de haber consumido la droga.

- Metronizadol, 2 g, vía oral.
- Durante cualquier trimestre del embarazo.

Infección por VIH

El tratamiento de la tricomoniasis se asocia con disminuciones significativas en la carga viral del VIH del tracto genital y el desprendimiento viral,[8, 9] por lo cual se recomienda la detección sistemática.

- Metronidazol, 500 mg, cada doce horas durante siete días.

Seguimiento

Debido a la elevada tasa de reinfección de las mujeres tratadas por tricomoniasis (17% a los tres meses en un estudio),[10] se recomienda reevaluar a todas las mujeres sexualmente activas dentro de los tres meses posteriores al tratamiento.

La infección persistente o recurrente causada por *Tricomonas vaginalis* resistente a los antimicrobianos u otras causas debe distinguirse de la posibilidad de reinfección de una pareja sexual no tratada.

Aunque se cree que la mayoría de las infecciones recurrentes por *Tricomonas vaginalis* son resultado de una reinfección, algunas podrían atribuirse a la resistencia antimicrobiana.

La resistencia al metronidazol se produce en el 4%-10% de los casos de tricomoniasis vaginal,[11, 12] y la resistencia al tinidazol en el 1%.[12]

Escabiosis

Puntos clave

- Infestación causada por el ácaro de la sarna (*Sarcoptes scabiei* variante *homini*).
- Se produce por transmisión directa de persona a persona, por vía sexual o por contagio indirecto a través de fómites.
- Produce una erupción pruriginosa de distribución característica.
- Es fundamental realizar tratamiento a todos los integrantes de la familia y contactos más cercanos, incluidas las parejas sexuales, debido a la alta tasa de portadores asintomáticos.
- Existen tratamientos tópicos y sistémicos disponibles en la actualidad.

Introducción

La escabiosis es una enfermedad de distribución universal, contagiosa y pruriginosa que afecta a todas las edades, razas y niveles socioeconómicos. Se observa principalmente durante la época invernal y se transmite de persona a persona, ya sea por contacto directo o indirecto a través de fómites. En ocasiones, es considerada una infección de transmisión sexual.

Etiología y epidemiología

La escabiosis comúnmente conocida como sarna, es causada por un parásito denominado *Sarcoptes scabiei* variante *homini*. El ácaro es perlado, translúcido, carece de ojos y tiene forma ovalada, mide 0,3 mm × 0,3 mm, posee una cabeza pequeña unida a un gran cuerpo oval, con ocho patas que le permiten sobrevivir. No se desplaza volando ni saltando, sino que horada un túnel en la epidermis y allí la hembra deposita sus huevos. Puede vivir fuera del huésped hasta tres días en ciertas condiciones climáticas (21 °C y humedad de 40% a 80%).[13, 14]

Manifestaciones clínicas

Existen tres variantes clínicas.

Clásica. Esta variante presenta una lesión elemental característica, el túnel o galería, que horada la hembra; es poco evidente y se caracteriza por una línea ondulada blanca o gris de unos pocos milímetros hasta 1 cm de largo, con una pápula o vesícula en un extremo. En general, está presente en los espacios interdigitales de las manos (Figura 7.4.1), cara flexora de las muñecas (Figura 7.4.2), areola, genitales, ombligo o en la línea del cinturón (partes cálidas, pliegues y zonas de presión del cinturón). Es común encontrar más de cinco zonas afectadas con lesiones que abarcan desde pápulas, vesículas y nódulos hasta costras hemáticas, escoriaciones y costras melicéricas, debido al intenso prurito, que es predominantemente nocturno y se debe a una sensibilización a las excreciones de las hembras depositadas en los surcos.

Costrosa. También denominada "sarna noruega", suele afectar a pacientes inmunocomprometidos, es una entidad altamente contagiosa y se caracteriza por la

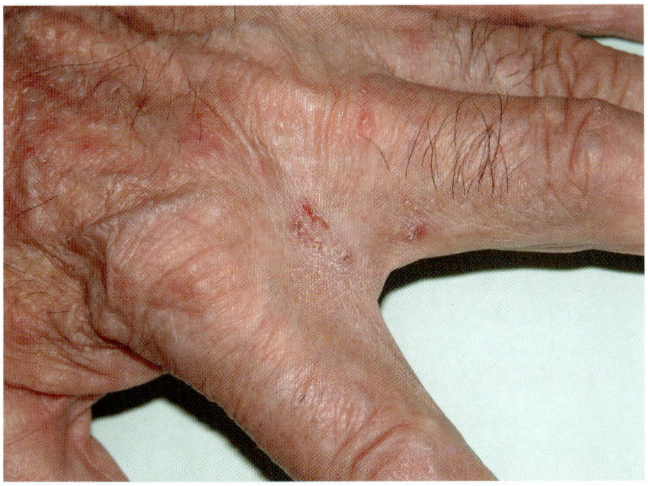

Figura 7.4.1 Túnel acariano en espacio interdigital. (Gentileza Dra. Viviana Parra).

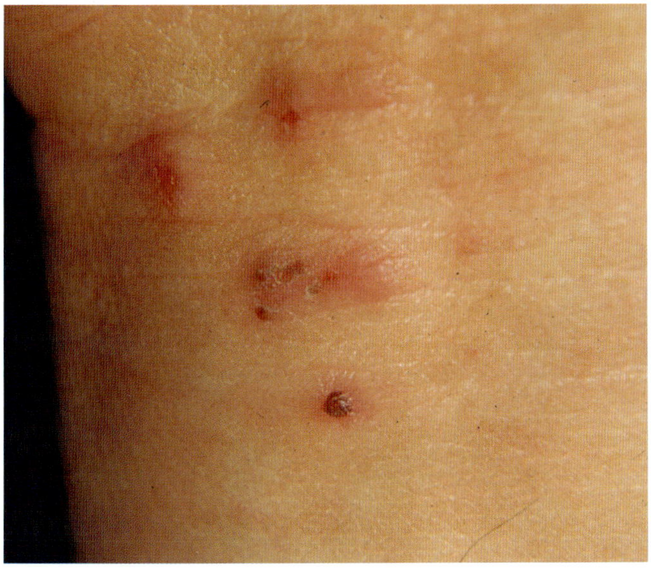

Figura 7.4.2 Pápulas acarianas en la cara flexora de la muñeca. (Gentileza Dra. Viviana Parra).

presencia de miles a millones de ácaros. Se presenta como placas queratósicas, agrietadas y fisuradas, el prurito es menos intenso.[13, 14]

Nodular. Esta variante presenta nódulos eritematosos o pardos de hasta 2 cm de diámetro, que afectan glúteos, genitales, escroto, ingles o axilas. Se ha sugerido que esas lesiones son una reacción de hipersensibilidad a los productos de secreción del ácaro más que a su presencia. Presenta prurito moderado y su contagiosidad es nula (Tabla 7.4.2).[13, 14]

Diagnóstico

El prurito generalizado con predominio nocturno y la afectación de varios convivientes debe hacernos sospechar de esta entidad.

La prueba de Muller, que consiste en aplicar una gota de aceite sobre la lesión sospechosa (surco). Posteriormente, se raspa la lesión con un bisturí y se transfiere la muestra de la piel a un portaobjetos de vidrio para observarla al microscopio. Esta prueba establece el diagnóstico definitivo.[15]

La dermatoscopia revela manchas triangulares de color pardo al final del túnel, las cuales evidencian la presencia del ácaro. En el trayecto correspondiente al surco, a veces, es posible identificar pequeños puntos negros, que representan las heces del ácaro (Figura 7.4.3).[16]

Diagnósticos diferenciales

- Dermatitis atópica.
- Dermatitis dishidrótica.
- Piodermia.
- Dermatitis de contacto.
- Reacción a una picadura de insecto.
- Dermatitis herpetiforme.

Tratamiento

> El tratamiento debe ser ofrecido a todos los contactos familiares y las parejas sexuales.
> Evitar el contacto físico hasta haber concluido la terapia.

Las terapias pueden ser tópicas, sistémicas y combinadas.[13, 14-18]

Tratamiento tópico

- Poseen efecto neurotóxico en el ácaro:
  - Crema de permetrina al 5% (de elección).
  - Lindano loción 1%.
  - Ungüento de benzoato de bencilo 25%.

Tabla 7.4.2 Variantes clínicas de la escabiosis y sus principales diferencias

Tipo	Ácaro	Contagiosidad	Prurito	Inmunosupresión
Clásica	++	+	+++	–
Costrosa	+++	+++	+	+++
Nodular	–	–	++	–

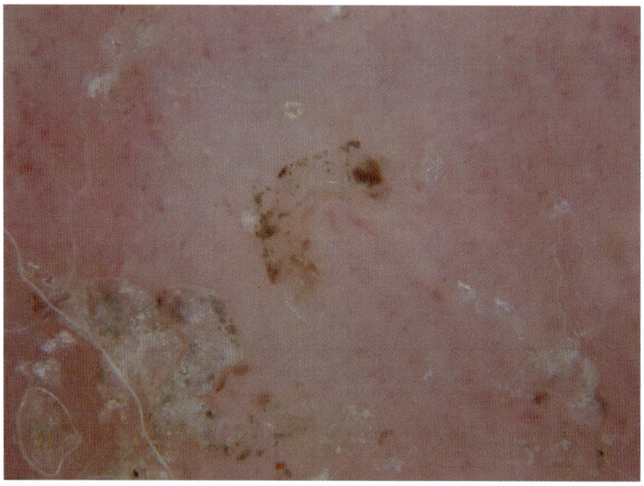

Figura 7.4.3 Dermatoscopia de túnel acariano. Se aprecia al final del túnel una estructura triangular de color marrón correspondiente al ácaro. (Gentileza Dra. Sonia Rodríguez Saa).

- Crotamitón en crema 10%.
- Loción de ivermectina 1%.
- Ungüento de azufre precipitado en concentraciones del 5% y el 10%.

- Permetrina al 5%:
  - Se aplica por frotación durante treinta minutos, dejando actuar durante 8 h.
  - Su mecanismo de acción consiste en el bloqueo de canales de sodio, lo cual retrasa la despolarización y precipita la parálisis y muerte del parásito.
  - Está indicada en niños mayores de dos meses de edad.
  - Puede generar irritación de la piel escoriada, ya que en su composición contiene formaldehído.
  - Se debe aplicar una segunda dosis a la semana de la primera.
- Lindano loción al 1%:
  - En desuso por neurotoxicidad.
- Ungüento de benzoato de bencilo 25%:
  - En niños menores de cinco años se utiliza en concentración de 12,5% y en adultos y mujeres embarazadas al 25%.
  - Se deja actuar por 24 h y se debe repetir la aplicación durante dos o tres días, con un segundo ciclo después de una semana de la primera aplicación.
  - Se debe interrumpir la lactancia.
- Crotamitón crema 10%:
  - Suele enjuagarse hasta 24 h después de su aplicación.
  - Repetir la aplicación de diez a catorce días después.
  - Su eficacia como escabicida es escasa, por lo que no debe utilizarse como monoterapia.
- Ivermectina loción 1%:
  - Debe aplicarse en todo el cuerpo con frotación durante 30 min y dejar que actúe 8 h.
  - Su mecanismo de acción consiste en incrementar la permeabilidad de la membrana celular en los canales de sodio, lo que facilita así la hiperpolarización, parálisis y muerte del parásito.
  - Se debe aplicar una segunda dosis después de siete a catorce días de la aplicación inicial.
- Ungüento de azufre precipitado en concentración del 5% y el 10%:
  - En concentración del 5% está indicado en niños de un año, mientras que la concentración del 10% es para pacientes adultos y mujeres embarazadas.
  - Se debe aplicar mediante frotación durante 30 min y lavado posterior, y repetir cada 6 h durante tres días. El tratamiento habrá de repetirse al cabo de una semana.
  - Este tratamiento mancha la ropa y tiene mal olor, sin embargo sigue siendo muy utilizado en Latinoamérica, debido a su bajo costo.

Tratamiento sistémico

- Ivermectina vía oral:
  - La dosis recomendada es de 200 μg/kg de peso, en dos dosis, con intervalos de 10 a 15 días.
  - Es segura en niños mayores de dos años o con más de 15 kg de peso corporal.
  - Indicaciones:
    - Escabiosis costrosa.
    - Brotes institucionales.
    - Contactos asintomáticos.

Seguimiento y pronóstico

El pronóstico es bueno una vez que se instaura el tratamiento correcto. Se debe tener en cuenta que es una enfermedad altamente contagiosa, por lo que resulta fundamental tratar a todo el núcleo familiar por más de que estos se encuentren asintomáticos para evitar las reinfestaciones. Se destaca, además, que la sarna no confiere inmunidad.[17]

Pediculosis pubis

Puntos clave

- Se conoce también con el nombre de "ladillas" y este término se prefiere a "piojos del pubis", ya que dicha infestación puede afectar otras áreas corporales con vello, como el bigote, la barba, las axilas, las pestañas, las cejas y el cuero cabelludo.
- Se transmite por contacto sexual, por contacto directo o indirecto a través de fómites contaminados (ropa interior, toallas, ropa de cama).
- El síntoma cardinal es el prurito intenso.
- Los pacientes con esta enfermedad a menudo presentan en concomitancia otra infección de transmisión sexual.
- El tratamiento es similar al de pediculosis de la cabeza.
- Deben tratarse todas las partes vellosas, ya que normalmente se infesta más de un sitio.

Introducción

La pediculosis del pubis es una ectoparasitosis causada por el *Pthirus pubis*, también conocido como ladilla. Lo más habitual es encontrarlos en las regiones púbicas y perianal, pero en ocasiones también se aloja en el bigote, la barba, las axilas, las pestañas, las cejas y el cuero cabelludo. Afectan a todos los estratos sociales y a todos los grupos étnicos. Siempre se deben descartar otras infecciones de transmisión sexual concomitantes.[13]

Etiología y epidemiología

El *Pthirus pubis* es un ectoparásito exclusivamente humano que tiene forma de cangrejo, es plano en sentido dorsoventral; tiene tres pares de patas, su garra delantera tiene un borde serrado lo que le permite moverse sobre superficies lisas y sin pelos, por lo tanto, tiene la capacidad de desplazarse por toda la superficie del cuerpo a razón de 10 cm por día.[13]

El parásito vive menos de tres semanas; durante ese tiempo, la hembra es capaz de depositar veinticinco liendres. La ladilla adulta puede sobrevivir durante 36 h fuera del humano, mientras que los huevos permanecen hasta diez días viables fuera del hombre.

La transmisión es por contacto sexual o por contacto directo piel con piel aunque esto no es exclusivo, ya que existe además un contagio indirecto mediante ropa interior, toallas y ropa de cama.

Es una infestación que afecta a todos los niveles socioeconómicos y a todos los rangos etarios. Se considera que existe tendencia aumentada de recurrencia en varones homosexuales.

Manifestaciones clínicas

El síntoma capital es el prurito en la zona pubiana, es habitual encontrar excoriaciones secundarias al rascado. Clínicamente, se pueden apreciar lesiones tipo máculas de coloración azulada denominadas "máculas cerúleas o manchas azules"; estas presentan una superficie plana de contornos irregulares, de coloración entre gris pizarra y azul, de aproximadamente 1 cm de diámetro, que evidencian hemorragia. Además, es posible visualizar al piojo adulto (Figura 7.4.4) como así también a las liendres, que, característicamente, se ubican cerca de la base de implantación del pelo.[13, 19, 20]

Diagnóstico

El diagnóstico se establece mediante las manifestaciones clínicas y se confirma mediante el examen microscópico de la muestra de vello para visualizar las liendres y los piojos adultos.

Diagnóstico diferencial

- Excoriaciones.
- Sarna.
- Dermatitis de contacto.

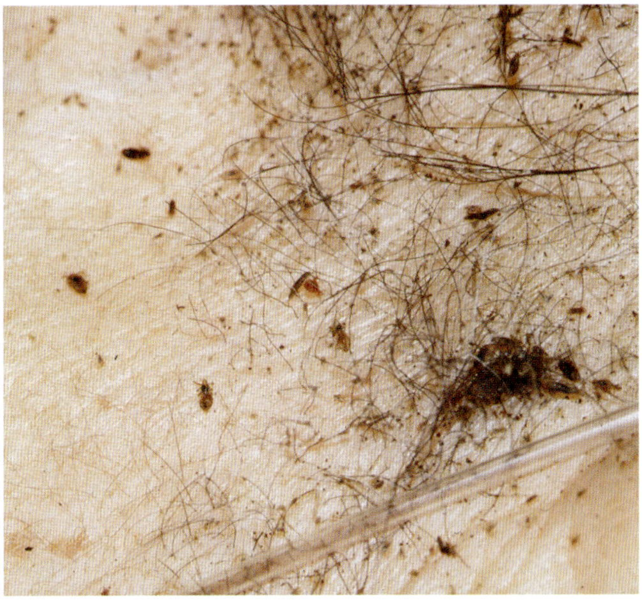

Figura 7.4.4 En el pubis se aprecian múltiples piojos adultos y liendres. (Gentileza de la Dra. Viviana Parra).

- Tricomicosis del pubis.
- Piedra.
- Seudoliendres (vainas peripilares).
- Nevos.

Tratamiento

El rasurado resulta una terapéutica[18] insuficiente, por lo que se debe complementar con medicación tópica y sistémica.[18, 21]

La piel debe estar limpia y seca cuando se aplique el tratamiento para evitar al máximo la absorción percutánea.

Tratamientos tópicos

La piretrina y sus derivados son los agentes indicados en primera línea para el tratamiento de la pediculosis púbica y, entre ellos, el más utilizado es la permetrina. Se asocia a butóxido de piperonilo para maximizar el efecto de las piretrinas y minimizar las posibles resistencias.[18]

Permetrina 1%. Actúa sobre la bomba de sodio de las neuronas del insecto y produce su parálisis. No actúan sobre las liendres. Se aplica en la zona afectada y se deja actuar durante 10-30 min y, después, se retira lavándolo con jabón. Se recomienda la reaplicación al cabo de 7-10 días.

Crema o piretrinas con butóxido de piperonilo. Existen productos comercializados de piretrinas asociados a butóxido de piperonilo para maximizar su efecto y minimizar las posibles resistencias. Se deben aplicar en el área afectada y lavar después de 10 min.

Malatión 0,5% en loción. Agente organofosforado que inhibe la colinesterasa. Tiene efecto ovocida. Se coloca de manera tópica y se retira con un lavado a los 30 min de su aplicación. Se recomienda utilizar en mayores de seis años. Es muy irritante para piel y mucosas. Además, es inflamable, por lo que se recomienda no usar concomitantemente con secadores.

Tratamiento sistémico

- Ivermectina: dosis de 200 μg/kg oral y repetir a las dos semanas.

Seguimiento y pronóstico

Es una entidad con buen pronóstico si se instaura un tratamiento adecuado. Es común su recidiva. Por lo general, el fracaso terapéutico es el resultado de no tratar todas las zonas vellosas incluida el área perirrectal o de la reinfestación a través del compañero sexual (Tabla 7.4.3).

Tabla 7.4.3 Recomendaciones generales para escabiosis y pediculosis pubis

• Debe tratarse la ropa de cama y la de vestir. La ropa que tolere la temperatura elevada debe lavarse a máquina en agua caliente a 60 °C. Si es posible, secar en caliente en secadora. La limpieza en seco también es eficaz. • Cuando no se pueda lavar la ropa con agua caliente, una opción es poner la ropa en una bolsa de plástico, sellar y dejar aparte durante dos semanas.

Bibliografía

1 Kissinger PAdamski A. Trichomoniasis and HIV interactions: a review. Sexually Transmitted Infections 2013; 89 (6): 426-33.

2 Nye M, Schwebke J, Body B. Comparison of APTIMA Trichomonas vaginalis transcription-mediated amplification to wet mount microscopy, culture, and polymerase chain reaction for diagnosis of trichomoniasis in men and women. American Journal of Obstetrics and Gynecology 2009; 200 (2): 1-7.

3 Trintis J, Epie N, Boss R, Riedel S. Neonatal Trichomonas vaginalis infection: a case report and review of literature. International Journal of STD & AIDS 2010; 21 (8) :606-7.

4 Al-SalihiFL, CurranJP, WangJ. Neonatal Trichomonas vaginalis. Pediatrics 1974; 53 (2): 196-20.7.

5 Mann J, McDermott S, Zhou L, Barnes T, Hardin J. Treatment of Trichomoniasis in Pregnancy and Preterm Birth: An Observational Study. Journal of Women's Health 2009; 18 (4): 493-7.

6 The Cochrane Database of Systematic Reviews - Issue 2 2011. Journal of Evidence-Based Medicine 2011; 4 (1): 53-4.

7 Stringer E, Read JS, Hoffman I, et al. Treatment of trichomoniasis in pregnancy in sub-Saharan Africa does not appear to be associated with low birth weight or preterm birth. South African Medical Journal 2010; 100: 58-64.

8 Kissinger P, Amedee A, Clark R, Dumestre J, Theall K, Myers L et al. Trichomonas Vaginalis Treatment Reduces Vaginal HIV-1 Shedding. Sexually Transmitted Diseases 2009; 36 (1): 11-6.

9 Kissinger Padamski A. Trichomoniasis and HIV interactions: a review. Sexually Transmitted Infections 2013; 89 (6): 426-33.

10 Peterman T. High Incidence of New Sexually Transmitted Infections in the Year following a Sexually Transmitted Infection: A Case for Rescreening. Annals of Internal Medicine 2006; 145 (8): 564.

11 Kirkcaldy R, Augostini P, Asbel L, Bernstein K, Kerani R, Mettenbrink C et al. Trichomonas vaginalis Antimicrobial Drug Resistance in 6 US Cities, STD Surveillance Network, 2009–2010. Emerging Infectious Diseases 2012; 18 (6): 939-43.

12 Schwebke JBarrientes F. Prevalence of Trichomonas vaginalis Isolates with Resistance to Metronidazole and Tinidazole. Antimicrobial Agents and Chemotherapy 2006; 50 (12): 4209-10.

13 Gilchrest BA, Paller AS, Wolff k Fitzpatrick´s Dermatología en medicina general. 8va ed. España: Panamericana; 2012, p. 2568-71.

14 Gómez AP, Trujillo HP, López NE, Diéguez CA, Rocher CC. Escabiosis: una revisión. Dermatología CMQ 2013; 11 (3): 217-23.

15 Dalmau Arias J, Vila A T, Peramiquel L, Puig Sanz L. Escabiosis. Farmacia Profesional 2004;18(11):48-51

16 Cabo H. Dermatoscopía. 2da ed. Buenos Aires: Journal; 2012.

17 Gioseffi ML, Hernández Gazcon C, Peroni D, Britos M, Paz, Giardelli M. Escabiosis. Descripción del caso presentado en la sección: ¿cuál es su diagnóstico del número anterior? Arch Argent Pediatr 2009; 107 (2): 171-4

18 < http://www.aepcc.org/wp-content/uploads/2016/12/AEPCC_revista08_INFECCIONES-TI.pdf> Consulta: Abril 2017.

19 Hernández A, Da Conceicao D. H.,Santamaría V. Pediculosis pubis, presentación de un caso. Rev Cent Dermatol Pascua 2001; 10 (3): 130-4.

20 Borrel Martínez JM, Díaz Franco A, Herrera Puente A, Sánchez Bursón L, Sanmartín Sánchez E. Guía de buena práctica clínica en Infecciones de transmisión Sexual. Atención primaria de calidad. Madrid. Organización médica colegial de España: Ministerio de Sanidad Política Social e Igualdad, 2011; p. 978-84.

21 <https://www.cdc.gov/std/tg2015/tg-2015-print.pdf> Consulta: Mayo 2017.

8

Tumores benignos

Claudia Perinetti

Puntos clave

- Identificar la lesión, constatar en la historia clínica una detallada descripción de las características, número y tamaño de las lesiones, lo que ayudará en los siguientes controles para identificar cambios.
- Cualquier lesión de larga data que haya sufrido un crecimiento brusco o cambio repentino en alguna de sus características macroscópicas debe ser biopsiada.
- Buscar lesiones similares en otras partes del cuerpo puede ayudar al diagnóstico.
- La localización orienta hacia un posible diagnóstico, aunque muchas veces se requiere de estudio histológico para confirmarlo.
- Patologías sistémicas o antecedentes patológicos tienen mayor asociación con algún tipo de lesiones (queratosis seborreica y acrocordón con resistencia insulínica; neurofibroma con enfermedad de von Recklinghausen; linfangioma e irradiación pelviana, etc.).

Introducción

Es frecuente el hallazgo de lesiones tumorales benignas en el área vulvar, detectadas por la paciente o por el médico. En general, son lesiones similares a las que aparecen en otras localizaciones del cuerpo, pero que pueden presentar mayor dificultad diagnóstica. Esto se debe a que es una zona de mayor roce, fricción y humedad, lo que modifica las características iniciales de la lesión, como también se ve favorecida su sobreinfección y ulceración.

Las lesiones benignas de la vulva se pueden clasificar en glandulares, epiteliales, mesenquimáticas y seudotumorales.

El diagnóstico histológico no suele ser complejo, pero no siempre las variedades histológicas son puras y es frecuente la asociación de diferentes estirpes histológicas en una misma lesión.

Frente a la dificultad diagnóstica se puede utilizar la inmunohistoquímica, pero en realidad la importancia radica en determinar la naturaleza benigna de la lesión (Tabla 8.1).

Tabla 8.1 Clasificación de los tumores benignos vulvares

Tumores glandulares
▪ Quiste de la glándula de Bartolino ▪ Quiste de la glándula de Skene ▪ Quistes vestibulares
Tumores de las glándulas sudoríparas
▪ Hidradenoma papilífero ▪ Siringomas
Tumores escamosos
▪ Pólipo fibroepitelial ▪ Queratosis seborreica ▪ Quiste epidérmico
Tumores mesenquimáticos
▪ Angioqueratomas ▪ Angiomas ▪ Linfangiomas ▪ Lipomas ▪ Neurofibromas
Seudotumores
▪ Hernia inguinal

8.1 Tumores glandulares

Para describir los tumores de origen glandular y a modo de organización representativa, se incluirán aquí a los quistes vulvares y a los tumores que se originan en las células sudoríparas cutáneas.

Quistes vulvares

Introducción

Los quistes vulvares se pueden originar por obstrucción del orificio de salida de alguna de las glándulas vestibulares, mayores o menores (Bartolino, Skene, quistes mucosos). El resto de los quistes podría clasificarse según el epitelio o tejido de origen: quistes de inclusión (epidérmico), Müllerianos (quistes ciliados), mesonéfricos Wolfianos (quiste de Gartner) y mesoteliales (quiste canal de Nuck).

Quiste de la glándula de Bartolino

Las glándulas de Bartolino o también llamadas glándulas vestibulares mayores, se ubican en la región posterior de la apertura vaginal. Miden aproximadamente 0,5 cm y se localizan por detrás del músculo bulbo cavernoso. Su función es secretar moco que participa de la lubricación vulvovaginal.[1]

Son homólogas a las glándulas de Cowper en el varón. Están conectadas a un conducto que mide entre 2 cm y 2,5 cm y las aberturas de dichos conductos de encuentran en hora 4 y 8 del vestíbulo.

Los quistes de la glándula de Bartolino son una complicación frecuente que afecta principalmente la región del conducto. Se produce una obstrucción del orificio de salida, y la acumulación de la secreción mucosa de la glándula provoca la dilatación del conducto y la formación de un quiste (Figura 8.1).

Si el contenido de este quiste se infecta, se produce el absceso de la glándula de Bartolino o bartolinitis. La flora implicada en estos abscesos es variada (polimicrobiana), pero, en general, se identifica *Escherichia coli* y anaerobios.

También puede manifestarse un carcinoma de glándula de Bartolino, lo cual es muy poco frecuente. La edad promedio de la aparición de un carcinoma es a los 60 años, y las variedades más frecuentes son el adenocarcinoma o la estirpe escamosa, según se origine en el epitelio glandular o en el conducto.

El quiste del conducto de la glándula de Bartolino puede ser asintomático, sobre todo si el quiste es pequeño y no tiene signos de infección. Los quistes de mayor tamaño o los abscesos, generan dolor vulvar grave y edema.

Al examen físico, en la bartolinitis, se observa la presencia del quiste, y signos de inflamación, que pueden ir desde el eritema, hasta signos de celulitis que puede comprometer toda la hemivulva. En casos graves, puede acompañarse de fiebre. Es doloroso, incluso puede dificultar la deambulación.

Diagnóstico

El diagnóstico es clínico y es importante identificar tiempo de evolución, localización y síntomas acompañantes. Cuando el quiste aparece en mujeres mayores de 45-50 años, sin importar cómo se trate, se debe obtener una muestra para biopsia para descartar la posibilidad de atipia (cáncer de glándula de Bartolino).

Diagnóstico diferencial

Para hacer el diagnóstico de cáncer de glándula de Bartolino, debe cumplir los siguientes criterios: el tumor debe estar localizado primariamente en los labios, debe estar rodeado de tejido sano y debe identificarse al menos una pequeña cantidad de tejido glandular. De esta manera, se descarta que sea un tumor de otro origen, que compromete la zona por contigüidad o ser metastásico.

El diagnóstico diferencial se debe realizar con diferentes tipos de quistes vulvares (como el quiste de Gartner, quiste de la glándula de Skene, quistes mucosos, quiste del canal de Nuck) hidradenoma, lipoma, leiomioma.

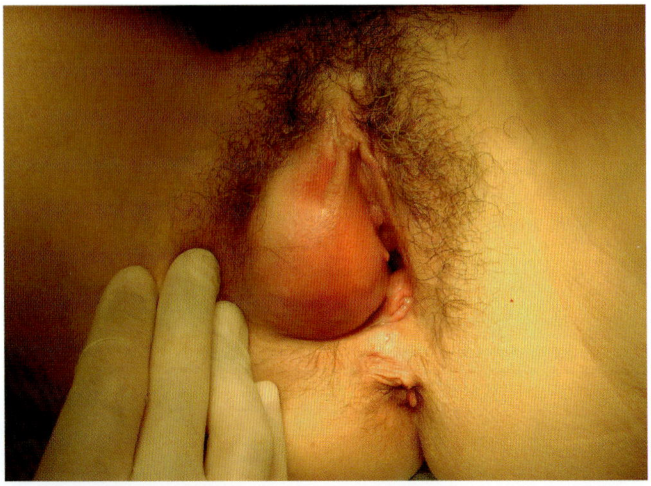

Figura 8.1 Quiste de glándulas de Bartolino.

Tratamiento

Los quistes asintomáticos pueden no tratarse, incluso se estima que en una de cada treinta mujeres, asintomáticas, se identificaría un quiste de glándula de Bartolino.

Cuando se ha formado el absceso, una punción o incisión y drenaje, calman rápidamente los síntomas, pero no es el tratamiento recomendado, ya que tienen una alta tasa de recurrencia, por lo que se prefiere otro tipo de terapéutica.

La marsupialización se considera una de las mejores opciones para el tratamiento de los quistes de glándula de Bartolino con una tasa de recurrencia menor del 1%.

Se puede realizar esta práctica con anestesia local, bloqueo pudendo o puede resultar más cómodo tanto para el cirujano como para la paciente trabajar con anestesia regional o neurolepto-anestesia. Se debe realizar una incisión longitudinal, en la unión cutáneo-mucosa, sobre el área del quiste, no menor de 2-3 centímetros, hasta lograr identificar la cápsula. Si existe el antecedente de procesos recurrentes, es probable que la pared esté marcadamente engrosada. Debe evertirse la pared del quiste con sutura de puntos separados de material reabsorbible y fijarla a la mucosa.

La quistectomía es un tratamiento levemente más complejo. Se incide sobre la unión cutáneo-mucosa y se libera la pared del quiste del área mucosa. En la mitad más profunda del quiste, es más dificultosa su liberación y es más sangrante. Se debe tener especial precaución al liberar la zona cercana del recto, que se ve dificultada por el proceso congestivo vascular y la fibrosis producida por el antecedente de procesos recurrentes.

Los quistes abscedados deben recibir, además, tratamiento antibiótico, que puede incluir aminopenicilinas, ciprofloxacina y azitromicina.

Es importante recordar que al tratar pacientes mayores de 45 años, si no va a realizarse la quistectomía, se deberá realizar una biopsia.

Se describieron otros tratamientos, como el uso del láser CO_2 o incluso con el catéter de Word, que consiste en la colocación de un catéter con balón, que favorece la fistulización de la glándula al cabo de cuatro a cinco semanas de colocado, para mantener su funcionalidad. Actualmente, no es habitual el uso del catéter.[2]

Se ha comprobado que el tratamiento del quiste mediante marsupialización tendría una recuperación más rápida y no se vería alterada la lubricación de la zona.

No existen estudios controlados aleatorizados que avalen un tratamiento único e ideal para estos procesos, que impliquen una recuperación más rápida y una menor tasa de recurrencia manteniendo la funcionalidad.

Quiste de la glándula Skene

Estos quistes se originan en las glándulas parauretrales, que se encuentran en un número variable, entre seis y treinta, y presentan la desembocadura de su conducto excretor en la zona distal de la uretra o en el introito. Dos de estas glándulas son de mayor tamaño y son las glándulas de Skene. Su función es producir secreción mucosa para lubricar el área del introito durante las relaciones sexuales.[3]

Etiología

Los quistes parauretrales pueden ser congénitos o adquiridos. Los quistes congénitos, más frecuentes en niñas y recién nacidos, se originan en componentes embrionarios o remanentes genitourinarios tanto de la vagina como de la uretra. Se postula la teoría de que el tejido glandular respondería al efecto de las hormonas maternas estimulando la secreción y produciendo el quiste. Los quistes adquiridos, más frecuentes en la mujer adulta, se deberían probablemente a la obstrucción del conducto de salida de la glándula, ya sea por infección o trauma, que impide la salida del moco y produce el quiste (Figura 8.2).

Las glándulas de Skene, al igual que las glándulas de Bartolino, son derivados embriológicamente del seno urogenital, por lo que, en general, sus conductos están tapizados por epitelio escamoso estratificado o por epitelio transicional. La glándula está compuesta por epitelio columnar secretor de moco.

Histológicamente, el interior del quiste puede estar recubierto por epitelio escamoso o transicional (del conducto) y puede contener material líquido o purulento si se hubiera sobreinfectado.

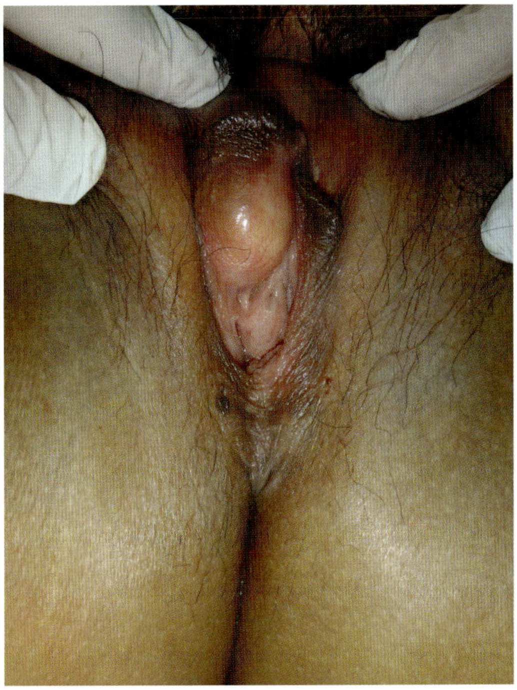

Figura 8.2 Quiste de glándula de Skene.

Clínica

Clínicamente, puede ser totalmente asintomático y ser un hallazgo al examen genital o que la paciente consulte por la presencia de una masa palpable. En general, comienzan a ser sintomáticos cuando superan los 2 cm y pueden producir dispareunia, disuria o malestar con el roce de la ropa interior.

Un síntoma característico por el que pueden consultar es por alteraciones en la salida del chorro de orina (cambio en la dirección del chorro miccional o "chorro en regadera").

Diagnóstico diferencial

El diagnóstico diferencial debe realizarse principalmente con el divertículo uretral, también con quistes vestibulares mucosos, quistes de remanentes müllerianos y el cistouretrocele.

El divertículo uretral podría originarse a partir de una glándula parauretral infectada que se abre a la uretra y mantiene conexión con la luz uretral. La importancia de identificar el divertículo, radica en su terapéutica, ya que puede lesionarse con mayor facilidad y producir una fístula con la consiguiente pérdida de orina o de la correcta funcionalidad del esfínter. Una maniobra para diferenciar el quiste del divertículo, es la expresión de este, desde distal a proximal, con una presión sostenida. Si se observa salida de líquido (orina) a través de la abertura de la uretra, se trata de un divertículo. El síntoma más frecuente que refiere un paciente con divertículo uretral no es el cambio en la dirección del chorro miccional, sino el goteo posmiccional.

Tratamiento

En cuanto al tratamiento en pacientes adultos sintomáticos, se puede realizar la resección completa del quiste o la marsupialización. Algunos autores sugieren que si se realiza la resección parcial del quiste, debe realizarse fulguración de la capa mucosa remanente para evitar la posible recurrencia. Es importante trabajar con sonda vesical colocada para evitar lesiones del tercio inferior de la uretra o lograr identificar la lesión si sucediera. Se debe evitar la punción por la probabilidad de sobreinfección.

En recién nacidas, se prefiere el tratamiento conservador, ya que, en general, remiten espontáneamente, siempre que no existan signos de obstrucción vesical. En ese caso, puede realizarse punción o marsupialización del quiste, que también aliviaría la ansiedad de los padres.

Quistes vestibulares mucosos y ciliados

Los quistes vestibulares mucosos pueden originarse a partir de las glándulas vestibulares menores, debido a la obstrucción de su orificio de salida. Se localizan en toda la extensión del vestíbulo, con preferencia por los laterales y el área posterior.

No suelen sobrepasar el centímetro de diámetro, en general son asintomáticos y son descubiertos al tacto por la paciente o durante un examen ginecológico.

En general son únicos, superficiales, translúcidos, grises o azulados, móviles y no dolorosos (Figura 8.3). Con menor frecuencia, pueden alcanzar mayor tamaño y generar un problema estético y de distorsión corporal (*v.* Figura 8.3).

Histológicamente, está revestido por una capa de epitelio cúbico secretor de moco, con áreas de metaplasia escamosa proveniente del epitelio del vestíbulo y ausencia de células musculares lisas.

Si se ubican anteriormente en el vestíbulo, es difícil diferenciarlo de un quiste de la glándula de Skene. Si la localización es posterior, también debe diferenciarse de

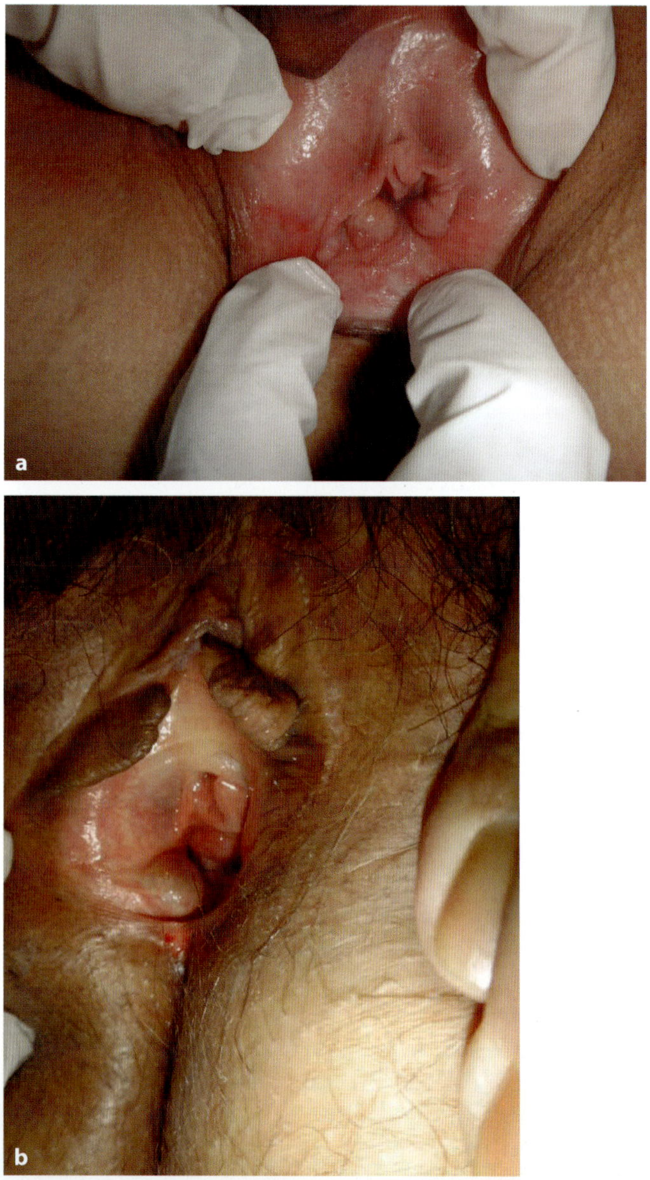

Figura 8.3 a, b Quiste vestibular.

un quiste de la glándula de Bartolino. Este último, suele tener un tamaño mayor y es de localización más profunda. Con el quiste de inclusión epidérmico se diferencia porque es mayor la consistencia, no es translúcido, de color amarillento y logra identificarse que el contenido no es líquido o mucoso.

Si son asintomáticos no es necesario tratarlos; en caso de que la paciente lo prefiera o le cause síntomas, pueden resecarse en forma completa.

Se describen también en el área vulvar, quistes que se originan en restos embrionarios. El sistema reproductivo en la mujer, se desarrolla a partir de los conductos de Müller. Durante el proceso de desarrollo, el epitelio escamoso del seno urogenital, reemplaza al epitelio columnar mülleriano. Pero pueden persistir remanentes de epitelio mülleriano por debajo del epitelio escamoso y originar quistes en la vagina o en al área vestibular. Este epitelio columnar produce secreción muy similar a la producida por las trompas o por el endocérvix.

Estos quistes pueden observarse en el área del introito o también en labios menores. Son pequeños, de aspecto transparente, móviles, renitentes y superficiales y, en general, asintomáticos.

También se han descrito como resultado de metaplasia mucinosa tubaria secundaria a tratamientos con 5-fluorouracilo o láser por lesiones de HPV y en el síndrome de Stevens-Johnson.

Normalmente, los conductos de Wolf (mesonéfricos) regresan en las mujeres y sus remanentes pueden formar los quistes del conducto de Gartner que son más frecuentes en la vagina. Durante el desarrollo embrionario, los conductos de Wolf no descienden hasta tomar contacto con el área vulvar, es decir, que es poco probable que aparezcan restos mesonéfricos en el vestíbulo. Es por esto, que varios autores denominan a estos quistes "similares a mesonéfricos" o "símil-wolfiano". Histológicamente están tapizados por epitelio cúbico o columnar y es característica una capa externa de músculo liso. En general, son asintomáticos y no necesitarían tratamiento.

También se describen quistes vestibulares adquiridos, como resultado de traumas o de lesiones causadas durante el parto, la episiotomía o algún otro trauma quirúrgico.

Conclusiones

Los quistes consisten en una cavidad recubierta por epitelio (plano, cilíndrico o ciliado) que contiene material líquido o semisólido. Es una patología poco frecuente en la zona vulvar y su diagnóstico presuntivo se relaciona con la zona de aparición. Por ejemplo, en los laterales o área posterior del vestíbulo, es más probable que se trate de un quiste de la glándula de Bartolino, quistes mucosos o quistes ciliados. En la zona vestibular anterior o periuretral, podría tratarse de un quiste de la glándula de Skene o quiste mucoso. La localización en labios menores, es más probable que se trate de quistes mucosos o ciliados y la presencia de una masa quística en labios mayores, hará sospechar un quiste de retención epidérmico o quiste del canal de Nuck (Tabla 8.2).

Tabla 8.2 Diagnóstico presuntivo de quistes vulvares según su localización

Localización	Diagnóstico presuntivo
Vestíbulo	▪ Quiste de Bartolino ▪ Quistes mucosos ▪ Quistes ciliados
Periuretral	▪ Quiste del conducto de Skene ▪ Quistes mucosos
Labios menores	▪ Quistes mucosos ▪ Quistes ciliados
Labios mayores	▪ Quiste de retención epidérmico ▪ Quiste del canal de Nuck

Tumores de células sudoríparas cutáneas

Los tumores de células sudoríparas son poco frecuentes y pueden presentar diferentes características histológicas. Se pueden desarrollar a partir de glándulas ecrinas, apocrinas o glándulas similares a la mama (MLG, *mammary-like glands*).

Las glándulas sudoríparas ecrinas están distribuidas en casi toda la extensión de la piel, en cambio, las glándulas sudoríparas apocrinas se encuentran en mayor concentración en la axila, región inguinal, párpado, areola y región genital.

Las MLG son un componente normal de la piel de la región anogenital y comparte características similares a las glándulas ecrinas, apocrinas y mamarias. Antiguamente, se suponía que representaban tejido ectópico mamario, remanente del tejido de la línea mamaria o cresta mamaria, ya se sabe que esto es incorrecto. Existen varias lesiones que se originarían en estas células, como el adenoma apocrino, el hidradenoma papilífero, la enfermedad de Paget extramamaria y el adenocarcinoma.

Sin embargo, cuando en un tumor es difícil la clasificación, lo más importante es diferenciar entre lesiones benignas y malignas. Sería suficiente describir al tumor como benigno o maligno de células cutáneas sudoríparas, con diferenciación predominante ecrina o apocrina. En caso de malignidad, a veces resulta dificultoso diferenciarlos de carcinomas metastásicos, por lo que la inmunomarcación puede ser muy útil.[4]

Las lesiones apocrinas en general son positivas para receptores de andrógenos y negativas para receptores de estrógeno y progesterona, mientras que las lesiones de células anogenitales o MLG son positivas para receptores de estrógeno y progesterona.

Hidradenoma papilífero

El hidradenoma papilífero es un tumor benigno que se manifiesta casi exclusivamente en mujeres, con predilección por el área anogenital.

Desde el punto de vista histológico, es un tumor bien circunscripto, con componente tanto sólido como líquido, que no se encuentra conectado con la epidermis. Presenta una estructura compleja de túbulos y papilas anastomosadas alternadas con estructura glandular. Está tapizado por una capa de células cúbicas o cilíndricas bajas, con presencia de secreción apical y pueden encontrarse características similares a células apocrinas (Figuras 8.4 y 8.5). El índice mitótico es variable, pero no es predictivo de comportamiento agresivo.[5]

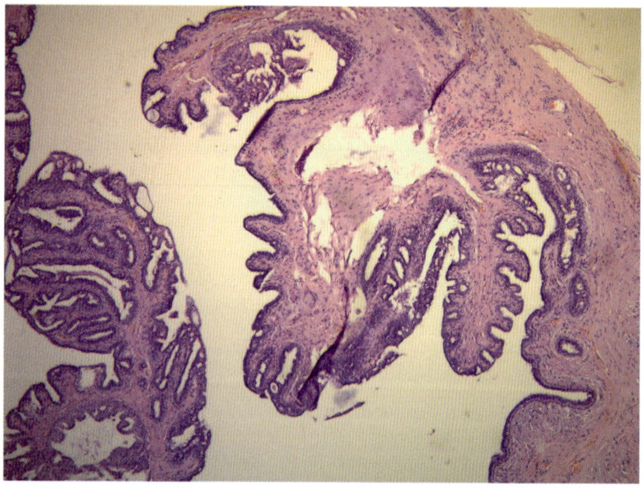

Figura 8.4 Nódulo dérmico de límites netos; en áreas, sólido; en otras, quístico, sin conexión epidérmica.

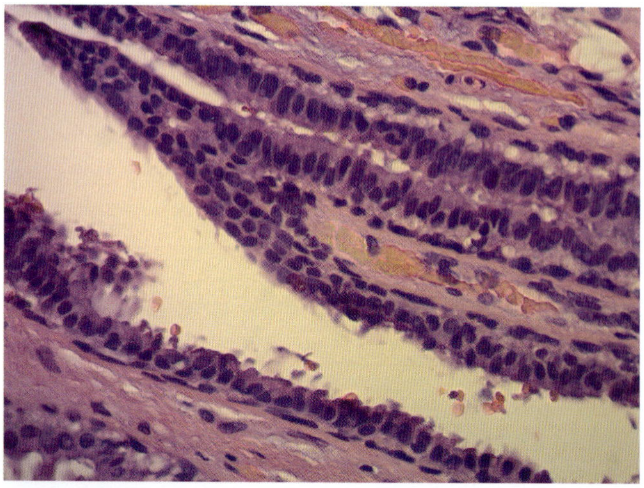

Figura 8.5 La luz está revestida por una doble capa de células: una interna, que secreta por decapitación y una capa de células mioepiteliales cuboideas.

La transformación maligna es muy poco frecuente y origina un adenocarcinoma con diferenciación apocrina. Desde el punto de vista inmunohistoquímico, con frecuencia puede hallarse en el hidradenoma papilífero positividad para receptores de estrógeno y progesterona. La presencia de receptores hormonales más los hallazgos histológicos similares a patologías benignas de la mama, confirma el posible origen del hidradenoma en MLG. Incluso, algunos autores consideran al hidradenoma papilífero un análogo al papiloma intraductal de la mama.

La positividad para receptores hormonales en el hidradenoma papilífero y su posible origen en las MLG explicaría por qué es una lesión que se produce casi exclusivamente en la región anogenital de mujeres.

Clínicamente, suele presentarse como una lesión única, solitaria, asintomática, nodular, bien circunscripta, color piel (Figura 8.6). Es una lesión pequeña que no suele sobrepasar el centímetro. El tumor es de crecimiento lento y, a veces, por trauma o roce, puede producir dolor, drenar líquido o presentar sangrados escasos (Figura 8.7). Con mayor frecuencia se localiza en labios mayores o labios menores, surco interlabial o área perianal.

Los diagnósticos diferenciales incluyen al quiste de inclusión epidérmico, siringoma, quiste de la glándula de Bartolino, acrocordón, nevos o carcinoma de células basales.

El tratamiento de elección es la exéresis completa de la lesión. La recurrencia es muy poco frecuente, y estaría relacionada con la escisión incompleta de la lesión.

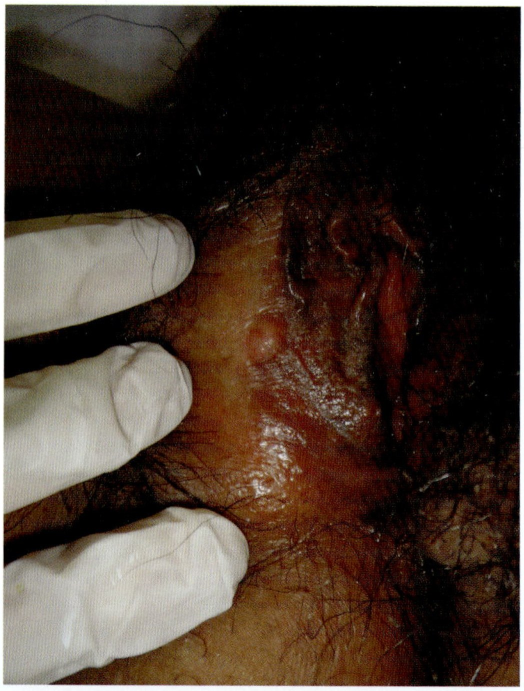

Figura 8.6 Hidradenoma papilífero color piel.

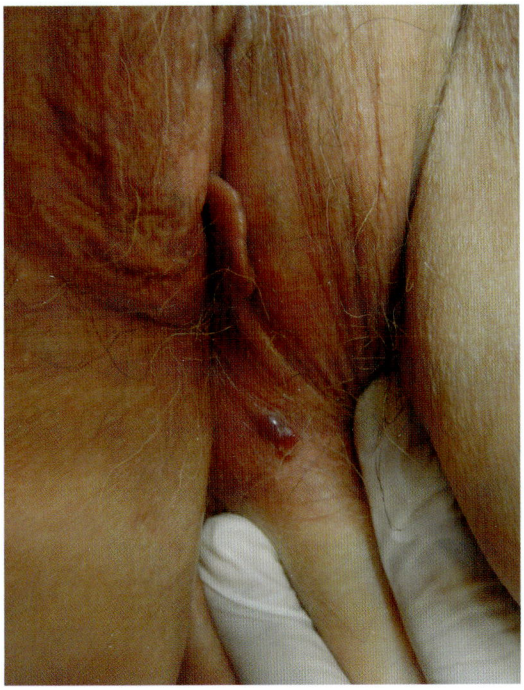

Figura 8.7 Hidradenoma papilífero traumatizado.

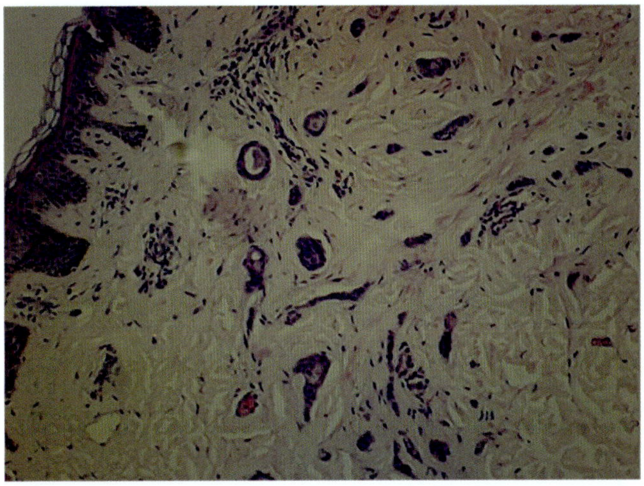

Figura 8.8 En la dermis superficial y media, proliferación de estructuras ductales, que muestra una o dos capas celulares, con forma de coma o "renacuajo".

Siringomas

El siringoma es una lesión benigna de las glándulas sudoríparas ecrinas, más frecuente en mujeres jóvenes y afecta principalmente los párpados inferiores y las mejillas. También pueden encontrarse en axilas y muslos. La localización en región vulvar es muy poco frecuente.

Histológicamente el siringoma se origina en la porción recta del conducto de la glándula sudorípara y se observan pequeños conductos tapizados por epitelio cúbico, inmersos en un estroma fibroso (Figura 8.8).

Clínicamente, se observan como pequeñas pápulas, bien circunscriptas, translúcidas, ligeramente pigmentadas o amarillentas, de consistencia firme, superficie lisa, no mayores de 1-3 milímetros de diámetro. Se distribuyen en la porción más superficial de la dermis. Pueden aparecer como lesiones únicas o, con mayor frecuencia, en grupo como racimos (Figura 8.9). Clínicamente pueden producir prurito, ser detectadas al tacto por la paciente o ser un hallazgo al examen ginecológico.[6]

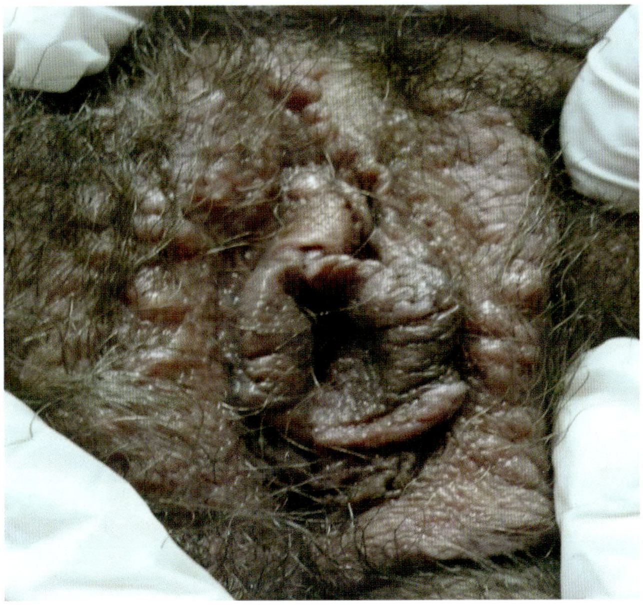

Figura 8.9 Siringomas múltiples bilaterales.

El tratamiento es conservador si son asintomáticos, o pueden resecarse en caso de que produzcan síntomas o la paciente así lo solicite. Es importante la resección completa para evitar la recurrencia o confundir el diagnóstico con algún carcinoma de glándulas sudoríparas. También se ha descrito el uso del láser CO_2, curetaje o dermoabrasión.

8.2 Tumores escamosos

Los tumores de origen escamoso son los tumores benignos más frecuentes de localización vulvar. Se originan en el epitelio escamoso o tienen un mayor porcentaje epitelial dentro de sus componentes. El pólipo fibroepitelial, el angioqueratoma y el quiste de inclusión epidérmico son los que pueden diagnosticarse con mayor frecuencia.

Pólipo fibroepitelial

El pólipo fibroepitelial es un tumor benigno de tejido conectivo recubierto por epitelio escamoso, cuya localización más frecuente es en las áreas de la axila, el cuello y la región inguinal. La localización vulvar es rara. En general, son únicos y también se lo conoce como acrocordón o apéndice cutáneo. Algunos autores sugieren llamar acrocordón a las lesiones sésiles más pequeñas y pólipo fibroepitelial a las lesiones pediculadas de mayor tamaño (Figura 8.10 y 8.11).

Su desarrollo es más frecuente en diabéticas y mujeres obesas. Es probable que los desórdenes o cambios hormonales favorezcan su crecimiento y está establecido que no existiría relación con la infección por el virus del papiloma humano.[7]

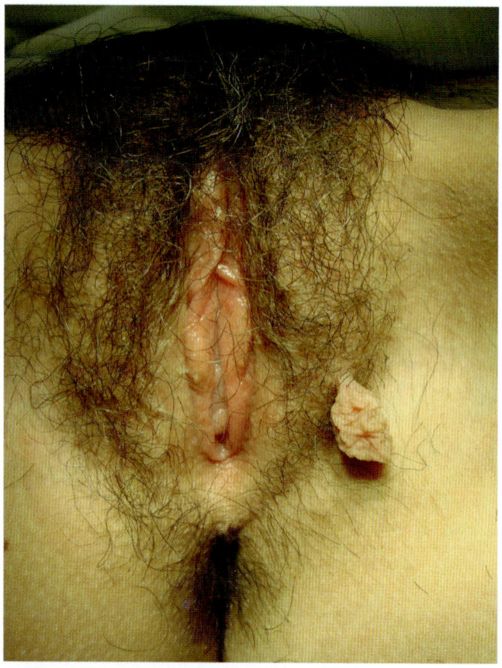

Figura 8.10 Pólipo fibroepitelial pediculado en el labio mayor izquierdo.

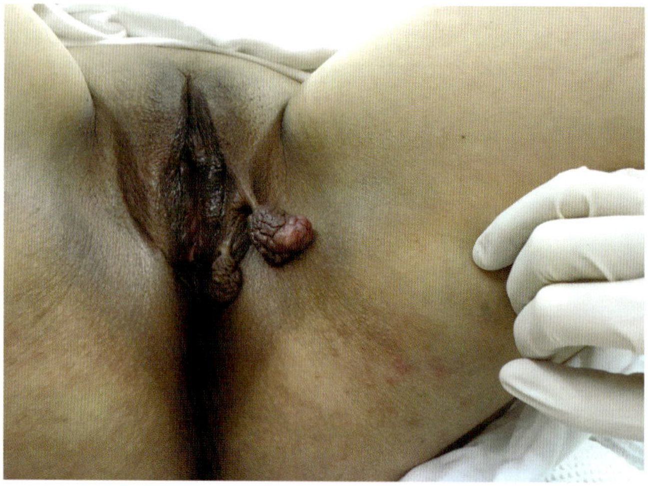

Figura 8.11 Pólipo fibroepitelial pediculado en labio mayor izquierdo.

La aparición del acrocordón, como de la acantosis *nigricans*, se ha reportado como un signo de resistencia insulínica o intolerancia a la glucosa, incluso antes de que esté establecida la diabetes mellitus. También se describe al acrocordón relacionado con la presencia de un perfil lipídico aterogénico e incremento del riesgo cardiovascular.

De la misma manera que se describe asociación de acrocordón y queratosis seborreica en pacientes obesos, estas lesiones epiteliales benignas representarían condiciones relacionadas con factores de crecimiento (IGF) que afectan a queratinocitos y fibroblastos.

Histológicamente, está conformado por un estroma fibrosocolágeno denso recubierto por epitelio escamoso queratinizado. Este epitelio puede presentar acantosis, hiperqueratosis y papilomatosis. En algunas lesiones se pueden identificar receptores a estrógeno y progesterona, lo que explicaría las modificaciones que pueden producirse durante cambios hormonales, como en el embarazo o en la perimenopausia.

Clínicamente, se puede observar como una lesión pequeña, sésil, que recuerda a un condiloma o como un tumor pediculado de mayor tamaño. Son color piel, blandos y generalmente asintomáticos, detectados por la paciente, o pueden ser un hallazgo en el control ginecológico. Puede suceder un proceso inflamatorio, infección o ulceración, debido a la ubicación genital, favorecido por el roce y la maceración de la zona.

Dentro de los diagnósticos diferenciales se incluye el condiloma, el nevo intradérmico y la queratosis seborreica.

Si la localización o el tamaño de la lesión dificultan el diagnóstico diferencial, antes de la resección puede ser útil la ecografía, sobre todo para diferenciar de una hernia o un quiste del canal de Nuck.

Existe muy bajo riesgo de malignización, pero con frecuencia deben ser resacados por irritación o por razones cosméticas. La escisión puede realizarse con bisturí, tijera o electrobisturí en la base del pedículo. El sangrado suele ser escaso y puede detenerse con solución de Monsel, percloruro férrico o con un punto de sutura. Si son pequeños, pueden tratarse con diatermocoagulación o crioterapia. La recurrencia de la lesión es muy poco probable y sucede si la escisión no es completa.

Queratosis seborreica

La queratosis seborreica es una proliferación benigna de los queratinocitos. Se presenta como lesiones exofíticas, de bordes bien demarcados, de superficie gruesa, rugosa, opaca, de color amarronado a negro y de consistencia firme. Suele observarse como una placa superficial que parece estar "pegada" a la piel (Figura 8.12).

El número y tamaño aumenta con la edad y es mucho más frecuente hallar estas lesiones en áreas expuestas al sol. Son más frecuentes en el rostro, cuello y tronco, nunca compromete mucosas, palmas ni plantas y es raro encontrarlas en el área genital.[8]

La causa de la queratosis seborreica es desconocida, pero podrían aparecer después de una dermatitis inflamatoria o en áreas de fricción frecuente. Algunos estudios genéticos sugieren que estaría relacionado también con mutaciones en los receptores del factor de crecimiento de fibroblastos 3 (FGFR3). Es extremadamente raro el desarrollo de un carcinoma de células basales a partir de una queratosis seborreica.

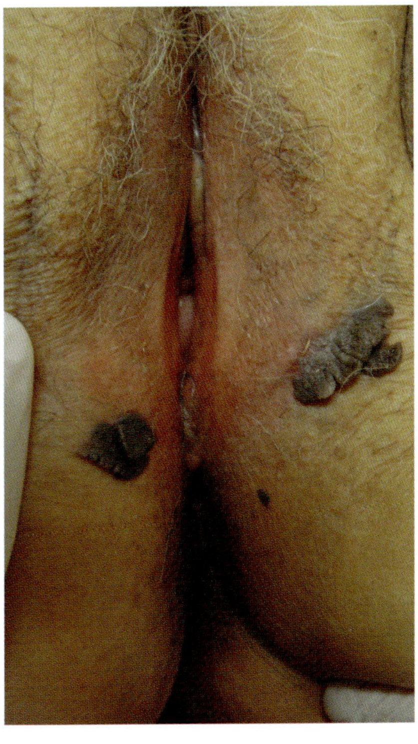

Figura 8.12 Queratosis seborreicas pigmentadas.

Histológicamente, se observan tres hallazgos inequívocos: papilomatosis, hiperqueratosis y acantosis, también pueden hallarse quistes de queratina.

Se describen cinco tipos o variantes de queratosis seborreica: acantósica, hiperqueratósica (verrugosa), adenoide (reticulada), liquenoide (inflamatoria) y pigmentada (melanoacantoma). El tipo acantósico es el más frecuente, pero con frecuencia pueden asociarse más de un tipo en la misma lesión.

La queratosis seborreica es una lesión benigna que en general no causa síntomas, más bien el paciente consulta por un problema estético. En escasas oportunidades puede causar prurito. Clínicamente, puede simular un tumor maligno, por lo que es importante la realización de una biopsia. El signo de Leser-Trelat es la aparición repentina de múltiples queratosis o el incremento en el número y tamaño de las ya existentes y estaría asociada a la presencia de algún tumor maligno de otra localización, por lo que frente a este modo de presentación, es importante investigar una causa oncológica.

El diagnóstico clínico en la queratosis seborreica del área genital suele ser más dificultoso que en otras localizaciones, ya que las características distintivas de la queratosis seborreica suelen perderse, debido a la fricción y maceración propia de la zona.

Con frecuencia son lesiones numerosas y el diagnóstico diferencial principal es con el condiloma acuminado, con el nevo y con la lesión intraepitelial de alto grado (HSIL, *high squamous intraepithelial lesion*) de vulva (VIN usual). También debe diferenciarse del carcinoma de células basales y del melanoma.

En general no necesitan tratamiento, pero si se decide tratar, se puede realizar la escisión o curetaje. También se ha descrito el uso de crioterapia con nitrógeno líquido, pero la elección del tratamiento también depende del tamaño de la lesión.

Ante la duda diagnóstica, siempre es mejor realizar una biopsia aunque vaya a realizarse la resección completa para descartar la posibilidad de malignidad.

Quiste de inclusión epidérmico

El quiste de inclusión epidérmico es el resultado de la invaginación de tejido superficial epidérmico dentro de la dermis o tejido subcutáneo, con la subsecuente proliferación de células dentro de un espacio circunscripto.

La implantación de pequeños fragmentos de epitelio debajo de otros tejidos sería resultado de microtraumas o de lesiones del parto o episiotomía.

La acumulación de descamación epidérmica, secreciones y otros detritos, en un espacio cerrado, genera la formación de un quiste que va aumentando de tamaño con el tiempo.

Pueden localizarse en cualquier parte del cuerpo, sobre todo en la cara, torso, extremidades y cuero cabelludo. La localización vulvar es menos frecuente y, si se presentan, las áreas de localización es en labios mayores o región clitorídea. Son de crecimiento lento y no suelen sobrepasar el centímetro.[9]

La clínica es variable, en general, se presentan como un pequeño nódulo en forma de cúpula, de superficie lisa, de consistencia firme y asintomático. La queratina dentro del quiste le confiere un color blanco-amarillento (Figura 8.13).

Las complicaciones del quiste de inclusión epidérmico son muy poco frecuentes e incluyen la rotura de la cápsula y liberación de la queratina en la dermis, lo que produce una reacción inflamatoria intensa y el nódulo se vuelve doloroso. También pueden sobreinfectarse y muy raramente malignizar.

El diagnóstico diferencial incluye quistes mucosos, quiste del canal de Nuck, quiste de Skene y lipoma. Los quistes mucosos suelen ser de color más azulado, renitentes y al igual que el quiste de Skene, se localizan con mayor frecuencia en el vestíbulo.

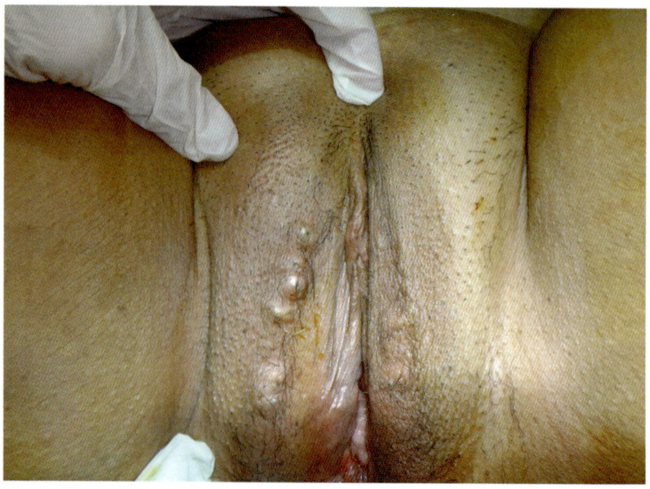

Figura 8.13 Múltiples quistes de inclusión en labio mayor derecho.

Los casos asintomáticos pueden no tratarse. En caso de tratarse por una razón estética, de un modo sencillo, la incisión y drenaje permitirán observar la salida de una sustancia blanquecina, caseosa, que se desgrana con facilidad. Si solo se drena el material es posible la recurrencia, en ese caso será necesaria la resección completa del quiste con su cápsula.

8.3 Tumores mesenquimáticos

Las lesiones mesenquimáticas en la vulva son poco frecuentes y no son regionales específicas de la zona. En general, son lesiones que aparecen con mayor frecuencia en otros lugares del cuerpo. Pueden ser de origen vascular, de tejido adiposo, de elementos nerviosos, tejido muscular o tejido fibroso.

Es frecuente que estas lesiones presenten características de más de un tejido, en distintas proporciones o que presenten cambios reactivos del epitelio que los recubre. Lo importante es reconocer las lesiones y lograr determinar su comportamiento benigno.

A pesar de su baja prevalencia, las lesiones mesenquimales más frecuentes de observar son el angioqueratoma, angioma, linfangioma, lipoma y neurofibroma.

Angioqueratomas

Los angioqueratomas son tumores benignos que se caracterizan por la presencia de numerosos vasos dilatados, ubicados en la dermis superficial, recubiertos por epitelio escamoso con marcada hiperplasia e hiperqueratosis.

Se describieron varios mecanismos para su formación, como la degeneración primaria del tejido elástico de los vasos sanguíneos, aumento de la presión venosa y lesión local de los capilares, lo que produce finalmente la dilatación local de los vasos subepiteliales.[10]

Si el aumento de la presión venosa es uno de los factores predisponentes, se pueden considerar entonces los siguientes factores de riesgo para desarrollar angioqueratomas en la región vulvar: el exceso de peso, la multiparidad, la patología hemorroidal, el antecedente de enfermedad inflamatoria pelviana, el antecedente quirúrgico de histerectomía y la presencia de várices vulvares.

Histológicamente, se observa dilatación de los capilares de la dermis papilar, sin proliferación endotelial, recubierto por epitelio escamoso con distintos grados de hiperqueratosis, acantosis y papilomatosis.

Clínicamente, se presentan como pápulas queratósicas, de crecimiento lento, que pueden variar del color rojo, azulado o marrón. Son pequeños, miden entre 2 mm y 5 mm, nunca superan el centímetro. Pueden ser bilaterales, múltiples y asintomáticos (Figura 8.14). Pero pueden llegar a producir prurito, sensación de quemazón o pequeños sangrados, favorecidos por el roce de la ropa interior y la humedad propia de la zona (Figura 8.15).

Existen diferentes presentaciones de angioqueratomas, que pueden variar desde lesiones aisladas hasta ser parte de un síndrome metabólico sistémico muy grave, como la enfermedad de Fabry (angioqueratosis corporal

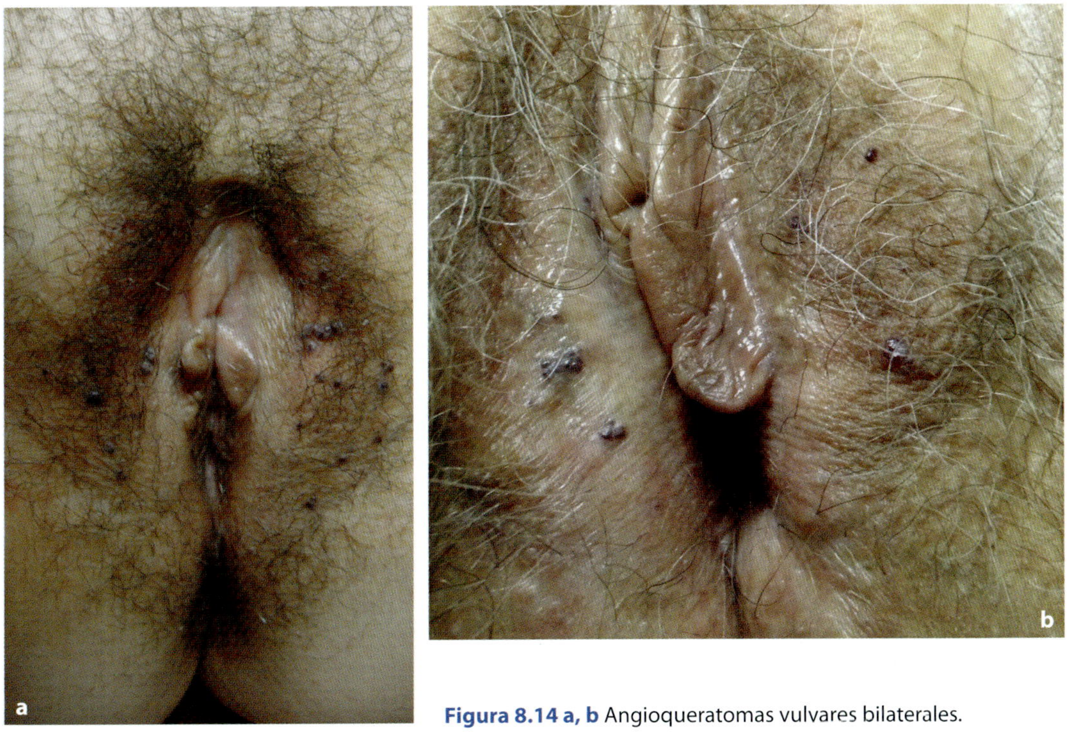

Figura 8.14 a, b Angioqueratomas vulvares bilaterales.

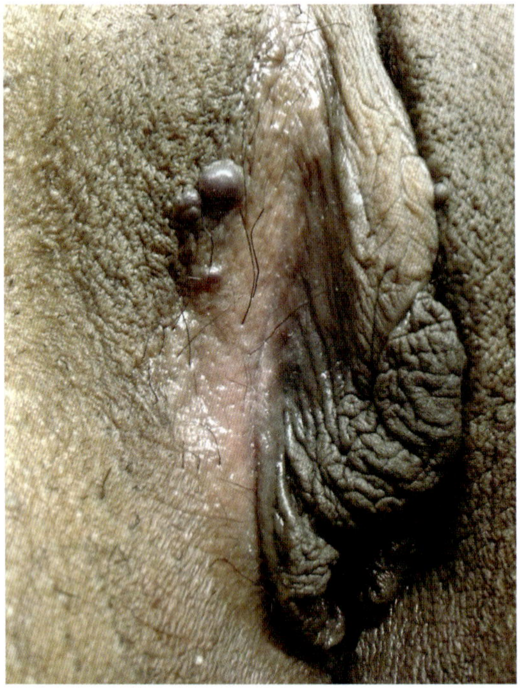

Figura 8.15 Angioqueratomas grandes unilaterales que sangran ante traumatismos.

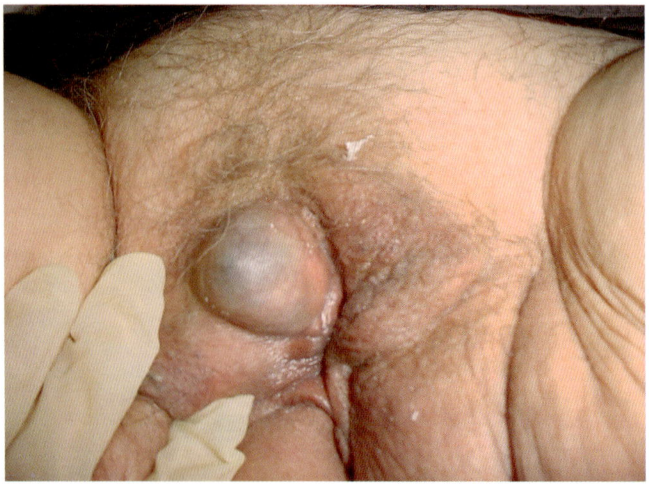

Figura 8.16 Angioma en el labio mayor derecho.

difusa). Algunos autores los llaman angioqueratomas de Fordyce, cuando se presentan como múltiples pápulas en escroto o labios mayores o angioqueratomas de Mibelli, cuando aparecen en el dorso de los dedos de la mano y del pie. Los hallazgos histológicos, en todas las presentaciones, son similares.

El diagnóstico diferencial se debe realizar con condiloma, queratosis seborreica, nevo, HSIL vulvar (VIN usual), melanoma y carcinoma de células basales.

La mayoría de estas lesiones, al ser asintomáticas, se pueden manejar en forma conservadora. En caso de presentar síntomas, como prurito o sangrado, pueden tratarse con métodos escisionales o con métodos destructivos, como radiofrecuencia, crioterapia o láser CO_2. Recientemente, se describieron muy buenos resultados estéticos utilizando láser de argón.

Angiomas

Los angiomas son tumores de tejido blando caracterizados por un incremento en la renovación (*turn-over*) de las células endoteliales. Usualmente aparecen después del nacimiento, crecen rápido e involucionan durante los años subsiguientes.[11]

Más del 60% de este tipo de angiomas se localizan en la región cervicofacial. El resto pueden presentarse en diferentes localizaciones, incluso la vulva (Figura 8.16). El angioma puede presentarse como una lesión única, aislada o puede ser parte de un síndrome clínico como Klippel-Trenaunay-Weber (Figura 8.17).

Es importante diferenciar a las malformaciones arterio-venosas del angioma, que se caracteriza por la hipercelularidad y proliferación de células endoteliales. La mayoría de los angiomas inmaduros regresan espontáneamente a través de los años.

Las malformaciones venosas aparecen como masas rojizas y pueden confundirse con angiomas subcutáneos, pero pueden diferenciarse de una manera sencilla observando que empalidecen o pierden color al comprimirse a diferencia de los angiomas. También el uso del Doppler color es útil para diferenciarlos. Para distinguir un angioma de otros tumores no vasculares, pueden ser de utilidad la TC, la RM o la arteriografía.

En cuanto a la clínica, los angiomas vulvares pueden causar sensación de hinchazón, dolor, disfunción sexual o problemas cosméticos.

Con un correcto diagnóstico, sobre todo de la extensión de la lesión, el planteo terapéutico podría prevenir las complicaciones hemorrágicas utilizando embolización o esclerosis. Si se decide realizar biopsia, deben tomarse precauciones por el riesgo de sangrado, debido al rico contenido de estructuras vasculares.

Los diagnósticos diferenciales incluyen como decíamos, malformaciones venosas, várices vulvares y cualquier tumor vulvar de tejido blando.

Como la mayoría de los angiomas presentarán regresión espontánea, los tratamientos se reservarían para lesiones que produzcan dificultades funcionales o cosméticas.

La terapéutica de los tumores de origen vascular puede clasificarse en tres opciones:

- No específica (escisión, láser CO_2, embolización y esclerosis) (Figura 8.18).
- Antiangiogénico (corticoides, interferón).
- Antiproliferativos (quimioterapia, interferón).

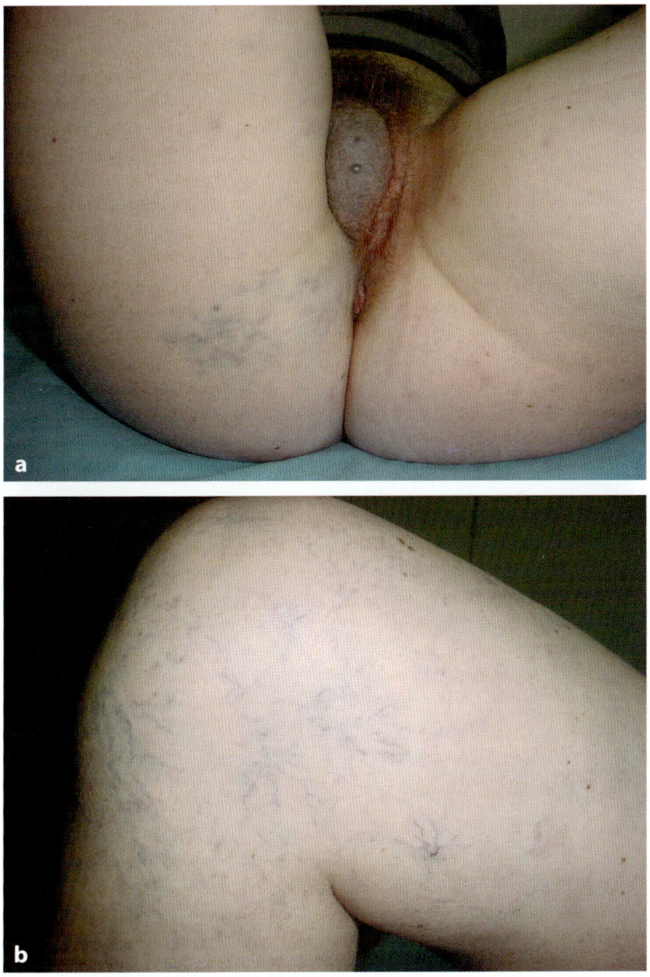

Figura 8.17 a Angioma vulvar en labio derecho en el contexto de un síndrome de Klippel-Trenaunay-Weber. b Pierna comprometida con proceso vascular.

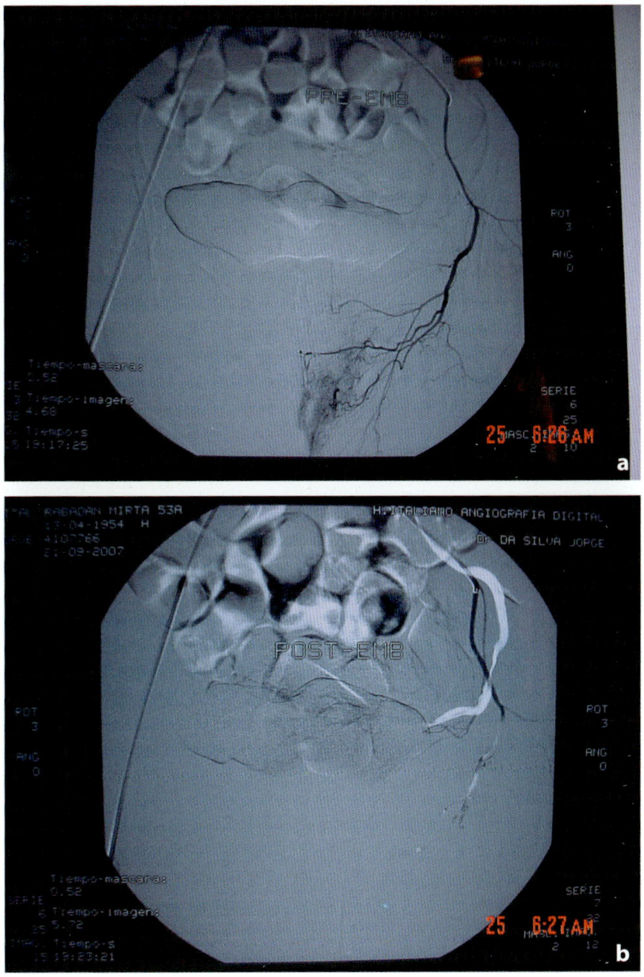

Figura 8.18 a Angiografía. b Embolización de angioma vulvar, ya no se visualiza el flujo distal a la embolización.

Linfangiomas

Los linfagiomas son lesiones benignas, muy poco frecuentes, que pueden ser congénitas o adquiridas. El linfagioma circunscripto se caracteriza por presentarse como racimos de vesículas de paredes finas, llenas de líquido claro (Figura 8.19). Sin embargo, puede aparecer hiperqueratosis en el epitelio que las recubre y da un aspecto más rugoso, que puede confundirlo con un condiloma (Figura 8.20).

El linfagioma circunscripto se produce en el sistema vascular linfático, en la profundidad de la dermis y del tejido celular subcutáneo. Se produciría una disrupción en la arquitectura de linfáticos normales y posterior dilatación de los linfáticos contiguos.[12]

En el linfagioma circunscripto congénito, se postula un defecto en el desarrollo del sistema linfático vulvar, un área de agenesia de tejido linfático, lo que resultaría en linfangiectasia y formación de nuevas comunicaciones

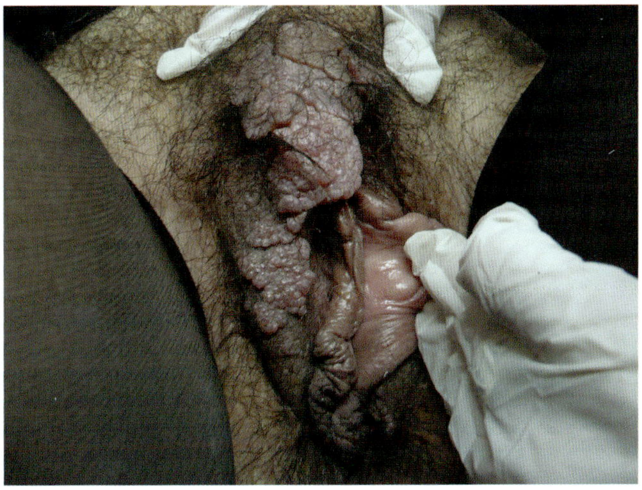

Figura 8.19 Múltiples linfangiomas vulvares, imagen en "huevo de rana".

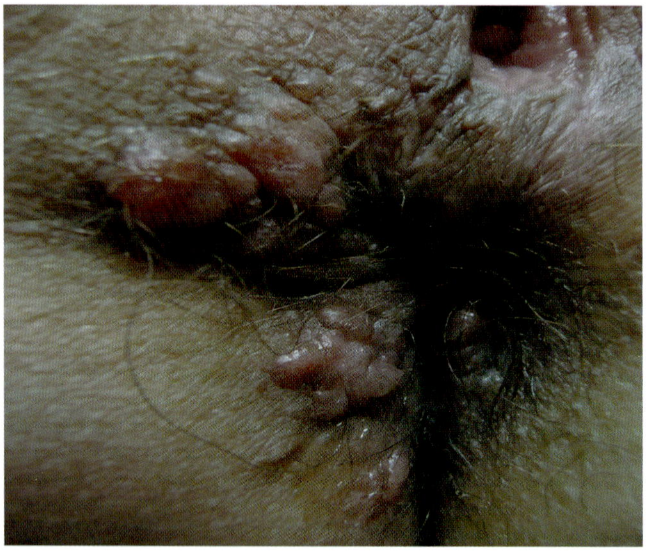

Figura 8.20 Linfangiomas perineales y perianales.

linfáticas anormales. Esto suele ser más frecuente en niñas con síndrome de Turner u otros síndromes. Esta lesión puede localizarse en la parte proximal de las extremidades, axilas y cavidad oral. El compromiso vulvar es muy poco frecuente.

El linfagioma circunscripto primario o congénito es una condición muy rara. Es más frecuente el linfagioma circunscripto adquirido o secundario y puede aparecer en pacientes con antecedente de cáncer cervical, a las que se ha realizado una histerectomía radical más linfadenectomía pelviana e irradiación posterior. La lesión actínica agravaría aún más la obstrucción producida por la acción quirúrgica, ya que aumenta el daño del sistema de drenaje linfático vulvar. Dado el antecedente oncológico de gran parte de pacientes con linfangioma adquirido, es que estas lesiones siempre deben biopsiarse para descartar metástasis.

Causas menos frecuentes de linfagioma circunscripto adquirido pueden ser infecciones como tuberculosis genital y filariasis o enfermedad de Crohn.

Clínicamente, se presenta como múltiples pápulas o vesículas gelatinosas, translúcidas, de distintos tamaños. El color de las vesículas puede variar desde rosa o rojo a negro, debido a la presencia de pequeñas hemorragias internas.

En general, es sintomático y puede presentar sensación de hinchazón, dolor, prurito y puede sobreinfectarse. Es un problema cosmético, que altera la actividad sexual y la calidad de vida, en una paciente que ya ha recibido tratamiento oncológico.

Dentro de los diagnósticos diferenciales, sobre todo si el epitelio suprayacente presenta hiperqueratosis, se debe descartar condiloma acuminado y molusco contagioso, también HSIL vulvar (VIN usual), angioma o melanoma.

Además del tratamiento quirúrgico, también se ha descrito la vaporización con láser CO_2 (Figura 8.21) o láser de argón, electrocoagulación o terapia esclerosante.

El tratamiento quirúrgico suele ser complejo. Como son tumores mal definidos y no encapsulados, es muy difícil determinar los planos anatómicos para una correcta resección. Para prevenir la recurrencia, dicha resección debe ser amplia en profundidad y alcanzar la fascia para incluir las cisternas linfáticas más profundas. Si bien se

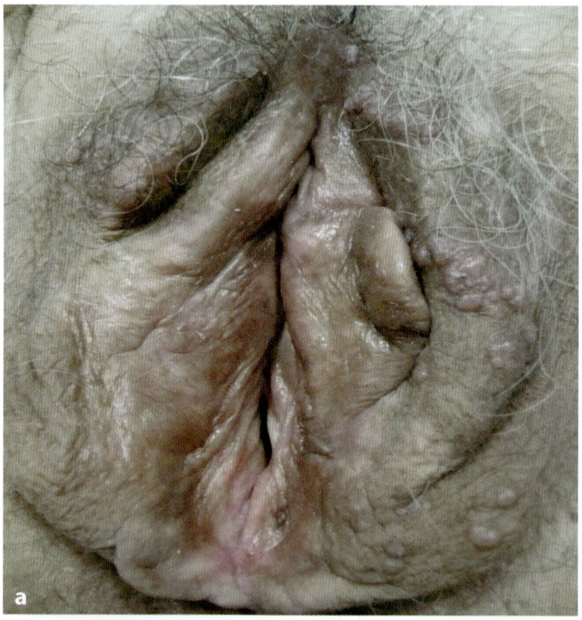

a

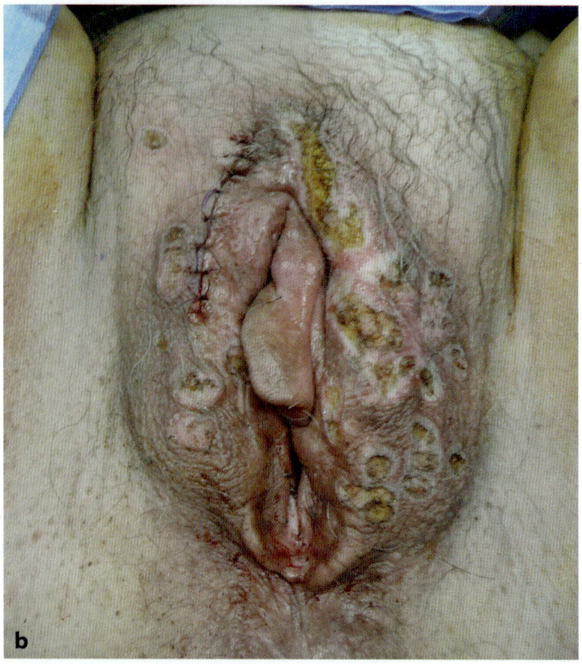

b

Figuras 8.21 a, b Tratamiento combinado de linfangiomas vulvares con resección quirúrgica del área comprometida en el labio mayor derecho y vaporización con láser CO_2 del resto de lesiones.

plantean otras terapéuticas, la resección amplia es la que menor tasa de recurrencia tiene. Siempre se prefiere en lesiones profundas, y el láser de CO_2 se deja para lesiones más superficiales (*v.* Figura 8.21).

Lipomas

Los lipomas son lesiones benignas que se desarrollan con mucha frecuencia en la nuca, espalda, hombros, abdomen y nalgas. La localización vulvar es muy rara. Están compuestos por células adiposas maduras, con haces de fibras conectivas interpuestas. Surgen en las áreas de mayor adiposidad de la vulva y se presentan como tumores uniloculados o multiloculados, subcutáneos y móviles.[13]

Pueden aparecer a cualquier edad, pero son más frecuentes entre los cuarenta y sesenta años. Mientras que en la mujer es más común el lipoma solitario, los lipomas múltiples son más frecuentes en el hombre.

Son de crecimiento lento, no dolorosos y de consistencia blanda. Pueden aparecer como masas bien demarcadas o de bordes mal definidos, pero siempre se constata que no están adheridas a la piel que los cubre. En ocasiones, es más fácil palparlos que observarlos (Figuras 8.22 y 8.23).

Histológicamente, presentan una fina cápsula periférica que rodea una proliferación lobular de adipocitos.

El diagnóstico diferencial se debe realizar con el quiste de la glándula de Bartolino si estuviera localizado en un área más posterior y con el quiste del canal de Nuck y la hernia inguinal si estuviera localizado hacia la zona anterior de la vulva.

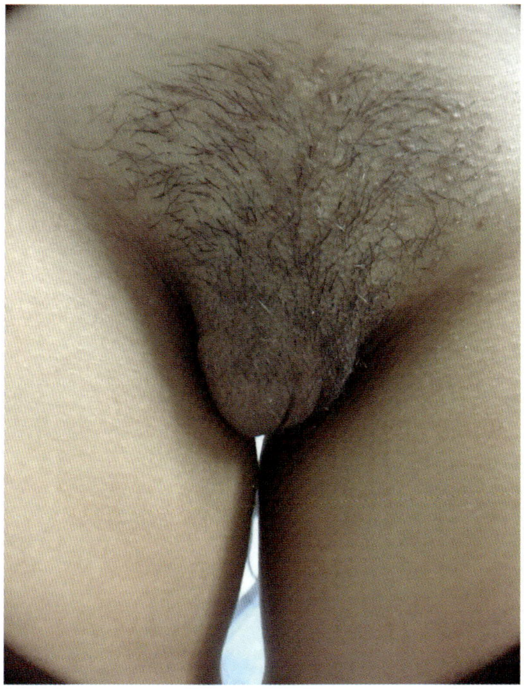

Figura 8.22 Lipoma en labio mayor derecho.

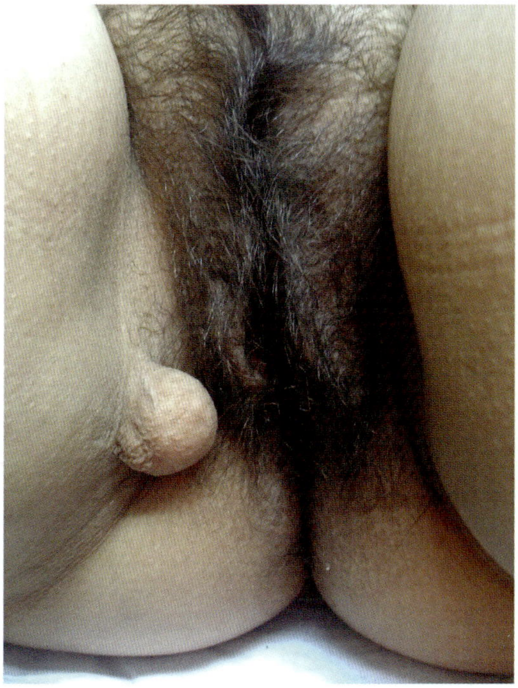

Figura 8.23 Lipoma en la región inguinal derecha.

Si el diagnóstico clínico no es claro, se puede realizar ecografía, TC o RM. Esta última es útil para evaluar la extensión anatómica y diferenciarlo del liposarcoma.

Para la evaluación ecográfica, se ha sugerido el uso del transductor transavaginal de alta frecuencia para un mejor diagnóstico de los lipomas, ya que posibilitaría una mejor evaluación en cuanto a extensión y compromiso profundo.

En las lesiones asintomáticas la conducta es conservadora y, en caso de que dieran sintomatología o por problemas estéticos, el tratamiento es la resección quirúrgica.

Neurofibromas Los neurofibromas son tumores de muy rara localización vulvar. Pueden presentarse como lesiones únicas o múltiples, en cuyo caso estarían asociados a neurofibromatosis tipo 1 o enfermedad de von Recklinghausen. La mayoría de los casos de neurofibroma de vulva está asociada a neurofibromatosis. Se describió el compromiso vulvar en el 18% de las pacientes con enfermedad de von Recklinghausen.[14]

Es una proliferación benigna que se origina en las vainas que recubren los terminales nerviosos de la zona, a partir de las células de Schwan. Son tumores de crecimiento lento, pequeños, que en general no superan los 2-3 cm (Figura 8.24).

Histológicamente, se observan haces entrelazados de células ahusadas, con núcleos ovales y ondulantes. En el estudio inmunohistoquímico, las células son positivas para la proteína S-100, como en la mayoría de los tejidos nerviosos.

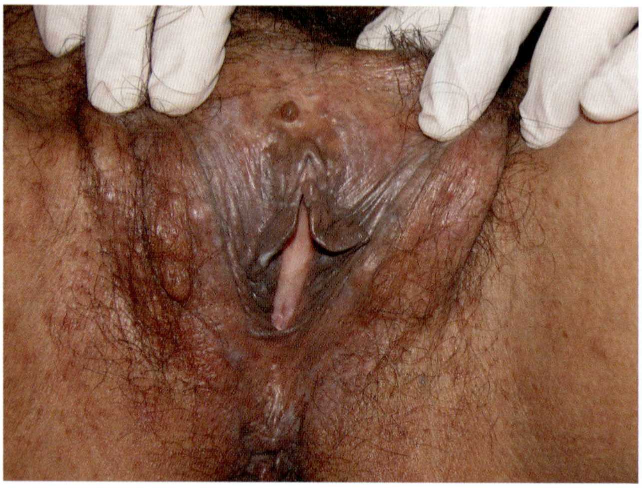

Figura 8.24 Neurofibromas vulvares. (Gentileza Dra. Viviana Parra).

El neurofibroma se observa principalmente en miembros y tronco, la localización genital es rara. Cuando se ubican en el área vulvar, es más frecuente que se desarrollen en la región clitorídea o en los labios menores. Si la lesión compromete el clítoris en niñas recién nacidas, puede crear confusión y se debe realizar diagnóstico diferencial con genitales ambiguos.

Frente a la sospecha diagnóstica de un neurofibroma de localización vulvar, se debe realizar un examen completo buscando la presencia de las "manchas café con leche" características de la enfermedad de von Recklinghausen.

Si bien es poco frecuente, los neurofibromas en el contexto de la neurofibromatosis, con el tiempo, pueden presentar transformación maligna a sarcoma. En cambio, las lesiones solitarias tienen un comportamiento más benigno, ya que no existen reportes de malignización.

El tratamiento es la resección quirúrgica de la lesión con el consiguiente estudio anátomo-patológico.

8.4 Seudotumores

Hernia inguinal

Durante la embriogénesis, el proceso vaginal acompaña al ligamento redondo a través del conducto inguinal, que llega hasta el escroto en el varón y hasta el labio mayor en la mujer. El conducto peritoneo-vaginal, normalmente experimenta una obliteración completa durante el primer año de vida, su falla, puede resultar en una hernia inguinal o hidrocele.

Las hernias inguinales de los adultos, se deben a una asociación de factores predisponentes y desencadenantes que favorecen su aparición. Existen elementos constitucionales o congénitos, como debilidad de los tejidos o permeabilidad del conducto, a lo que se pueden sumar factores desencadenantes como el aumento de la presión intraabdominal. Este aumento puede ser intenso, causado por estreñimiento crónico, tos en enfermedades obstructivas crónicas o por aumento lento y mantenido, como sucede en el embarazo, la obesidad o presencia de ascitis.[15]

Cuando la falta de obliteración del conducto peritoneo-vaginal es completa, queda determinado el camino para el desarrollo de una hernia inguinal indirecta. Si la obliteración es parcial y permanece abierta la porción distal del conducto, hay pasaje de líquido peritoneal y se conforma el quiste del canal de Nuck (Figura 8.25 a-d). El hidrocele o quiste de canal de Nuck en la mujer es el equivalente al hidrocele del cordón espermático en el varón.

La hernia inguinal puede observarse como una masa que aparece en la región inguinal y se extiende hasta el labio mayor o, incluso, puede solo observarse en el labio mayor (Figura 8.26). Si bien la hernia inguinal indirecta es una patología frecuente en el hombre, es muy poco frecuente en la mujer. En general son unilaterales, no siempre reductibles y se observa aumento de su tamaño frente a la maniobra de Valsalva o cualquier maniobra que aumente la presión intraabdominal.

En general, el contenido es tejido graso preperitoneal, pero también puede encontrarse epiplón y hasta vísceras, como la vejiga o el intestino. Hay casos descritos de presencia de ovario o, incluso, desarrollo de focos endometriósicos sobre la superficie peritoneal del conducto. Si el contenido solo es líquido peritoneal, se observa una lesión de características quística o quiste de canal de Nuck, que puede llegar a verse por translucencia.

Según el contenido del conducto (grasa, víscera o líquido peritoneal), por lo tanto, de su consistencia, se plantearán los diagnósticos diferenciales. Se debe diferenciar

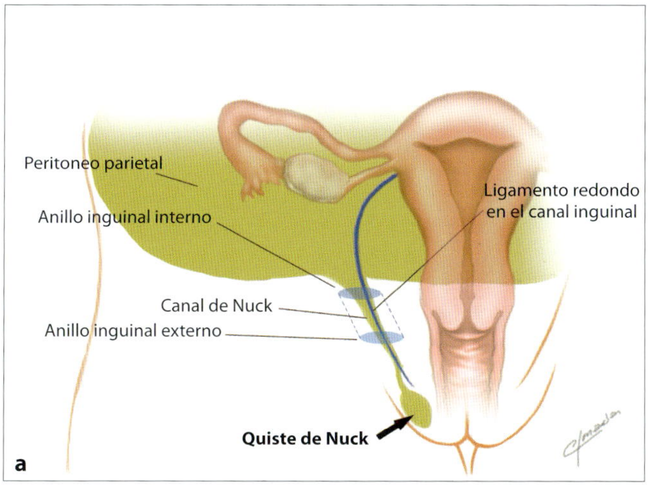

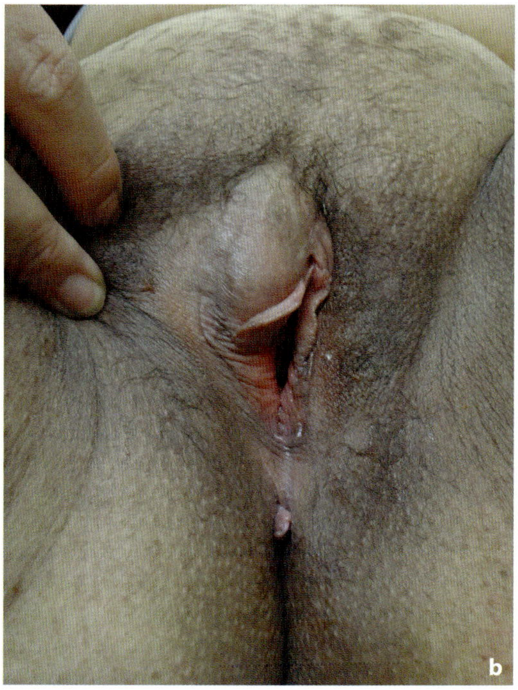

Figura 8.25 a Formación del quiste de Nuck. **b, c** Quiste de Nuck. **d** Contenido líquido del quiste visto por translucencia. ▶

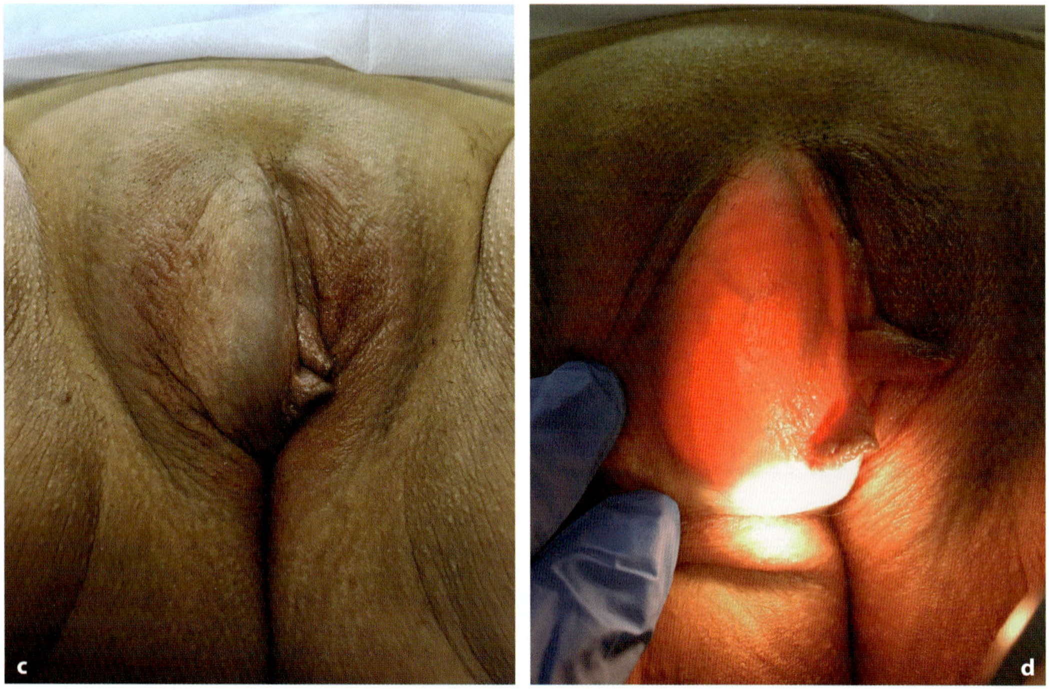

▶ **Figura 8.25** **a** Formación del quiste de Nuck. **b, c** Quiste de Nuck. **d** Contenido líquido del quiste visto por translucencia..

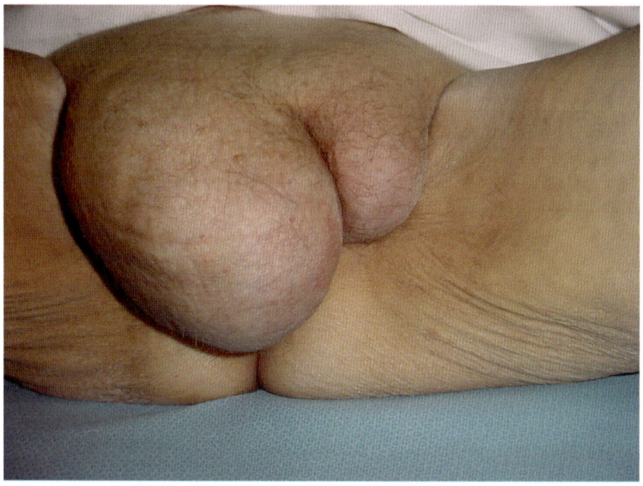

Figura 8.26 Hernia inguinal bilateral, de mayor tamaño del lado derecho.

del lipoma, del quiste de glándula de Bartolino o del quiste de Gartner (más frecuente en la vagina).

La ecografía puede ser útil para el diagnóstico inicial de la lesión. Sin embargo, la RM daría datos más exactos sobre contenido, compromiso y extensión, lo que facilitaría la planificación del tratamiento.

La conducta terapéutica es la resolución quirúrgica, tanto de la hernia inguinal indirecta como del quiste del canal de Nuck. Se desaconseja la punción, ya que la recurrencia es elevada y el riesgo de infección es importante.

Bibliografía (Tumores benignos)

1 Lee MY, Dalpiaz A, Schwamb R, Miao Y, Waltzer W, Khan A. Clinical Pathology of Bartholin's Glands: A Review of the Literature. Curr Urol 2014; 8: 22-5.

2 Heller D, Bean S. Lesions of the Bartholin Gland: A Review. J Lower Gen Tract Dis 2014; 18: 351-7.

3 Heller DS. Lesions of Skene Glands and Periurethral Region: A Review. J Lower Gen Tract Dis 2015; 19: 170-4.

4 Obaidat NA, Alsaad KO, Ghazarian D. Skin adnexal neoplasms—part 2: An approach to tumours of cutaneous sweat glands. J Clin Pathol 2007; 60: 145-9.

5 Duhan N, Kalra R, Singh S, Rajotia N. Hidradenoma papilliferum of the vulva: case report and review of literatura. Arch Gynecol Obstet 2011; 284: 1015-7.

6 Tiwana KK, Nibhoria S, Kaur H, Bajaj A, Phutela R. Benign Vulvar Adnexal Tumours - A 5 Year Study in a Tertiary Care Hospital. J Fam Reprod H 2015; 9 (4): 119-201.

7 Marisa R. Nucci. Mesenchymal lesions of the Lower Genital Tract. Surg Pathol 2009; 2: 603-23

8 Nam Kyung Roh, Hyung Jin Hahn1, Yang Won Lee, Yong Beom Choe, Kyu Joong Ahn. Clinical and Histopathological Investigation of Seborrheic Keratosis. Ann Dermatol 2016; 28 (2): 152-8.

9 Hassan Al-Ojaimi E, Mohd Abdulla M. Giant Epidermoid Inclusion Cyst of the Clitoris Mimicking Clitoromegaly. J Lower Gen Tract Dis 2013; 17 (1): 58-60.

10 Papalas J, Sangueza OP, Puri PK, Robboy SJ, Selim MA. Vulvar Vascular Tumors: A Clinicopathologic Study of 85 Patients. Am J Dermatopathol 2013; 35: 1-10.

11 Gupta R, Singh S, Nigam S, Khurana N. Benign vascular tumors of female genital tract. Int J Gynecol Cancer 2006; 16: 1195-200

12 Vlastos AT, Malpica A, Follen M. Lymphangioma Circumscriptum of the Vulva: A Review of the Literature. Obstet Gynecol 2003; 101(5): 946-54.

13 Fitzhugh VA, Heller DS. Mesenchymal Lesions of the Vulva. J Lower Gen Tract Dis 2011; 15 (2): 134-45.

14 Gomez F-Laencina AM, Martinez Diaz, Izquierdo Sanjuanes B, Vicente Sánchez EM, Fernández Salmerón R, Meseguer Peña F. Localized neurofibromatosis of the female genital system: A case report and review of the literatura. Obstet Gynaecol Res 2012; 38 (6): 953-56.

15 Acién P, Sanchez del campo F, Mayol Maria Jose, Acien P. The female gubernaculum: role in the embryology and development of the genital tract and in the possible genesis of malformations. Eur J Obstet Gynecol Reprod Biol 2011; 159: 426-32.

9

Dermatosis

9.1 Dermatitis alérgica, irritativa, liquen simple crónico

Mariana Jimena Martínez

Dermatitis de contacto

Puntos clave

- Las dermatitis de contacto pueden ser irritativas (DIC) o alérgicas (DAC).
- Las DIC se producen por un agente irritante con efecto citotóxico sobre el queratinocito, afecta a cualquier individuo.
- Las DAC se producen por un alérgeno específico, se debe a una reacción de hipersensibilidad tipo IV, afecta a individuos predispuestos genéticamente.
- Se clasifican clínicamente de acuerdo a su estadio evolutivo en aguda, subaguda y crónica.
- Su diagnóstico se realiza sobre la base de la anamnesis y el examen físico. La prueba del parche resulta el método de referencia para el diagnóstico de las DAC.
- Resulta fundamental para el tratamiento reconocer el agente causal para poder removerlo, reducir la inflamación y restaurar la barrera cutánea.

Introducción

Las dermatitis por contacto son un conjunto de patrones de respuesta inflamatoria de la piel, que se producen como resultado del contacto con factores externos, como haptenos e irritantes. Los términos eccema y dermatitis pueden considerarse sinónimos aunque la palabra dermatitis sugiere un criterio amplio de dermatosis inflamatoria, que exceden al eccema.[1]

Clasificación[2]

Detallamos la clasificación en la Tabla 9.1.1.

Etiología y epidemiología

Existen dos formas de dermatitis de contacto de causa exógena, la DAC y la DIC.[1, 3] La vulva es particularmente susceptible de padecer estas dermatosis, ya que la función de barrera de la piel vulvar se ve comprometida por diversas situaciones, tales como la humedad (orina, secreción vaginal), las enzimas (residuos fecales), la fricción y el calor local.[4]

Factores de riesgo[4, 5]

- Deficiencia de estrógenos: premenarca, anticonceptivos orales, posparto, lactancia, menopausia.
- Incontinencia de orina.
- Obesidad.
- Limitaciones en la movilidad física.
- Dermatosis preexistentes.
- Prácticas de higiene excesivas.
- Deficiencias nutricionales
- Oclusión por pliegues cutáneos, por el uso de toallitas femeninas, uso de vestimenta ajustada, ropa interior de material sintético.

Tabla 9.1.1 Clasificación de la dermatitis de contacto

Alérgica	Irritativa
Mecanismo inmunlógico: reacción de hipersensibilidad tipo IV.	Mecanismo no inmunológico: efecto citotóxico contra queratinocitos.
Afecta a individuos predispuestos genéticamente.	Afecta a cualquier individuo.
Respuesta demorada (3-5 días) posterior al contacto.	Respuesta inmediata (3-5 horas) posterior al contacto.
Prurito.	Quemazón.
Espongiosis.	Necrosis epidérmica.
Prueba del parche positiva.	Prueba del parche negativa.

Clínica

Tanto la DIC como la DAC se clasifican clínicamente de acuerdo con criterios evolutivos en agudo, subagudo y crónico:[1]

- Forma aguda: eritema, edema, vesículas, secreción serosa (Figura 9.1.1).
- Forma subaguda: eritema, xerosis y descamación (Figura 9.1.2).
- Forma crónica: sequedad, descamación, fisuras, liquenificación, hiperqueratosis y ausencia de vesiculización (Figura 9.1.3).

La DIC es la forma más frecuente de dermatitis de contacto, aunque su prevalencia no se conoce. Es el resultado del contacto con sustancias que causan citotoxicidad a los queratinocitos sin necesidad de sensibilización previa. Cabe destacar que cualquier individuo puede verse afectado por este tipo de dermatosis. La sintomatología que predomina es la irritación y el ardor y no tanto el prurito (Figura 9.1.4).[1-5]

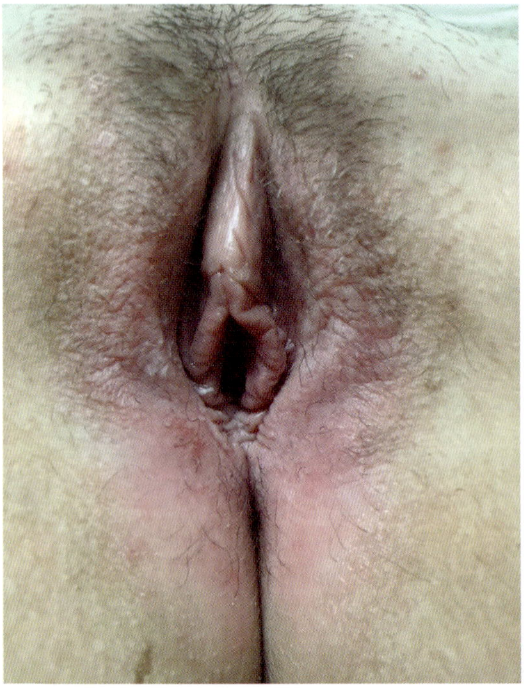

Figura 9.1.2 Placa eritematosa con áreas de descamación.

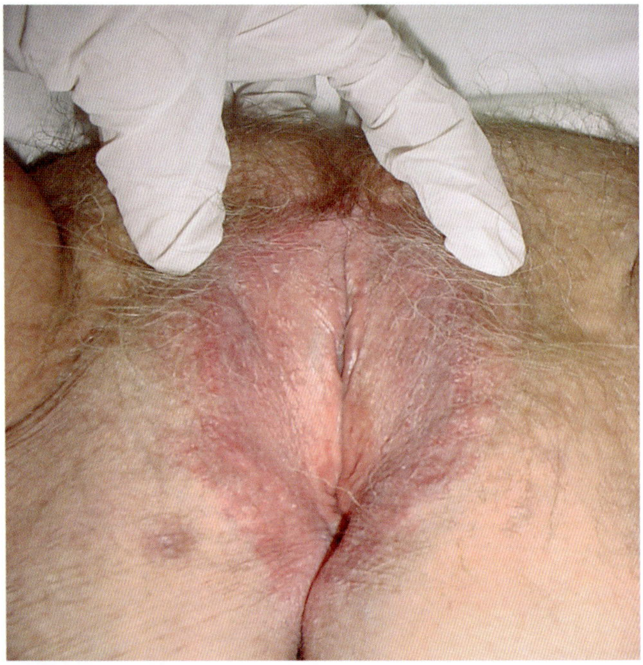

Figura 9.1.1 Placa eritematosa con presencia de vesículas en la periferia.

Los posibles irritantes vulvares son múltiples (Tabla 9.1.2).

La DAC es menos común, representa una reacción de hipersensibilidad retardada tipo IV que precisa previa sensibilización y un individuo genéticamente predispuesto. El síntoma cardinal es el prurito y se pueden apreciar al examen físico estigmas de rascado.[1-5]

Existen más de cuatro mil alérgenos identificados hasta la fecha (Tabla 9.1.3).[1]

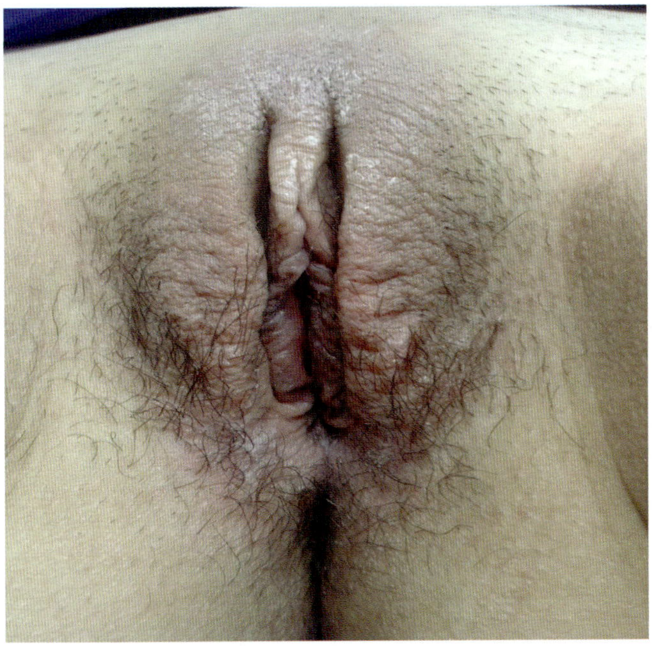

Figura 9.1.3 Áreas de liquenificación y descamación central.

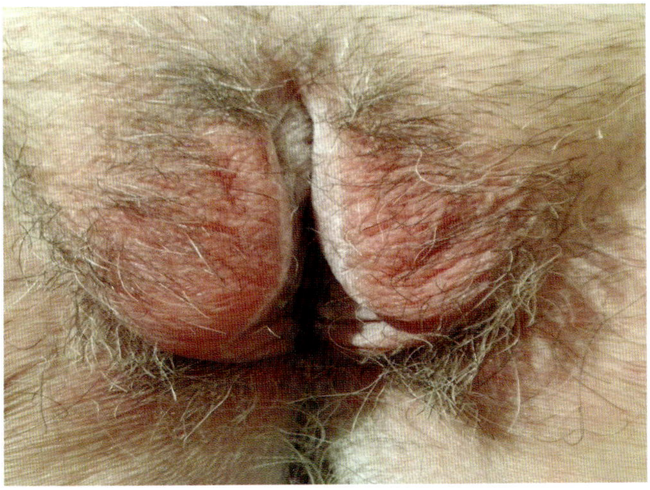

Figura 9.1.4 Vulvitis urinosa en paciente con incontinencia de orina.

Tabla 9.1.2 Agentes irritantes vulvares

Agentes irritantes
▪ Agua: excesivo lavado. ▪ Fluidos corporales: orina, sudor, heces, semen, flujo vaginal. ▪ Productos de higiene: lubricantes, compresas, toallitas, pañales. ▪ Agentes térmicos: secadores y bolsas de agua caliente. ▪ Fármacos: geles con alcohol, imiquimod, fluorouracilo (5-FU), podofilino, cantaridina, propilenglicol, podofilotoxina. ▪ Detergentes y jabones.

Tabla 9.1.3 Agentes alergénicos vulvares

Alérgenos
▪ Anestésicos locales: lidocaína, benzocaína, tetracaína. ▪ Antibióticos: neomicina, bacitracina, polimixina, sulfamidas. ▪ Antifúngicos: imidazoles, nistatina ▪ Antisépticos: clorhexidina, violeta de genciana, tiomersal, povidona yodada. ▪ Fragancias: bálsamo de Perú, alcohol cinámico, eugenol, isoeugenol, citronela, corticoides tópicos. ▪ Emolientes: lanolina, glicerina, aceite de jojoba, propilenglicol. ▪ Preservantes: kathon, quaternium 15, formaldehído, bronopol, diazolidinil urea, imidazolidinil urea. ▪ Gomas (condones, diafragmas, guantes, pesarios): látex, tiuram. ▪ Compresas femeninas: formaldehido, fragancias, metacrilatos, acetil acetona. ▪ Otros: níquel, toluensulfonamida de la laca de uñas, espermicidas.

Diagnóstico

Los pilares del diagnóstico son la historia clínica, el examen físico y las pruebas del parche.[1]

- Historia clínica: anamnesis detallada de todos los contactantes directos e indirectos (esmalte de uñas), sin olvidar los productos y las pautas de cuidado íntimo, así como también el uso de medicación tópica.
- Examen físico: incluye las áreas afectadas y las no afectadas.
- Pruebas del parche: son la prueba científica y el método estándar que permiten arribar al diagnóstico de DAC (grado de recomendación: fuerte, evidencia C). Se indican ante la sospecha de una DAC o ante la presencia de un eccema refractario particularmente si es adquirido.

La biopsia confirma la presunción de eccema, por lo tanto, permite descartar otros diagnósticos diferenciales, pero no aporta la etiología. Muestra espongiosis, que es más notoria en las formas agudas, donde se acompaña de edema dérmico, exocitosis e infiltrado perivascular mononuclear. En las fases subaguda a crónica, se aprecia acantosis y paraqueratosis.

Diagnóstico diferencial[3, 4]

- Forma aguda:
  - Herpes simple virus.
  - Candidiasis.
  - Eritema multiforme.
  - Eritema fijo medicamentoso.
  - Enfermedades ampollares autoinmunes: pénfigo, penfigoide.
  - Liquen plano erosivo y ampollar.
- Forma crónica:
  - Dermatitis atópica.

- Candidiasis.
- Eritrasma.
- Enfermedad de Paget extramamaria.
- Psoriasis.
- Liquen simple crónico.
- Dermatitis seborreica.

Tratamiento

El manejo de un paciente con dermatitis por contacto se basa en la regla de las 4 R:[1]

- Reconocimiento del agente causal irritante/alérgico.
- Remoción del irritante/ alérgeno.
- Reducción de la inflamación.
- Restauración de la barrera cutánea.

Reconocimiento del agente causal irritante/alérgico

El reconocimiento de los irritantes o alérgenos, nos dará la posibilidad de evitar su exposición.

Remoción del irritante/alérgeno

Una vez identificado el agente causal irritante/alérgeno es fundamental evitar su exposición. Las pautas de cuidado de la región vulvar incluyen la suspensión del uso de jabones perfumados o antisépticos, duchas vaginales, lavados con agua frecuentes, uso de toallitas femeninas, ropa interior sintética o tipo *colaless*, cremas tópica automedicadas, depilación total del área vulvar.

Reducción de la inflamación

Corticoides locales de alta a mediana potencia. Se utilizan dos veces por día durante un período de siete a catorce días.

Restauración de la barrera cutánea

Luego de una dermatitis de contacto resulta imperativo devolverle a la piel su función de barrera cutánea mediante la humectación; consta de lo siguiente:

- Emoliencia (relipidización de la barrera cutánea) a base de lípidos constitutivos, como ceramidas.
- Hidratación por incremento del agua en el estrato córneo a base de agentes, como urea, glicerina.
- Oclusión (retención de agua en el estrato córneo) a base de vaselina sólida.

Seguimiento y pronóstico

Buen pronóstico, es fundamental la educación del paciente para evitar irritantes y alérgenos. No requiere de seguimiento.

Algoritmo 9.1.1 Diagnóstico de dermatitis de contacto[6]

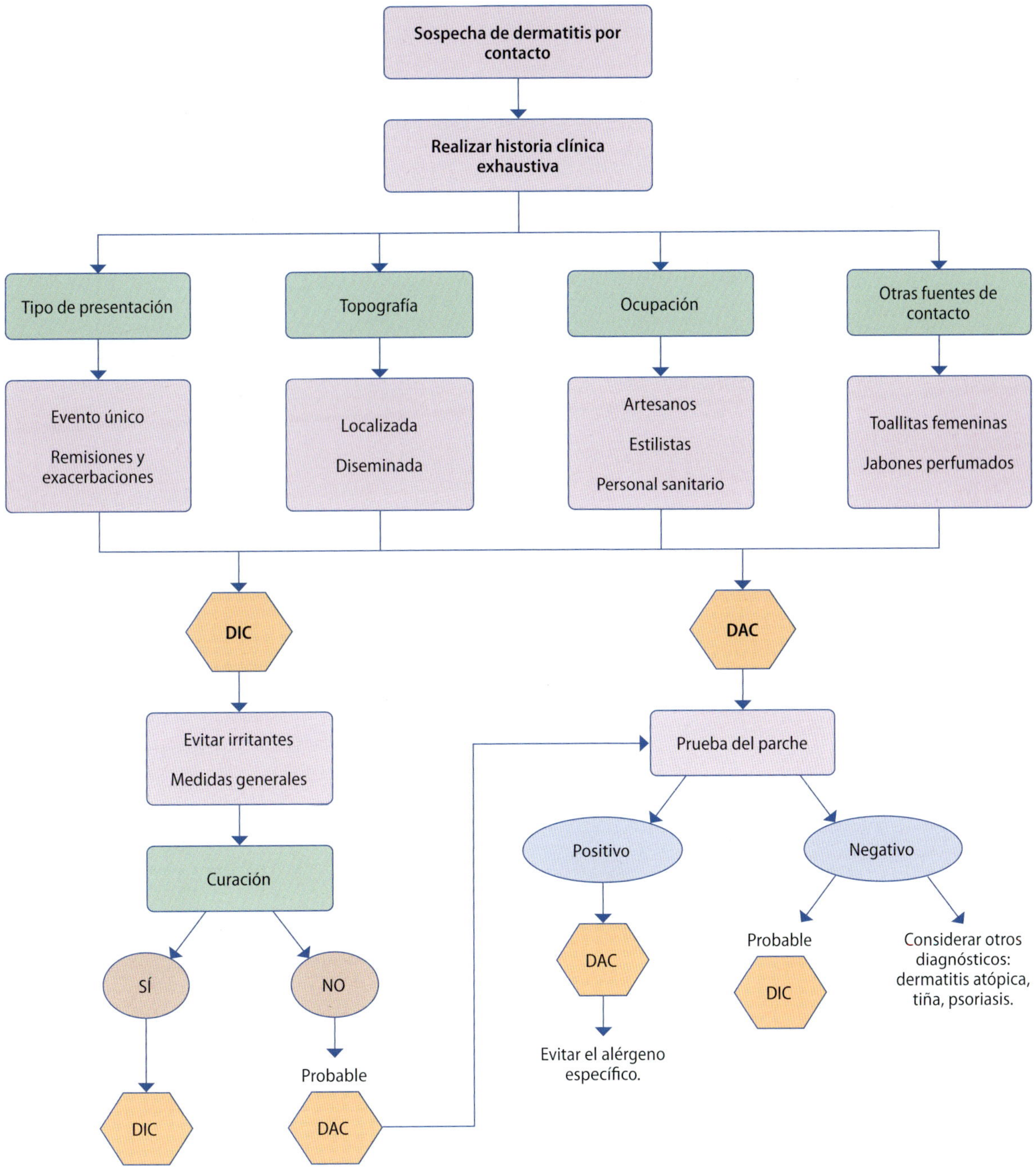

Liquen simple crónico

Puntos clave

- Es una causa frecuente de prurito vulvar crónico.
- Responde al paradigma del denominado círculo vicioso del rascado-prurito.
- El diagnóstico del LSC es fundamentalmente clínico.
- La lesión elemental característica es la liquenificación, secundaria al rascado crónico; se aprecia como una placa engrosada, con aumento del tramado normal de la piel.
- El tratamiento debe ser integral e incluye las medidas generales de cuidado de la piel de la vulva, corticoesteroides de alta potencia, sedación durante la noche, tratamiento de las infecciones secundarias e identificación de enfermedades preexistentes.
- No tiene relación con el cáncer de vulva.

Introducción

El LSC o neurodermatitis es una dermatosis que se desarrolla como consecuencia del rascado crónico. Puede aparecer en cualquier parte de la piel, incluso el área genital. Resulta fundamental reconocer esta entidad para poder diferenciarla de otras dermatosis, como el liquen escleroso y el liquen plano, ya que si bien sus nombres son similares, la implicancia clínica y el pronóstico de estas últimas son muy diferentes.

Etiología y epidemiología

Afecta habitualmente a adultos, predomina en las mujeres, entre los treinta y cincuenta años.

Las causas son múltiples y se diagnostica con más frecuencia en personas con antecedentes de atopia, psoriasis, trastornos psicológicos, ansiedad o depresión.[7]

El LSC se clasifica de acuerdo a su etiología en primario y secundario. El primario se presenta en pacientes con antecedentes de atopia y, en el secundario, el ciclo prurito-rascado se inicia con alteraciones vulvares, como candidiasis vulvovaginal, liquen escleroso, liquen plano, psoriasis, *tinea cruris* o neoplasias.[8, 9]

Manifestaciones clínicas

El principal síntoma del LSC es prurito, este suele ser de inicio vespertino tardío o nocturno y puede interferir con el sueño. Se agrava con el estrés, el calor, la sudoración, la actividad física, la fricción, las toallas higiénicas femeninas y el contacto con la ropa interior sintética. El prurito se alivia parcialmente con el rascado intenso y es en este punto cuando se genera un ciclo denominado "prurito-rascado-prurito" (Figura 9.1.5) que determina los cambios cutáneos característicos de esta patología.

Clínicamente, se presenta como una placa unilateral o bilateral localizada en el área pilosa, de superficie irregular y bordes bien definidos. La piel se aprecia engrosada, liquenificada con aumento de los pliegues cutáneos. La coloración es variable desde eritema leve hasta hipopigmentación o hiperpigmentación residual. La apariencia de la piel se torna opaca (Figuras 9.1.6 y 9.1.7). Pueden observarse, además, lesiones inherentes al rascado crónico, tales como erosiones, excoriaciones y úlceras.[7-9]

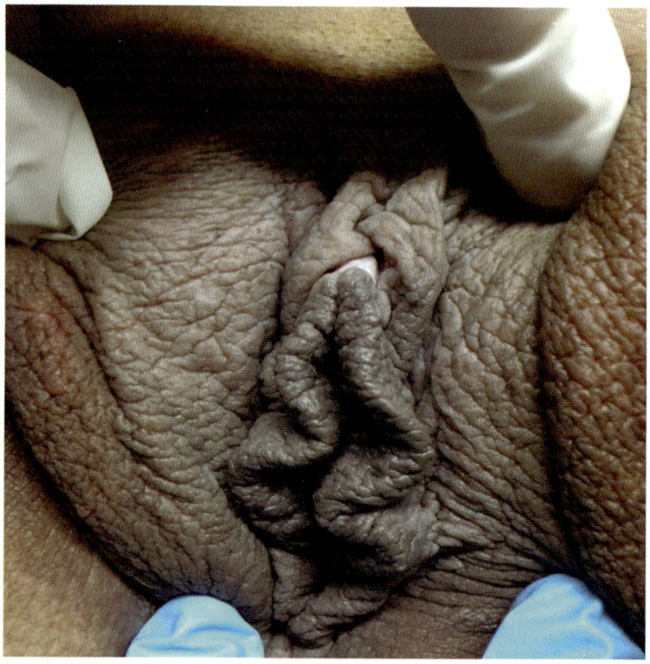

Figura 9.1.6 Liquenificación con cambio de coloración y aumento del tramado de la piel.

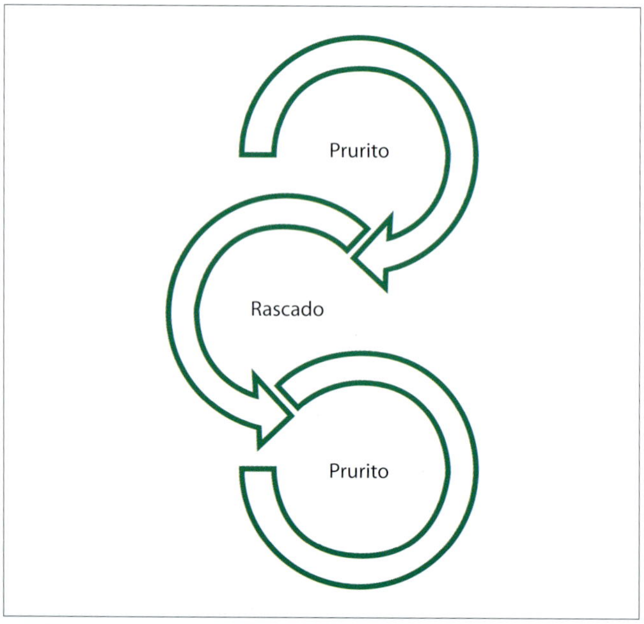

Figura 9.1.5 Ciclo prurito-rascado-prurito.

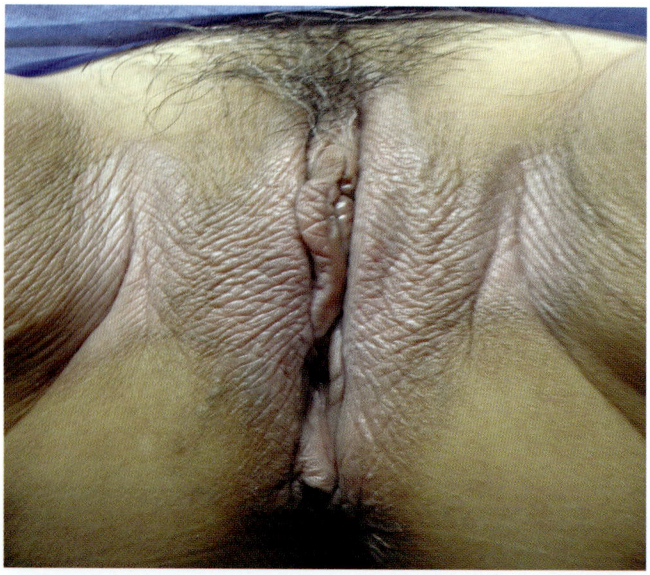

Figura 9.1.7 Área de liquenificación vulvar e inguinal.

Diagnóstico

El diagnóstico es clínico. Solo se realizará toma de biopsia en caso de dudas diagnósticas.

La histología muestra epidermis con acantosis y son evidentes la hiperqueratosis y la hipergranulosis. En la dermis se aprecia fibrosis superficial. Las fibras de colágeno de la dermis papilar se disponen en forma vertical a la epidermis. El infiltrado inflamatorio es escaso y difuso, está constituido por linfocitos y eosinófilos (Figura 9.1.8).

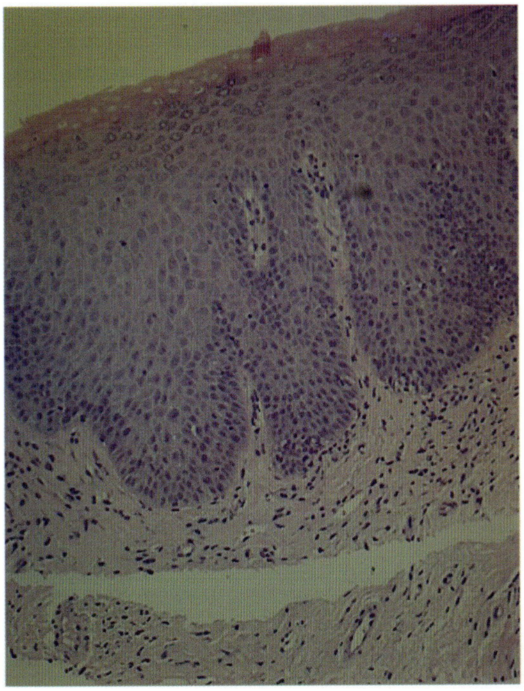

Figura 9.1.8 Acantosis psoriasiforme, con áreas de hipergranulosis. (H&E 4x).

Diagnóstico diferencial

- Psoriasis.
- VIN diferenciado.
- Enfermedad de Paget extramamaria.
- Dermatofitosis.
- Infecciones por estreptococo A
- Liquen escleroso

Tratamiento

Los objetivos del tratamiento deben ser los siguientes:[7]

- Eliminar factores desencadenantes.
- Reparar el daño epitelial.
- Reducir la inflamación.
- Romper el círculo prurito-rascado-prurito.
- Tratar infecciones agregadas.

Eliminar factores desencadenantes de prurito vulvar

- Evitar lavados excesivos de genitales.
- Evitar uso de ropa apretada.
- Evitar el uso de ropa interior de material sintético.
- Evitar lavados con jabón perfumados.
- Evitar el uso de toallitas femeninas higiénicas.
- Llevar las uñas cortas para evitar las lesiones de rascado

Reparar el daño epitelial

- Restituir lípidos a la barrera cutánea con sustancias a base de ceramidas.
- Hidratar con agentes a base de urea y glicerina.
- Retener agua en el estrato córneo con vaselina sólida.

Reducir la inflamación

- Primera línea de tratamiento:
  - Propionato de clobetasol 0,05%: corticoide de elección, se administra cada 12 a 24 h por un mes, luego se desciende paulatinamente. Se recomienda utilizar ungüento, ya que este evita la evaporación del agua perdida y carece de irritantes, tales como alcoholes, preservativos, estabilizadores y parabenos, por lo que es mejor tolerado que la crema.[7, 9-11]
  - Acetónido de triamcinolona 0,1%: con el mismo esquema.
- Segunda línea de tratamiento:
  - Inhibidores de la calcineurina: pimecrolimus 1% o tacrolimus 0,1%, dos veces por día, máximo seis semanas. Este ciclo se puede repetir tras un período de descanso. Se utiliza en quienes no respondieron a los corticoides tópicos.
  - Corticoides sistémicos: triamcinolona IM de 60-80 mg según el peso. Es el corticoide de elección al permitir un mejor control de sobredosificación y un menor riesgo de efecto rebote. Solo se indican en pacientes con intolerancia a la vía tópica o en aquellos con lesiones muy importantes.

Romper el círculo prurito-rascado-prurito

- Se deben utilizar al inicio del tratamiento con corticoides tópicos para romper el ciclo prurito-rascado-prurito. Su uso debe ser limitado.
- Hidroxicina o dinfenhidramina.
- Amitriptilina o doxepina en dosis de 10 mg a 100 mg siempre comenzando con dosis muy bajas e ir aumentando si fuese necesario. Estos fármacos se administran 2 h antes de dormir en caso de no responder a antihistamínicos convencionales.

Tratar infecciones agregadas

- Micóticas: la candidiasis es la infección concomitante más frecuente. Se debe indicar fluconazol 150 mg semanal (dos dosis).
- Bacterianas: se recomienda utilizar cefalexina 500 mg cada 6 h por siete días. En caso de alergia a la penicilina,

se recomienda utilizar trimetroprima-sulfametoxazol (160/800 mg) cada doce horas.

Seguimiento y pronóstico

El pronóstico es bueno una vez instaurado el tratamiento correcto. La visita de seguimiento se realizará a las 8-12 semanas.

Bibliografía

1 <http://www.sad.org.ar/wp-content/uploads/2016/04/CONSENSO-DERMATITIS-POR-CONTACTO-2015.pdf> Consulta: Mayo 2017.
2 Gilchrest BA, Paller AS, Wolff k "Fitzpatrick´s Dermatología en medicina general. 8va ed. España: Panamericana, 2012; p. 2568-71.
3 Barchino-Ortiz L, Suárez-Fernández R, Lázaro-Ochaita P. Dermatosis inflamatorias vulvares. Actas dermo-sifiliográficas 2012; 103 (4): 260-75.
4 Schlosser B J. Contact dermatitis of the vulva. Dermatologic clinics 2010; 28 (4): 697-706.
5 Guerrero A., Venkatesan A. Inflammatory Vulvar Dermatoses. Clinical obstetrics and gynecology 2015; 58 (3): 464-75.
6 <http://www.cenetec.salud.gob.mx/descargas/gpc/CatalogoMaestro/560_GPC_Dermatitisporcontacto/GER_DermatitisContacto.pdf> Consulta: Mayo 2017,
7 <http://www.aepcc.org/wp-content/uploads/2016/12/AEPCC_revista06-DermatosisInfVulv.pdf> Consulta: Mayo 2017.
8 Carrillo-Melendrez H, Villamil-Cerda D, Espinoza-Hernandez J, Lacy-Niebla RM. Prurito vulvar: determinación de las causas más frecuentes y su tratamiento. Ginecol Obstet Mex 2015; 83, 179-88.
9 Barchino-Ortiz L, Suárez-Fernández R, Lázaro-Ochaita P. Dermatosis inflamatorias vulvares. Actas dermo-sifiliográficas 2012; 103 (4): 260-75.
10 Caussade A, Vulva y vagina diagnóstico y tratamiento. 1ra ed. Uruguay: Biomédica; 2015, p. 127.
11 Neill S, Lewis F. Ridley´s La Vulva, diagnóstico y tratamiento de las patologías. Tercera Edición. Actualidades médicas odontológicas Buenos Aires: AMOLOCA; 2011.

9.2 Psoriasis vulvar

Mariana Jimena Martínez

Puntos clave

- Afecta al 5% de las mujeres con síntomas vulvares persistentes.
- Enfermedad de naturaleza inmunológica, de predisposición genética y desencadenantes multifactoriales.
- Placas rojas, bien delimitadas, simétricas, sin la escama plateada característica, en áreas pilosas.
- Enfermedad crónica que cursa con remisiones y exacerbaciones.
- Genera afectación psicológica y alteración de la calidad de vida.
- Los tratamientos están destinados a disminuir los síntomas y espaciar las exacerbaciones.

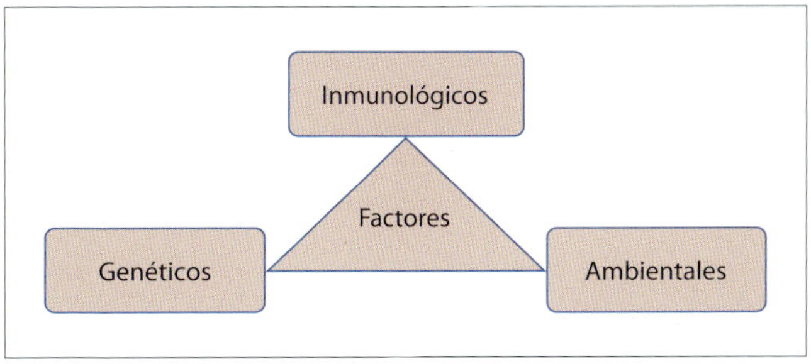

Figura 9.2.1 Factores que intervienen en la génesis de la psoriasis.

Introducción

La psoriasis es una enfermedad inflamatoria crónica sistémica que afecta la piel, las semimucosas, mucosas y anexos que también puede comprometer las articulaciones.

Se considera que la psoriasis es una enfermedad predispuesta genéticamente, mediada por mecanismos inmunológicos. La influencia de múltiples factores ambientales pueden desencadenar o agravar su evolución (Figura 9.2.1).[1-3]

Etiología y epidemiología

Los estudios sugieren que la prevalencia en América del Sur es de 1%. Afecta a todos los grupos etarios y a ambos sexos por igual.[1]

Se diferencian dos formas clínicas, de acuerdo con el inicio de la enfermedad[1-3] (Tabla 9.2.1).

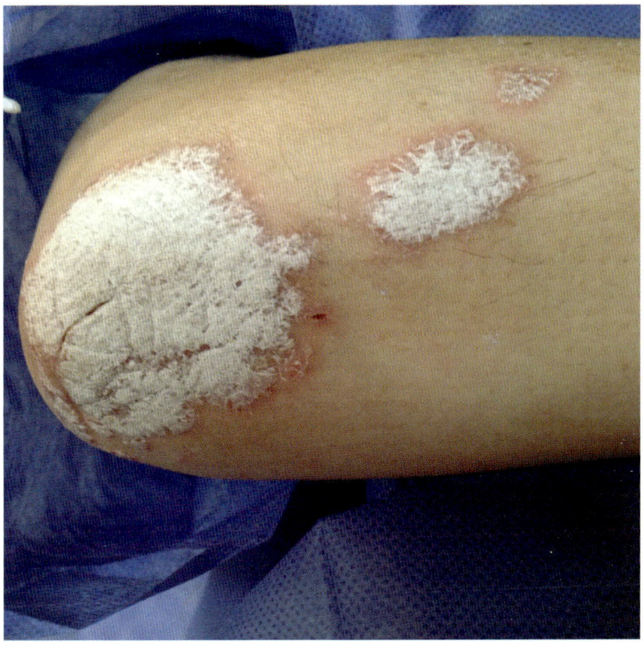

Figura 9.2.2 Placa eritemato-escamosa en el codo.

Clínica

Se caracteriza por la aparición de placas eritemato-escamosas, bien delimitadas y con una distribución habitualmente simétrica. Pueden aparecer lesiones en cualquier parte de la superficie cutánea. Aunque es más frecuente en tronco, cuero cabelludo, codos, rodillas, palmas, plantas, pliegues y genitales (Figuras 9.2.2-9.2.4).

Puede generar síntomas subjetivos de prurito, ardor, dolor y sangrado leve, generalmente secundario al rascado. El "fenómeno de Koebner" es característico de esta enfermedad; consiste en el desarrollo de una lesión de psoriasis, debido a un traumatismo en un área de piel previamente sana.

Tabla 9.2.1 Formas clínicas de la psoriasis

Psoriasis tipo 1	Psoriasis tipo 2
▪ Comienzo antes de los 40 años. ▪ Incidencia familiar frecuente. ▪ Asociación con antígenos de histocompatibilidad HLA Cw*0602.	▪ Comienzo posterior a los 40 años. ▪ Casos aislados o menor prevalencia familiar. ▪ Menor correlación con antígenos de histocompatibilidad.

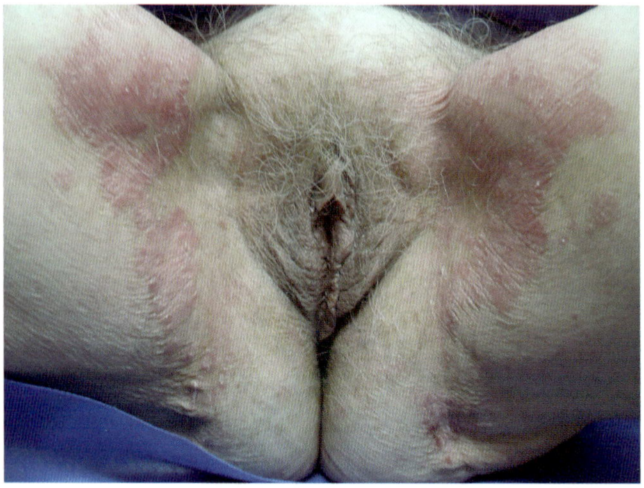

Figura 9.2.3 Placas eritemato-escamosas bilaterales y simétricas.

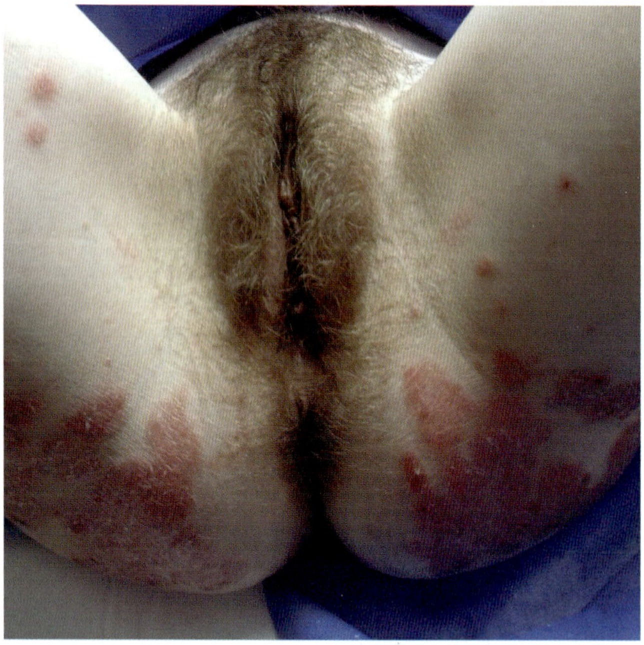

Figura 9.2.4 Placas eritemato-escamosas bilaterales y simétricas, de localización glútea.

Cabe destacar que la psoriasis de localización vulvar pierde las características típicas de esta enfermedad, debido a la maceración y constante fricción a la que está sometida el área genital, es por eso que las lesiones son eritematosas, bien delimitadas, pero carecen de la escama plateada característica (Figura 9.2.5 y Tabla 9.2.2).

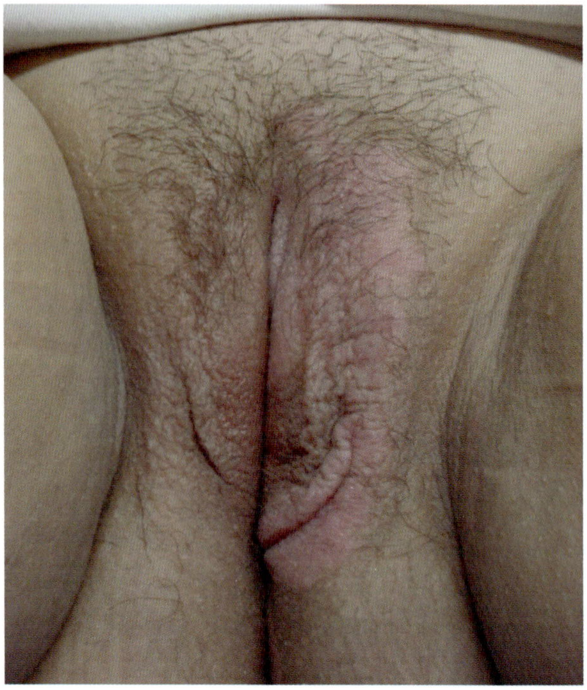

Figura 9.2.5 Placas eritematosas de localización vulvar, presencia de áreas liquenificadas, nótese la ausencia de escama.

Factores desencadenantes o agravantes[1, 2]

- Trauma físico o químico:
  - Ropa ajustada, laceraciones y escisiones pueden desencadenar el fenómeno de Koebner.
  - Quemaduras solares, radiaciones UVB o el PUVA y agentes químicos irritantes o cáusticos.
- Infecciones:
  - Bacterianas
  - Micóticas: la *Cándida albicans* en los pliegues y el *Pitiriosporum ovale* en el cuero cabelludo pueden favorecer el agravamiento de la psoriasis.
  - Virales: la infección por VIH e inmunosupresión puede dar lugar a una psoriasis grave y refractaria al tratamiento habitual.
- Medicamentos:
  - Corticoesteroides sistémicos y tópicos en grandes áreas.
  - Cloroquina e hidroxicloroquina.
  - Antinflamatorios no esteroideos.
  - Carbonato de litio.
  - Terbinafina.
  - Interferón.
  - Beta bloqueantes.
  - Inhibidores de la enzima convertidora de la angiotensina.
  - Progesterona.
  - Sales de oro.
  - Ioduro de potasio.
- Estrés.

Tabla 9.2.2 Características clínicas de la psoriasis vulvar [4]

Psoriasis vulvar		
Frecuencia	Afecta al 5% de las mujeres con síntomas vulvares.	
Síntomas	Intenso prurito, dolor, fisuras o puede ser asintomática.	
Formas clínicas	Psoriasis vulgar	Es la variante más frecuente, lesiones en áreas de extensión y en genitales. En raras ocasiones, se limita únicamente a genitales.
	Psoriasis inversa	Afecta áreas de pliegues.
	Psoriasis pustulosa	Forma poco común, grave, puede ser generalizada o localizada. Presencia de pústulas estériles.
Características clínicas	Placas eritematosas sin escama, simétricas. Las lesiones tienen un límite neto característico. Predilección por las zonas pilosas (labios mayores y monte de Venus) aunque también se afectan los pliegues inguinales y la cara interna de los muslos en la forma inversa.	
Fenómeno de Koebner	Sí, por la fricción continua y la exposición a irritantes.	

Diagnóstico

Las características clínicas de las lesiones cutáneas y su localización son los criterios más relevantes para el diagnóstico clínico de la enfermedad.[1, 2]

La biopsia de piel no es imprescindible. Solo se debe realizar cuando existan dudas en el diagnóstico o cuando haya resistencia al tratamiento.

Las muestras deben obtenerse de lesiones completamente desarrolladas y libres de tratamiento en lo posible (Figuras 9.2.6 y 9.2.7).[5]

- Acantosis regular con ensanchamiento basal de crestas interpapilares epidérmicas.
- Capa granulosa disminuida o ausente.
- Paraqueratosis confluente.
- Presencia de pústula espongiforme de Kogoj y microabscesos de Munro.
- Elongación y edema de la papila dérmica.
- Vasos capilares dérmicos dilatados y tortuosos.
- Infiltrados de polimorfonucleares neutrófilos, linfocitos T.

Diagnóstico diferencial[6]

- Candidiasis vulvovaginal.
- Tiña crural.
- Enfermedad de Paget extramamaria.
- Liquen simple crónico.
- Erupción fija medicamentosa.
- Dermatitis atópica.
- Dermatitis seborreica.
- Dermatitis de contacto (alérgica o irritativa).

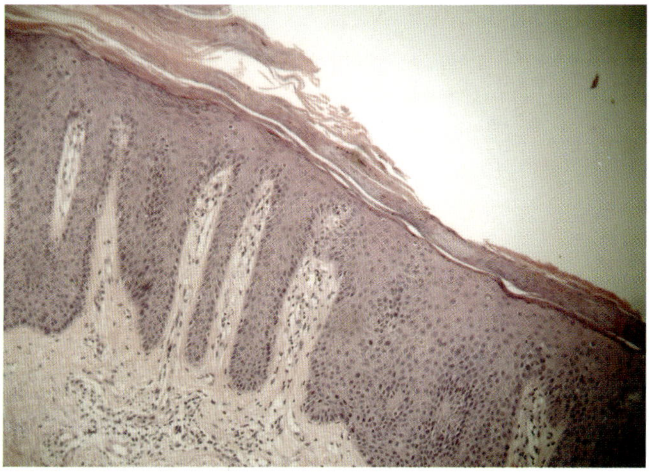

Figura 9.2.6 Acantosis regular con elongación de las crestas interpapilares. (H&E 2.5x).

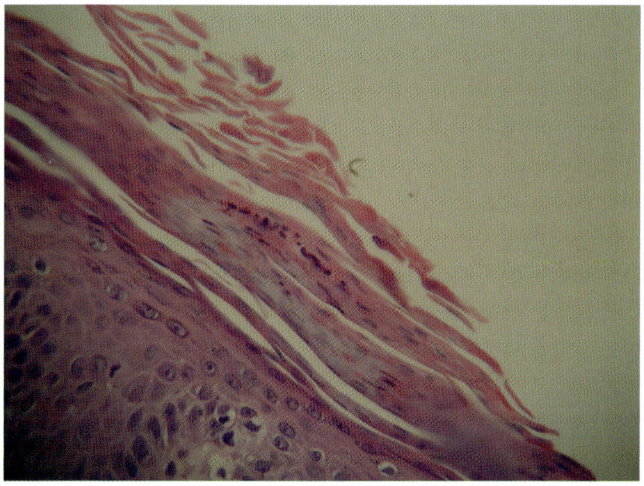

Figura 9.2.7 Hiperqueratosis paraqueratósica. (H&E 10x).

Tratamiento

Minimizar el fenómeno de Koebner

- Uso de ropa interior de algodón holgada.
- Uso regular de emolientes (vaselina sólida).
- Evitar el uso de toallitas higiénicas femeninas.
- Evitar duchas vaginales y lavados frecuentes con agua.

Tratamiento tópico

En general, está indicado como terapia única en la psoriasis vulgar leve y como complemento de otros tratamientos en psoriasis más extensas o importantes. Los tratamientos tópicos pueden combinarse entre sí.

Corticoides

- Potencia baja: hidrocortisona 0,05% dos veces por día.
- Potencia moderada: furoato de mometasona 0,1%, valerato de betametasona 0,1% una vez por día.
- Potencia alta: propionato de clobetasol 0,05% ungüento una vez por día.

Si bien los tratamientos son individualizados, como regla general se comienza con un corticoide tópico de mediana a alta potencia hasta la remisión del brote y luego se continúa con uno de baja potencia.[6]

Inmunomoduladores

- Tacrolimus 0,1% una vez por día.
- Pimecrolimus 1% dos veces por día.

Se usan como mantenimiento.

Análogos de la vitamina D

- Calcipotriol, una vez por día.
- Tacalcitol, una vez por día.

Se usan como mantenimiento.

Alquitranes

- Coaltar, una vez por día, escasa aceptación cosmética, debido a su olor.

Asociación de calcipotriol más propionato de betametasona

- Una vez por día.

Se requieren de más estudios referidos a la terapéutica en psoriasis vulvar, ya que muchos de los tratamientos tópicos utilizados en otras áreas corporales resultan irritantes en la piel de la vulva.[6]

Tratamiento sistémico

El tratamiento sistémico está indicado en la psoriasis moderada a severa. Las drogas de primera elección son el metotrexato, la ciclosporina y el acitretín. Dichos fármacos requieren de médicos capacitados y con experiencia en el manejo de la medicación.

Se destacan que existen agentes biológicos para el manejo de la psoriasis moderada a grave.

Seguimiento y pronóstico

No existen pautas de seguimiento establecidas para la psoriasis vulvar, consideramos que la visita anual es lo adecuado y el examen durante las exacerbaciones. Los pacientes deben conocer que la psoriasis se trata de una condición crónica. Los distintos tratamientos están destinados a disminuir la sintomatología, no existe una terapéutica que cure este padecimiento. Durante su evolución esta enfermedad cursa con brotes y remisiones, por lo que resulta fundamental realizar un tratamiento de mantenimiento para espaciar las exacerbaciones.

Los pacientes con psoriasis presentan con mayor frecuencia que la población general obesidad, tabaquismo, alcoholismo, enfermedades cardiovasculares, diabetes, dislipemias, síndrome metabólico, enfermedad inflamatoria intestinal asociadas a su enfermedad. La afectación psicológica y la alteración de la calidad de vida es muy importante, y pueden detectarse en más del 5% de los pacientes con psoriasis moderada a grave pensamientos suicidas.[1, 2]

Algoritmo 9.2.1 Diagnóstico de la psoriasis vulvar

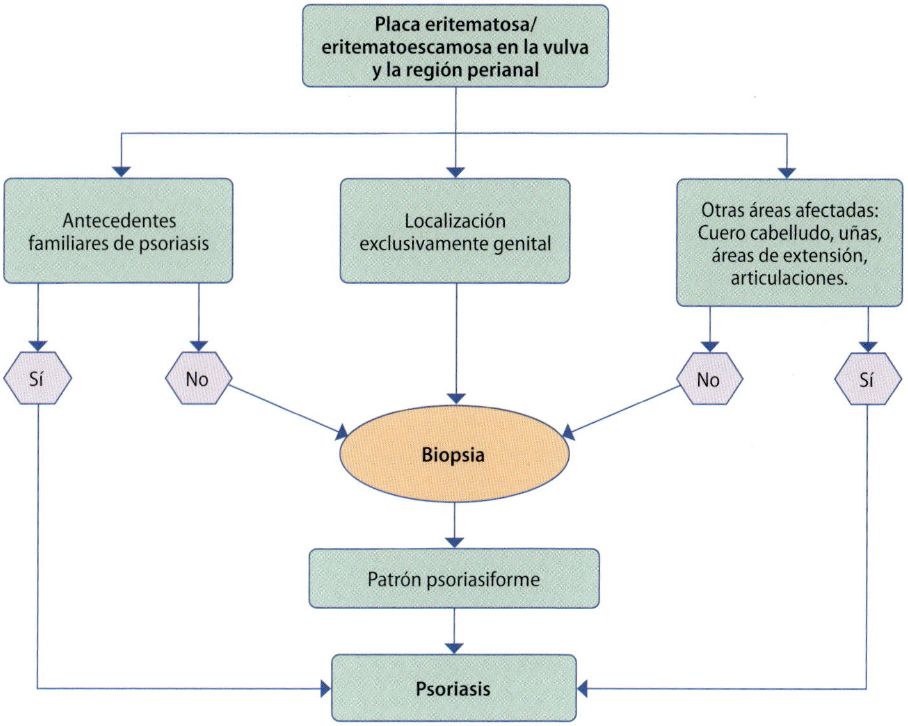

Bibliografía

1. <http://www.solapso.org/archivos/LATINOAMERICANO-1_2010.pdf> Consulta: Mayo 2017.
2. <http://www.sad.org.ar/wp-content/uploads/2016/04/psoriasis2010.pdf> Consulta: Mayo 2017.
3. Goldsmith LA, Katz SI, Gilchrest BA, Paller AS, Wolff k "Fitzpatrick´s Dermatología en medicina general. España: Panamericana, 2012; p. 197-232.
4. Barchino-Ortiz L, Suárez-Fernández R, Lázaro-Ochaita P. Dermatosis inflamatorias vulvares. Actas dermo-sifiliográficas. 2012; 103(4): 260-275.
5. Weedon D. Skin Pathology. Second Edition. London: Churchill Livingstone, 2002.
6. Kapila S, Bradford J, Fischer G. Vulvar psoriasis in adults and children: a clinical audit of 194 cases and review of the literature. Journal of lower genital tract disease 2012; 16(4): 364-71.

9.3 Liquen escleroso vulvar

María Sol Perematеu

Puntos clave

- Enfermedad autoinmune.
- Importante realizar diagnóstico precoz para evitar las alteraciones anatómicas propias de la enfermedad.
- Biopsiar toda lesión blanca sobreelevada, úlcera, fisura que no responde al tratamiento.
- Primera línea de tratamiento: corticoides locales superpotentes aun en pacientes asintomáticas.
- Mantenimiento de por vida con corticoides potentes.

Introducción

El liquen escleroso (LE) es una condición crónica, progresiva, dermatológica, benigna, caracterizada por la inflamación marcada, adelgazamiento del epitelio y cambios dérmicos distintivos acompañados frecuentemente de prurito y ocasional dolor.[1] La designación anterior fue liquen escleroso y atrófico, sin embargo, su denominación como "atrófico" cayó en desuso, ya que lo habitual es la presencia de áreas de engrosamiento e hiperplasia.

Por lo general, se produce en la región anogenital (del 85% al 98% de los casos), pero puede desarrollarse en cualquier superficie de la piel. Las lesiones extragenitales están presentes en el 15% al 20% de los pacientes.[2]

Epidemiología

Puede manifestarse a cualquier edad, pero tiene dos picos principales de incidencia. El primero se produce antes de la pubertad, el segundo después de la menopausia y, para los hombres, entre los treinta y cincuenta años de edad.

La prevalencia se estima entre 1: 30 y 1: 1000 en adultos. Las mujeres son más comúnmente afectadas que los hombres, con una relación que varía de 6: 1 a 10: 1. La prevalencia estimada en niñas de 2 a 16 años es de 1: 900.

El LE parece más común en los caucásicos, pero existen informes en otros grupos étnicos.[3]

Etiología

La etiología del LE es desconocida. Se han propuesto distintos mecanismos basados en datos epidemiológicos:[2]

- Factores genéticos: se han reportado agregaciones familiares de LE entre padres e hijas, madres e hijas, hermanas y gemelos (idénticos y fraternos).
- Factores locales: en un estudio en el que se utilizaron injertos de piel se constató que uno de estos colocado en la vulva desarrolló LE y la piel con LE de la vulva se convirtió en normal cuando fue injertado en el muslo. Esto sugiere que hay factores inmunológicos locales que facilitan la expresión de la enfermedad.
- Factor inmunológico: el LE se ha asociado con enfermedades autoinmunes, tales como la alopecia *areata*, vitiligo, trastornos de la tiroides, anemia perniciosa y diabetes mellitus; en algunos casos, incluso, con enfermedad celíaca. Ello sugiere que mecanismos autoinmunitarios y de desregulación inmune podrían estar implicados en la etiología de la enfermedad.
- Factores hormonales: se ha observado mayor incidencia de LE en las mujeres durante los estados fisiológicos de disminución en los niveles de estrógeno, como en niñas prepúberes y en la mujer posmenopáusica. Por tanto, si bien se postula una hipótesis hormonal para la etiología de LE, no se ha encontrado asociación alguna entre LE y el embarazo, la histerectomía, el uso de anticonceptivos o terapia hormonal de reemplazo. Los niveles de andrógenos tampoco parecen estar relacionados con LE.
- Factores infecciosos: algunos agentes infecciosos (por ejemplo, *Borrelia burgdorferi*, bacterias rápidas variable de ácidos) han sido sugeridos como inductores de LE. Sin embargo, dicha relación no se ha demostrado de manera concluyente.
- Cinética celular: una enzima tipo elastasa producida por los fibroblastos vulvares podría llevar a la destrucción del tejido conectivo en pacientes con LE. A pesar de esta destrucción, parece haber regeneración activa, con significativa síntesis de colágeno. La piel vulvar afectada por LE cuenta con una amplia capacidad proliferativa. La p53 y los antígenos nucleares de proliferación celular se alteran en el LE vulvar, en comparación con la piel vulvar normal y los LE extragenitales, lo que da como resultado cambios de la capacidad proliferativa de las células epidérmicas (Figura 9.3.1).

Clínica

Las características de la clínica se recogen Tabla 9.3.1.

Tabla 9.3.1 Signos y síntomas del liquen escleroso vulvar

Síntomas
▪ El prurito vulvar es el sello distintivo, aunque no específico de LE, ya que se presenta en muchos otros trastornos vulvares. ▪ Prurito anal, defecación dolorosa, fisuras anales y sangrado rectal puede presentarse si existe compromiso de la piel perianal. ▪ La dispareunia es a menudo un síntoma tardío asociado con estenosis del introito o fisuras con la penetración (Figura 9.3.2) La fusión sobre el clítoris también puede causar menor sensación sexual o incluso anorgasmia, aunque esto no es común. ▪ La disuria y la dificultad miccional pueden manifestarse, sobre todo, cuando se produce la fusión de los labios menores sobre la uretra en enfermedad avanzada (Figura 9.3.3).
Signos
▪ Son máculas atróficas blanquecinas que tienden a coalescer en placas (Figura 9.3.4). ▪ Las lesiones más frecuentemente afectan a los labios menores o labios mayores, aunque puede extenderse sobre el periné y alrededor del ano, a pliegues genitocrurales y a glúteos.[4] ▪ Pueden aparecer fisuras, especialmente en la región perianal, en los pliegues interlabiales o alrededor del clítoris (Figura 9.3.5). ▪ El rascado puede provocar excoriaciones y liquenificación secundaria leve (es decir, engrosamiento de la epidermis con la exageración de las líneas normales de la piel), a menudo asociados con edema de los labios menores. ▪ La fricción en las relaciones sexuales puede conducir a hemorragia, petequias o equimosis, debido a la fragilidad de la piel afectada (Figura 9.3.6). ▪ La arquitectura vulvar permanece intacta en una etapa temprana de la enfermedad. A medida que la enfermedad progresa, la distinción entre los labios mayores y menores se pierde y el clítoris queda enterrado bajo el capuchón fusionado (Figura 9.3.7). ▪ En los estadios finales, la vulva es pálida y sin rasgos, debido a la fusión en la línea media.[2]

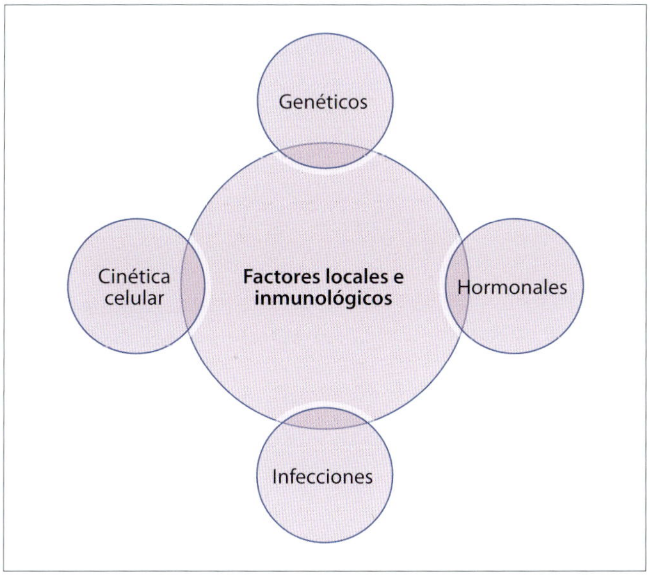

Figura 9.3.1 Factores locales e inmunológicos en la etiología del liquen escleroso.

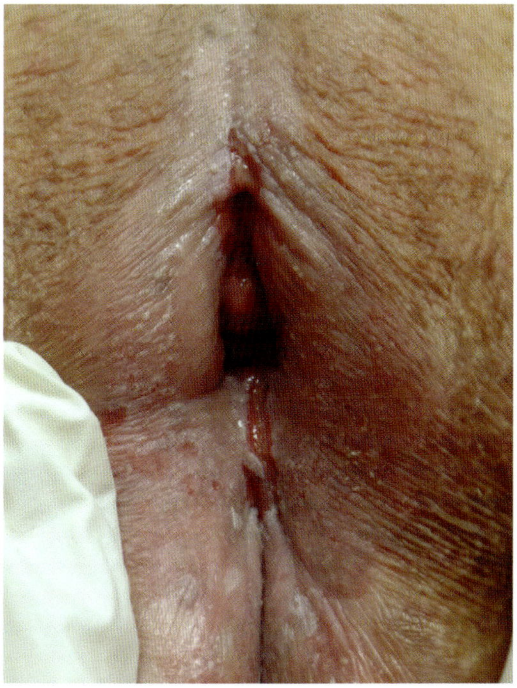

Figura 9.3.2 Fisura en hora doce y seis poscoital.

Diagnóstico

El diagnóstico de LE vulvar se basa en la presencia de manifestaciones clínicas características, idealmente con confirmación histológica.[4] En el examen histológico, la epidermis típicamente se adelgaza aunque pueden observarse también áreas de hiperqueratosis y las lesiones tempranas pueden mostrar acantosis epidérmica irregular leve.[5] La dermis superior se hialiniza con una banda de linfocitos por debajo de esta región (Figura 9.3.8).

Si el LE ha estado presente durante un largo período de tiempo (especialmente desde la infancia), los hallazgos histológicos característicos pueden incluso estar

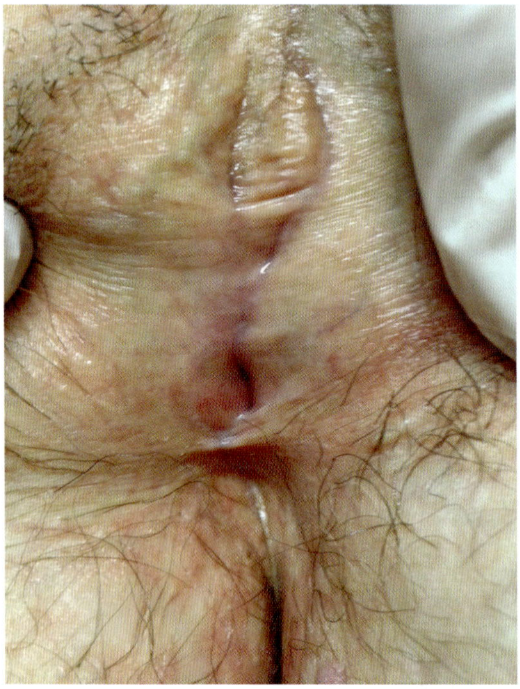

Figura 9.3.3 Fusión de labios menores en línea media, que dificulta la micción.

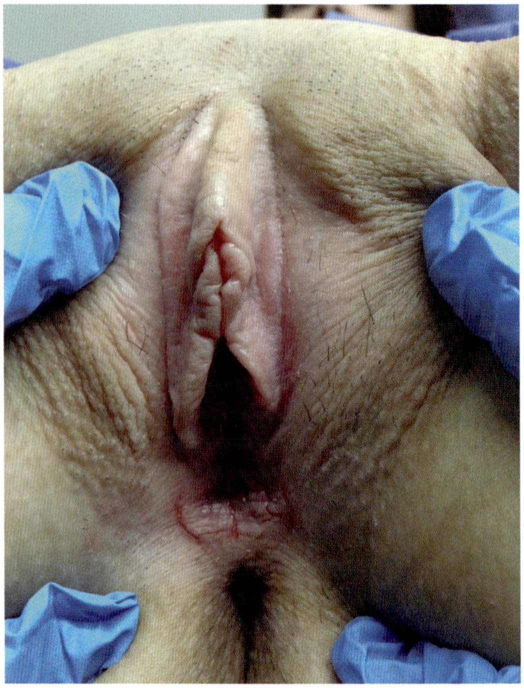

Figura 9.3.5 Fisuras interlabiales y en horquilla vulvar.

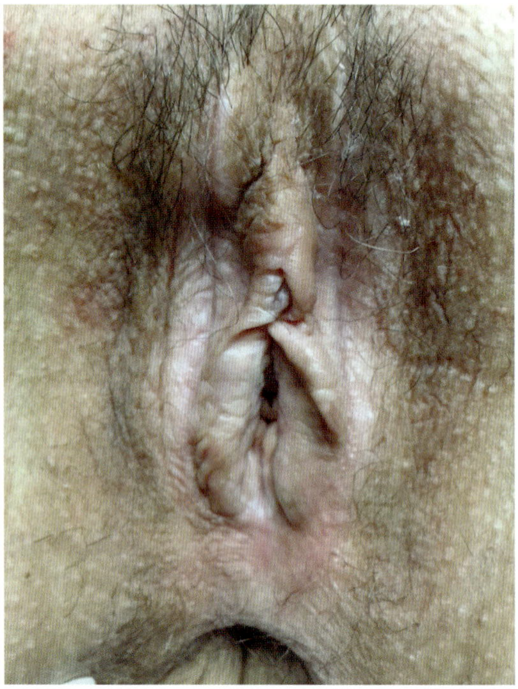

Figura 9.3.4 Placas blancas en surcos interlabiales y labios menores.

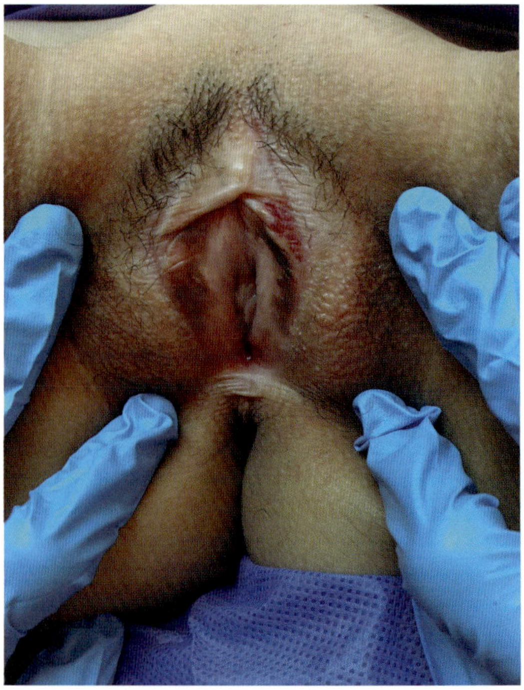

Figura 9.3.6 Equimosis en el labio menor izquierdo.

ausentes.[2] Por lo tanto, el juicio clínico debe guiar el diagnóstico y tratamiento del LE cuando los resultados de la biopsia no son específicos, especialmente cuando los signos clínicos sugieren fuertemente LE vulvar.

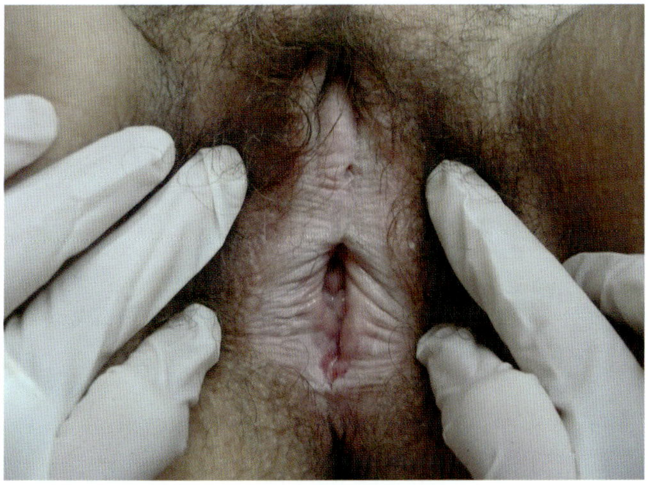

Figura 9.3.7 Fusión en línea media, capuchón del clítoris parcialmente sepultado.

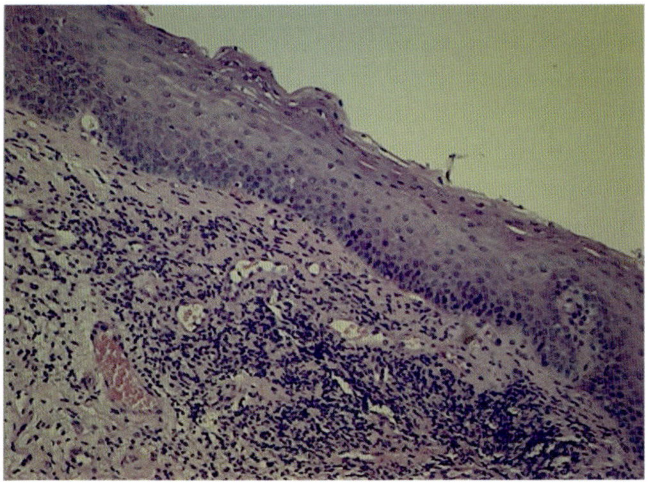

Figura 9.3.8 Patrón escleroso o de homogenización dérmica. Se observa una imagen en "sándwich" epidermis atrófica con hiperqueratosis, banda hialina homogénea subepitelial e infiltrado inflamatorio crónico subyacente.

Diagnósticos diferenciales

- Liquen plano.
- Liquen simple crónico.
- Vitíligo.
- Penfigoide de las membranas mucosas.
- Candidiasis.
- Psoriasis.
- Atrofia por déficit de estrógenos.[2]

Tratamiento

Médico

El LE vulvar puede dar lugar a una disfunción física, desfiguración y deterioro de la calidad de vida. Por lo tanto, se sugiere el tratamiento de todas las mujeres con LE vulvar, incluidas aquellas que son asintomáticas, para tratar de prevenir la progresión de la enfermedad. El éxito del tratamiento se caracteriza por el alivio del prurito y el dolor y la resolución de hiperqueratosis, fisuras y equimosis.[6] La atrofia y la despigmentación a veces mejoran con la terapia; sin embargo, los cambios anatómicos, si están presentes, se mantendrán.

Debido a que los síntomas se repiten a menudo en las mujeres que terminan la terapia, se sugiere un régimen de mantenimiento de rutina. Los corticosteroides tópicos son la base del tratamiento. El tratamiento con un corticoide tópico superpotente (grupo 1), como el propionato de clobetasol 0,05%, es considerado el estándar para el LE vulvar,[3, 7-9] el cual se debe aplicar con moderación y debe extenderse en una película fina sobre la zona afectada. El furoato de mometasona, un corticosteroide tópico menos potente (grupo 3) con mayor actividad antiinflamatoria y una mayor duración de acción que los corticosteroides de potencia similar, puede ser una alternativa eficaz (Tabla 9.3.2).[10, 11]

Si bien los corticosteroides tópicos potentes pueden inducir atrofia cutánea, telangiectasias y estrías, el seguimiento a largo plazo de los pacientes con LE vulvar no ha demostrado estos cambios, ya que los labios vulvares y el clítoris son relativamente resistentes a los efectos secundarios de los corticosteroides tópicos. Los pliegues inguinales, la zona de pelo en labios mayores y la piel perianal son menos resistentes a la atrofia de la piel inducida por corticosteroides, por lo cual necesita ser controlado.[2]

La terapia con corticosteroides intralesionales (triamcinolona) es una opción adicional que es útil para el tratamiento de las placas hipertróficas gruesas en las que los corticosteroides tópicos no pueden penetrar adecuadamente.

Tabla 9.3.2 Tratamiento de primera línea del liquen escleroso vulvar

Primera línea de tratamiento		
Droga	**Dosis de inicio**	**Dosis de mantenimiento**
Propionato de clobetasol 0,05%. Furoato de mometasona 0,1%	▪ 1.er mes: dos veces por día. ▪ 2.º mes: una vez por día. ▪ 3.er mes: tres veces por semana.	▪ Una o dos veces por semana

Advertencia

Ante la falta de respuesta al tratamiento, se debe considerar la repetición de la biopsia para confirmar el diagnóstico. En particular, se debe descartar malignidad cuando una zona no responde a la terapia. Las erosiones, úlceras y placas hiperqueratósicas que no mejoran con el tratamiento pueden ser signos de carcinoma de células escamosas (Figura 9.3.9).

Cuando la terapia con corticosteroides tópicos es ineficaz o mal tolerada, el tratamiento de segunda línea recomendado es un inhibidor de la calcineurina tópico (tacrolimus, pimecrolimus). Sin embargo, estos medicamentos tienden a ser más caros que los corticosteroides tópicos, en general peor tolerados y sigue habiendo dudas sobre la seguridad a largo plazo (se teme que la actividad inmunomoduladora que estos ejercen en la piel, provoque un incremento en la aparición de carcinoma espinocelular, si bien se trata solo de reportes anecdóticos y su relación no ha sido demostrada).[2] Por lo tanto, su utilización en esta patología sigue siendo en la actualidad "fuera de indicación" (*off label*), a pesar de obtener buenos resultados en el tratamiento. Se recomienda utilizarlos por períodos cortos (Tabla 9.3.3).

Véanse también la Figura 9.3.10 y el Algoritmo 9.3.1.

Quirúrgico

Las adherencias graves y cicatrices son complicaciones del LE vulvar que pueden conducir a limitaciones funcionales y desfiguración.

Las indicaciones quirúrgicas son las siguientes:

- Imposibilidad de penetración vaginal en el coito (Figura 9.3.11).
- En pacientes con dificultad para la micción por fusión casi completa (Figura 9.3.12).

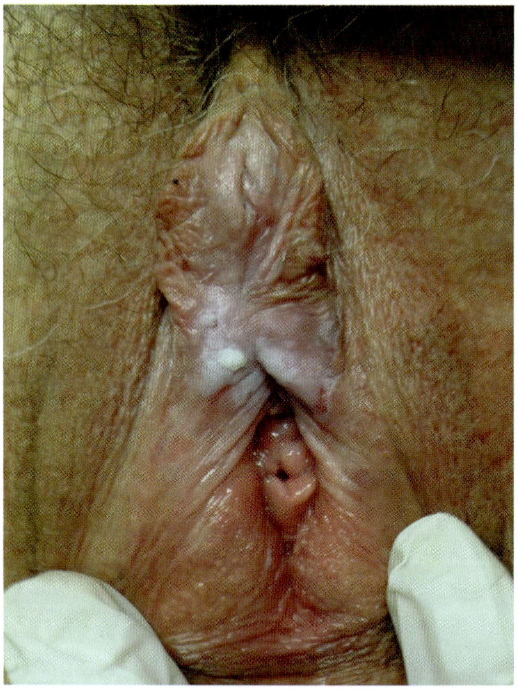

Figura 9.3.9 Lesión blanca sobreelevada subclitorídea, siempre se debe biopsiar.

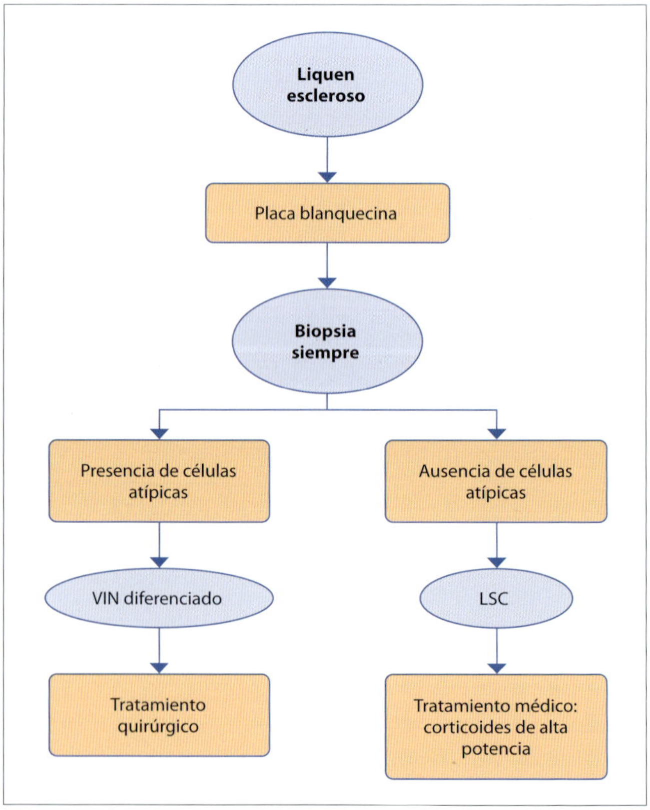

Figura 9.3.10 Manejo de lesiones blancas sobreelevadas.

Tabla 9.3.3 Tratamiento de segunda línea del liquen escleroso vulvar

Segunda línea de tratamiento		
Droga	**Dosis inicial**	**Dosis de mantenimiento**
Tacrolimus 0,1% Pimecrlimus 1%	Una o dos veces por día *o bien,* tres veces por semana por tres meses	No se recomienda su uso continuo a largo plazo. Se puede considerar tratamiento intermitente hasta 12 meses.

Algoritmo 9.3.1 Tratamiento del liquen escleroso

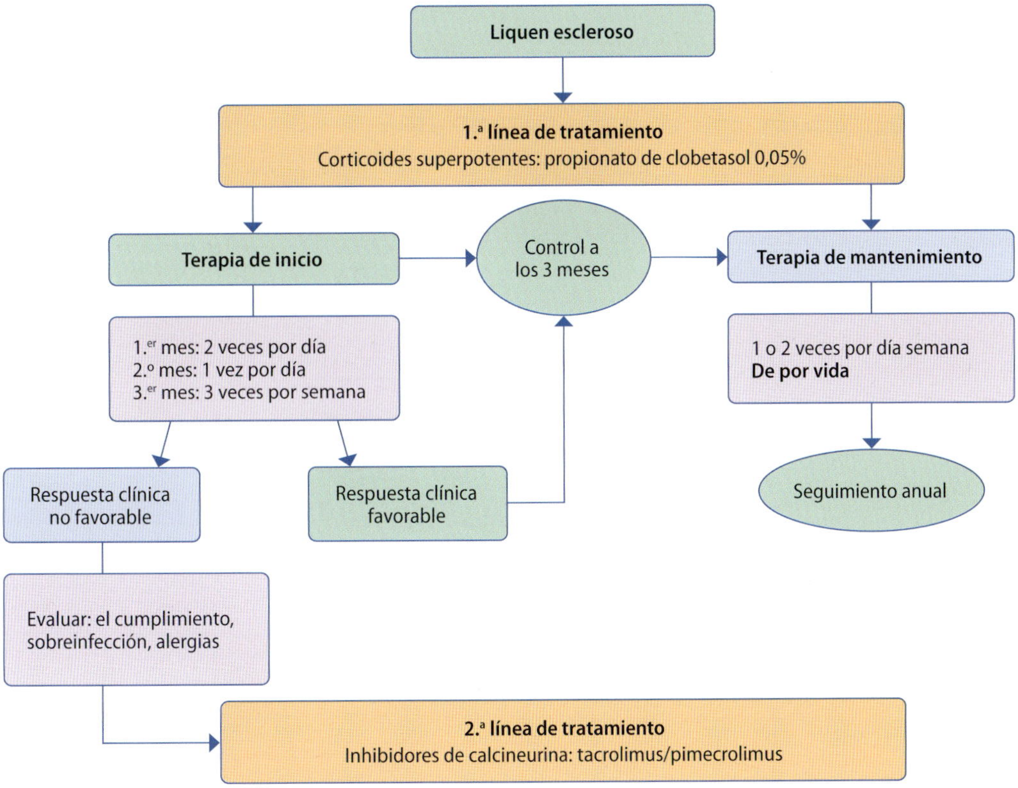

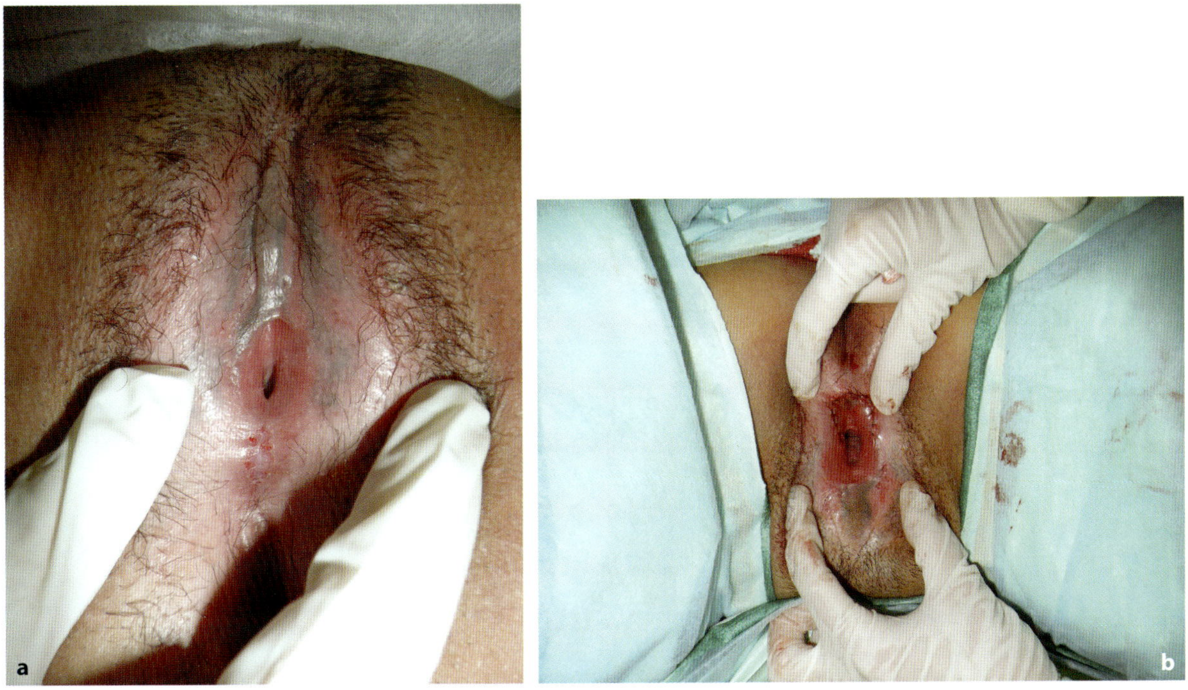

Figura 9.3.11 a Fusión en horquilla imposibilidad de penetración vaginal. **b** Vulvoperineoplastia: la mucosa vaginal se lleva hacia afuera cubriendo el defecto perineal y luego suturar. ▶

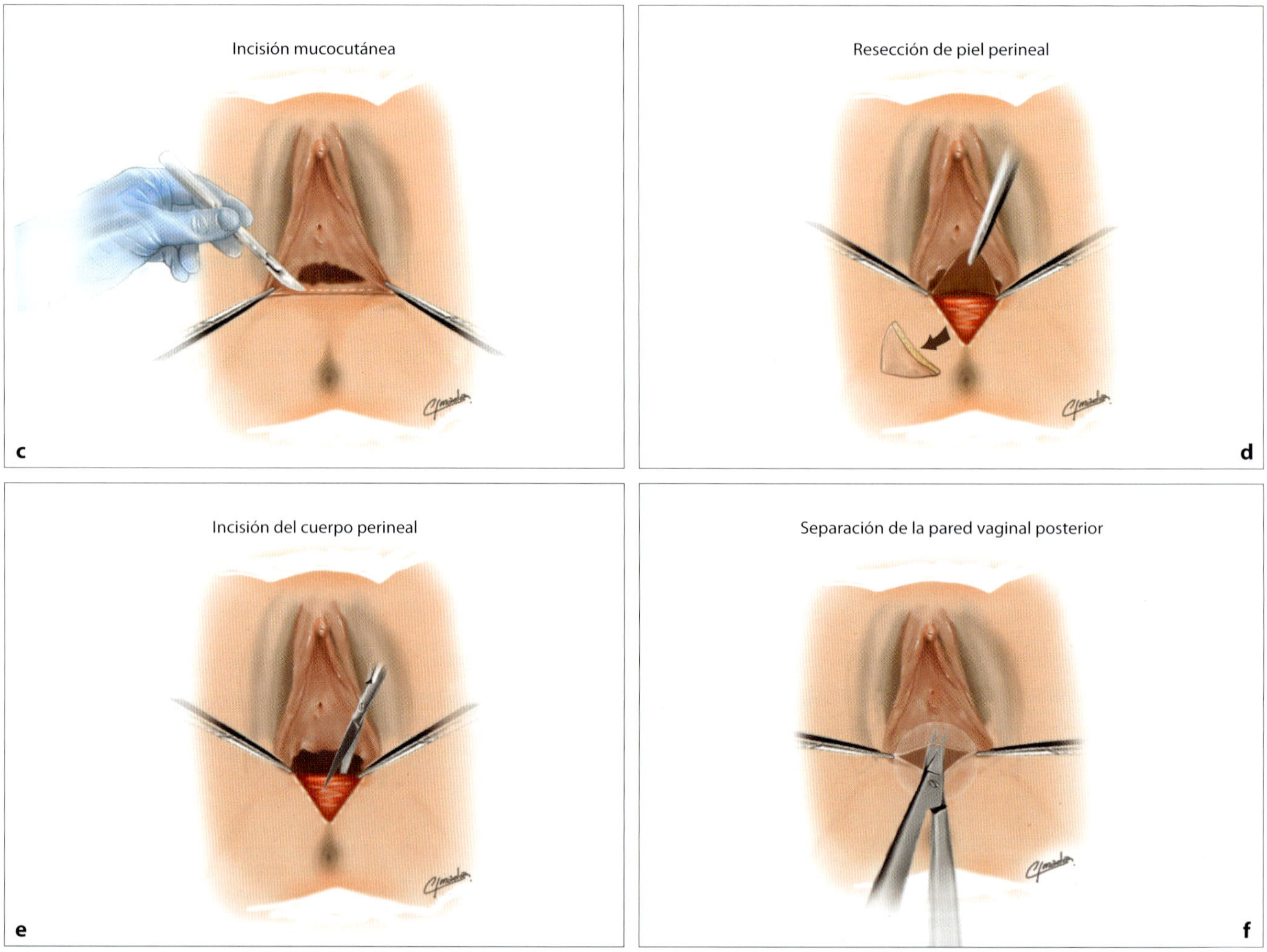

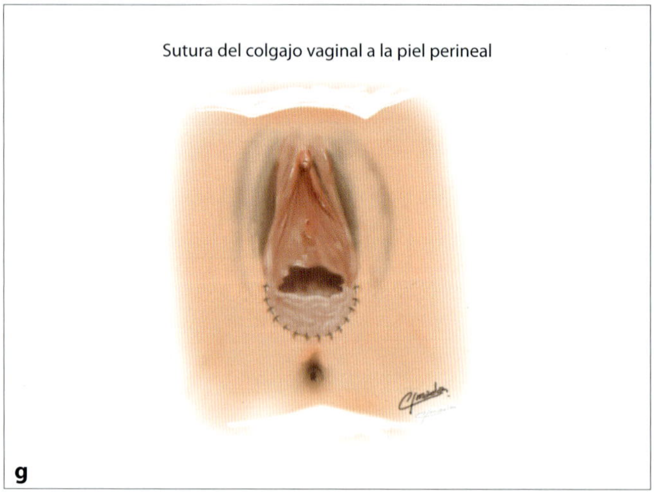

▶ **Figura 9.3.11 c** Incisión mucocutánea. **d** Resección de piel perineal. **e** Incisión del cuerpo perineal. **f** Separación de la pared vaginal posterior. **g** Sutura del colgajo vaginal a la piel perineal.

- Quistes clitorideanos secundarios a fimosis (Figura 9.3.13) (solo si hay dolor).
- Especialmente ante sospecha de VIN o cáncer vulvar (Figura 9.3.14).

Otros tratamientos

Otras terapias que se han utilizado para el LE vulvar incluyen medicamentos como la acitretina, la fototerapia (PUVA), la terapia fotodinámica, la tretinoína tópica, la ciclosporina oral, la crioterapia y el láser de dióxido de

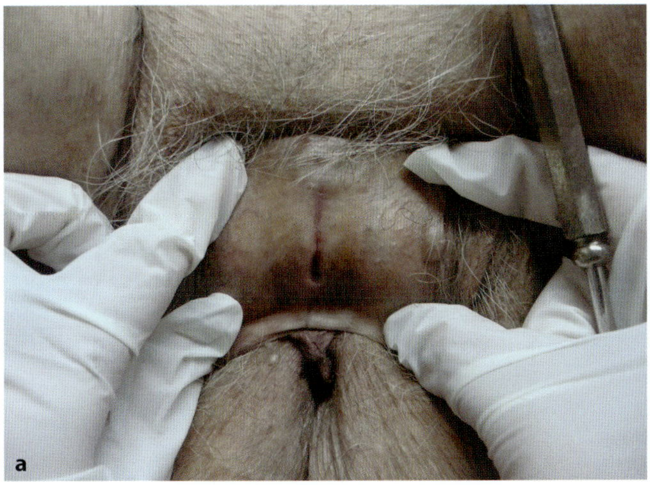

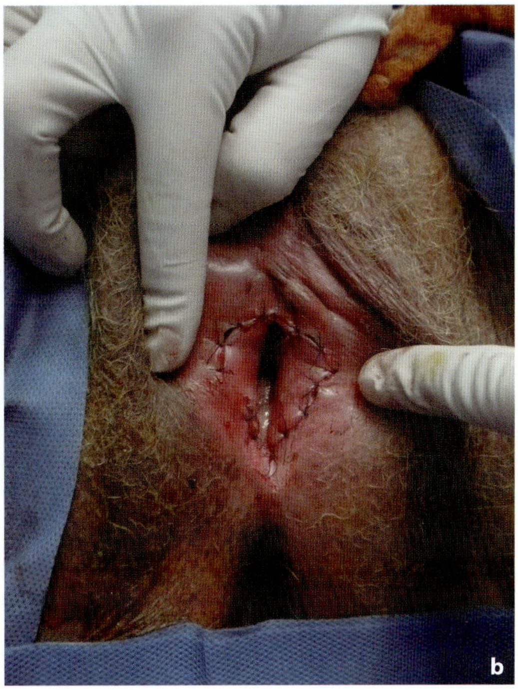

Figura 9.3.12 a Fusión casi completa en la línea media, que dificulta la micción. **b** Apertura quirúrgica de fusión vulvar.

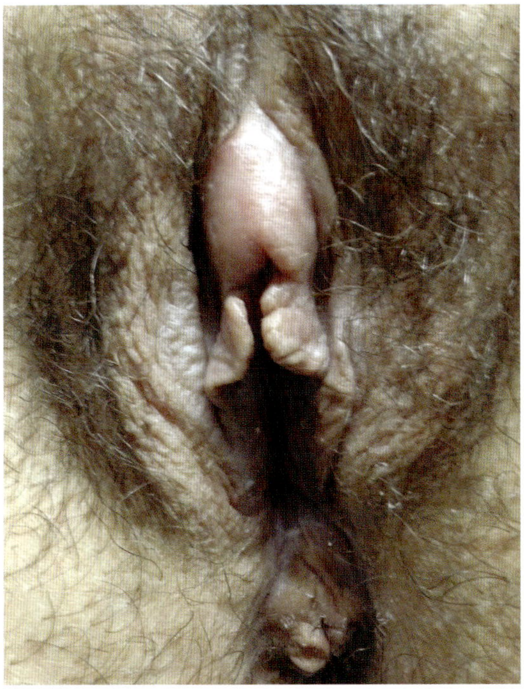

Figura 9.3.13 Quiste de clítoris en paciente con liquen escleroso.

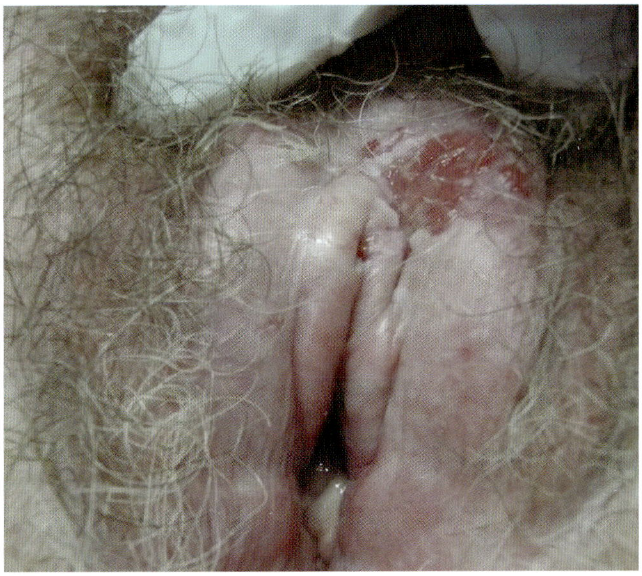

Figura 9.3.14 Úlcera en tercio superior del labio mayor izquierdo, cáncer vulvar en un terreno de liquen escleroso.

carbono. Factores tales como los datos limitados de su eficacia, las molestias con el tratamiento y los efectos adversos asociados hacen estos agentes opciones menos favorables.[2, 12]

Seguimiento

Debido al habitual curso crónico del LE de la vulva, se recomienda un seguimiento a largo plazo:

- Pacientes con enfermedad bien controlada y un plan de tratamiento estable:
  - Seguimiento anual.

- Pacientes con características atípicas, antecedente de cáncer o VIN, o síntomas persistentes:
  - Seguimiento cada 3 a 6 meses.[13]

Asociación con malignidad

Las mujeres con LE vulvar están en mayor riesgo de desarrollar cáncer de células escamosas (CCE) de la vulva. Se ha estimado una frecuencia de CCE de 4,5% en LE, con una duración media de antecedente de LE de 10 años.

Gran parte de la evidencia disponible de la relación entre LE y CCE se basa en estudios históricos y series retrospectivas de casos. El riesgo nunca se ha definido en términos de mujeres tratadas o no tratadas o de enfermedad no reconocida o de la duración de la enfermedad.

La detección precoz, la introducción de potentes corticosteroides tópicos, el uso más liberal de la biopsia ambulatoria, la extirpación de la piel anormalmente engrosada resistente al tratamiento médico y una mayor apreciación de la naturaleza y el manejo de la condición con suerte contribuirá a una reducción del riesgo de cáncer vulvar en mujeres diagnosticadas con LE. Las mujeres que no son tratadas o tienen tratamiento irregular para su LE parecen estar en un mayor riesgo de desarrollar cáncer aunque las cifras son demasiado pequeñas para ser estadísticamente significativa.

La neoplasia intraepitelial vulvar diferenciada (VIN diferenciado) como precursor del CCE con frecuencia también se asocia con el LE. El mecanismo de desarrollo de neoplasias genitales en el liquen escleroso no está claro, pero pueden involucrar a la expresión alterada del oncogén P53, la inflamación crónica del liquen escleroso y el estrés oxidativo.

Bibliografía

1 Salim A, Wojnarowska F. Skin diseases affecting the vulva. Current Obstetrics & Gynaecology 2005; 15 (2): 97-107.

2 <http://www.uptodate.com/contents/vulvar-lichen-sclerosus> Consulta: Mayo 2017.

3 <http://onlinelibrary.wiley.com/doi/10.1002/14651858.CD008240.pub2/full> Consulta: Mayo 2017.

4 Regauer S, Liegl B, Reich O. Early vulvar lichen sclerosus: a histopathological challenge. Histopathology 2005; 47 (4): 340-7.

5 Carli P, Cattaneo A, Magnis A, Biggeri A, Taddei G, Giannotti B. Squamous cell carcinoma arising in vulval lichen sclerosus. European Journal of Cancer Prevention 1995; 4 (6): 491-6.

6 Neill S, Lewis F, Tatnall F, Cox N. British Association of Dermatologists' guidelines for the management of lichen sclerosus 2010. British Journal of Dermatology 2010; 163 (4): 672-82.

7 Goldstein A, Creasey A, Pfau R, Phillips D, Burrows L. A double-blind, randomized controlled trial of clobetasol versus pimecrolimus in patients with vulvar lichen sclerosus. Journal of the American Academy of Dermatology 2011; 64 (6): 99-104.

8 Virgili A, Borghi A, Toni G, Minghetti S, Corazza M. First randomized trial on clobetasol propionate and mometasone furoate in the treatment of vulvar lichen sclerosus: results of efficacy and tolerability. British Journal of Dermatology 2014; 171 (2): 388-96.

9 Cattaneo A, De Magnis A, Botti E, Sonni L, Carli P, Taddei G. Topical mometasone furoate for vulvar lichen sclerosus. The Journal of reproductive medicine 2003; 48 (6): 444-8.

10 Rosamilia L, Schwartz J, Lowe L, Gruber S, Quint E, Johnson T et al. Vulvar melanoma in a 10-year-old girl in association with lichen sclerosus. Journal of the American Academy of Dermatology 2006; 54 (2): 52-3.

11 Raspollini M, Asirelli G, Moncini D, Taddei G. A comparative analysis of lichen sclerosus of the vulva and lichen sclerosus that evolves to vulvar squamous cell carcinoma. American Journal of Obstetrics and Gynecology 2007; 197 (6): 1-5.

12 Bulbul Baskan E, Turan H, Tunali S, Toker S, Saricaoglu H. Open-label trial of cyclosporine for vulvar lichen sclerosus. Journal of the American Academy of Dermatology 2007; 57 (2): 276-8.

13 Jones R, Scurry J, Neill S, MacLean A. Guidelines for the follow-up of women with vulvar lichen sclerosus in specialist clinics. American Journal of Obstetrics and Gynecology 2008; 198 (5): 1-496.

9.4 Liquen plano vulvar

María Sol Perematеu

Puntos clave

- Enfermedad inflamatoria autoinmune crónica.
- El liquen plano (LP) a diferencia del liquen escleroso vulvar afecta a la vagina, por lo que su examen resulta imperativo, sobre todo en pacientes con flujo maloliente.
- Hay tres subtipos: LP erosivo (el más frecuente y sintomático), LP clásico, LP hipertrófico.
- La respuesta al tratamiento es variable, pero la resolución completa es infrecuente.
- Seguimiento de por vida.

Introducción

El LP es una enfermedad dermatológica inflamatoria relativamente poco común, con subtipos que pueden afectar a la piel, las mucosas, las uñas y el cuero cabelludo. El LP vulvar es un subtipo de liquen que se caracteriza por lesiones erosivas o papulares en la vulva, con afectación vaginal concomitante o sin esta.[1]

Epidemiología

Se estima que afecta del 0,5% al 2% de la población, aunque las estimaciones varían de acuerdo a la localización geográfica y los criterios de diagnóstico.[2] La incidencia y prevalencia del LP vulvar no se ha establecido claramente, pero la enfermedad vulvar puede ser una manifestación común de liquen plano en las mujeres.

El LP vulvar habitualmente se presenta en mujeres de cincuenta a sesenta años de edad, aunque puede presentarse a cualquier edad de la mujer adulta.[1]

Etiología

La etiología es desconocida. Las lesiones de la piel características de LP se cree que surgen a partir de una respuesta autoinmune mediada por células T contra queratinocitos basales. El trastorno se asocia a menudo con otras enfermedades autoinmunes.[3]

Clínica

Las mujeres con LP vulvar frecuentemente se presentan con dolor vulvar, ardor o prurito.[4, 5] Otros síntomas prominentes pueden incluir una secreción vaginal irritante que no responde a las terapias estándar para la vaginitis y la dispareunia (a veces con hemorragia poscoital). Sin embargo, este escenario clínico no es específico para el liquen plano.

Es común la coexistencia de LP vulvar con el LP cutáneo, LP oral o LP piloso (incluida la alopecia frontal fibrosa).[6, 7] Los signos y síntomas de liquen plano vulvar pueden ser constantes o intermitentes e, incluso, una minoría de las mujeres son asintomáticas o tienen síntomas mínimos.[1]

Formas clínicas

Tres tipos de LP afectan a la vulva.

Liquen plano erosivo. Es el tipo más común de LP vulvar. Esta dermatitis crónica, descamativa y erosiva, a menudo también implica a la vagina. Son comunes las exacerbaciones recurrentes, la curación lenta y las cicatrices. La cicatrización puede causar disrupción anatómica significativa, incluidas estenosis grave de la abertura vaginal y obstrucción uretral (Figura 9.4.1). La dispareunia, la dificultad al orinar y la disuria son los principales síntomas. Las lesiones se caracterizan por erosiones eritematosas vidriosas brillantes (Figura 9.4.2) con estrías de color blanco o un borde blanco de serpentina a lo largo del margen (estrías de Wickham). De vez en cuando, se observa un borde violáceo. Las lesiones pueden producirse en los labios menores y el vestíbulo como lesiones aisladas en una vulva

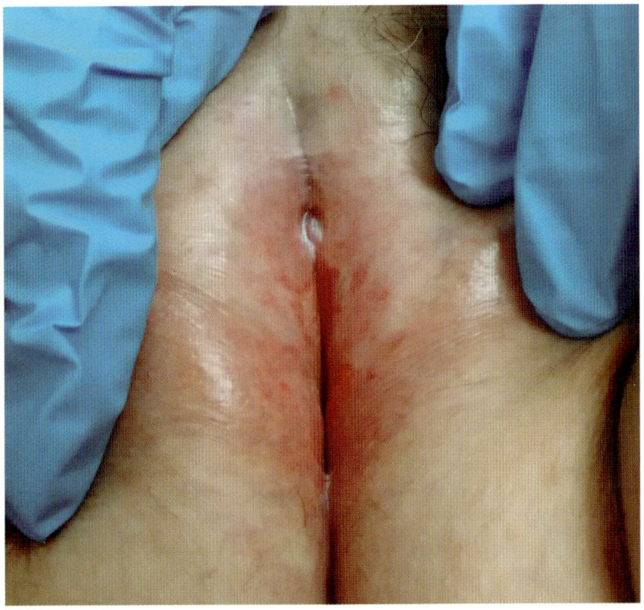

Figura 9.4.1 LP erosivo con estenosis de apertura vaginal.

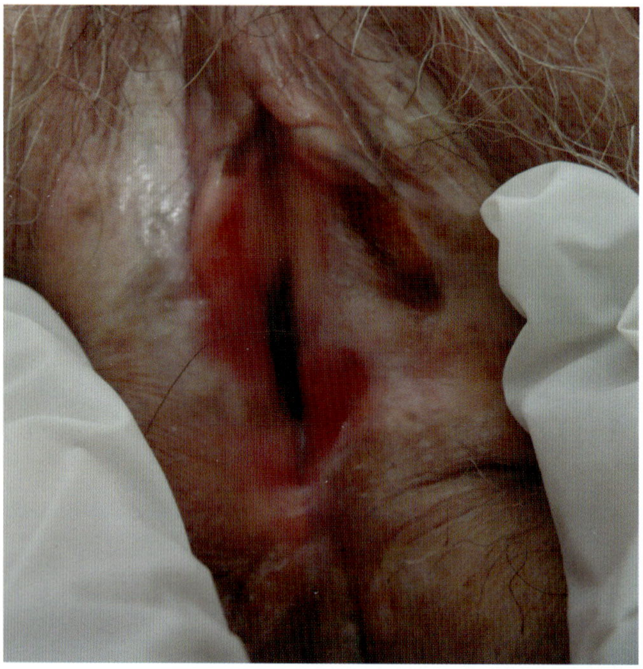

Figura 9.4.2 LP con erosiones rojas brillantes introito.

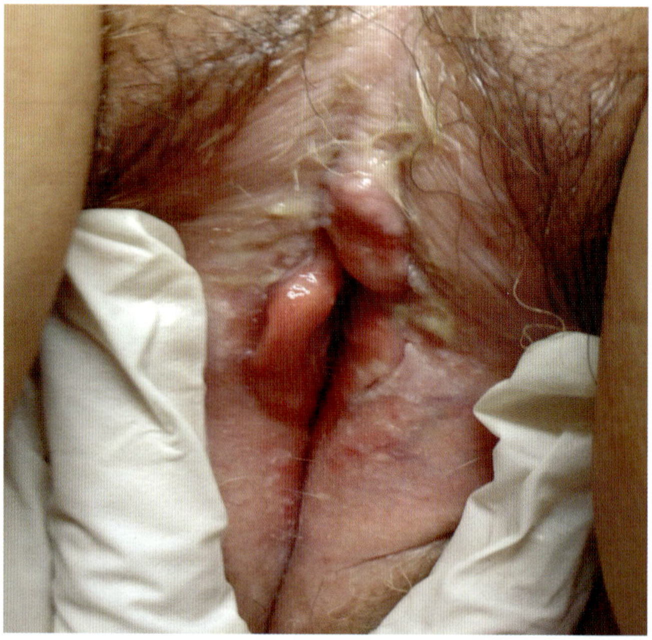

Figura 9.4.3 Secreción amarillenta maloliente en paciente con LP con afección vaginal.

o pueden estar asociados con una destrucción arquitectónica marcada, incluidos la pérdida de los labios menores y el estrechamiento del introito. Las lesiones pequeñas, localizadas en los labios mayores son menos comunes y la afectación anal es rara.[1] El compromiso de la vagina se ha reportado en hasta el 70% de los pacientes con LP erosivo; en contraste, la afectación vaginal es rara en el liquen escleroso.[8] El epitelio vaginal en el LP es friable, sangra fácilmente al insertar el espéculo o con el coito. Presenta aumento de la secreción vaginal (Figura 9.4.3) con un exudado seropurulento o serosanguinolento. En casos graves, se desarrollan adherencias y sinequias, lo que puede conducir al estrechamiento u obliteración de la vagina.[1] El síndrome vulvo-vaginal-gingival es una variante del LP erosivo que implica el epitelio de la vulva, el vestíbulo, la vagina y la boca (Figuras 9.4.4 y 9.4.5); sitios adicionales (por ejemplo, piel, esófago, laringe, conjuntiva, uretra) también pueden estar involucrados.[9, 10]

Liquen plano papuloescamoso o clásico. Consiste en pequeñas pápulas, intensamente pruriginosas con una tonalidad violácea que surgen en la piel queratinizada (Figura 9.4.6). Se asocia, en ocasiones, con estrías lechosas en la cara interna de los labios. La resolución de estas lesiones suele ir seguida de hiperpigmentación posinflamatoria.[1]

Liquen plano hipertrófico. Exhibe característicamente lesiones ásperas, hiperqueratósicas, en el periné y la región perianal. La apariencia es similar al carcinoma de células escamosas. Este tipo de liquen plano es poco frecuente y puede ser difícil de diagnosticar clínicamente porque se asemeja a otras lesiones vulvares hipertróficas.[1]

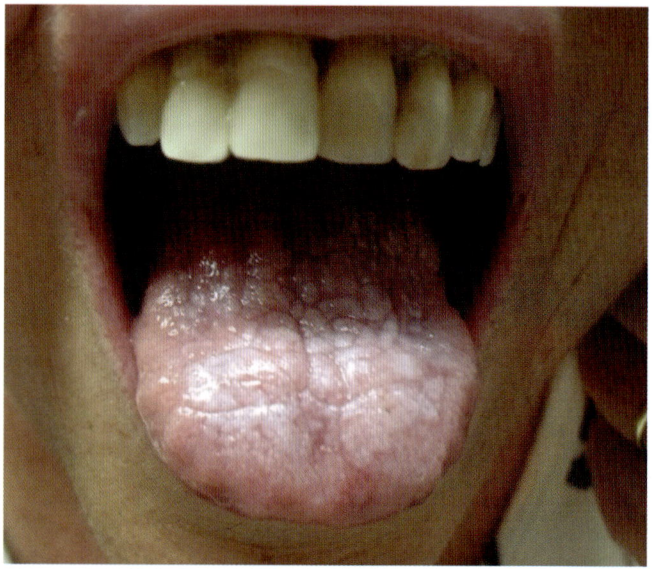

Figura 9.4.4 Afección de lengua por LP.

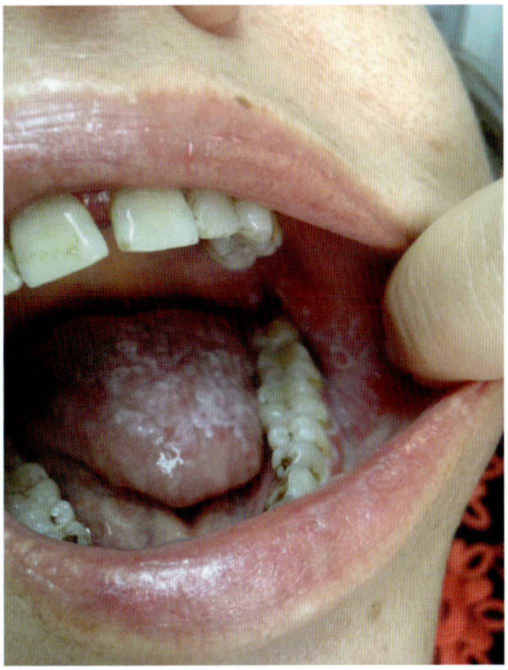

Figura 9.4.5 Imagen en "helecho en carrillo" típica del LP oral.

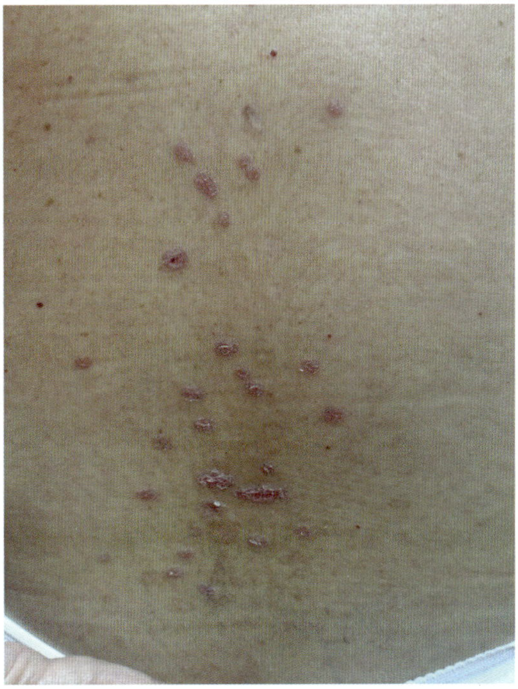

Figura 9.4.6 Pápulas purpúricas, poligonales y pruriginosas: "las 4 P" del LP cutáneo.

Diagnóstico

El diagnóstico de las variantes erosivas y papuloescamosas del LP vulvar se basa principalmente en el reconocimiento de las manifestaciones clínicas características. Sin embargo, una biopsia de las lesiones se debe obtener para descartar otros trastornos si hay alguna incertidumbre sobre el diagnóstico clínico.[5] La biopsia esta generalmente indicada en pacientes con sospecha de LP hipertrófico porque esta variante puede parecerse mucho a carcinoma de células escamosas.

Los pacientes con LP vulvar con frecuencia tienen otras manifestaciones del liquen plano y la detección en otras áreas del cuerpo aumenta la sospecha para el diagnóstico.

Las características histológicas clásicas de LP incluyen las siguientes:

- Acantosis irregular de la epidermis (en los sitios de la piel queratinizada).
- Degeneración licuefactiva de la capa de células basales.
- Infiltrado dérmico similar a una banda de linfocitos en la dermis superior.
- Disqueratosis queratinocítica dispersa dentro de la epidermis.
- Además, las células plasmáticas se encuentran a menudo presentes en las muestras de biopsia de lesiones mucosas.

Estas características histológicas clásicas se identifican en solo el 70% al 80% de los pacientes con liquen plano vulvar (Figura 9.4.7).[11]

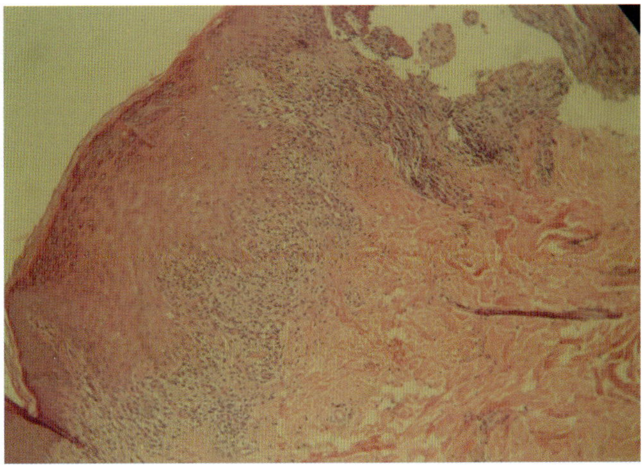

Figura 9.4.7 Histología del LP, acantosis, hipergranulosis e infiltrado inflamatorio en banda.

Diagnósticos diferenciales

- Liquen escleroso.
- Enfermedades ampollares autoinmunes (por ejemplo, el penfigoide de la membrana mucosa y el pénfigo).
- Vulvitis de células plasmáticas.
- Enfermedad de Behçet.
- Enfermedad de Crohn.
- Eritema multiforme.
- Síndrome de Stevens-Johnson.
- Erupción liquenoide por drogas.
- Vaginitis inflamatoria descamativa.
- VIN diferenciado.[1]

Tratamiento

Los datos sobre el tratamiento del LP vulvar son limitados. El enfoque del tratamiento es guiado en gran medida por estudios no controlados e informes de la experiencia clínica. Se debe educar a los pacientes sobre su curso crónico y la necesidad de continuar el tratamiento después de que los síntomas mejoren, ya que, aunque se pueden experimentar períodos de remisión, no existe una cura para esta enfermedad (Algoritmo 9.4.1).

Tratamiento del LP erosivo vulvar

Habitualmente, el tratamiento se inicia con un corticosteroide tópico, una terapia local generalmente bien tolerada. Sin embargo, cuando no hay respuesta al primer tratamiento o este no es tolerado, se puede utilizar un breve curso inicial de un glucocorticoide sistémico (una dosis de triamcinolona intramuscular (1 mg/kg) o un curso de cuatro a seis semanas de prednisona oral, iniciado en 40 mg a 60 mg por día y disminuirla durante cuatro a seis semanas).[12] Los ensayos aleatorios con corticoides tópicos son insuficientes.[4] Incluso, los regímenes de tratamiento y las tasas de éxito reportados han variado ampliamente.[13-15]

Algoritmo 9.4.1 Tratamiento del liquen plano vulvar

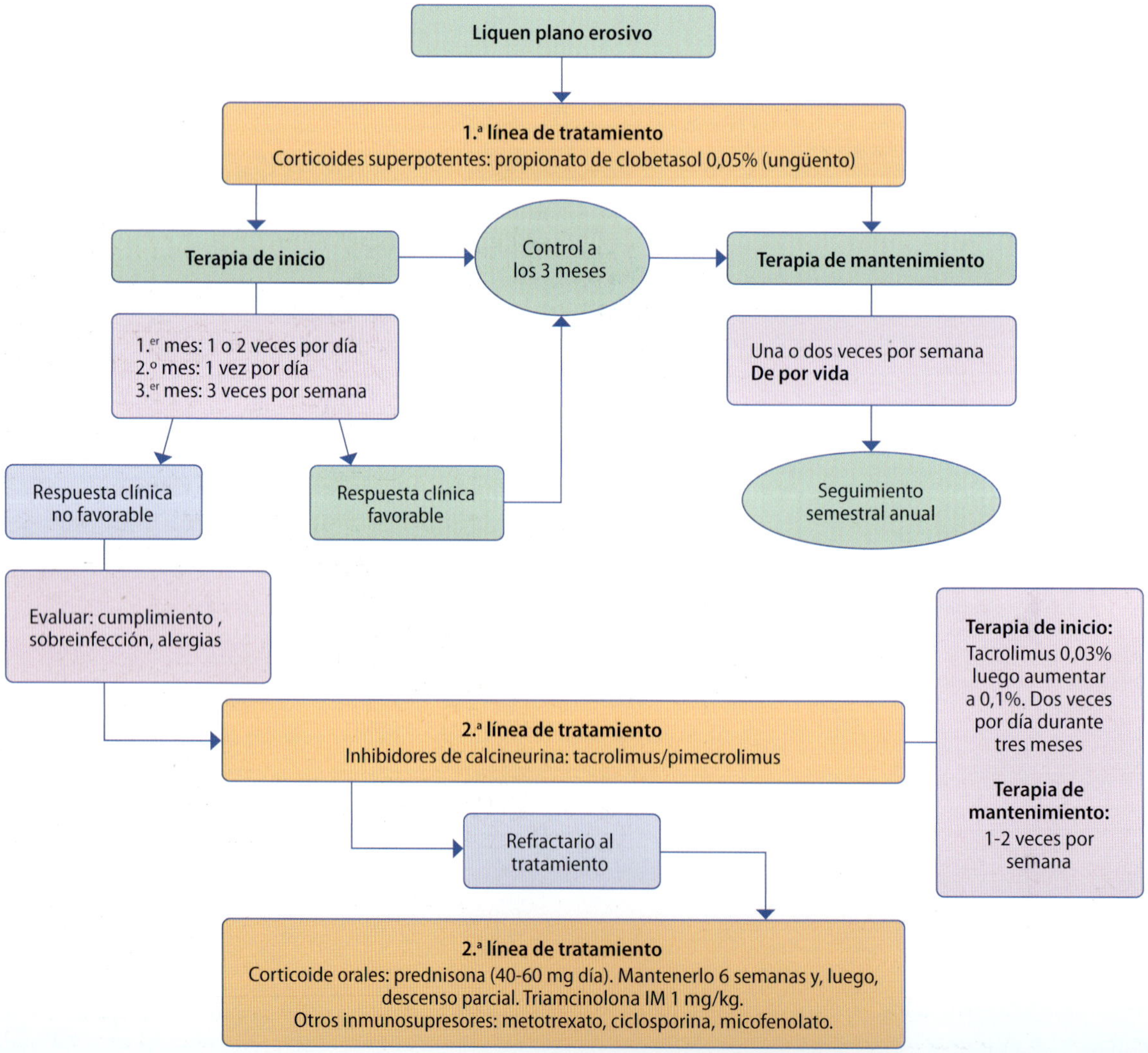

Luego, se inicia la fase de mantenimiento, cuyo objetivo es mantener la mejoría clínica y sintomática, usando corticoides de alta potencia una o dos veces semanales. Durante esta etapa la paciente puede sufrir recaídas y deberá aumentar la dosis de acuerdo con la necesidad.

No hay ensayos aleatorios que hayan comparado la eficacia de tacrolimus y corticoides tópicos en el LP erosivo vulvar. Hay pocos datos sobre la eficacia del pimecrolimus tópico, un inhibidor de la calcineurina tópico adicional.[13-17]

En caso de enfermedad refractaria, una amplia variedad de inmunomoduladores sistémicos y agentes inmunosupresores (por ejemplo, los glucocorticoides sistémicos, hidroxicloroquina, mofetil micofenolato, metotrexato, acitretina, minociclina, ciclosporina y otros) se han utilizado en pacientes individuales, pero los datos son insuficientes para confirmar la eficacia de las intervenciones específicas.[15]

Compromiso vaginal

Tratamiento médico. Se utilizan corticoides intravaginales, como supositorios de hidrocortisona, 25 mg, aplicados dos veces al día durante dos meses (los utilizados en proctología).[1]

Tratamiento quirúrgico. Ante la formación de adherencias vaginales, se las desbrida usando material romo (bujías) para evitar lesionar la uretra, la vejiga y el recto. Se deja luego un dilatador vaginal por 48 h al igual que la sonda vesical, se suturan los labios mayores con puntos separados para evitar la expulsión del dilatador. A las 48 h de colocado se retira el dilatador y la sonda vesical. Se explica a la paciente que el éxito de la intervención reside en que siga utilizando un tutor vaginal diariamente más corticoides (Figura 9.4.8).

Tratamiento del LP hipertrófico y del papuloescamoso

Son variantes en general más sensibles a la terapia que el LP erosivo. Un curso de dos semanas de un corticosteroide tópico de moderada o superpotencia, por lo general, resulta en remisión completa o mejora significativa de la enfermedad. Las lesiones hiperqueratósicas pueden no responder bien a los corticosteroides tópicos, debido a la limitada capacidad de los fármacos para penetrar en un

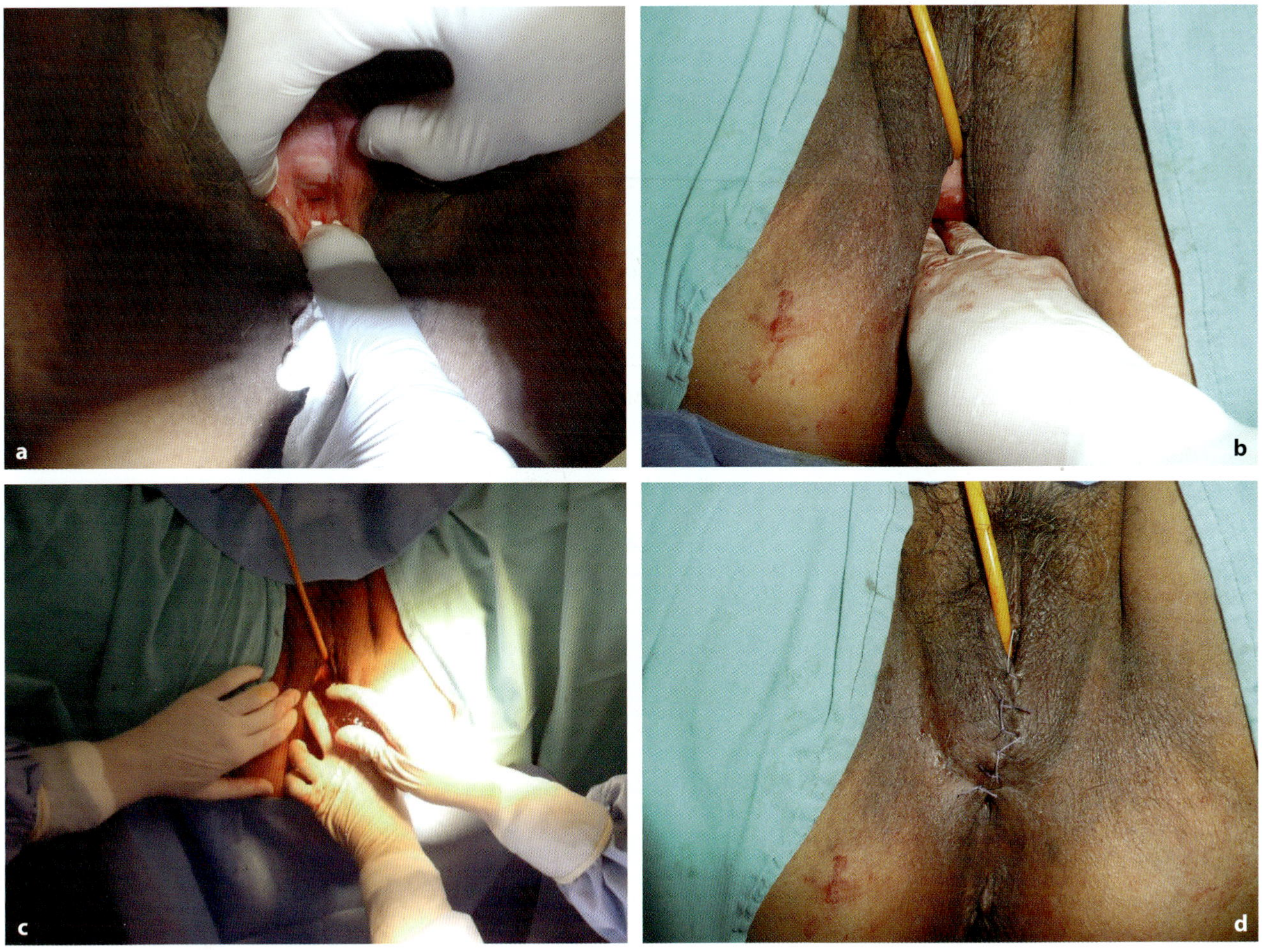

Figura 9.4.8 a Sinequias vaginales por LP. **b** Sinequias desbridadas. Tacto bidigital. **c** Colocación de dilatador vaginal. **d** Cierre de labios mayores con puntos para evitar la eliminación del dilatador. ▶

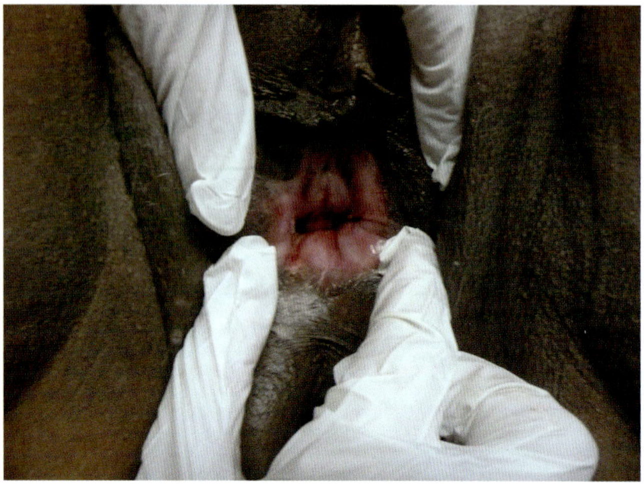

▶ **Figura 9.4.8 e** Control a la semana de haber retirado el dilatador.

estrato córneo engrosado. En estos casos, la terapia con corticosteroides intralesionales puede resultar útil.

Seguimiento y pronóstico

Se postula seguimiento semestral o anual, en aquellas pacientes en las cuales se haya logrado el control de los síntomas.

Asociación con malignidad

La relación entre el LP y la neoplasia de células escamosas es incierto; la mejor evidencia disponible es la asociación entre LP oral y el cáncer.

Se ha postulado un ligero aumento del riesgo de malignidad en mujeres con LP vulvar, pero no ha sido confirmado en grandes series.[1, 18, 19]

El carcinoma de células escamosas que se desarrolla en pacientes con LP vulvar puede demostrar características agresivas.[20] Sin embargo, los datos son insuficientes para determinar el impacto del tratamiento agresivo de esta enfermedad sobre el riesgo de malignidad.

Bibliografía

1 <http://www.uptodate.com/contents/vulvar-lichen-planus> Consulta: Mayo 2017.
2 Schlosser B. Lichen planus and lichenoid reactions of the oral mucosa. Dermatologic Therapy 2010; 23 (3): 251-67.
3 Cooper S, Ali I, Baldo M, Wojnarowska F. The Association of Lichen Sclerosus and Erosive Lichen Planus of the Vulva With Autoimmune Disease. Archives of Dermatology 2008; 144 (11): 1432.
4 Cooper S, Haefner H, Abrahams-Gessel S, Margesson L. Vulvovaginal Lichen Planus Treatment: A Survey of Current Practices. Archives of Dermatology. 2008; 144 (11): 1520.
5 Simpson R, Thomas K, Leighton P, Murphy R. Diagnostic criteria for erosive lichen planus affecting the vulva: an international electronic-Delphi consensus exercise. British Journal of Dermatology 2013; 169 (2): 337-43.
6 Di Fede O, Belfiore P, Cabibi D, De Cantis S, Maresi E, Kerr A et al. Unexpectedly High Frequency of Genital Involvement in Women with Clinical and Histological Features of Oral Lichen Planus. Acta Dermato-Venereologica 2006; 86 (5): 433-28.
7 Chew A, Stefanato C, Savarese I, Neill S, Fenton D, Lewis F. Clinical patterns of lichen planopilaris in patients with vulval lichen planus. British Journal of Dermatology 2014; 170 (1): 218-20.
8 Zendell KEdwards L. Lichen Sclerosus With Vaginal Involvement. JAMA Dermatology 2013; 149 (10): 1199.
9 Rogers REisen D. Erosive oral lichen planus with genital lesions. Dermatologic Clinics 2003; 21 (1): 91-8.
10 Setterfield J, Neill S, Shirlaw P, Theron J, Vaughan R, Escudier M et al. The vulvovaginal gingival syndrome: A severe subgroup of lichen planus with characteristic clinical features and a novel association with the class II HLA DQB1*0201 allele. Journal of the American Academy of Dermatology 2006; 55 (1): 98-113.
11 Byrd J, Davis M, Rogers III R. Recalcitrant Symptomatic Vulvar Lichen Planus. Archives of Dermatology 2004; 140 (6): 715.
12 Bradford J, Fischer G. Management of Vulvovaginal Lichen Planus. Journal of Lower Genital Tract Disease 2013; 17 (1): 28-32.
13 Kennedy C, Galask R. Erosive vulvar lichen planus: retrospective review of characteristics and outcomes in 113 patients seen in a vulvar specialty clinic. The Journal of Reproductive Medicine 2007; 52 (1): 43-7.
14 Santegoets L, Helmerhorst T, van der Meijden W. A Retrospective Study of 95 Women With a Clinical Diagnosis of Genital Lichen Planus. Journal of Lower Genital Tract Disease 2010; 14 (4): 323-8.
15 Simpson R, Littlewood S, Cooper S, Cruickshank M, Green C, Derrick E et al. Real-life experience of managing vulval erosive lichen planus: a case-based review and U.K. multicentre case note audit. British Journal of Dermatology. 2012; 167 (1): 85-91.
16 Jensen J, Bird M, Le Clair C. Patient satisfaction after the treatment of vulvovaginal erosive lichen planus with topical clobetasol and tacrolimus: a survey study. American Journal of Obstetrics and Gynecology 2004; 190 (6): 1759-63.
17 Lonsdale-Eccles AVelangi S. Topical pimecrolimus in the treatment of genital lichen planus: a prospective case series. British Journal of Dermatology 2005; 153 (2): 390-4.
18 Kennedy C, Peterson L, Galask R. Erosive vulvar lichen planus: a cohort at risk for cancer?. The Journal of reproductive medicine 2008; 53 (10): 781-4.
19 Simpson R, Murphy R. Is Vulval Erosive Lichen Planus a Premalignant Condition?. Archives of Dermatology 2012; 148 (11): 1314.
20 Regauer S, Reich O, Eberz B. Vulvar cancers in women with vulvar lichen planus: A clinicopathological study. Journal of the American Academy of Dermatology 2014; 71 (4): 698-707.

9.5 Enfermedades granulomatosas

Viviana Parra

Las enfermedades granulomatosas son entidades poco frecuentes en la zona vulvar. En este capítulo, describiremos las más relevantes.

Enfermedad de Crohn

Puntos clave

- Las manifestaciones vulvares son poco frecuentes y pueden preceder a los síntomas gastrointestinales.
- Clínicamente, se presenta con edema o fisuras en "corte de cuchillo".
- El tratamiento de elección de la forma cutánea son los corticoides tópicos, pero la enfermedad multisistémica requiere un manejo interdisciplinario complejo.

Etiología

Se trata de una enfermedad granulomatosa intestinal idiopática, descrita por Crohn en 1932, que afecta desde la cavidad oral hasta el ano.[1]

Epidemiología

Se presenta en 400 cada 100 000 habitantes de Estados Unidos y Europa. Las manifestaciones extraintestinales se encuentran en el 35% de los pacientes, principalmente en articulaciones, ojos, oídos y piel. Cuando la afectación es solo cutánea puede preceder, en un 25% de los pacientes, a los síntomas gastrointestinales por años.[2]

Clínica

Las lesiones cutáneas se observan en un 2%-3% de los pacientes y se clasifican en inespecíficas y específicas. El eritema nodoso, el pioderma gangrenoso y las úlceras orales, que se caracterizan por no presentar granuloma en la histopatología, corresponden al primer grupo.

Las lesiones específicas suelen localizarse en la región perianal y el perineo. Cuando se producen por extensión directa de la afección gastrointestinal se denomina enfermedad de Crohn contigua y si se encuentra en contacto con el tracto gastrointestinal normal, se describe como no contigua o metastásica[3] (Tabla 9.5.1).

La enfermedad de Crohn vulvar es muy poco frecuente y se encuentran menos de 150 casos publicados en la bibliografía. Clínicamente, puede presentarse como edema unilateral o bilateral (forma más frecuente), el cual puede ser significativo, fisuras lineales profundas "corte de cuchillo", eritema, úlceras, pústulas y fístulas supurativas (Figuras 9.5.1 y 9.5.2).

La edad media de presentación es de 26 años y los síntomas predominantes son el prurito y dolor. Las manifestaciones orales tipo afta se presentan en el 25% de los pacientes sin asociación gastrointestinal, comparado con el 43% de los que sí tienen enfermedad sistémica[3-5] (Figura 9.5.3).

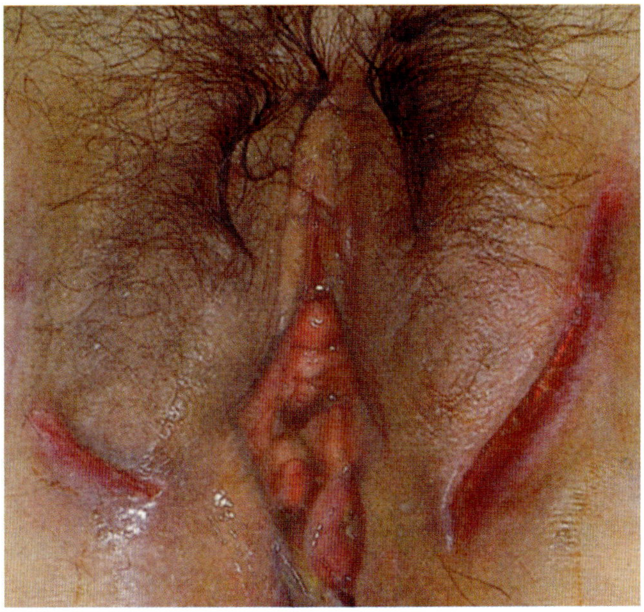

Figura 9.5.1 Enfremedad de Crohn. Úlceras "corte de cuchillo". (Gentileza Dr. M. Maglione).

Tabla 9.5.1 Lesiones cutáneas específicas y no específicas en la enfermedad de Crohn

Lesiones cutáneas inespecíficas	Lesiones cutáneas específicas
Ausencia granulomas en la histopatología	**Presencia de granulomas en la histología**

▪ Eritema nodoso
▪ Pioderma gangrenoso
▪ Úlceras orales
	▪ En región perianal y perineo:
	  ▪ Enfermedad contigua
	  ▪ Enfermedad metastásica

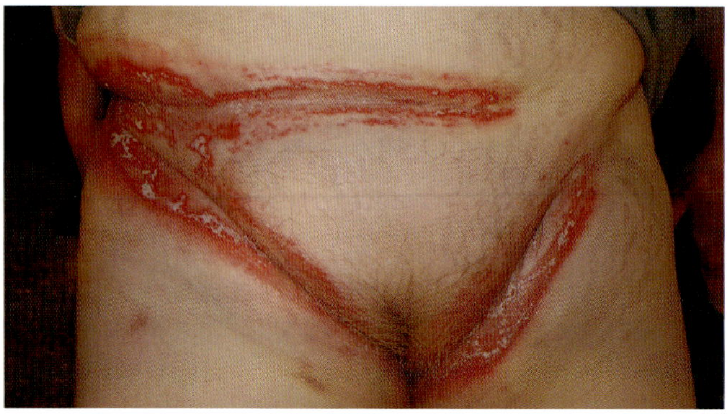

Figura 9.5.2 Lesiones fisuradas maceradas.

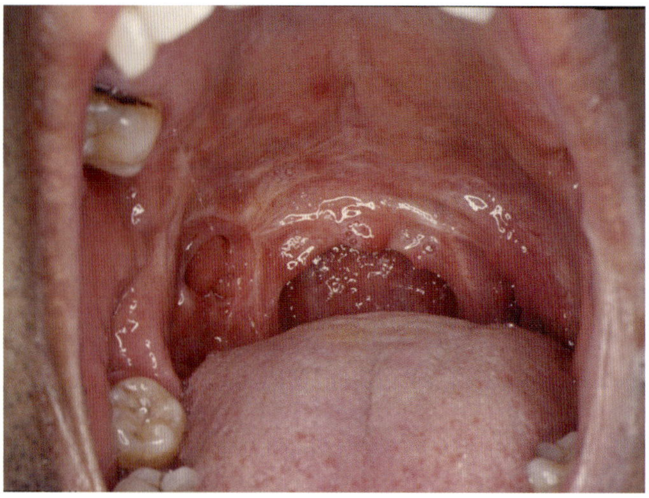

Figura 9.5.3 Úlcera oral.

Diagnóstico

El diagnóstico, generalmente, es histopatológico mediante la presencia de un granuloma no caseificante, células gigantes multinucleadas e infiltrado inflamatorio denso.

Diagnósticos diferenciales

Los diagnósticos diferenciales incluyen ulceras aftosas, hidradenitis supurativa, granuloma inguinal y vulvitis granulomatosa.

Tratamiento

La primera línea de tratamiento son los corticoides tópicos seguidos por tacrolimus tópico y corticoides sistémicos. Pueden asociarse, ante la falta de respuesta, antibióticos orales, metotrexate, mesalazina, micofenolato mofetil, ciclsoporina, talidomida y anti-TNF.[5]

Tuberculosis

Puntos clave

- La afectación vulvar es muy poco frecuente.
- Lesiones clínicas inespecíficas.
- Diagnóstico histopatológico o por detección del *mycobacterium*.
- Tratamientos combinados.

La tuberculosis cutánea es una patología poco frecuente, representa del 1% al 4% de las formas extrapulmonares.

Etiología y clasificación

Se clasifica en primaria o posprimaria. La primaria es el resultado de la infección por el bacilo de Koch en piel o mucosas (generalmente traumatizadas), en un paciente no infectado previamente y la posprimaria produce, generalmente, por reactivación endógena, y puede adoptar diversas modalidades clínicas.[6]

Epidemiología

La tuberculosis (TBC) pélvica, como diseminación secundaria de la TBC pulmonar, es una afección frecuente en países en desarrollo, en especial en la India donde la incidencia actual es del 0,8%. Los órganos genitales más afectados son las trompas de Falopio (95%-100%), el endometrio (50%) y los ovarios (20%-30%). Las lesiones en la vulva y la vagina son poco frecuentes; se presenta en menos del 2% de los casos de TBC genital.[7]

Clínica

Clínicamente, puede manifestarse como úlcera (generalmente pequeña), tractos fistulosos, hipertrofia vulvar, lesiones verrugosas, tumor o elefantiasis (Figuras 9.5.4 y 9.5.5).[6-8]

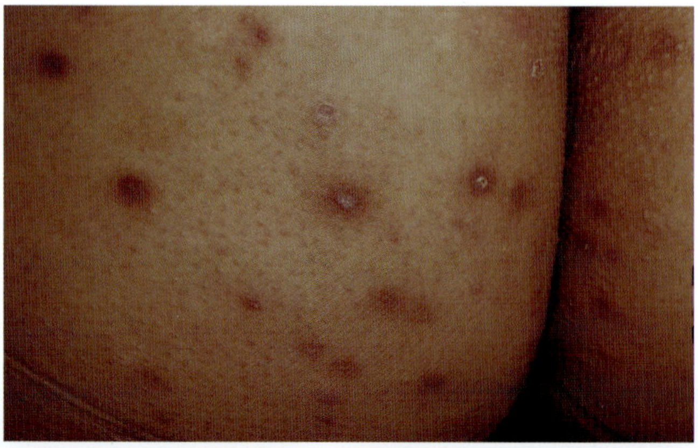

Figura 9.5.4 Úlcera tuberculosa. (Gentileza Dra. Liliana Olivares).

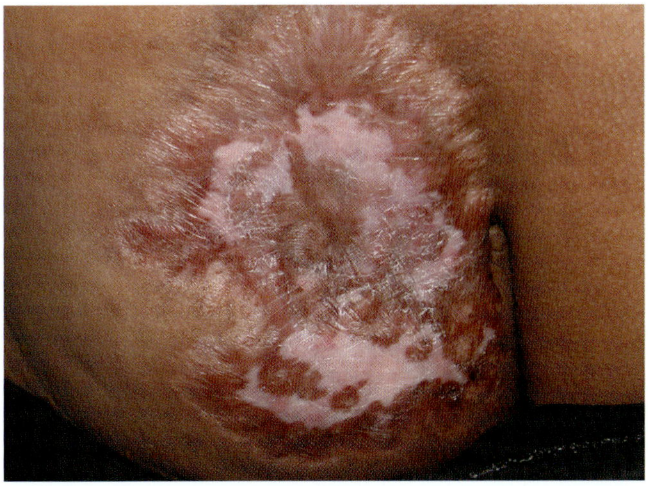

Figura 9.5.5 Placa ulcerada en paciente con tuberculosis.

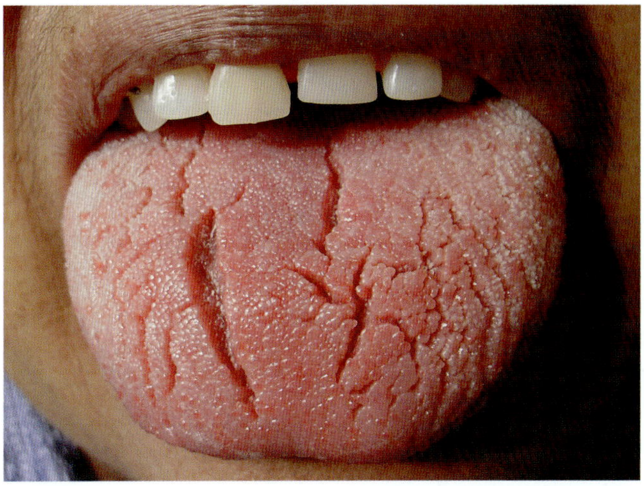

Figura 9.5.6 Lengua fisurada en paciente con vulvitis granulomatosa.

Diagnóstico

El diagnóstico es realizado mediante el examen histopatológico al detectar el granuloma tuberculoso, ya que la clínica plantea numerosos diagnósticos diferenciales.[9]

Diagnósticos diferenciales

Son múltiples, tales como el cáncer vulvar, enfermedades granulomatosas, amebiasis, esquistosomiasis, brucelosis, tularemia, sarcoidosis, reacciones de cuerpo extraño y filariasis, entre otras.

Tratamiento

El tratamiento consiste en la asociación de drogas de primera línea: isoniacida 75 mg, rifampicina 150 mg, pirazinamida 400 mg y etambutol 275 mg.[10]

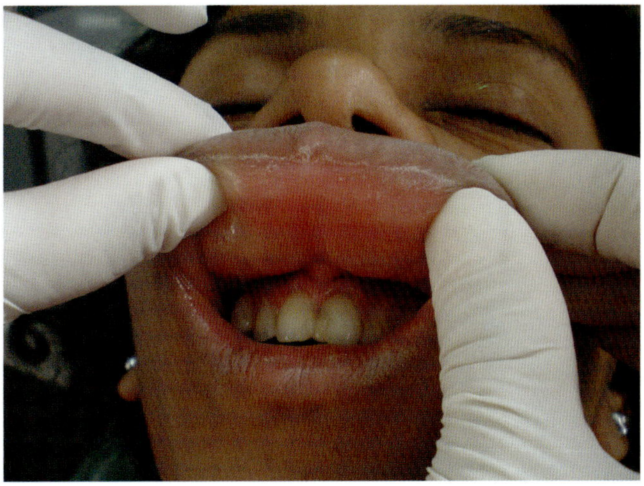

Figura 9.5.7 Queilitis granulomatosa.

Vulvitis granulomatosa

Puntos clave

- Contrapartida genital de la queilitis granulomatosa caracterizada por la tríada: parálisis facial, lengua fisurada y queilitis.
- Excepcional en vulva.
- Histológicamente granulomas de células epiteliodes con células gigantes de Langhans e infiltrado mononuclear.
- Tratamiento de elección: corticoides.

Descrita inicialmente como síndrome de Melkersson-Rosenthal, consiste en una tríada caracterizada por parálisis facial, lengua fisurada y queilitis orofacial, la cual se presenta en forma completa en el 25% de los casos y puede manifestarse en el resto en forma monosintomática o bisintomática (Figuras 9.5.6 y 9.5.7).[11]

Etiología

Es una entidad poco frecuente de causa es desconocida. Recientes estudios han sugerido una asociación de esta entidad con le enfermedad de Crohn, pero son necesarios más datos para afirmar esta hipótesis.[12]

Clínica

Generalmente, comienza con un edema intermitente y, más tarde, persistente en la zona orofacial, especialmente en los labios y, menos frecuente, en los párpados y las mejillas.

La afectación vulvar, denominada vulvitis granulomatosa fue descrita en 1979 y es extremadamente rara (menos de veinte casos publicados) y ha sido mencionada sola o en asociación con la lesión orofacial. Clínicamente, se caracteriza por un edema no inflamatorio, asintomático de uno o ambos labios mayores. [13, 14]

Diagnóstico

El hallazgo histopatológico de un granuloma no caseificante compuesto por células epitelioides, células gigantes de Langhans e infiltrado mononuclear, confirma el diagnóstico.

Diagnóstico diferencial

Debe realizarse el diagnóstico diferencial con la enfermedad de Crohn, sarcoidosis, angioedema, rosácea granulomatosa, alergia a alimentos o aditivos, tuberculosis y micosis profundas.

Tratamiento

El tratamiento de elección son los corticoides tópicos, sistémicos o intralesionales según el caso.[15]

Sarcoidosis

Puntos clave

- Enfermedad multisistémica de origen desconocido.
- Caracterizada por lesiones cutáneas específicas y granulomas no caseificante en el ámbito histológico.
- Excepcional afectación del tracto genital (menor del 1%).
- Buen pronóstico.
- Tratamiento de elección: corticoides tópicos y sistémicos.

La sarcoidosis es en enfermedad sistémica de causa desconocida, caracterizada por la presencia de granulomas no caseificantes.[16]

Etiología

La patogénesis permanece desconocida, y se proponen factores genéticos, inmunológicos, infecciosos y ambientales.

Alelos específicos, como el MHC-2, pueden determinar el curso de la enfermedad, mientras que el HLA-DRB1*03 predispone la enfermedad con resolución espontánea y HLA-DRB1*14 o HLA-DRB1*15 determina las formas crónicas.

Inmunológicamente, se ha detectado una alteración en la respuesta inmunitaria celular con proliferación de linfocitos y aumento de inmunocomplejos circulantes, y existe un desequilibrio entre macrófagos, linfocitos B y T, especialmente entre linfocitos T colaboradores (*helper*) y supresores.

Dentro de los microorganismos involucrados, se describen principalmente *Mycobacterium* y *Propionibacterium*. Otros agentes infecciosos investigados son *Borrelia burgdorferi*, *Rickettsia helvetica*, *Chlamydia pneumoniae*, algunas especies de *Leishmania* e infecciones virales como Epstein-Barr y fúngicas. También se han relacionado pólenes de coníferas y agentes como el zirconio, berilio y lacas para el pelo.[17, 18]

Epidemiología

Presenta una prevalencia de 4,7 a 64 pacientes cada 100 000 habitantes y una incidencia de 1 a 35 cada 100 000 habitantes por año. Si bien tiene una distribución mundial, la mayoría de los enfermos detectados son europeos del norte, afroamericanos y japoneses y, generalmente, de estratos socioeconómicos elevados en contraste con la tuberculosis.

La enfermedad se presenta tanto en hombres como mujeres entre los 25 y 45 años, pero tiene un segundo pico de incidencia en mujeres mayores de 50 años. Es muy poco frecuente en menores de 15 años y mayores de 70. Es habitualmente esporádica aunque se han reportado casos familiares en aproximadamente un 6% de los casos.

Clínica

La enfermedad puede afectar todos los órganos; los ganglios linfáticos, pulmones, aparato osteoarticular, piel y ojos son los más comprometidos.

La piel se afecta con una frecuencia variable del 15% al 40% según los diferentes trabajos. Clínicamente, pueden presentarse nódulos pequeños (menores de un centímetro) color amarillento a parduzco especialmente en cara, cuello y tórax, nódulos grandes, especialmente en la cara; placas de bodes irregulares por confluencia de lesiones y formas subcutáneas o dermohipodérmicas. Otra características de la sarcoidosis es la localización de las lesiones en cicatrices preexistentes y el eritema nodoso con una incidencia entre el 20% al 30% de los casos (Figura 9.5.8 y 9.5.9).[19]

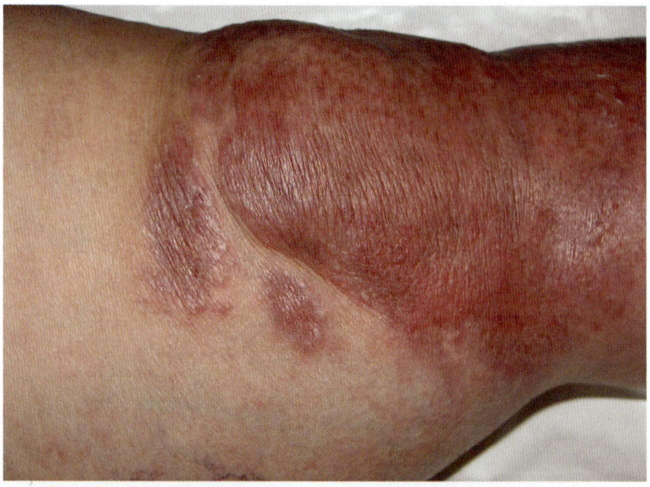

Figura 9.5.8 Sarcoidosis en placa.

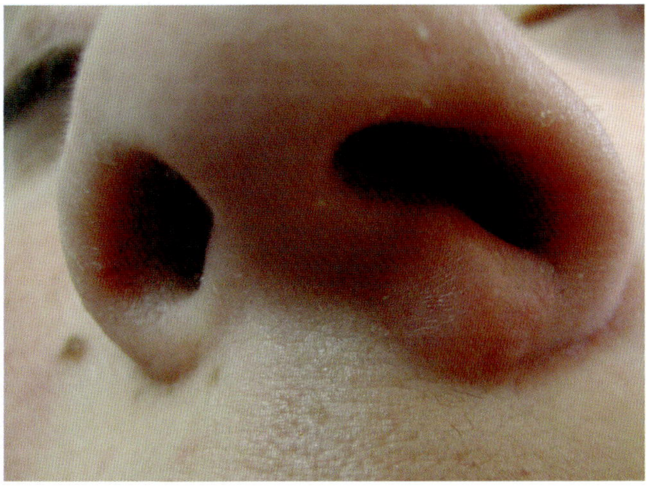

Figura 9.5.9 Pápula sobre cicatriz de rinoplastia en paciente con sarcoidosis.

La sarcoidosis en tracto genital femenino es poco frecuente, representan menos del 1% de todos los casos. Las lesiones pueden afectar la vulva, la vagina, cérvix, útero, trompas de Falopio y ovario (Figura 9.5.10).

Generalmente, las pacientes permanecen asintomáticas, y se detecta la enfermedad por su asociación con infertilidad. En casos esporádicos, puede presentarse dolor, prurito, dispareunia, desórdenes del ciclo menstrual, metrorragia o amenorrea. La localización vulvar es excepcional y se encuentran menos de diez casos reportados en la bibliografía.

Diagnóstico

El diagnóstico es histológico mediante la demostración de los granulomas no caseificantes "granulomas desnudos".[20]

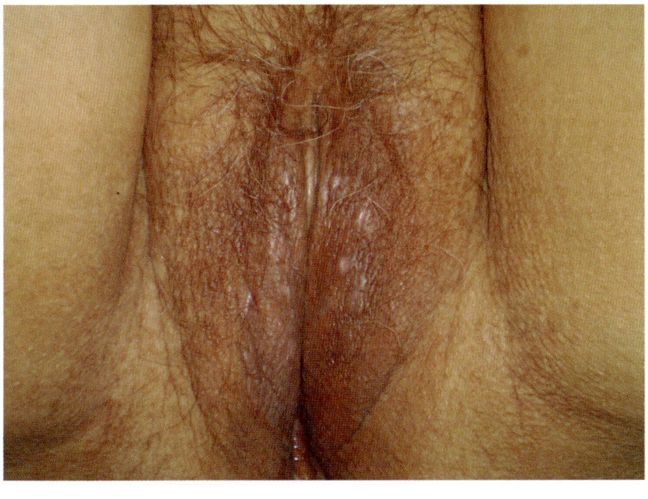

Figura 9.5.10 Pápulas parduzcas en labios mayores. (Gentileza Dra. Ariadna Caussade).

Diagnóstico diferencial

El diagnóstico diferencial debe realizarse principalmente con enfermedad de Crohn, tuberculosis, reacción de cuerpo extraño e infecciones crónicas.

Tratamiento

El pronóstico de la enfermedad suele ser bueno, algunas lesiones involucionan espontáneamente y si no lo hacen el tratamiento con corticoides tópicos y sistémicos según la extensión es la primera elección. En los casos graves, puede utilizarse metotrexato, azatioprina, leflunomida, ciclofosfamida, micofenolato mofetil, talidomida, antimaláricos, tetraciclinas e inhibidores del FNT, entre otros.[21]

Bibliografía

1 Laftah Z, Bailey C, Zaheri S, Setterfield J, Fuller L, Lewis F. Vulval Crohn's Disease: A Clinical Study of 22 Patients. Journal of Crohn's and Colitis. 2015; 9 (4): 318-25.

2 Zhang A, Zhan S, Chang H, Gao Y, Li Y. Crohn Disease of the Vulva without Gastrointestinal Manifestations in a 16-Year-Old Girl. Journal of Cutaneous Medicine and Surgery 2015; 19 (1): 81-3.

3 Duan D, Stevenson M, Malter L, Pomeranz M. Cutaneous Crohn's disease of the vulva. Case Reports 2014; 17 (1): 204507.

4 Mitchell L, Hussey J, Mansfield J, Gunn M, McLelland J, Needham S. Vulval oedema: how many doctors does it take to make a diagnosis?. European Journal of Obstetrics & Gynecology and Reproductive Biology 2014; 172: 137-8.

5 Barret M, de Parades V, Battistella M, Sokol H, Lemarchand N, Marteau P. Crohn's disease of the vulva. Journal of Crohn's and Colitis 2014; 8 (7): 563-70.

6 Olivares L, Leiro V, Cergneux F, Stringa M. Formas infrecuentes de tuberculosis cutáneas, a propósito de dos casos. Dermatol Argent 2012; 18: 459-63.

7 Gupta B, Shree S, Rajaram S, Goel N. Genital tuberculosis: Unusual presentations. International Journal of Mycobacteriology 2016; 5 (3): 357-9.

8 Goyal B, Pradhan S, Jose T, Duggal B, Sengupta P. Woody Vulva: An Unusual Presentation of Vulvar Tuberculosis. The Journal of Obstetrics and Gynecology of India 2013; 64 (1): 85-7.

9 Nanjappa V1, Suchismitha R, Devaraj HS, Shah MB, Anan A, Rahim SN. Vulval tuberculosis - an unusual presentation of disseminated tuberculosis. J Assoc Physicians India 2012; 60: 49-52.

10 Mallya V, Yadav Y, Gupta K. Vulval tuberculosis masquerading as vulval carcinoma. Journal of Postgraduate Medicine 2012; 58 (4): 307.

11 Wickramasinghe N, Gunasekara C, Fernando W, Hewavisenthi J, de Silva H. Vulvitis granulomatosa, Melkersson-Rosenthal syndrome, and Crohn's disease: dramatic response to infliximab therapy. International Journal of Dermatology 2012; 51 (8): 966-8.

12 Bordino L, Juchli ML, Fernández M, Fitz Maurice Mde L, Martins A, Ramírez ZE, Spini R. Melkersson Rosenthal syndrome. Report of two pediatric cases. Arch Argent Pediatr 2016; 114: 224-7.

13 Westermark PHenriksson T. Granulomatous Inflammation of the Vulva and Penis – A Genital Counterpart to Cheilitis Granulomatosa. Dermatology. 1979; 158 (4): 269-74.
14 Bhat R, Dandakeri S, Bisen N, Kambil S. Granulomatous cheilitis with granulomatous vulvitis: A rare association. Indian Journal of Dermatology, Venereology, and Leprology 2013; 79 (6): 799-801
15 Tsuboi H, Masuzawa M, Katsuoka K. A Case of Vulvitis Granulomatosa. The Journal of Dermatology 2005; 32 (10): 831-4.
16 Valeyre D, Prasse A, Nunes H, Uzunhan Y, Brillet P, Müller-Quernheim J. Sarcoidosis. The Lancet 2014; 383 (9923): 1155-67.
17 Pérez O, Villoldo MS, Schröh R, Woscoff A, Amante HL. Sarcoidosis cutánea. Dermatol Argent 2009; 15: 282-4.
18 IEsteves T, Aparicio G, Garcia-Patos V. Is there any association between Sarcoidosis and infectious agents?: a systematic review and meta-analysis. BMC Pulmonary Medicine 2016; 16 (1): 165-9.
19 Sarcoidosis of the female genital tract. Šefčíková A, Turková M, Žurková M. Ceska Gynekol 2016; 81: 458-62.
20 Haimovic A, Sanchez M, Judson M, Prystowsky S. Sarcoidosis: A comprehensive review and update for the dermatologist. Journal of the American Academy of Dermatology 2012; 66 (5): 699.
21 Vera C, Funaro D, Bouffard D. Vulvar Sarcoidosis: Case Report and Review of the Literature. Journal of Cutaneous Medicine and Surgery 2013; 17 (4): 287-90.

9.6 Enfermedades aftosas: enfermedad de Behçet y vulvitis de Zoon

Viviana Parra

Las úlceras vulvares comprenden un gran grupo de dermatosis de etiopatogenia y presentaciones clínicas muy variadas y con terminología confusa que puede contribuir a complicar el diagnóstico diferencial.

En este capítulo, nos ocuparemos de las úlceras conocidas como aftas genitales, sus causas, formas de presentación, manifestaciones clínicas y tratamiento.

Aftosis compleja

Puntos clave

- Manifestación conjunta de úlceras orales y genitales sin síntomas sistémicos.
- También conocida como úlceras genitales agudas no sexuales (NSAGU).
- Tratamiento tópico con corticoides o sistémico con doxiciclina.

La aftosis compleja o bipolar comprende la manifestación conjunta de úlceras orales y genitales. Este término fue introducido por Jorizzo y cols. en 1985 para referirse a aftas orales y genitales recurrentes en ausencia de enfermedad sistémica y sin formar parte de la enfermedad de Behçet.[1] Actualmente, en algunas publicaciones esta entidad es mencionada como NSAGU (úlceras genitales agudas no sexuales).

Epidemiología

Las úlceras aftosas vulvares tienen características similares a las orales. Si bien su incidencia exacta no es conocida, se presume que en la vulva son menos frecuentes que en la cavidad oral aunque comparten tanto su forma de presentación como su etiología.

Clasificación

Las características de la clasificación se recogen en la Tabla 9.6.1.[2, 3]

Clínica

Clínicamente, se manifiestan como úlceras con un fondo amarillento o grisáceo con eritema perilesional e invariable dolor. La localización más habitual es en la parte media de los labios menores y puede presentarse en forma bilateral denominadas "aftas en 'beso'". El edema en labios menores puede ser muy serio[4] (Figura 9.6.1).

Diagnóstico

Debe realizarse una anamnesis muy cuidadosa con la intención de recabar datos que descarten inmunodeficiencia, malabsorción, colitis ulcerosa, enfermedad de Crohn, enfermedad celíaca y cuadros hematológicos o inmunológicos. Cuando se asocian con mal estado general descartar úlceras de tipo viral, como las úlceras de Lipschütz. Finalmente, interrogar sobre la conducta sexual, examinar todo el tegumento por hallazgos de infecciones de transmisión sexual y solicitar analítica para descartar patologías concomitantes.[5]

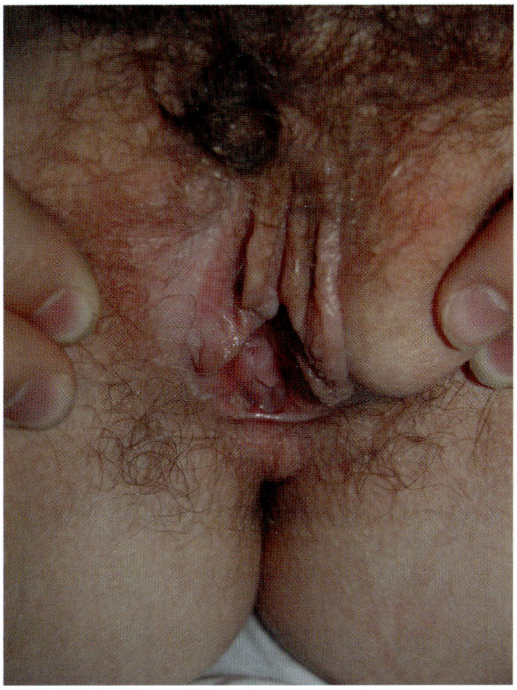

Figura 9.6.1 Afta menor.

Tabla 9.6.1 Clasificación de las aftas

Menores	Mayores	Herpetiforme
▪ Menos de 1 cm ▪ Resuelven en siete días ▪ No dejan cicatriz	▪ Más de 1 cm ▪ Resuelven en veinte a treinta días ▪ Dejan cicatriz	▪ Múltiples pequeñas y agrupadas ▪ Resuelven en siete días ▪ No dejan cicatriz

Diagnósticos diferenciales

Dentro de los diagnósticos diferenciales debe considerarse la enfermedad de Behçet, úlceras asociadas a VIH, enfermedad de Crohn (úlceras en "corte de cuchillo" en los pliegues inguinocrurales o interlabiales) e infecciones de transmisión sexual. Recientemente, se han descrito tres casos de úlceras genitales asociadas síndrome PFAPA (fiebre periódica, estomatitis aftosa, faringitis y adenitis cervical).[5]

Tratamiento

El tratamiento consiste en higiene con agua tibia y jabón hipoalergénico y corticoides tópicos de mediana o alta potencia asociados con antibióticos tópicos u orales como las tetraciclinas, en especial doxiciclina. Evitar los antisépticos tópicos por su efecto irritante. Los antiinflamatorios no esteroides orales contribuyen en la disminución del dolor. En las formas crónicas y recidivantes, se puede utilizar con muy buen resultado, talidomida 100 mg/día a 400 mg/día con descenso paulatino de la dosis al mejorar las lesiones. Otras opciones terapéuticas son la dapsona, colchicina, pentoxifilina y drogas inhibidoras del FNT-α.[2]

Enfermedad de Behçet

Puntos clave

- Trastorno multisistémico caracterizado por la tríada uveítis, aftas orales recurrentes y úlceras genitales.
- Clínicamente, puede afectar piel, ojos, corazón, pulmón, riñón, tracto gastrointestinal, articulaciones, vasos sanguíneos y sistema nervioso central.
- El tratamiento se basa en agentes antinflamatorios e inmunosupresores.

La enfermedad de Behçet fue descrita por el dermatólogo Hulusi Behçet como una tríada caracterizada por aftosis oral recurrente, úlceras genitales y uveítis.

Etiología

La etiología es desconocida, pero han sido involucrados factores genéticos, inmunes, vasculares, bacterianos y virales como gatillo de la enfermedad.

Epidemiología

Su prevalencia varía entre 80 a 370/ 100 000 habitantes en Turquía y de 0,12 a 0,64/ 100 000 habitantes en Inglaterra y Estados Unidos.

Se manifiesta en ambos sexos por igual, entre los treinta y cuarenta años de edad, y puede también afectar a niños y adolescentes. La mayor prevalencia se encuentra en la denominada "ruta de la seda" que se extiende desde China y Japón hasta la región este del mediterráneo.[6]

Clínica

Clínicamente, puede afectar piel, ojos, corazón, pulmón, riñón, tracto gastrointestinal, articulaciones, vasos sanguíneos y sistema nervioso central.

Tanto en la zona vulvar como oral, clínicamente, se presenta como úlceras dolorosas, de tamaño variable rodeadas de eritema Figuras 9.6.2 y 9.6.3.

Diagnóstico

Al no contar con un recurso diagnóstico específico para confirmar la enfermedad, se han establecido los siguientes criterios diagnósticos, recogidos en la Tabla 9.6.2.[7,8]

Diagnóstico diferencial

Se debe establecer el diagnóstico diferencial con el resto de las úlceras.

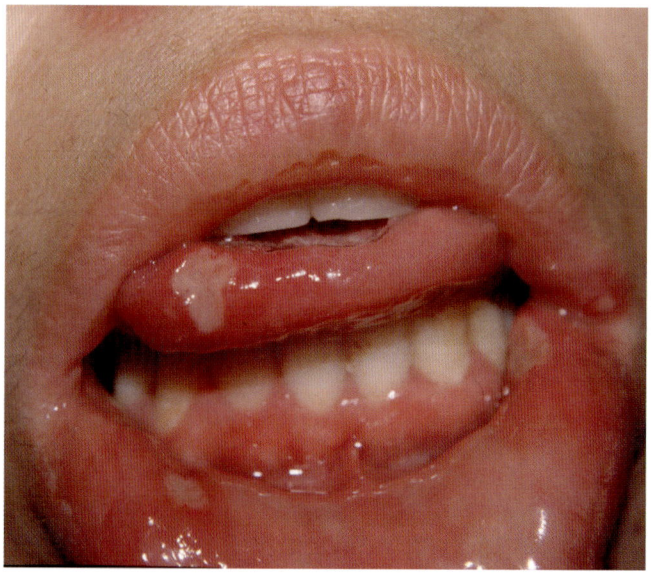

Figura 9.6.2 Aftas orales.

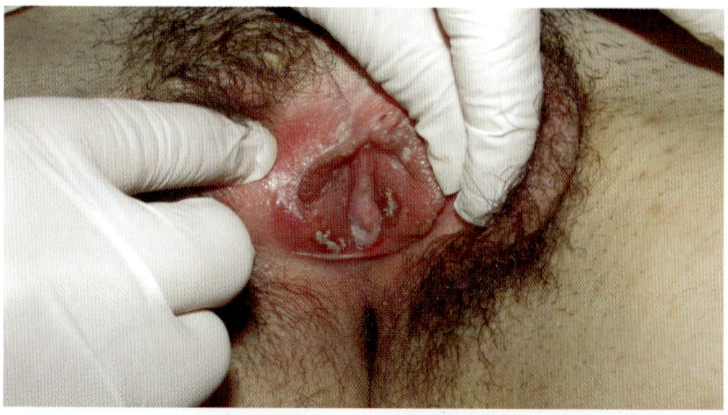

Figura 9.6.3 Úlceras genitales.

Tabla 9.6.2 Criterios diagnósticos de la enfermedad de Behçet

Aftas orales recidivantes	
Aftas menores, mayores o herpetiformes, observadas por el médico en al menos tres ocasiones durante un período de un año.	
Además de este criterio, ha de tener al menos dos de los siguientes	
▪ Aftas genitales recidivantes	Aftas genitales o sus cicatrices observadas por el médico o el paciente.
▪ Afectación ocular	Uveítis anterior, posterior o presencia de células en el vítreo mediante el examen con lámpara de hendidura; o vasculitis retiniana observada por el oftalmólogo.
▪ Afectación cutánea	Eritema nodoso, lesiones pápulo-pustulosas o nódulos acneiformes observados por el médico en pacientes pasada la adolescencia y que no estén bajo tratamiento con corticoides.
▪ Prueba de patergia positiva	Leída por el médico a las 24-48 horas.

Tratamiento

El tratamiento se basa en agentes antinflamatorios e inmunosupresores como corticoides tópicos o intralesionales, dapsona, talidomida, metotrexato, colchicina, azatioprina, ciclofosfamida, IG IV, clorambucilo e infliximab según necesidad.[8]

Vulvitis circunscripta plasmocelular (vulvitis de Zoon)

Puntos clave

- Vulvitis plasmocelular de probable etiología inmune o inflamatoria.
- Placas eritematosas aterciopeladas únicas o múltiples.
- Mejora al resolver los factores asociados y con tratamiento tópico con corticoides.

La plasmocitosis de las mucosas es una rara entidad que puede afectar el pene (balanitis circunscripta plasmocelular o balanitis de Zoon), la vulva (vulvitis circunscripta plasmocelular o vulvitis de Zoon), los labios (queilitis de células plasmáticas) y otras superficies mucosas de la cavidad oral (mucositis orificial de células plasmáticas).[9]

Etiología

La vulvitis circunscripta plasmocelular es una entidad benigna descripta por Garnier en 1954 como el equivalente femenino de la balanitis de Zoon. Su frecuencia es menor que la vista en el sexo masculino.

La patogénesis es desconocida aunque se postulan factores predisponentes como infecciones crónicas, trauma, calor, sudoración excesiva y pobre higiene que desencadenan una respuesta inflamatoria o inmune.[10]

Epidemiología

Afecta a mujeres entre los 28 y los 79 años. La frecuente aparición de esta patología durante la perimenopausia y la menopausia sugiere que el factor hormonal puede jugar un papel importante en el desarrollo.

Clínica

Clínicamente, se caracteriza placas únicas o múltiples, eritematosas, brillantes, bien definidas, aterciopeladas con puntillado purpúrico localizadas en la mucosa del vestíbulo, labios menores y región periuretral. Los síntomas acompañantes son prurito, ardor, dolor, dispareunia aunque en ocasiones es asintomática. Afecta principalmente entre la quinta y octava década de la vida[11] (Figuras 9.6.4-9.6.6).

Diagnóstico

En el estudio histopatológico, se observa atrofia epidérmica, queratinocitos en diamante y borramiento de las papilas. En dermis, infiltrado en banda compuesto principalmente por plasmocitos y linfocitos, vasodilatación y

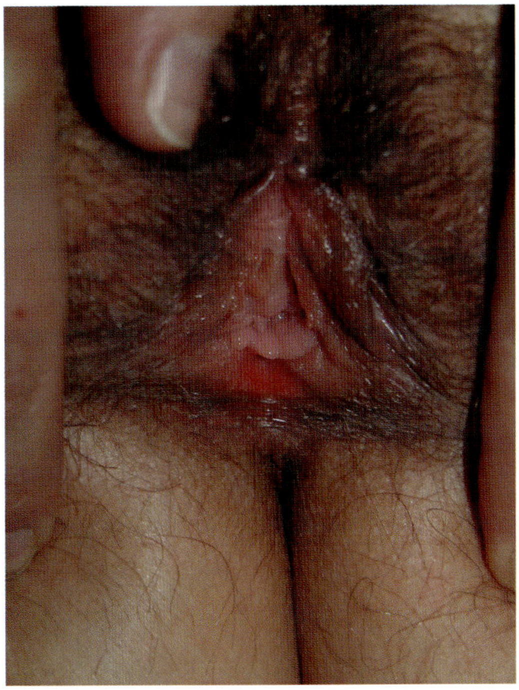

Figura 9.6.4 Placa eritematosa brillante.

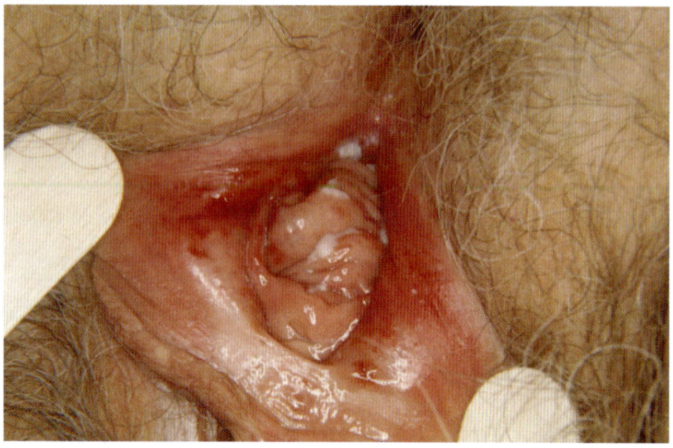

Figura 9.6.5 Placa eritematosa con puntillado purpúrico.

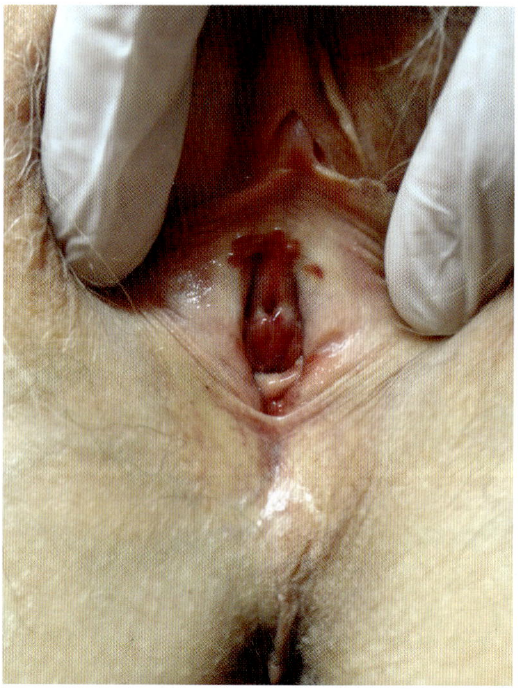

Figura 9.6.6 Placa eritematosa brillante periureteral.

depósitos de hemosiderina. Dada la presencia habitual las células plasmáticas en la mucosa vulvar su porcentaje debe sobrepasar el 50% para ser diagnóstico. Si se encuentran ente un 25% a un 50% deben reunirse otros criterios como el depósito de hemosiderina y la atrofia epitelial (*v.* Capítulo 4).[10]

Diagnóstico diferencial

El diagnóstico diferencial debe realizarse con liquen plano erosivo, erupción fija por droga, dermatitis de contacto, atrofia vulvar, enfermedad de Paget, dermatosis ampollares y neoplasia intraepitelial vulvar.

Tratamiento

El tratamiento no es necesario si la paciente permanece asintomática. De ocasionarle síntomas en primer lugar deben resolverse los factores desencadenantes, asociado a la aplicación dos veces por día de clobetasol tópico durante dos o tres semanas; disminuye la frecuencia en la medida que mejoran los síntomas. También se deben indicar estrógenos locales diarios para mejorar la atrofia.

En los casos refractarios, se ha utilizado con resultados variados, triamcinolona intralesional, ciclosporina tópica, imiquimod y criocirugía o cirugía de la zona afectada. El tacrolimus tópico no presenta la misma eficacia que en los casos de balanitis.[9-13]

Bibliografía

1 Barchino-Ortiz L, Suárez-Fernández R, Lázaro-Ochaita P. Dermatosis inflamatorias vulvares. Actas Dermo-Sifiliográficas 2012; 103 (4): 260-75.

2 Dixit S, Bradford J, Fischer G. Management of nonsexually acquired genital ulceration using oral and topical corticosteroids followed by doxycycline prophylaxis. Journal of the American Academy of Dermatology 2013; 68 (5): 797-802.

3 Cortés-Peralta E, Lacy-Niebla MR. Aftosis compleja. Dermatol Rev Mex 2014; 58: 443-52.

4 Bohl T. Vulvar Ulcers and Erosions. Clinical Obstetrics and Gynecology 2015; 58 (3): 492-502.

5 González ZC. Aftosis recurrente. Dermatol Argent 2010; 16: 176-89.

6 Maia S, Martins A, Santos C, Alves F. Genital ulcers: do not forget Behçet disease. BMJ Case Rep 2012; 21: 10.

7 Haidopoulos D, Rodolakis A, Stefanidis K, Blachos G, Sotiropoulou M, Diakomanolis E. Behçet's disease: part of the differential diagnosis of the ulcerative vulva. Clin Exp Obstet Gynecol 2002; 29 (3): 219-21.

8 Lado Jurjo ML, Moya J, Ortega SM. Enfermedad de Behçet. Dermatol Argent 2008; 3: 231-2.

9 Garnier G. Benign plasma-cell erythroplasia. Br J Dermatol 1957; 69 (3): 77-81.

10 Virgili A, Levratti A, Marzola M, Corazza M. Retrospective histopathologic reevaluation of 18 cases of plasma cell vulvitis. J Reprod Med 2005; 50 (1): 3-7.

11 Bharatia P, Pradhan A, Zawar V. Plasma cell vulvitis. Indian Journal of Sexually Transmitted Diseases and AIDS 2015; 36 (2): 185.

12 Chan MZimarowski M. Vulvar dermatoses: a histopathologic review and classification of 183 cases. Journal of Cutaneous Pathology 2015; 42 (8): 510-8.

13 Kyriakou A, Patsatsi A, Patsialas C, Sotiriadis D. Therapeutic Efficacy of Topical Calcineurin Inhibitors in Plasma Cell Balanitis: Case Series and Review of the Literature. Dermatology 2014; 228 (1): 18-23.

10

Erosiones y úlceras

10.1 Úlceras agudas idiopáticas

Gisele Denise Saike

Puntos claves

- Afectan a adolescentes y mujeres jóvenes.
- Predominantemente sin inicio de relaciones sexuales.
- Aparecen en el contexto de un síndrome febril y se instauran de manera súbita.
- De causa desconocida.
- Su diagnóstico es fundamentalmente clínico y no se relaciona con otras causas de ulceraciones agudas.
- Curan de manera espontánea, sin secuelas ni recidivas por lo que no requieren de un tratamiento específico.

Introducción

Cuadro caracterizado por la aparición aguda de úlceras genitales en adolescentes y mujeres jóvenes, no adquiridas sexualmente, luego o sincrónicamente con un síndrome febril y catarro de vía aérea superior, se autolimitan en dos semanas, generalmente. De etiología desconocida.

Epidemiología

Entidad poco frecuente, de incidencia desconocida,[1] poco diagnosticada. Cuadro que se presenta en adolescentes y mujeres jóvenes, también en niñas, que no han iniciado relaciones sexuales o período largo de abstinencia sexual.[2,3] Es más prevalente en el género femenino que masculino.[4] Su aparición posterior o concomitantemente se relaciona con un síndrome febril.

Etiología

La causa es desconocida aunque estudios recientes la relaciona con la infección por distintos virus más frecuentemente asociado el virus Epstein Barr (EB), pero también se ha descrito asociación con el virus influenza A, adenovirus, citomegalovirus (CMV), virus de la inmunodeficiencia humana (VIH), *Salmonella Tiphii*.[2, 3, 5-7]

Se cree que las úlceras son secundarias a dos mecanismos. El principal es un efecto citopático viral producido directamente por el virus y mediado por linfocitos B; por ello se lo puede aislar por técnica de PCR en la lesión; el otro mecanismo es producido por la formación de complejos inmunes que causan una reacción de hipersensibilidad tipo III; esta se asocia generalmente a la infección por virus de la influenza A y adenovirus.[1, 8, 9]

Clínica

En 1913, Lipschutz describió la aparición de forma súbita de úlceras vulvares dolorosas en adolescentes no sexualmente activas concomitantemente con un cuadro febril y catarral.

- Ampolla hemorrágica que crece rápidamente y se ulcera.
- Una o varias úlceras en la parte inferior y posterior de la vulva.
- Úlceras que se producen por aposición, "lesiones en beso".
- Úlceras dolorosas.
- Con linfadenopatía inguinal o sin esta.
- Presencia de úlceras concomitante a síndrome febril y catarro o más frecuentemente posterior a este.
- Síndrome febril con catarro (fiebre, mialgias, artralgias, cefalea, odinofagia, afectación del estado general).
- No relacionado con las relaciones sexuales o luego de un período largo de abstinencia.

Se presentan como una úlcera única o múltiples con bordes definidos, en general profundas y dolorosas, cubiertas por una membrana sucia y adherida, con fondo necrótico (Figura 10.1.1), con fondo limpio (Figura 10.1.2) o con fibrina (Figura 10.1.3). Los labios menores se encuentran edematizados.[2,9]

Diagnóstico

Para diagnosticar esta entidad hay que tenerla presente, ya que probablemente su baja incidencia se deba a la falta de conocimiento.

Como hallazgo de laboratorio, se puede presentar una leucocitosis con neutrofilia.[5]

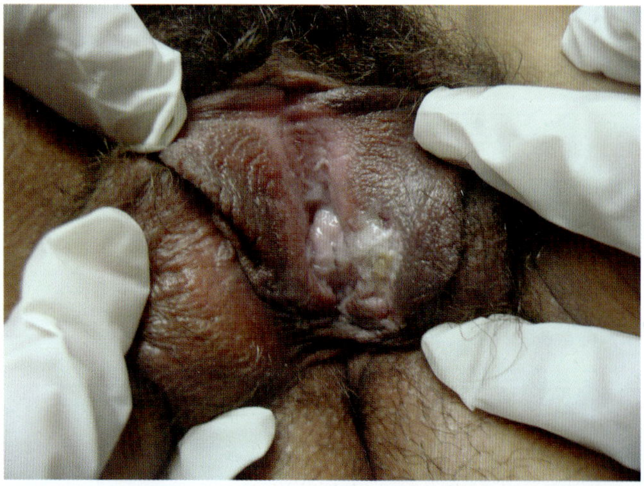

Figura 10.1.1 Úlceras bilaterales con fondo necrótico.

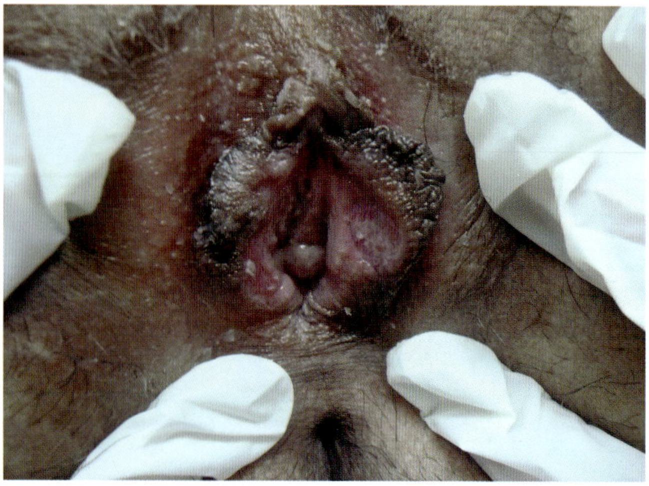

Figura 10.1.2 Úlceras bilaterales con fondo limpio.

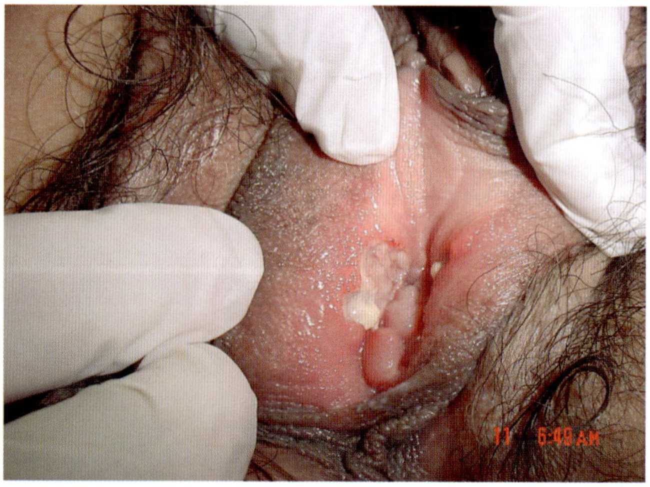

Figura 10.1.3 Úlceras bilaterales "en beso" con fondo fibrinoso.

En algunos casos, se puede aislar el virus de Epstein Barr de la úlcera vulvar por medio de técnica de PCR.[2,4,7-9] También se puede solicitar anticuerpos IgG e IgM para virus EB y CMV. Es de buena práctica descartar herpes simple por medio de PRC de la lesión e IgM, se puede también solicitar VDRL para descartar sífilis.

Si bien se disponen de distintas pruebas de laboratorio estas suelen ser inespecíficas, y una PCR negativa de la lesión vulvar no descarta la patología.[10]

El estudio histopatológico no permite realizar diagnóstico diferencial, ya que los hallazgos no son específicos: edema superficial, dilatación capilar e infiltración neutrófila (Figura 10.1.4).[2, 10]

El diagnóstico se realiza por exclusión del resto de las causas que pueden generar úlceras vulvares, junto con el antecedente del síndrome febril, catarro y la ausencia o escasa asociación con relaciones sexuales.

Diagnósticos diferenciales[1]

Las características del diagnóstico diferencial se recogen en la Tabla 10.1.1.

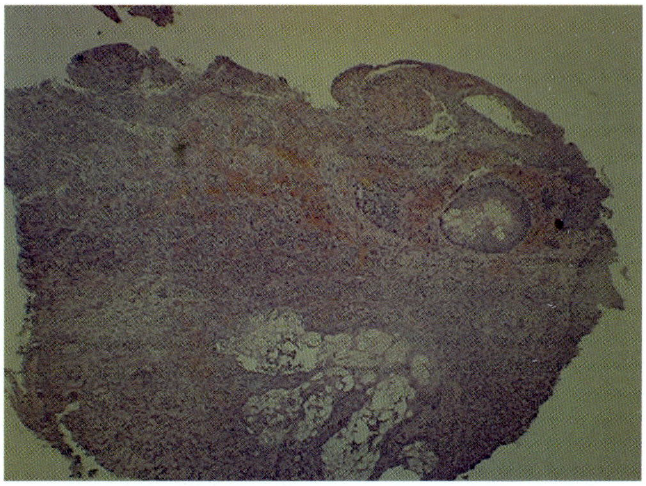

Figura 10.1.4 Histología inespecífica de úlcera vulvar idiopática.

Tabla 10.1.1 Diagnósticos diferenciales de úlceras vulvares agudas

Infecciones sexuales
▪ Virus herpes simple ▪ Sífilis ▪ Linfogranuloma venéreo ▪ VIH ▪ Chancroide
Infecciones no transmitidas sexualmente
▪ Virus del herpes simple ▪ Virus de Epstein Barr ▪ Citomegalovirus ▪ Influenza A ▪ Paratifoidea
Enfermedades sistémicas
▪ Enfermedad inflamatoria intestinal ▪ Enfermedad de Behçet ▪ Pênfigo y penfigoide ▪ Neutropenia cíclica ▪ Síndrome PFAPA (fiebre periódica, faringoamigdalitis, estomatitis aftosa) ▪ Síndrome MAGIC (úlceras en genitales y boca e inflamación de cartílagos) ▪ Deficiencia de hierro, folatos, vitaminas B_{12}
Hormonales
▪ Dermatitis autoinmunitaria por progesterona ▪ Hipersensibilidad estrogénica
Reacciones medicamentosas
▪ Antinflamatorios no esteroides ▪ Dermatitis de contacto o irritativa
Malignos
▪ Linfoma/leucemia
Traumáticos
▪ Cuerpo extraño ▪ Sexual ▪ Quemaduras cáusticas

Tratamiento

El cuadro es autolimitado, de resolución lenta y curación espontánea. El cuadro febril desaparece a los pocos días y las úlceras suelen curar sin secuelas (dependiendo de su profundidad) en las dos primeras semanas aunque pueden persistir hasta un mes (Figura 10.1.5).[9, 11]

El tratamiento está orientado a reducir los síntomas de dolor y de incomodidad vulvar:

- Baños de asiento con permanganato de potasio.
- Baños de asiento con clorhidrato de bencidamina.
- Anestésicos tópicos: lidocaína gel.
- Analgésicos sistémicos.
- Antibióticos de amplio espectro según clínica.
- Corticoides tópicos de alta potencia en caso de no respuesta a tratamientos anteriores (no de primera línea).
- Corticoides sistémicos en caso de no respuesta a tratamientos anteriores (no de primera línea).

En el Algoritmo 10.1.1 se desarrolla el manejo y tratamiento en pacientes con úlceras agudas idiopáticas sin antecedente de actividad sexual[3]

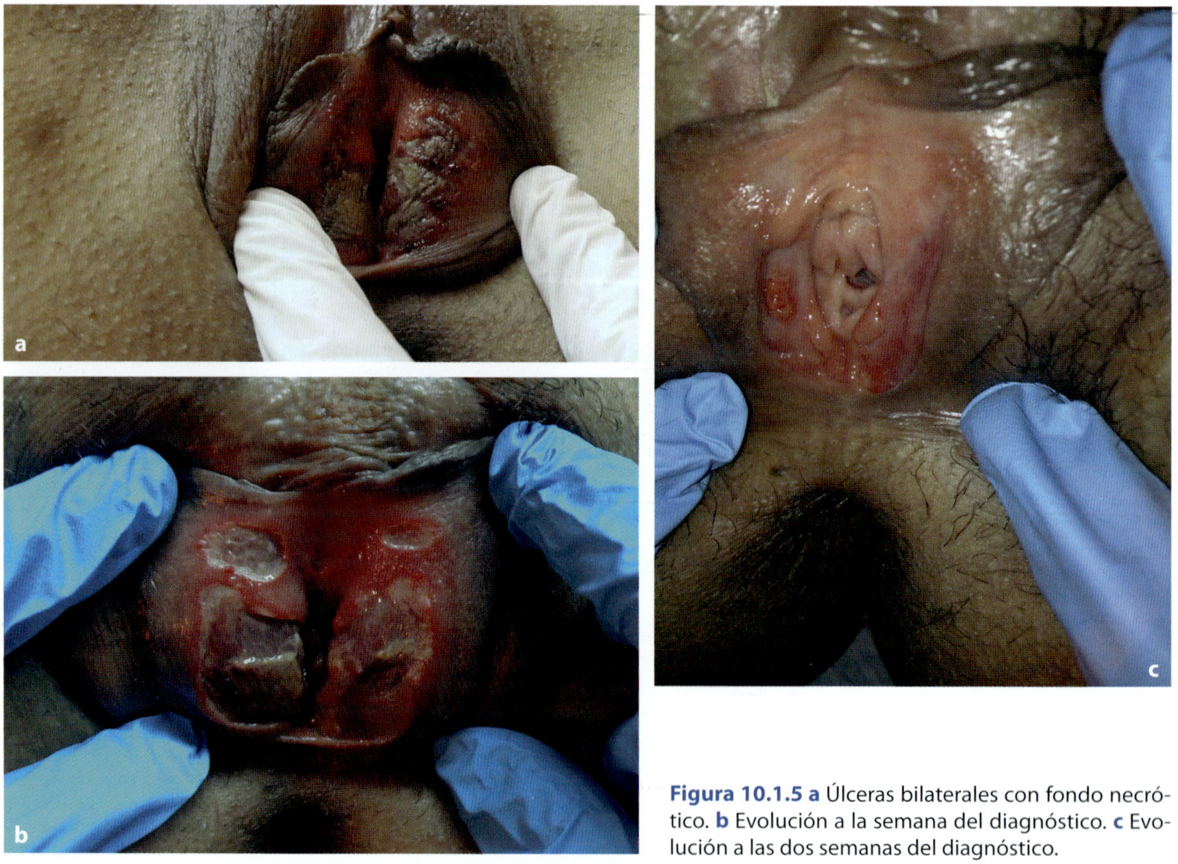

Figura 10.1.5 **a** Úlceras bilaterales con fondo necrótico. **b** Evolución a la semana del diagnóstico. **c** Evolución a las dos semanas del diagnóstico.

Algoritmo 10.1.1 Manejo y tratamiento de úlcera idiopática sin antecedente de actividad sexual

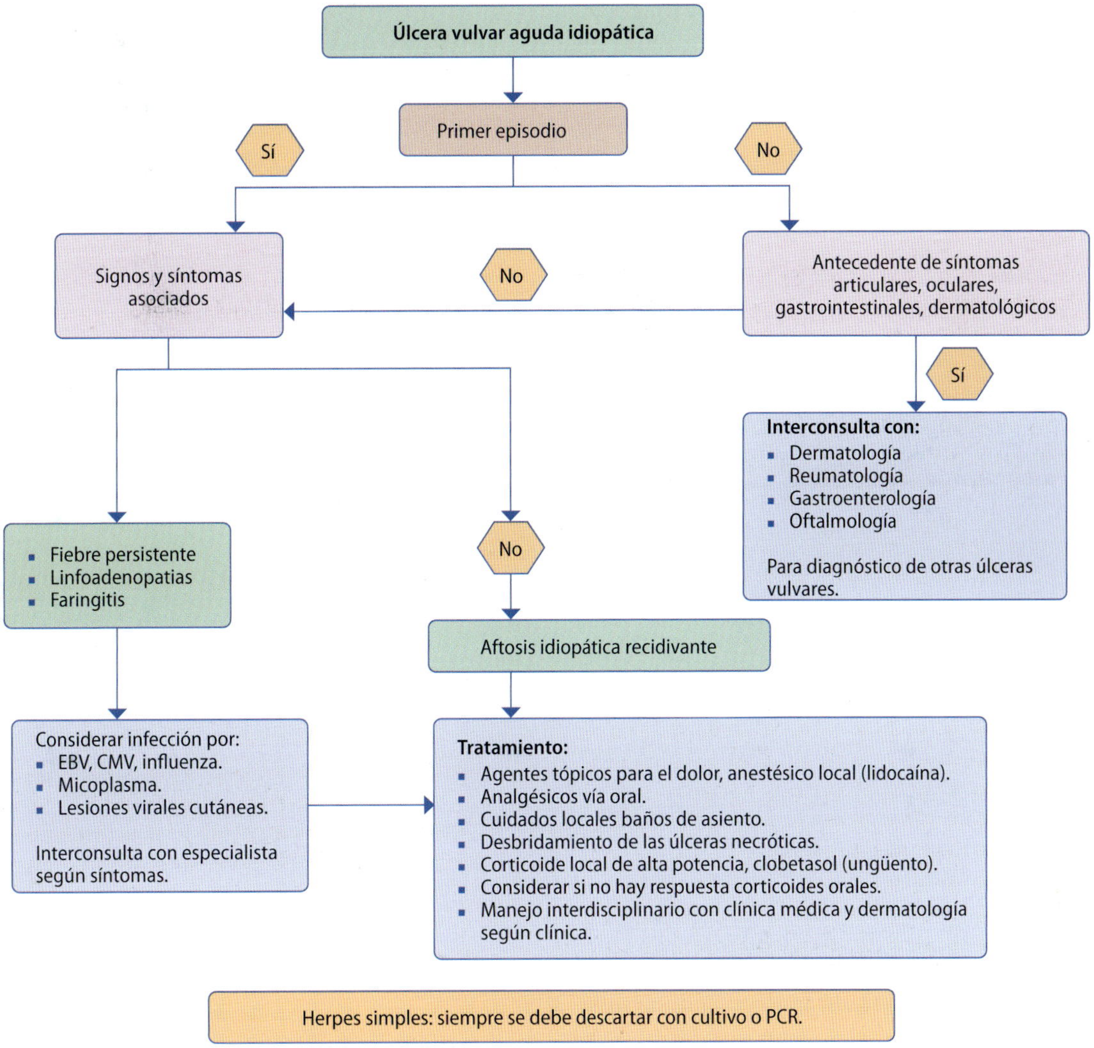

Bibliografía

1 Delgado-García S, Palacios-Marqués A Martínez-Escoriza JC. CASE REPORT Acute genital ulcers. BMJ Case Rep 2014; 28: 2014.

2 Haidari G, Mac Mahon E, Tong CY, White JA. Genital ulcers: it is not always simplex. Int J STD AIDS 2015; 26 (1): 72-3.

3 Rosman IS, Berk DR, Bayliss SJ, White AJ, Merritt DF. Acute genital ulcers in nonsexually active young girls: case series, review of the literature, and evaluation and management recommendations. Paediatric Dermatology 2012; 29 (2): 147-53.

4 Lawee D, Shafir MS. Solitary penile ulcer associated with infectious mononucleosis. Can Med Assoc J 1983; 129: 146-7.

5 Baron M, Mauger-Tinlot F, Resch B, Joly P, Marpeau L. Acute vulval ulcer or Lipschutz's disease. J Gynecol Obstet Biol Reprod 2002; 31: 684-6.

6 Navarro Llanos A, Doménech Climent V, Elizalde Eguinoa J, Pujol de la Llave E. Epstein-Barr virus primary infection: A poorly known cause of acute genital ulcer. Lipschutz ulcer? Rev Clin Esp 1996; 196: 570-1.

7 Portnoy J, Ahronheim GA, Ghibu F, Clegner B, Joncas JH. Recovery of Epstein-Barr virus from genital ulcers. N Engl J Med 1984; 11: 966-8.

8 Cheryl J, Barnes MD, Alessandra B, et al. Epstein–Barr Virus-Associated Genital Ulcers: An Under-recognized Disorder. Pediatric Dermatology 2007; 24 (2): 130-4.

9 Neill S, Lewis F. Ridley´s La Vulva, diagnóstico y tratamiento de las patologias. Tercera Edicion. Actualidades mèdicas odontológicas. Buenos Aires: MOLOCA, 2011.

10 Bohl TG, Miss D. Vulvar Ulcers and Erosions: A Clinical Approach. Jean Hailes Foundation Medical Centre, Vulva Clinic, Victoria, Australia. .Clin Obstet Gynecol 2015; 58 (3): 492-502.

11 Huppert JS, Gerber MA, Deitch HR, Mortensen JE, Staat MA, Adams PJ. Vulvar ulces in young females: a manifestation of aphthosis. J Pediatr Adolesc Gynecol 2006; 19: 195-204.

10.2 Infecciosas: sífilis, linfogranuloma venéreo, chancro blando, granuloma inguinal

Alcira Bermejo

Puntos clave

- Las infecciones de transmisión sexual (ITS) pueden cursar de forma asintomática o paucisintomática, por lo que pasan inadvertidas para el huésped.
- Pueden generar complicaciones clínicas importantes con secuelas en la salud sexual y reproductiva.
- Comparten características clínicas entre sí.
- La anamnesis dirigida, la exploración clínica meticulosa y los exámenes complementarios específicos son los pilares para el diagnóstico.
- Los esquemas de tratamiento deben ser de fácil adhesión para favorecer el cumplimiento terapéutico y evitar demoras, como así también secuelas posteriores.
- Considerar la posibilidad de infección simultánea de varias ITS.
- Fomentar medidas de protección para disminuir el riego de transmisión.

Introducción

Las ITS son aquellas patologías que se contraen a partir del contacto directo con el agente etiológico. Especificando, nos referimos a relaciones sexuales tanto genitales, anales como orales.

Describiremos en este capítulo la sífilis y desarrollaremos los diagnósticos diferenciales con otras patologías también de etiología bacteriana (linfogranuloma venéreo, chancro blando, granuloma inguinal) (Tabla 10.2.1).

Sífilis

Introducción

En la actualidad, es una de las patologías infecciosas más frecuentes en todo el mundo y su diagnóstico suele ser generalmente un gran desafío debido al habitual polimorfismo de presentación de la enfermedad.

Etiología

Es una afección sistémica, producida por el *Treponema pallidum* (Tp), bacteria no cultivable.

Clínica

El tiempo de incubación es de 10 a 90 días.

Tanto la piel como las mucosas se ven comprometidas desde el inicio de la enfermedad, porque son la puerta de entrada habitual del Tp. Se calcula que entre el 16% y el 30% de los individuos que tengan algún tipo de contacto sexual con enfermos con lesiones habitadas durante los períodos primario o secundario de la enfermedad (períodos infectantes), la adquirirá.[1]

El rápido reconocimiento de los signos de la enfermedad y su correcto tratamiento constituyen en la actualidad las principales herramientas para evitar la diseminación.

La sífilis se clasifica según los estadios que atraviesa: durante el primer año de adquirida la enfermedad hablamos de "sífilis precoz" (sífilis primaria, secundaria y

Tabla 10.2.1 ITS erosivas bacterianas: presentación clínica y aspectos salientes

	Incubación	Presentación habitual	Compromiso ganglionar	Evolución espontánea
Sífilis	10-90 días	Erosión generalmente única, indolora e infiltrada.	Adenopatías unilaterales o bilaterales, aflegmásicas, una sobresale en tamaño en el conjunto.	Erosión cierra sin cicatriz.
LGV	7-28 días	Poco frecuente su observación.	Forma clásica: inguinales, dolorosos, fistulización por múltiples bocas (bubones).	Tras fistulizar, cicatrices fibrosas.
Chancroide	4-7 días	Múltiples, dolorosas, no infiltradas.	Dolorosos, fistulización por única boca (bubón).	Úlceras cierran con cicatrices.
Donovanosis	30-360 días	Grandes úlceras indoloras, curso progresivo, invasoras.	Seudobubones superficiales.	Muy lenta evolución (años) con destrucción de tejidos, cicatrices fibrosas, mutilaciones (malignización).

Tabla 10.2.2 Estadios de la sífilis

Precoz (hasta un año)	Tardía (más de un año)
▪ Primaria (infectante). ▪ Secundaria (infectante). ▪ Serológica temprana.	▪ Serológica tardía. ▪ Terciaria.

serológica temprana) y después de transcurrido un año, "sífilis tardía" (Tabla 10.2.2).

Sífilis primaria

Se define por la aparición del chancro primario, cuya localización indica el sitio donde se produjo la inoculación; aproximadamente una semana después aparecen múltiples adenopatías aflegmásicas satélites, una de ellas puede ser de mayor tamaño ("ganglio capitán").

El chancro típico suele ser una erosión única, indolora, infiltrada y no deja cicatriz tras su resolución (Figuras 10.2.1 y 10.2.2). Sin embargo, las lesiones pueden ser múltiples, lo cual dependería de la cantidad de inóculo, así como de características anatómicas del sitio (Figura 10.2.3). Si bien es característica la ausencia de dolor del chancro, en un tercio de los pacientes puede estar presente, ya sea por sobreinfección bacteriana o por el sitio en el que asienta (lengua, ano).[1, 2]

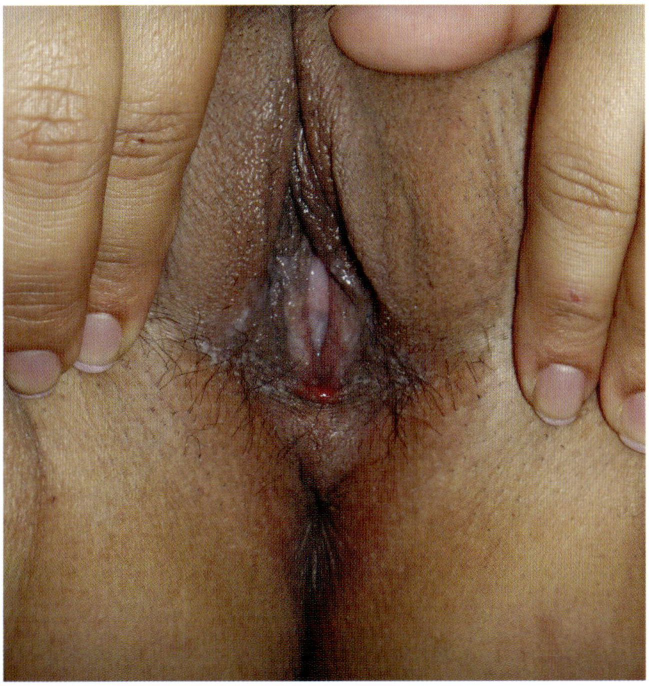

Figura 10.2.1 Chancro primario de horquilla vulvar.

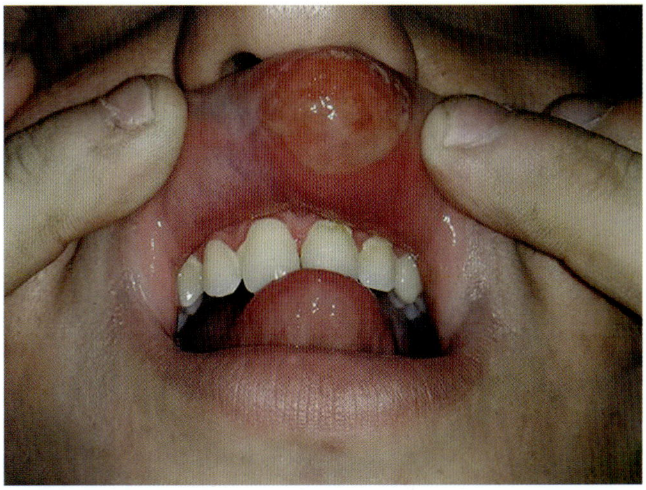

Figura 10.2.2 Chancro labial.

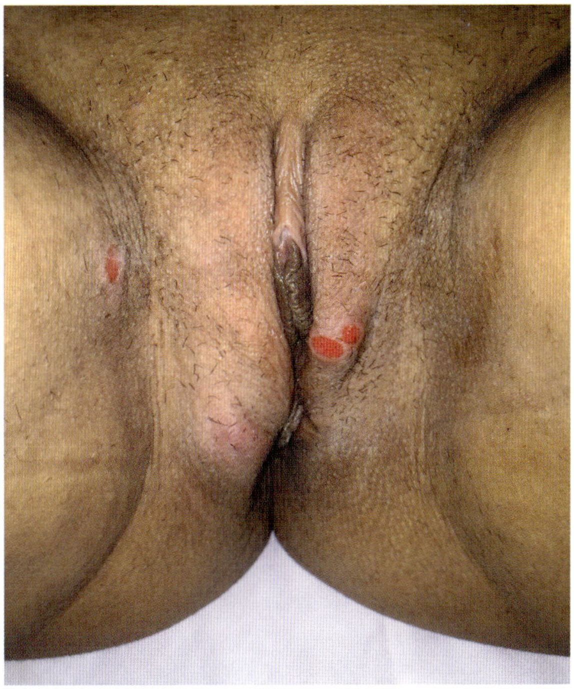

Figura 10.2.3 Chancros primarios múltiples.

También el chancro puede pasar desapercibido si se encuentra en localizaciones no accesibles, como la zona vaginal o rectal (Figura 10.2.4).

La presencia del chancro y sus ganglios regionales acompañantes recibe el nombre de "complejo primario". Entre una y seis semanas luego de su aparición, este complejo primario por lo común involuciona espontáneamente.

Aproximadamente el 30% de los pacientes no tratados durante la sífilis primaria presentará síntomas de

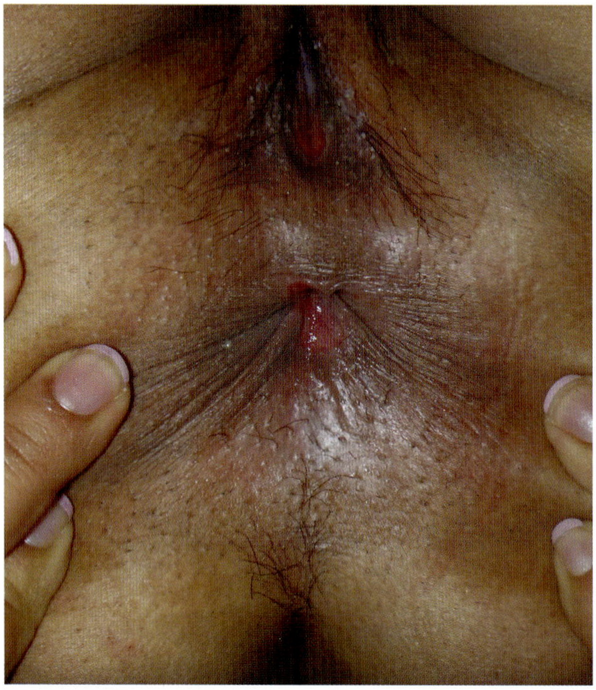

Figura 10.2.4 Chancros primarios anal y vulvar.

sífilis secundaria mientras que otros permanecerán en forma asintomática (sífilis serológica), en la que el diagnóstico solo se hace por encontrar anticuerpos circulantes (VDRL [*Venereal Disease Research Laboratory*] y pruebas treponémicas).

Los diagnósticos diferenciales en sífilis primaria son múltiples (Tabla 10.2.3).

Sífilis secundaria

Evoluciona por brotes de lesiones cutáneo-mucosas interrumpidas por fases asintomáticas y que tienden a resolverse hacia el final del primer año de contraída la enfermedad. Estos cuadros dermatológicos recurrentes pueden acompañarse de síntomas generales e, incluso, viscerales de mayor o menor complejidad, ya sea por invasión directa treponémica o como resultado de la formación de inmunocomplejos (riñón).

Las lesiones del secundarismo sifilítico reciben el nombre de "sifilides" y, justamente, debido al polimorfismo en su presentación es que esta etapa de la enfermedad es la que más fácilmente puede ser confundida con otras patologías ("la gran simuladora") (Tabla 10.2.4 y Figuras 10.2.5 y 10.2.6).[3]

Los hallazgos más comunes son exantemas maculosos o papulosos, a veces de aspecto morbiliforme que orientan hacia múltiples diagnósticos diferenciales (Figuras 10.2.7 y 10.2. 8).

Tabla 10.2.3 Diagnósticos diferenciales en sífilis primaria

Herpes simple	Afta
Chancroide	Enfermedad de Behçet
Chancro mixto	Úlcera genital aguda (mujeres adolescentes)
Tuberculosis	Úlcera traumática
Escabiosis	Liquen erosivo
Linfogranuloma venéreo	Farmacodermia
Amebiasis	Carcinoma epidermoide

Tabla 10.2.4 Principales diagnósticos diferenciales en sífilis secundaria

Ámbito cutáneo	Zona mucosa (oral/genitoanal)
Exantemas virales	Otras ETS erosivas
Farmacodermia	Erosiones traumáticas
Pitiriasis rosada	Condilomas acuminados (HPV)
Liquen rojo plano	Candidiasis
Urticaria	Farmacodermia
Síndrome de seroconversión VIH	Leucoplasia oral vellosa
Linfomas	Aftas orales o genitales

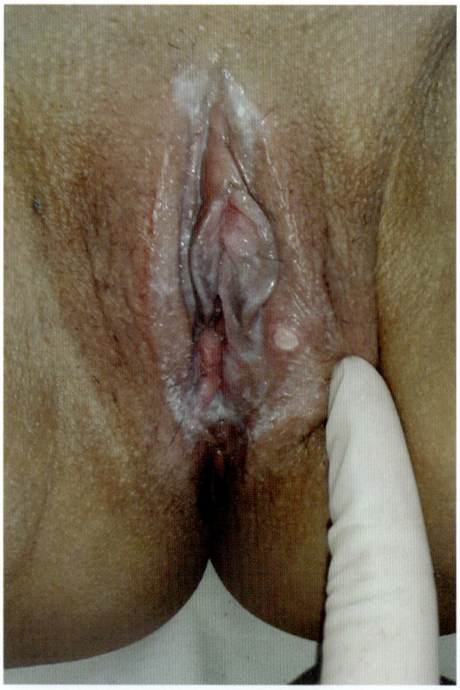

Figura 10.2.5 Condilomas planos vulvares. Diagnóstico diferencial con herpes genital.

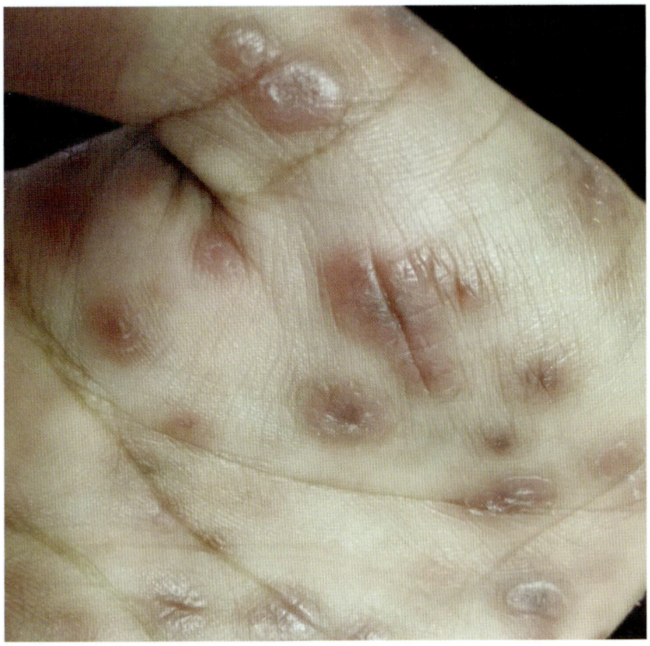

Figura 10.2.6 Sifílides palmares. Diagnóstico diferencial con eritema polimorfo.

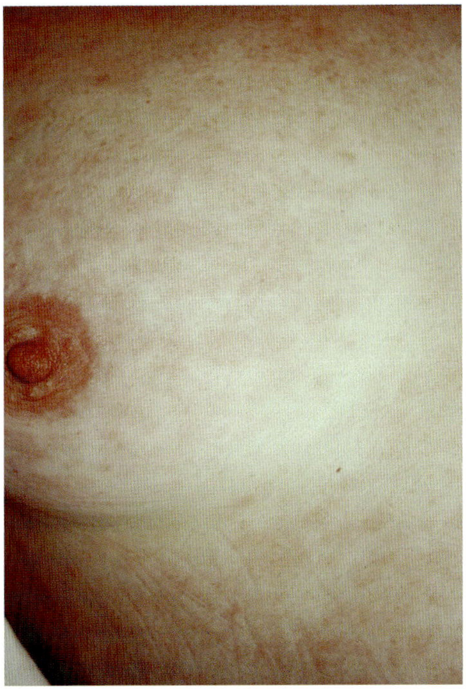

Figura 10.2.7 Exantema maculoso. Secundarismo sifilítico.

A medida que los brotes reaparecen, los elementos que primitivamente son muy numerosos tienden a disminuir en número y a agruparse por regiones anatómicas (Figura 10.2.9).

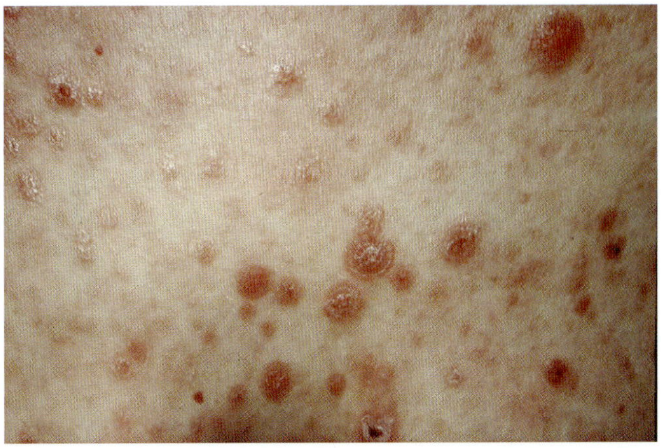

Figura 10.2.8 Pápulas en el dorso con collarete periférico característico.

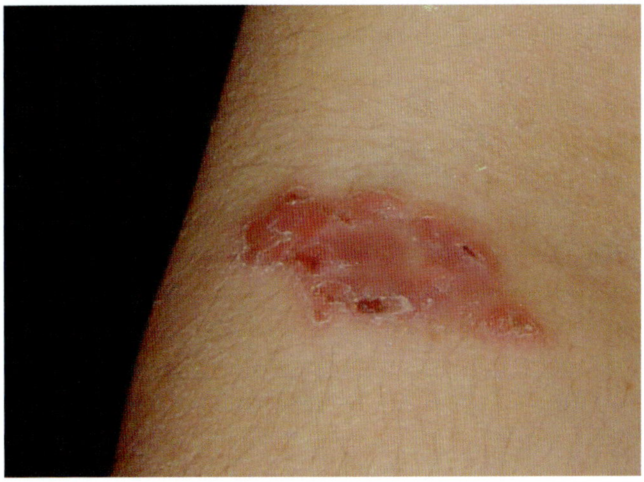

Figura 10.2.9 En etapas tardías del secundarismo, pápulas eritematovioláceas que se agminan y forman lesiones anulares en antebrazo.

Si bien algunas localizaciones son prácticamente patognomónicas, entre ellas las palmas y plantas (Figuras 10.2.10 y 10.2.11), cavidad oral (Figuras 10.2.12 y 10.2.13), alopecia de cuero cabelludo (Figura 10.2.14) y cola de las cejas o las pápulas erosivas en genitales (condilomas planos) (Figuras 10.2.15-10.2.17), cualquier región cutánea o mucosa puede estar afectada.

Los signos generales que se traducen de esta diseminación de la enfermedad pueden estar ausentes, ser mínimos o graves: poliadenopatías, cefalea, faringitis, disfonía, artralgias, dolores óseos, febrícula o temperatura entre 39 °C y 40 °C, hepatoesplenomegalia, síndrome meníngeo, signos oftálmicos, entre otros.[3, 4]

Diagnóstico

El diagnóstico se hace desde la sospecha clínica, a partir de la identificación del Tp por campo oscuro de

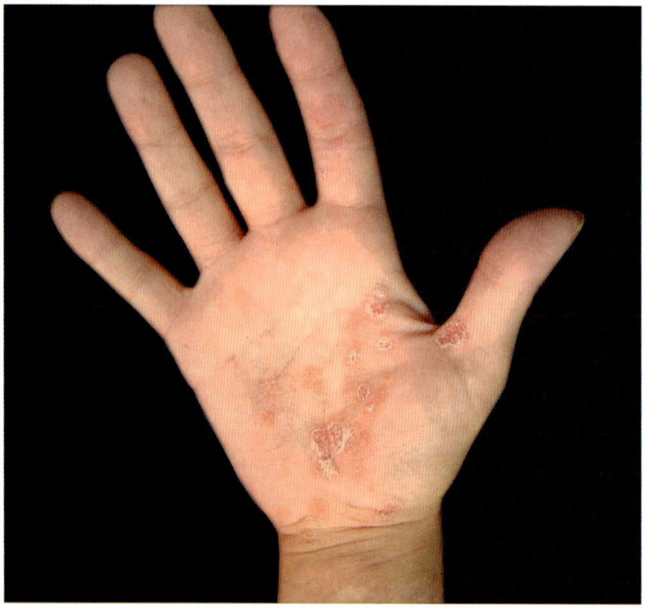

Figura 10.2.10 Sifílides palmares.

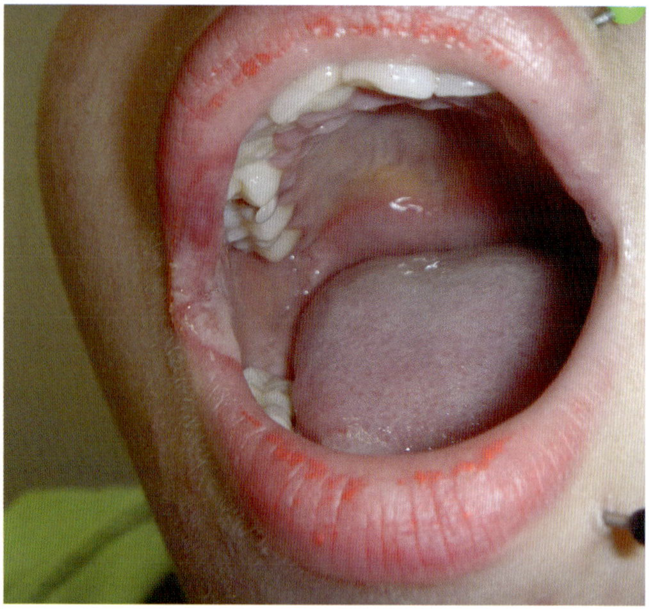

Figura 10.2.12. Sífilis secundaria. Queilitis angular y compromiso del paladar blando.

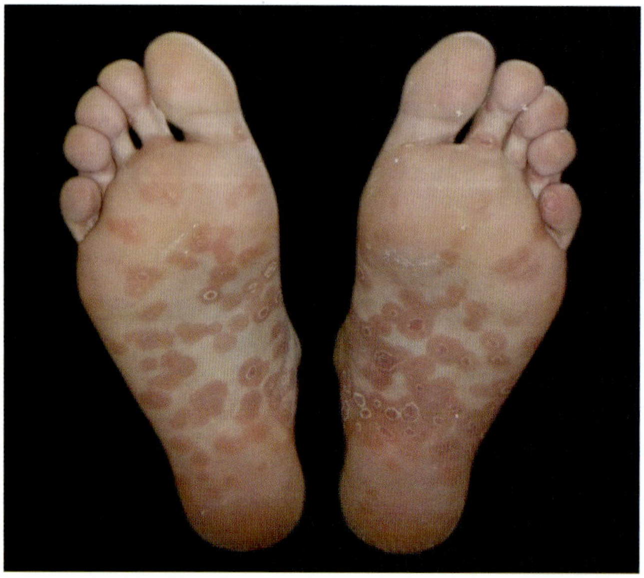

Figura 10.2.11 Sifílides plantares.

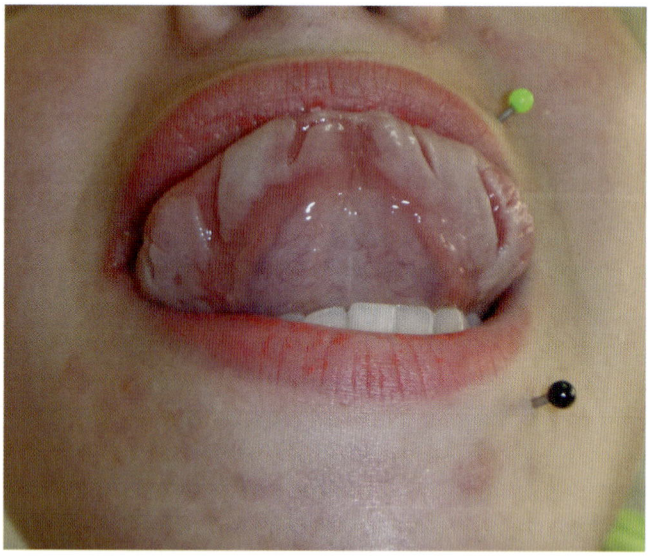

Figura 10.2.13 Sífilis secundaria, compromiso de la superficie ventral de lengua.

las lesiones húmedas (treponemoscopia) y por serologías: VDRL o reagina plasmática rápida (RPR) cuantitativa y aglutinación de partículas de treponema pallidum (TPPA) o absorción de anticuerpos fluorescente de treponema (FTA abs) (pruebas treponémicas, solicitadas para confirmar una VDRL reactiva en ausencia de clínica de sospecha).

Tratamiento

La penicilina G parenteral es la droga de elección en todas las etapas de la enfermedad. Las preparaciones (benzatínica o cristalina), la dosis y la duración del tratamiento varían según la etapa (temprana o tardía) y las manifestaciones clínicas de la enfermedad en el estadio precoz (que haya o no compromiso ocular o neurológico).

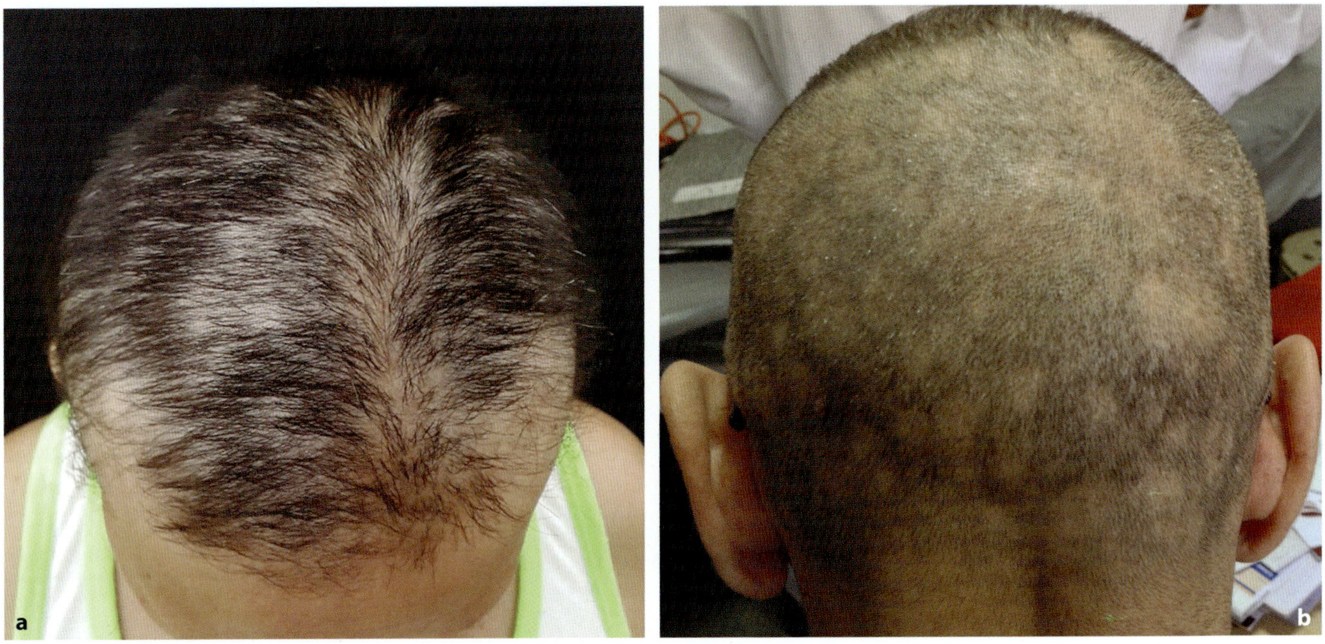

Figura 10.2.14 a, b Alopecia sifilítica.

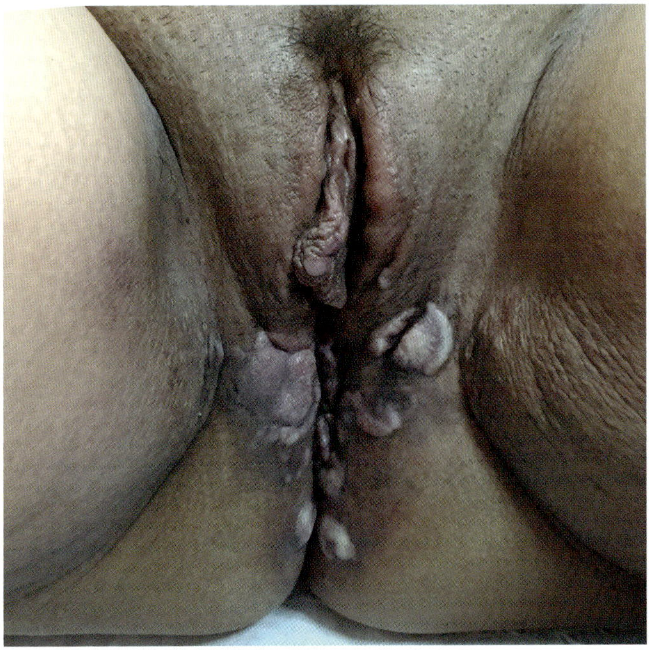

Figura 10.2.15 Condilomas planos vulvares.

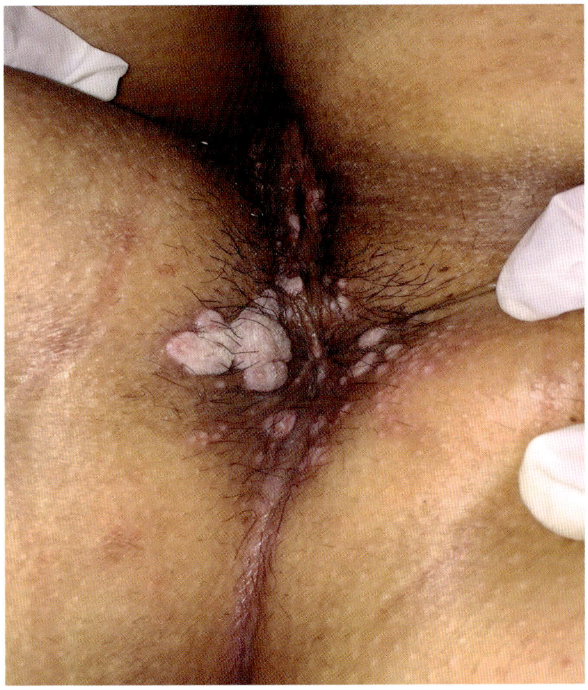

Figura 10.2.16 Condilomas planos perianales.

Siempre se debe solicitar serología para VIH.

La penicilina es la única droga con eficacia documentada para el tratamiento de la infección en la embarazada. Su administración se indica en las dosis habituales y en caso de alergia a la droga, se realiza la desensibilización previa (Tabla 10.2.5).

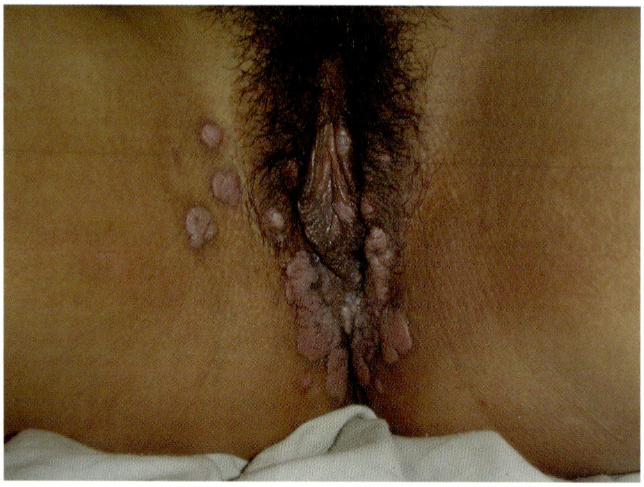

Figura 10.2.17 A medida que la etapa secundaria avanza los condilomas planos se vuelven vegetantes y simulan condilomas acuminados virales (HPV).

Linfogranuloma venéreo

Etiología

El linfogranuloma venéreo (LGV) es una ITS poco común causada por los serotipos L1, L2 y L3 de *Chlamydia trachomatis* (Ct). Estos serotipos tienen la capacidad de penetrar en piel y mucosas con posterior diseminación a ganglios linfáticos.

Esta diferencia determina el carácter ulcerativo y el compromiso sistémico del LGV en contraposición a las otras enfermedades causadas por la misma bacteria, como uretritis o cervicitis (A, B, Ba, C-K).

Epidemiología

Es una enfermedad endémica propia de zonas tropicales y subtropicales (sudeste asiático, India, África, región del Caribe) y con muy baja incidencia en el resto del mundo.

La bacteria se transmite por contacto sexual con personas asintomáticas y la inoculación puede ser genital, rectal o faríngea.

Clínica

El período de incubación varía entre una y cuatro semanas, con un promedio de doce días.

El LGV descrito actualmente como forma clásica, se presenta inicialmente como un síndrome inguinal supurativo (bubón), es más frecuente en hombres, mientras que las mujeres presentan síntomas en estadios más tardíos (Tabla 10.2.6).

El LGV clásico

Consta de tres estadios.

Tabla 10.2.5 Tratamiento de la sífilis

Estadio	Tratamiento de elección	Tratamiento alternativo: Alergia a la penicilina
Sífilis precoz: ▪ Primaria ▪ Secundaria ▪ Latente precoz (< 1 año)	Penicilina G benzatínica 2 400 000 UI IM 2 dosis*	Doxiciclina 100 mg c/12 h por 14 días Tetraciclina 500 mg c/6 h por 14 días
Sífilis tardía: ▪ Latente tardía (> 1 año) y de duración desconocida ▪ Terciaria, benigna o cardiovascular	Penicilina G benzatínica 2 400 000 UI IM 3 dosis	Doxiciclina 100 mg c/12 h por 28 días Tetraciclina 500 mg c/6 h por 28 días
Neurosífilis	Tratamiento hospitalario EV.	
Embarazadas	SIEMPRE se debe indicar penicilina. En caso de alergia desensibilizar.	
Pacientes VIH	Se debe indicar el mismo esquema que pacientes inmunocompetentes.	
Contactos sexuales	Expuestos hasta 90 días antes del diagnóstico: 2 400 000 UI. IM única dosis.	
	Expuestos más alejados de los 90 días, sin clínica y sin serología reactiva: no requiere tratamiento. Si no se cuenta con serología y no se asegura el seguimiento se debe tratar con 2 400 000 UI IM única dosis.	

*Se aclara que el CDC 2015 recomienda una única dosis de penicilina G benzatínica, pero en Latinoamérica se utilizan 2 dosis.

Tabla 10.2.6 Linfogranuloma venéreo. Las dos formas diferentes de presentación clínica

	Etiología	Epidemiología	Síntomas	Evolución
LGV (forma clásica)	*Chlamydia trachomatis:* serotipos L1, L2, L3.	Hombres heterosexuales y mujeres.	Tres estadios: ▪ Lesión indolora fugaz o ausente. ▪ Síndrome inguinal que fistuliza (bubones) ▪ Complicaciones por compromiso linfático crónico (destrucción de tejidos).	Abscesos, fistulas, edema, estenosis vulvar y rectal, elefantiasis genital, cicatrices fibrosas, pelvis congelada. Más común en mujeres, por ser los dos estadios previos indolentes.
LGV (forma emergente)	*Chlamydia trachomatis* L2b	HSH y mujeres (inóculo anal). En HSH frecuente coinfección con VIH (50%-70%)	Síndrome anorrectal: úlceras perianales o proctitis aguda. Ausencia de adenopatías inguinales.	Raras de observar: abscesos perirrectales, fístulas, estenosis rectal, megacolon.

Primer estadio. Está representado por una pápula pequeña, poco dolorosa, que rápidamente se erosiona en el sitio de inoculación y que se resuelve espontáneamente en el lapso de una semana, por lo cual suele pasar desapercibida para el paciente, dado el carácter asintomático y autolimitado (chancro fugaz).

Segundo estadio. Comienza luego de un período de cuatro a seis semanas de la lesión primaria y la clínica va a depender del sitio de inoculación:

- Si la puerta de entrada fue genital, existirá una linfadenopatía regional flegmásica (síndrome inguinal), que es la forma de presentación descrita para el LGV clásico y el principal síntoma por el cual el hombre afectado acude a la consulta. Esta linfadenopatía es a menudo unilateral, dolorosa, no móvil y en su evolución puede fistulizar a través de múltiples bocas (bubón inguinal) (*v.* Tabla 10.2.6).
- El compromiso de los ganglios inguinales y femorales, separados por el ligamento inguinal, conforma el "signo de la ranura" o "signo del surco", patognomónico de LGV.
- Esta forma clínica es inusual en mujeres, ya que los ganglios linfáticos afectados suelen ser los ilíacos (inóculo vaginal) y, entonces, la enfermedad se pone de manifiesto por un intenso dolor abdominal a predominio de fosas ilíacas.
- Si la inoculación fue anal, se presentará con síntomas de proctitis como tenesmo, proctorragia y constipación (síndrome anorrectal); no presenta el síndrome inguinal, dado que estos ganglios no se afectan.
- Con menor frecuencia el inóculo es faríngeo y, en este caso, se observa una adenopatía cervical inflamatoria.

Tercer estadio. El compromiso linfático crónico genera abscesos, fístulas, edema, estenosis rectal y elefantiasis genital es más frecuente de observar en mujeres, consecuencia del carácter indolente e insidioso que caracteriza a los primeros estadios en este sexo.[5-7]

El LGV emergente

A partir del año 2003, primero en Europa y luego en Estados Unidos y Australia, comenzó a verse un creciente número de LGV en hombres que mantienen sexo con hombres (HSH) en quienes la enfermedad se iniciaba en forma de proctitis con escasa repercusión en ganglios regionales. Esta forma es muy frecuente que se asocie a la presencia del VIH (*v.* Tabla 10.2.6).

El síndrome anorrectal es la forma de presentación más frecuentemente descrita hoy. También se observa en mujeres que practican penetración anal. Sus signos y síntomas de proctocolitis son indistinguibles clínica y endoscópicamente de otras etiologías, principalmente enfermedad inflamatoria intestinal (EII). El período secundario en estos casos puede acompañarse de síntomas constitucionales, como fiebre, malestar general, mialgias y artralgias.

Diagnóstico

En cuanto al diagnóstico, la toma de muestras puede ser de material de la úlcera del primer estadio, hisopado rectal o punción de adenopatía regional.

En la actualidad, las técnicas de PCR para detectar ADN bacteriano y las serológicas, como fijación de complemento (FC) y microinmunofluorescencia directa (MIFD) son de elección. La PCR en tiempo real permite la confirmación de la bacteria y sus serotipos, a través de la genotipificación por análisis de restricción del gen omp-1.

Tratamiento

La primera elección es doxiciclina 100 mg cada 12 horas por 21 días y en situaciones especiales, como embarazo y lactancia, la droga de elección es eritromicina 500 mg cada 6 horas por 21 días.[8]

Siempre se debe solicitar serología para VIH.

Chancroide (chancro blando)

Etiología

Enfermedad ulcerativa aguda, localizada y autoinoculable, producida por el *Haemophylus ducreyi*, bacilo gram negativo que se dispone en forma de cortas cadenas, en "cardumen de peces", muy difícil de cultivar, lo que dificulta su diagnóstico.

Epidemiología

Es más común en ciertas regiones geográficas (África, Asia y Caribe). Adquirió mayor prevalencia en la primera etapa de la aparición del VIH en estas zonas como un cofactor determinante al igual que todas las ITS y sobre todo las ulcerativas.

En los últimos años, ha disminuido su prevalencia.[9]

Es más común en el sexo masculino, si bien las mujeres pueden ser portadoras asintomáticas, hecho descrito más frecuentemente en el siglo XX en las trabajadoras sexuales.

Clínica

La bacteria penetra a través de microabrasiones en la piel y mucosa de la zona anogenital. El período de incubación es de cuatro a siete días.

Las lesiones suelen ser múltiples, en pocos días evolucionan desde pequeñas pápulas indoloras a úlceras no infiltradas, muy dolorosas circundadas por un halo blanquecino y pueden sangrar fácilmente (Figura 10.2.18).

Dejadas a su evolución, pueden persistir varios meses hasta su desaparición.

Se acompañan en un tercio de los casos de adenopatías inguinales flegmásicas con tendencia a la fistulización por una única boca de la que emana material seropurulento achocolatado.

En el hombre, los sitios más comunes son el glande, el surco balanoprepucial y frenillo.

En la mujer, se describen como localizaciones más probables periné, los labios, el introito, el vestíbulo, las paredes vaginales, el cuello uterino y la región perianal.

En ambos sexos, por autoinoculación pueden observarse lesiones en sitios alejados.

Diagnóstico

El diagnóstico es muy difícil, métodos como detección de ácidos nucleicos o PCR no están fácilmente disponibles, por lo que, generalmente, se realiza por sumatoria de hallazgos y descarte de otras ITS ulcerativas.

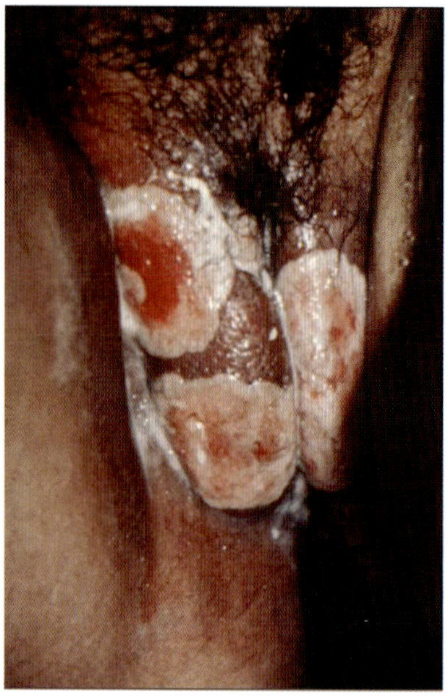

Figura 10.2.18 Chancroide (chancro blando).

Siempre se debe solicitar serología para VIH.

Tratamiento

Con cura del 100%. Se puede indicar azitromicina vía oral, 1 g, única dosis o ceftriaxona intramuscular, 250 mg, única dosis.[10]

La mejoría es muy precoz.

Los bubones en estadio fluctuante son más lentos en su recuperación y, en algunos casos, pueden, además, requerir evacuación por punción.

La enfermedad se considera curada cuando se resuelven totalmente las lesiones.

Granuloma inguinal (donovanosis)

Etiología

Es causada por la bacteria gram negativa intracelular *Klebsiella granulomatis* (*Calymmatobacterium granulomatis*).

Epidemiología

Es una enfermedad muy poco frecuente, reportada y considerada endémica en determinadas regiones geográficas que incluyen India, Papúa Nueva Guinea, centro de Australia, Caribe y Sudeste de África.

Sería más frecuente en hombres que en mujeres, no circuncidados y con hábitos poco higiénicos.

Si bien la evidencia muestra que es predominantemente de transmisión sexual no todos los casos lo son; se menciona la autoinoculación de un germen fecal.

Es de baja contagiosidad.

Clínica

El período de incubación es de seis semanas a doce meses (promedio: 50 días).

Presenta pápulas o nódulos que rápidamente se ulceran y estas úlceras son poco o nada dolorosas, crónicas, sin tendencia a la cicatrización y destructivas.

En el hombre, se localizan más frecuentemente en el prepucio, el glande y el surco balanoprepucial, y, en la mujer, en la horquilla vulvar, los labios menores, el ano y el cérvix (Figura 10.2.19).

Con los años, llegan a ocupar extensas regiones como pliegues inguinocrurales o región anogenital.

Se describen en su cronicidad formas clínicas diferentes: nodular, ulcerovegetante, hipertrófica y cicatrizal.[9]

Las complicaciones incluyen seudoelefantiasis, en la mujer embarazada diseminación a hígado y huesos da partir del cérvix. La diseminación subcutánea hacia las ingles puede originar seudobubones (no fistulizan) y mutilaciones genitales, hemorragias, cicatrices fibrosas, epitelioma espinocelular.

Diagnóstico

No existen cultivos.

El diagnóstico se hace a partir de la detección de los cuerpos de Donovan en los cortes histológicos (Giemsa).

Tratamiento

Suelen requerir esquemas prolongados de diferentes antimicrobianos, con lenta reepitelización de las lesiones e, incluso, recidivas posteriores hasta 6-7 meses de aparente cura.

En la actualidad, se indica como primera opción azitromicina, 1 g, por semana vía oral, por lo menos, tres semanas o hasta cicatrización completa.

Otros tratamientos alternativos se pueden hacer con doxiciclina, 200 mg por día; o ciprofloxacina, 750 mg, cada 12 horas; o eritromicina, 500 mg, cada cuatro horas; o trimetoprima-sulfametoxasol, 160 mg/800mg cada doce horas. Todas estas alternativas terapéuticas se deben realizar como mínimo durante tres semanas o hasta la cicatrización completa de las lesiones.[11]

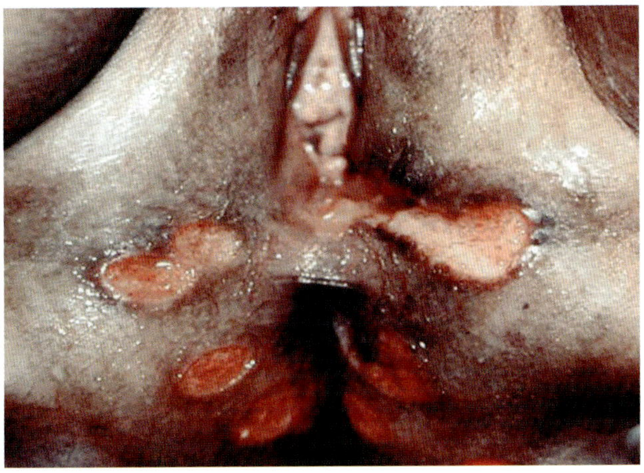

Figura 10.2.19 Granuloma inguinal (donovanosis).

Bibliografía

1 Bermejo A, Leiro V. Sífilis. El desafío permanente. Dermatol. Argent 2011; 17: 156-9.
2 Vera I, Fernández Pardal P, Leiro V, Bermejo A. Chancros sifilíticos en el nuevo milenio: 217 (casos) razones para pensar en sífilis. Dermatol Argent 2012, 18 (6): 442-51.
3 Balagula Y, Mattei PL, Wisco OJ, Erdag G, Chien AL. The great imitator revisited: the spectrum of atypical cutaneous manifestations of secondary syphilis. Int J Dermatol 2014; 53 (12): 1434-41.
4 Baughn RE, Musher DM. Secondary syphilitic lesions. Clin Microbiol Rev 2005; 18 (1): 205-16.
5 López-Vicente J, Rodríguez-Alcalde D, Hernández-Villalba L, Moreno-Sánchez M, Lumbreras-Cabrera M, Barros-Aguado C, et al. Proctitis as the clinical presentation of lymphogranuloma venereum, a re-emerging disease in developed countries. Rev Esp Enferm Dig 2014; 106 (1): 59-62.
6 De Vries H, Zingoni A, Kreuter A, Moi H, White JA. 2013 European guideline on the management of lymphogranuloma venereum. J Eur Acad Dermatol Venereol 2015; 29 (1): 1-6.
7 Gallegos M, Dawn B, Jakate S, Keshavarzian A. Lymphogranuloma venereum proctosigmoiditis is a mimicker of inflammatory bowel disease. World J Gastroenterol 2012; 18: 3317-21.
8 Workowski KA, Bolan GA. Lymphogranuloma Venereum. Sexually Transmitted Diseases Treatment Guidelines, 2015. MMWR Recomm Rep 2015; 64: 33-4.
9 Copeland NK, Decker CF. Other sexually transmitted diseases chancroid and donovanosis. Dis Mon [En prensa]
10 Kimberly A. Workowski, Gail A. Bolan. Chancroid. Sexually Transmitted Diseases Treatment Guidelines, 2015. MMWR Recomm Rep 2015; 64: 26-7.
11 Workowski KA, Bolan GA. Granuloma Inguinale (Donovanosis). Sexually Transmitted Diseases Treatment Guidelines, 2015. MMWR Recomm Rep 2015; 64: 32.

10.3 Úlceras no infecciosas

Viviana Parra

Introducción

Las úlceras genitales no infecciosas son más frecuentes que las infecciosas, por lo que es necesario realizar un exhaustivo interrogatorio acerca de la historia sexual de las pacientes y un cuidadoso examen físico que involucre piel, cavidad oral, pelo y uñas, para realizar el diagnóstico correcto.

Dentro de los diagnósticos diferenciales se incluyen el liquen plano erosivo, formas erosivas o ampollares de liquen escleroso, las úlceras de Lipschütz, las aftosis, el síndrome de Behçet, la enfermedad de Crohn, hidradenitis supurativa, pioderma gangrenoso, úlceras por presión, neoplásicas y traumáticas entre otras.[1]

La presencia de erosiones y ampollas en las mucosa vulvar, generalmente está asociada a enfermedades autoinmunes o reacciones medicamentosas. Las enfermedades autoinmunes se caracterizan por autoanticuerpos contra estructuras intraepidérmicas o subepidérmicas, que ocasionan dermatosis, como el pénfigo, penfigoide o epidermólisis bullosa. El diagnóstico se realiza mediante la detección del anticuerpo, la histopatología y las características clínicas de cada una de las dermatosis. Los principales diagnósticos diferenciales lo constituyen el liquen plano, liquen escleroso y el lupus eritematoso.[2]

Pénfigo vulgar

Puntos clave

- Presencia de ampollas y erosiones que afectan piel y mucosas.
- La afectación genital no es rara y se asocia con la gravedad de la enfermedad y la afectación nasal.

El término pénfigo significa ampolla y fue introducido en la bibliografía médica en 1791.

Actualmente, se considera al pénfigo como un grupo de enfermedades autoinmunes ampollares que afectan piel y mucosas y que, según la localización de la ampolla dentro de la epidermis, presentan clínica y pronóstico variable.[3]

Clasificación

La clasificación se recoge en la Tabla 10.3.1.

Tabla 10.3.1 Clasificación de los pénfigos

Profundo	Superficial	Otros
• Pénfigo vulgar. • Pénfigo vegetante.	• Pénfigo foliáceo. • Pénfigo eritematoso.	• Pénfigo herpetiforme. • Pénfigo por IgA. • Pénfigo inducido por fármacos. • Pénfigo paraneoplásico.

Etiología y patogenia

La patogenia está determinada por factores genéticos, inmunológicos y ambientales.

Factores genéticos. El pénfigo está relacionado con algunos genes, como son el HLA-DR4, DR14, DQ1, DQ3 para la forma vulgar y los fenotipos HLA-DR14 y DQ1, para los superficiales no endémicos. En la variedad endémica se han detectado HLA-DR1 y DR4.

Factores inmunológicos. Existen anticuerpos contra la sustancia intercelular de la epidermis (desmosomas), encargados de la unión intercelular. Los desmosomas son estructuras muy organizadas con tres tipos de moléculas: cadherinas, proteínas de armadillo y plaquinas. Dentro de las cadherinas se encuentran dos grupos distintos de proteínas transmembrana denominadas "desmocolinas" y "desmogleínas". En 1987, se demostró que los autoanticuerpos en el pénfigo foliáceo (PF) se dirigen contra la desmogleína 1 de 160 kDa y, en el pénfigo vulgar (PV), contra la desmogleína 3 de 130 kDa, lo que ocasiona la pérdida de unión intercelular conocida como acantolisis. El PV con predominio de lesiones mucosas, tiene anticuerpos contra la desmogleína 3 y cuando aparecen lesiones cutáneas, presenta también anticuerpos contra la desmogleína 1 (Figura 10.3.1).[4]

Factores ambientales. Podemos mencionar fármacos, radiación ultravioleta, radiaciones ionizantes, factores hormonales, dermatitis de contacto, picaduras de insectos, neoplasias, quemaduras e infecciones virales, entre otros.

Epidemiología

Se trata de una dermatosis poco frecuente, de evolución crónica, con una incidencia media del 0,1 a 0,5 cada 100 000 habitantes. Presenta una predilección por algunas poblaciones, como hebreos, hindúes y nativos sudamericanos. Ambos sexos se ven afectados por igual, y la edad de aparición es entre los treinta y sesenta años aunque puede también manifestarse en los extremos de la vida. Es más frecuente la forma profunda (PV), excepto en los países donde la variedad superficial es endémica como en Brasil (*fogo selvagem*).

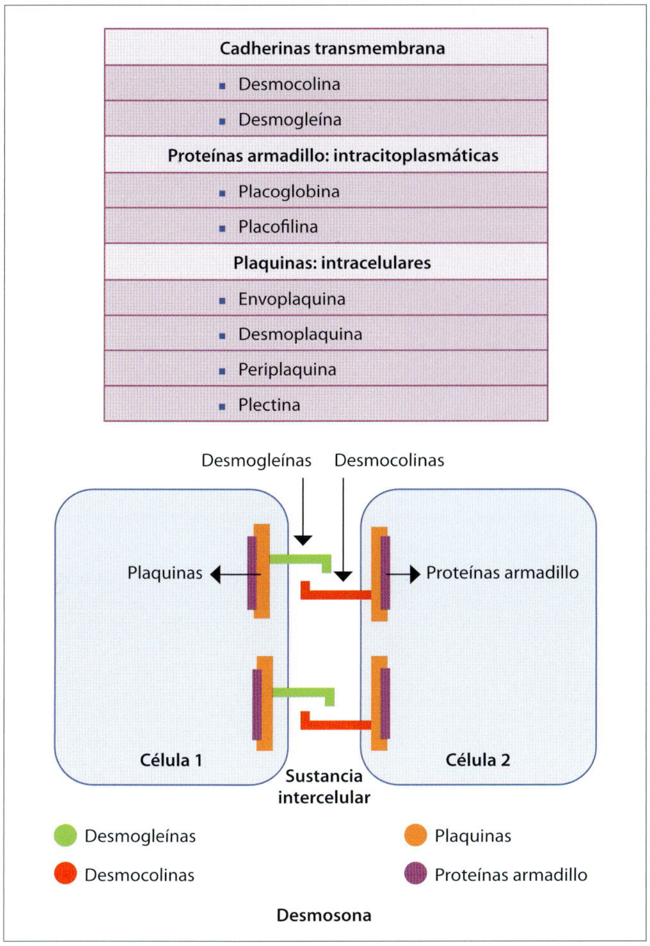

Figura 10.3.1 Estructura del desmosoma. En el pénfigo, existen anticuerpos contra sus distintos constituyentes.

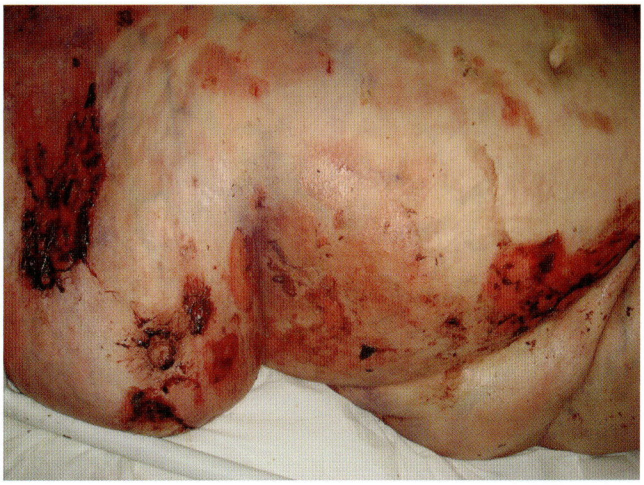

Figura 10.3.2 Erosiones en el tronco en paciente con pénfigo vulgar.

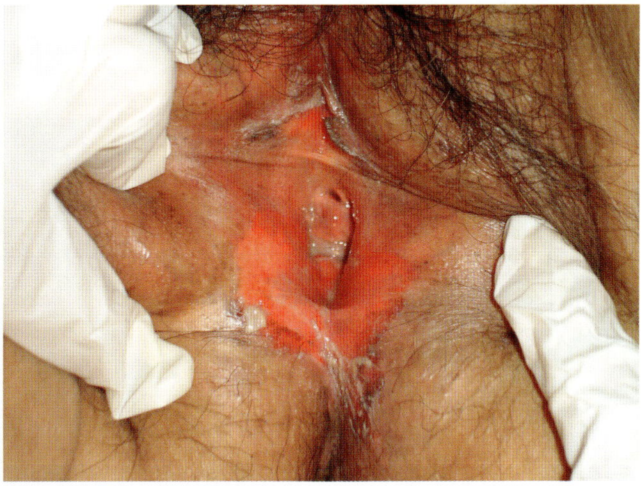

Figura 10.3.3 Pénfigo vulgar, erosiones y eritema en introito.

El 44% de las pacientes con PV presentan lesiones en el tracto genital. La mucosa genital es la segunda en frecuencia luego de la oral. Las pacientes que presentan mayor número de brotes tienen más afectación genital. Los sitios más comprometidos son los labios mayores, seguidos por la vagina, labios menores y el cérvix.

Clínica

Clínicamente se observan ampollas frágiles y erosiones acompañadas de eritema (*v.* Figura 10.3.1) Los signos de Nikolsky (las capas superficiales de la piel se desprenden de las inferiores al friccionarlas con una presión leve) y de Asboe-Hansen (aumento periférico del tamaño de la ampolla al presionar verticalmente sobre su superficie) son positivos (Figuras 10.3.2-10.3.4).[5]

Diagnóstico

La histopatología se caracteriza por una ampolla intraepidérmica con células acantolíticas en su interior (Figura 10.3.5).

Ante la enfermedad ampollar se envían dos frascos a anatomía patológica: uno en formol para el diagnóstico histológico y otro en solución fisiológica para inmunofluorescencia directa (IFD) (Figura 10.3.6).

Diagnóstico diferencial

Debe realizarse con pénfigo paraneoplásico, en el cual la afectación grave de la mucosa oral es el signo predominante; el pénfigo familiar benigno, que se localiza principalmente en los pliegues y posee antecedente familiar; y el penfigoide ampollar, que generalmente respeta las mucosas.

Tratamiento

El tratamiento de elección es el corticoide oral, en dosis de 0,5 a 1 mg/kg/día y gradual descenso, al desaparecer el Nikolsky, hasta lograr la dosis mínima efectiva que

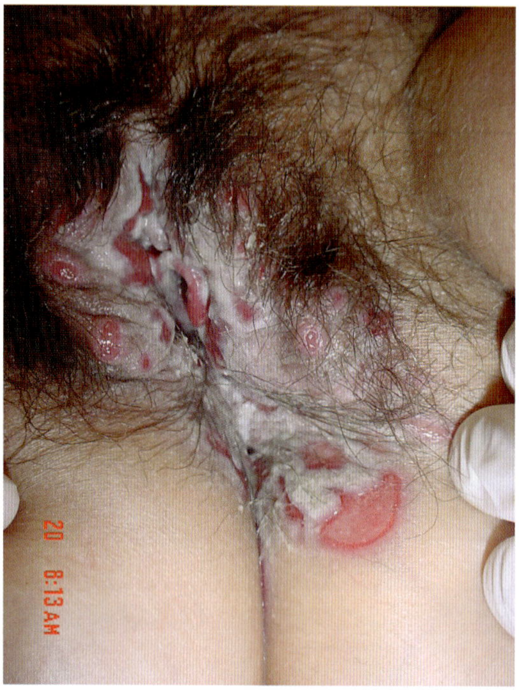

Figura 10.3.4 Pénfigo vulgar, múltiples erosiones vulvares y perianales.

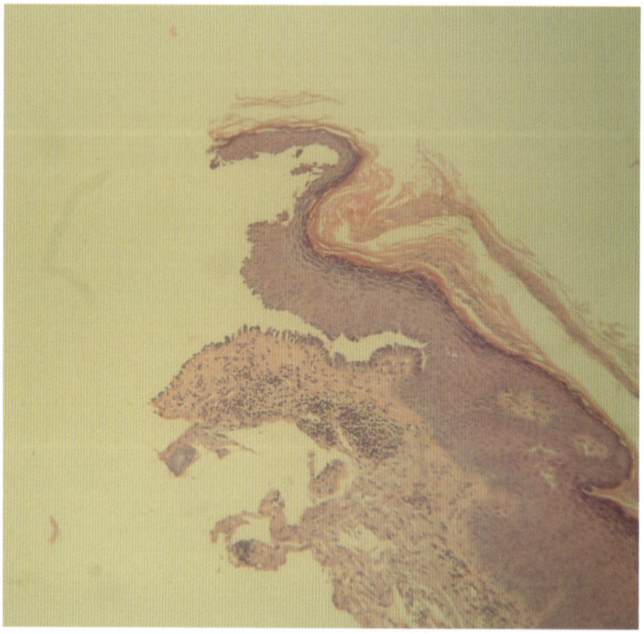

Figura 10.3.5 Histología del pénfigo vulgar, ampolla intraepidérmica.

mantiene al paciente libre de lesiones. Como ahorrador de corticoide puede asociarse micofenolato mofetil, azatioprina y metotrexato y, en los casos no respondedores, puede utilizarse rituximab.

Para el manejo de úlceras vulvares se usan corticoides locales de alta potencia y anestésicos tópicos.[6]

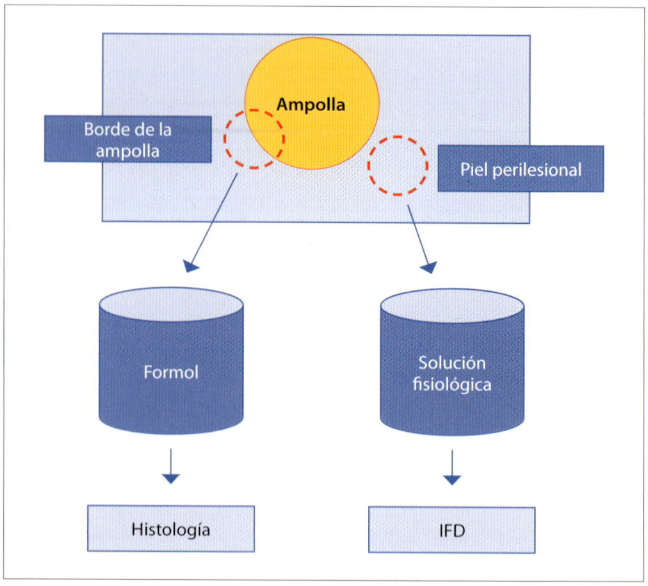

Figura 10.3.6 Envío de dos frascos de biopsias para el diagnóstico de enfermedades ampollares.

Pénfigo vegetante

Puntos clave

- Representa el 1% al 2% de todos los pénfigos.
- Más frecuente en el sexo femenino.
- Se localiza en pliegues axilares, inframamario, inguinal e interglúteo.
- Presenta erosiones que luego desarrollan vegetaciones en la superficie.

Representa solo el 1% al 2% de todos los pénfigos y es una variante de pénfigo profundo que presenta erosiones y vegetaciones principalmente en los pliegues. Se reconocen dos variedades, el pénfigo de Neumann y el de Hallopeau.[7]

Etiología

Desde el punto de vista inmunopatológico, se han detectado anticuerpos antidesmogleína 3 y, en ocasiones, antidesmogleína 1, lo que explica la presencia de lesiones tanto en piel como en mucosas. También han sido encontrados anticuerpos contra otras proteínas como desmocolina y periplaquina.

La infección por VIH, el uso de heroína intranasal, algunas drogas, como el captopril y el trasplante de órganos, fueron descritos como inductores de esta dermatosis.

Epidemiología

Afecta principalmente al sexo femenino (14/3) entre los cuarenta y cincuenta años de edad aunque fue descrito en todos los grupos etarios.

Clínica

Desde el punto de vista clínico, se caracteriza por comenzar con erosiones en los pliegues que luego desarrollan vegetaciones en la superficie (Figuras 10.3.7 y 10.3.8).

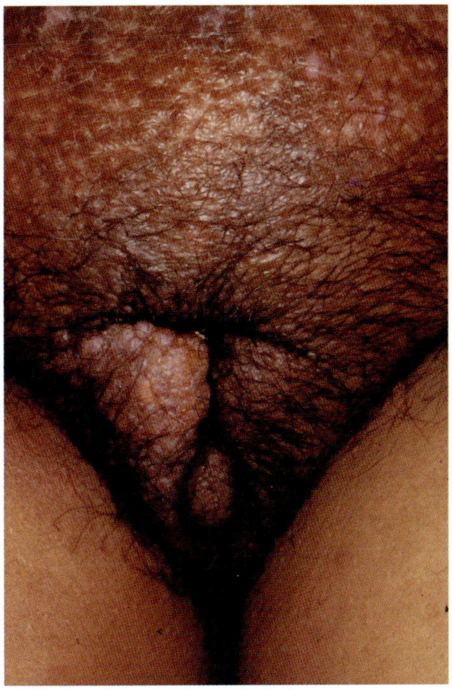

Figura 10.3.7 Pénfigo vegetante, erosiones y lesiones vegetantes en monte de Venus.

No está claro el porqué de esa diferencia clínica con el pénfigo vulgar, pero se estima que la localización sería la responsable de una semioclusión con maceración y colonización tanto fúngica como bacteriana.

Los pliegues más afectados son el axilar, inframamario, inguinal e interglúteo y puede también localizarse en pliegues más pequeños y en zonas no intertriginosas. La cavidad oral presenta lesiones en el 60%-80% de los casos.

Diagnóstico

La histopatología se caracteriza por acantolisis suprabasal, la cual, si bien es una marca de pénfigo profundo, se presenta solo en las lesiones iniciales del pénfigo vegetante, ya que más tardíamente encontramos acantosis, papilomatosis e hiperplasia seudoepiteliomatosa. Los microabscesos compuestos de eosinófilos y neutrófilos también son frecuentes.

Los hallazgos inmunopatológicos del pénfigo vegetante son indistinguibles del pénfigo vulgar. El depósito de IgG o C3 en la superficie celular de los queratinocitos es el hallazgo más característico en la IFD.

Diagnóstico diferencial

Es necesario diferenciar el pénfigo vegetante de la pioestomatitis vegetante. Ambas enfermedades muestran características clínicas e histopatológicas similares; sin embargo, la inmunofluorescencia de la pioestomatitis vegetante es negativa. Otros diagnósticos diferenciales incluyen enfermedades ampollares autoinmunes: pénfigo por IgA (predomina el infiltrado neutrofílico y hay depósito de IgA intercelular), penfigoide ampollar (ampollas

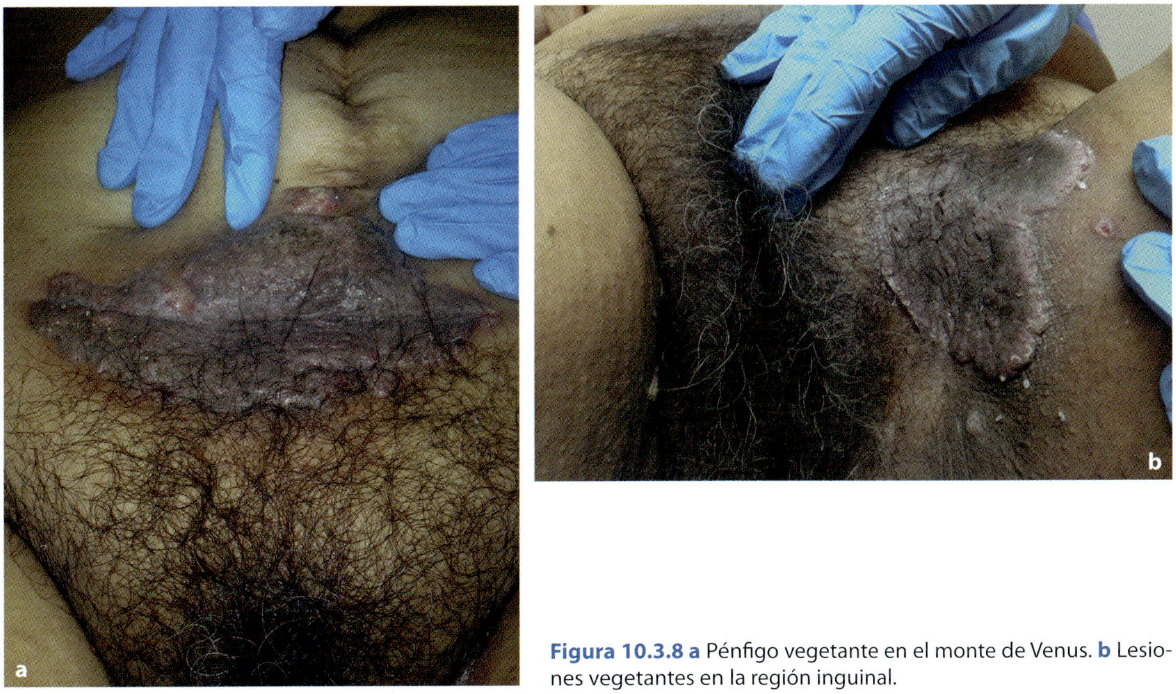

Figura 10.3.8 a Pénfigo vegetante en el monte de Venus. **b** Lesiones vegetantes en la región inguinal.

subepidérmicas), enfermedad de Hailey-Hailey (acantolisis suprabasal y apariencia de pared de ladrillos en ruinas), halogenodermia, pioderma similar a botriomicosis (provocado por *Pseudomonas*), pioderma gangrenoso, condilomas planos, necrobiosis lipoídica y linfomas.

Tratamiento

El tratamiento es similar al PV, y la droga de elección es la prednisona y se administra en dosis de 0,5 mg/kg/día a 1 mg/kg/día y posterior descenso. De no responder puede asociarse a azatioprina, dapsona, ciclosporina, ciclofosfamida o micofenolato mofetil. Manejo sintomático con corticoides tópicos y anestésico locales.

Pénfigo familiar benigno

Puntos clave

- Genodermatosis infrecuente de herencia autosómica dominante.
- Presencia de vesículas, ampollas, erosiones y costras localizadas simétricamente en áreas intertriginosas.
- Tratamiento local con corticoides tópicos asociados a antibióticos y antimicóticos.

Conocido también bajo la denominación de enfermedad de Hailey-Hailey por haber sido descrito por los hermanos Hailey en 1939.

Etiología

Se trata de una infrecuente genodermatosis producida por la mutación del ATP2C1 en el gen 3q22.1, que es el responsable del transporte de calcio y la adhesión intercelular. La disfunción del complejo tonofilamentos-desmosoma-queratina es la responsable de la formación de la acantolisis.

Epidemiología

Afecta a ambos sexos por igual y se hereda en forma autosómica dominante con una penetrancia variable, ya que solo el 70% de los pacientes tienen una historia familiar clara.

Se presenta entre la tercera y cuarta década de la vida y, generalmente, con una extensión bastante limitada, aunque el compromiso puede ser extenso y grave hasta la eritrodermia.[7]

Clínica

Se caracteriza por la formación recurrente de vesículas, ampollas, erosiones y costras localizadas simétricamente en áreas intertriginosas como axila, vulva, pliegue submamario y cuello acompañadas de sensación de ardor y quemazón (Figuras 10.3.9 y 10.3.10). Es poco frecuente la afectación mucosa. La localización exclusivamente vulvar es rara, con escasos reportes en la bibliografía.[8]

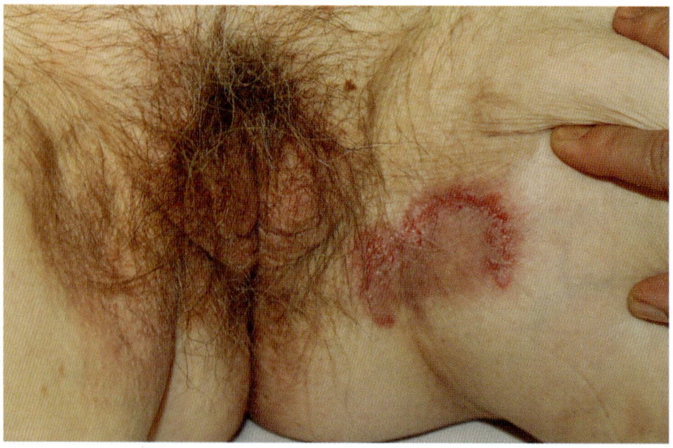

Figura 10.3.9 Pénfigo familiar benigno, placas eritematosas erosionadas.

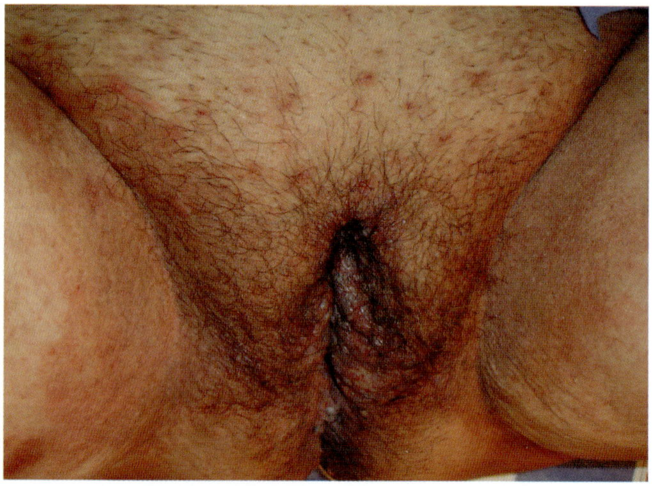

Figura 10.3.10 Pénfigo familiar benigno, placas erosionadas y condilomatosis.

Diagnóstico

La histología se caracteriza por hendiduras o ampollas intraepidérmicas secundarias a acantólisis suprabasal extensa. La imagen en pared de ladrillos dilapidada suele graficar la cohesión parcial entre los queratinocitos. En el interior de las ampollas se ven células acantolíticas. Las papilas dérmicas elongadas y cubiertas por una o varias capas de queratinocitos, protruyen hacia el interior de la ampolla. La dermis superficial muestra un infiltrado inflamatorio perivascular de intensidad variable.

Las pruebas de inmunofluorescencia directa e indirecta son negativas.

Diagnósticos diferenciales

Los diagnósticos diferenciales incluyen intertrigos bacterianos y fúngicos, PV o vegetante, enfermedad de

Darier, HSIL vulvar (VIN usual) y algunos nevos epidérmicos.

Tratamiento

El tratamiento inicial consiste en medidas generales como evitar la humedad, fricción y calor excesivo y la aplicación tópica de corticoides de alta potencia en ocasiones asociados a antibióticos y antimicóticos en crema; la combinación más utilizada es la betametasona con gentamicina. Para los casos más graves se ha descrito el uso de corticoides sistémicos en dosis inmunosupresoras, análogos de la vitamina D tópicos, cremas con óxido de zinc, dapsona, fototerapia, radioterapia, retinoides sistémicos, ciclosporina, talidomida, metotrexato, láser ablativo, toxina botulínica, alefacept y extirpación quirúrgica del área afectada con posterior injerto.[9]

Penfigoide de las mucosas o penfigoide cicatrizal

Puntos clave

- Dermatosis autoinmune por autoanticuerpos contra la membrana basal.
- Afecta principalmente las mucosas con ampollas y posterior cicatrización.
- En la vulva produce ardor, dolor, dispareunia adhesión y fusión de labios menores y mayores y estrechamiento del introito.

Se trata de una dermatosis crónica, autoinmune y poco frecuente, caracterizada por ampollas subepidérmicas que afectan principalmente a las mucosas, con posterior cicatrización. Todos los epitelios queratinocíticos pueden estar afectados.

Etiología

Se pueden detectar en los pacientes autoanticuerpos contra distintas estructuras de la membrana basal como BP180 (BPAg2 o colágeno tipo XVII), laminina 332 (laminina 5) (Figura 10.3.11). También se relacionan el BP230 (BPAg1) y el colágeno tipo VII.[10]

Epidemiología

La verdadera incidencia es desconocida, se estima un caso/millón/año, y el sexo femenino es levemente más afectado (2:1) y la edad predominante entre los 60 y los 65 años aunque puede presentarse desde la infancia.

Cuando la afectación es en una sola mucosa (generalmente ocular), el pronóstico es bueno, pero se ensombrece en las formas más generalizadas y especialmente en los pacientes asociados con anticuerpos antilaminina 332, en los cuales es frecuente la asociación con adenocarcinomas sólidos.

Como factores desencadenantes, fueron descritos el uso de metildopa, penicilamina, clonidina y el antecedente de reacciones medicamentosas graves, como el síndrome de Stevens-Johnson o quemaduras.

Clínica

La forma clásica puede manifestarse con la localización exclusiva ocular (síndrome de Brunsting-Perry) o afectando numerosas mucosas especialmente la oral (80% a 90%), nasal (35%), genital (15%) o faríngea y laríngea. En la vulva produce ardor, dolor, dispareunia, adhesión y fusión de labios menores y mayores y estrechamiento del introito. Un 10% de las pacientes también pueden manifestar afectación anal, que ocasiona estenosis del orificio anal. En el 25% de los casos, pueden observarse lesiones cutáneas caracterizadas por placas eritematosas pruriginosas con ampollas tensas y formación de *milium* y cicatrices.

Diagnóstico

La clínica y la IFD son los dos criterios más importantes para arribar al diagnóstico. Ante una clínica sugestiva de penfigoide de las mucosas, se debe realizar IFD de piel perilesional, en la que es característico (80%-100%) el depósito lineal de IgG o C3 y, ocasionalmente, IgA en la zona de la membrana basal.

La histopatología es inespecífica e indistinguible del penfigoide ampollar, pero acerca al diagnóstico la presencia de una ampolla subepidérmica con un infiltrado de linfocitos e histiocitos y, en menor medida, de neutrófilos y eosinófilos. En las mucosas también pueden observarse plasmocitos.

Diagnóstico diferencial

Los principales diagnósticos diferenciales se plantean con el liquen plano erosivo, el pénfigo vulgar, el eritema multiforme, la enfermedad de Behçet y las leucemias.

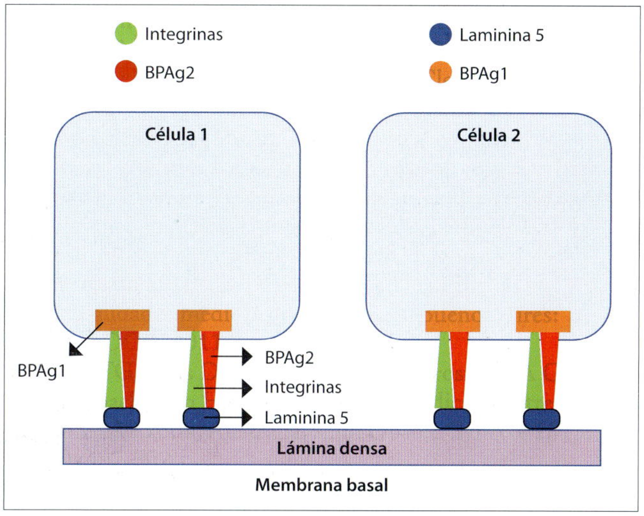

Figura 10.3.11 Dejar anticuerpos contra la membrana basal en el penfigoide cicatrizal de las mucosas.

Tratamiento

El tratamiento consiste en la aplicación de antisépticos y anestésicos locales en asociación con corticoides tópicos o tacrolimus. La consulta al oftalmólogo es de rutina para prevenir sinequias oculares. Tratamiento oral con corticoides, micofenolato mofetil, dapsona, ciclofosfamida, rituximab. Pueden utilizarse inmunoglobulina IV o antagonistas del factor de necrosis tumoral en los casos más graves.[11]

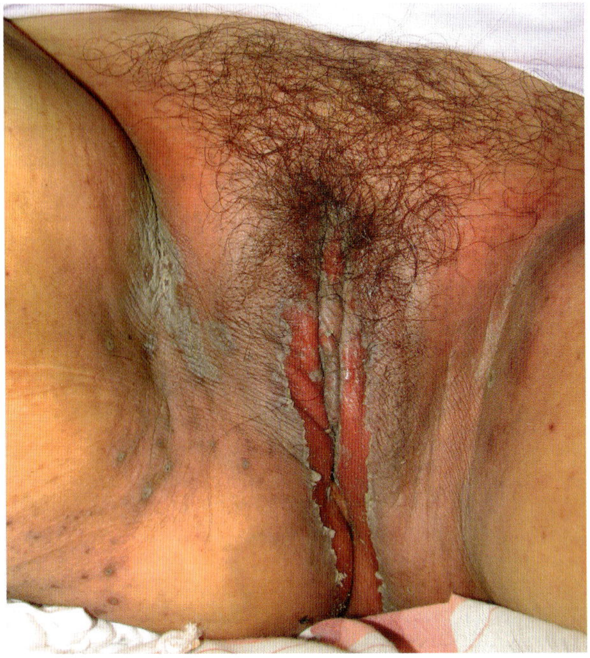

Figura 10.3.12 Necrólisis epidérmica tóxica por antibiótico.

Reacciones medicamentosas

Las reacciones medicamentosas son una de las patologías más frecuentes de la consulta dermatológica y la zona genital, en ocasiones, se encuentra afectada.

Pueden ser localizadas o generalizadas (Tabla 10.3.2).

Reacción medicamentosa fija o mácula medicamentosa fija. Se observa en la vulva como una mácula o placa hiperpigmentada circular y, menos frecuentemente, como un eritema, roncha, ampolla o simulando liquen plano. Al suspender la droga, resuelve en el término de una semana y deja una zona hiperpigmentada que vuelve a tornarse eritematosa al consumir nuevamente el fármaco.[12]

Síndrome de Steven-Johnson o necrólisis epidérmica tóxica. Son formas generalizadas que también pueden localizarse en el área genital y producen una importante incomodidad, dolor, dispareunia y, en casos graves, sinequias (Figura 10.3.12).

Las drogas más relacionadas son clotrimoxazol, tetraciclinas, fenilbutazona, ácido acetil salicílico, metronidazol, amoxicilina, ampicilina, eritromicina, griseofulvina, fenobarbital, diclofenac, indometacina, alopurinol y albendazol.

Miscelánea

Finalmente, ante la presencia de una úlcera no infecciosa debe realizarse diagnóstico diferencial con otras patologías, como el liquen escleroso, liquen plano, úlceras traumáticas y neoplásicas entre otras (Figuras 10.3.13-10.3.16).

Tabla 10.3.2 Clasificación de las reacciones medicamentosas

Formas localizadas	Formas generalizadas
▪ Reacción medicamentosa fija	▪ Síndrome de Steven-Johnson ▪ Necrólisis epidérmica tóxica

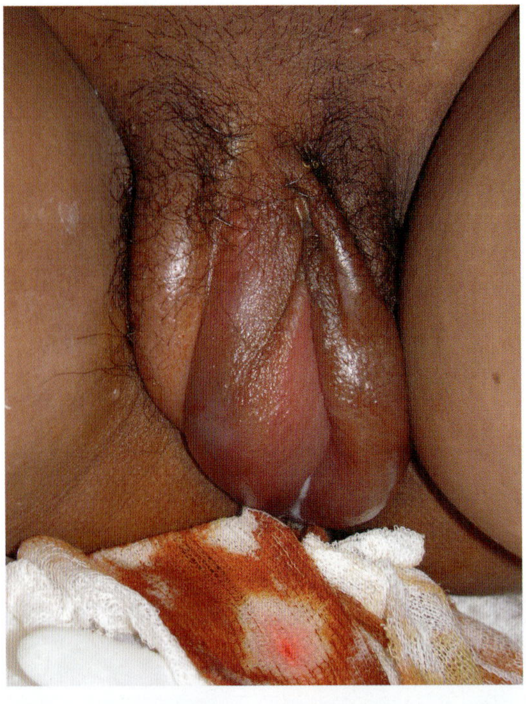

Figura 10.3.13 Úlcera y edema traumático.

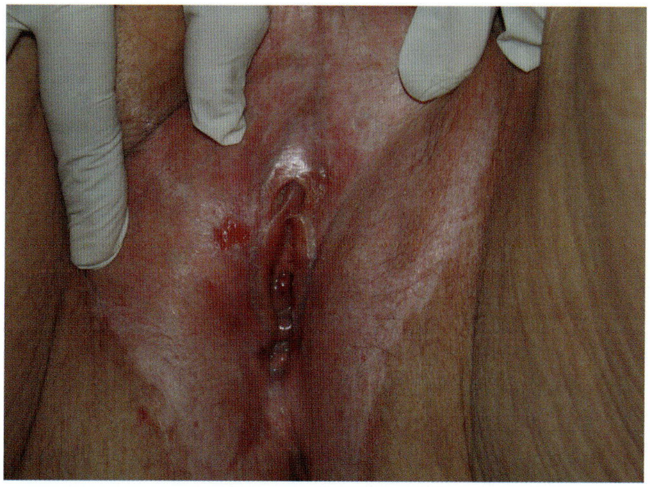

Figura 10.3.14 Liquen escleroso erosionado.

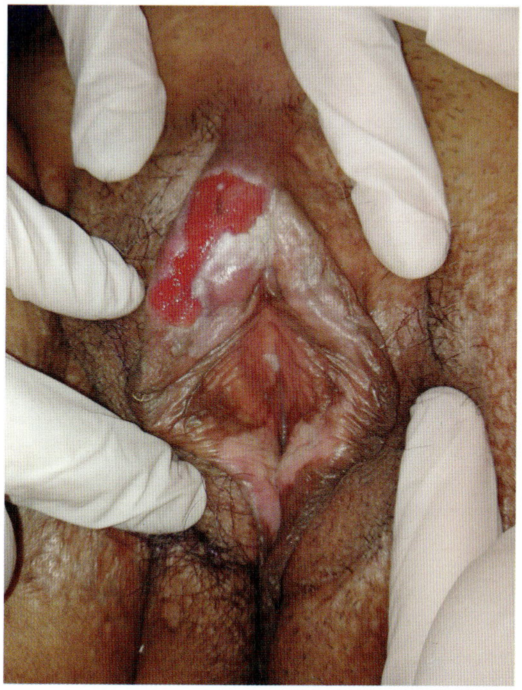

Figura 10.3.16 Úlcera neoplásica.

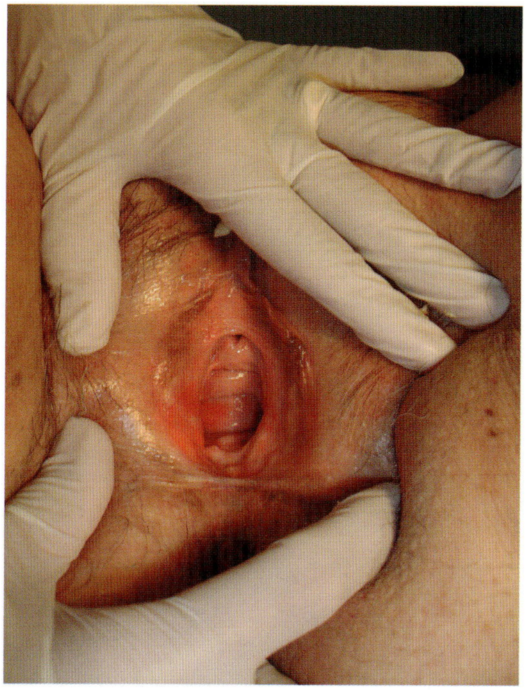

Figura 10.3.15 Liquen plano erosivo.

Bibliografía

1 Kirshen C, Edwards L. Noninfectious genital ulcers. Semin Cutan Med Surg 2015; 34 (4): 187-91.

2 Günther C. Schleimhautbeteiligung bei blasenbildenden Autoimmunerkrankungen. Der Hautarzt 2016; 67 (10): 774-9.

3 Kim M, Borradori L, Murrell D. Autoimmune Blistering Diseases in the Elderly: Clinical Presentations and Management. Drugs & Aging 2016; 33 (10): 711-23.

4 Sánchez-Péreza J, García-Díez A. Pénfigo. Actas Dermosifiliogr 2005; 96: 329-56.

5 Cholera MChainani-Wu N. Management of Pemphigus Vulgaris. Advances in Therapy 2016; 33 (6): 910-58.

6 Ruocco V, Ruocco E, Caccavale S, Gambardella A, Lo Schiavo A. Pemphigus vegetans of the folds (intertriginous areas). Clinics in Dermatology 2015; 33 (4): 471-6.

7 Falto-Aizpurua L, Arora H, Bray F, Cervantes J. Management of familial benign chronic pemphigus. Clinical, Cosmetic and Investigational Dermatology 2016; 9: 281-90.

8 White F, Shvartsbeyn M, Meehan SA, Urbanek RK. Benign familial pemphigus (Hailey-Hailey disease). Dermatology Online Journal 2015; 21: 7-12.

9 Bonavía P, Busso C, Valdez R, Anaya J. Enfermedad de Hailey-Hailey verrugosa de localización exclusivamente vulvar. Comunicación de un caso.. Dermatol Argent 2010; 16 (5): 359-62.

10 Hoque S, Patel M, Farrell A. Childhood cicatricial pemphigoid confined to the vulva. Clinical and Experimental Dermatology 2006; 31 (1): 63-4.

11 Maley A, Warren M, Haberman I, Swerlick R, Kharod-Dholakia B, Feldman R. Rituximab combined with conventional therapy versus conventional therapy alone for the treatment of mucous membrane pemphigoid (MMP). Journal of the American Academy of Dermatology 2016; 74 (5): 835-40.

12 Mahboob AHaroon T. Drugs causing fixed eruptions: a study of 450 cases. International Journal of Dermatology 1998; 37 (11): 833-8.

11

Enfermedades sistémicas y patología vulvar

Damián Ferrario

En el contexto de una enfermedad sistémica, a menudo la región vulvar no es tenida en cuenta ni por ginecólogos y tampoco por los dermatólogos. Esto se debe, por un lado, a un subdiagnóstico por falta de inspección del área vulvar y, por el otro, a una formación inadecuada en el reconocimiento de las lesiones elementales cutáneas y al manejo de las patologías en la región anogenital. Existen ciertos marcadores dermatológicos que pueden preceder, acompañar o seguir al diagnóstico de una enfermedad extracutánea. El conocimiento por parte del ginecólogo de las lesiones elementales primarias y secundarias que pueden presentarse en la piel de la vulva (eritema, pápula, placa, nódulo, erosión, úlcera, etc.) son de suma importancia para orientar a un diagnóstico clínico tanto local como general. En este capítulo, se expondrán algunas patologías en las cuales el rol del ginecólogo puede ser de utilidad en el manejo multidisciplinario de las pacientes con compromiso de la piel y mucosa de la vulva en el contexto de una enfermedad sistémica para llegar a un correcto diagnóstico y un tratamiento rápido y adecuado.

Acrodermatitis enteropática

Puntos clave

- Autosómica recesiva.
- Incapacidad para absorber suficiente zinc de la dieta.
- Tríada: dermatitis acral, alopecia y diarrea.
- Distribución: cara, manos, pies, área anogenital.
- Lesiones: placas secas, escamosas, eccematosas.
- Progresión a vesicoampollas, pustulosas y erosivas.
- La alopecia empeora con el tiempo.
- La diarrea es variable: intermitente o totalmente ausente.
- Tratamiento: suplementación con sales de zinc.

Introducción

Enfermedad caracterizada por malabsorción de zinc.

Etiología y etiopatogenia

Se transmite de forma autosómica recesiva. El déficit de zinc secundario o adquirido puede producirse por diversas causas, como prematuridad, nutrición parenteral, enfermedades renales, insuficiencia pancreática, drogas como penicilamina y diuréticos, secreción mamaria de zinc disminuida, infecciones, alcoholismo, síndromes de malabsorción, quemaduras extensas, neoplasias, dietas ricas en fitatos y calcio, alergia alimentaria, anorexia nerviosa y cirugía intestinal. Es frecuente verla asociada a cirugía bariátrica, debido a la malabsorción de zinc que esta conlleva.

Dado que el zinc participa en múltiples vías metabólicas (como las del cobre, proteínas, ácidos grasos esenciales, prostaglandinas e incorporación a metaloenzimas de zinc), su déficit se manifiesta con una diversidad de signos y síntomas.[1]

Clínica

Clásicamente y aunque solo se presenta en un 20% de los casos, la tríada de dermatitis, alopecia y diarrea se ha descrito como característica de acrodermatitis enteropática. Hay alopecia y onicodistrofia. El paciente presenta diarrea, irritabilidad y alteración de la curva de crecimiento.

Las manifestaciones cutáneas son polimorfas, se observan eritema, erosiones vesículas, ampollas, pústulas, eccemas en regiones acrales, periorales y genitales. En la cara y los pliegues flexores, se observan frecuentemente placas eritematosas descamativas (Figura 11.1).[2]

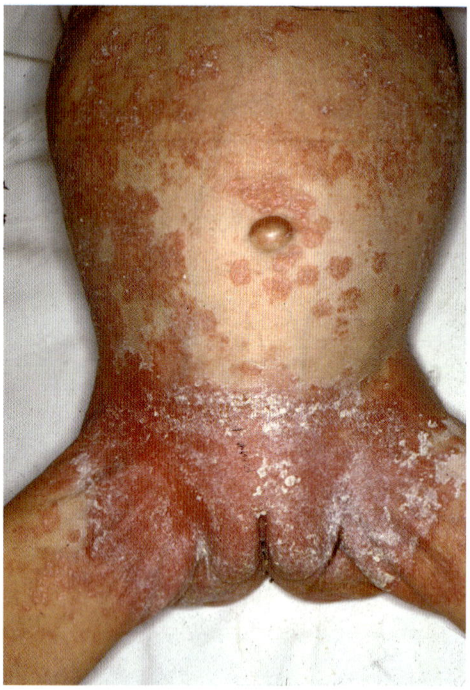

Figura 11.1 Acrodermatitis enteropática en niña. Placas eccematosas en el área del pañal y el tronco. (Gentileza Dra. Viviana Parra).

Diagnóstico

El diagnóstico de acrodermatitis enteropática es esencialmente clínico; puede presentarse diarrea, alteraciones del humor y lesiones cutáneas de distribución y aspecto característico con placas eritematosas semejantes a quemaduras y lesiones eccematosas con límites nítidos en la región perioral, genital, manos, pies y alopecia. El diagnóstico de esta patología se puede realizar también mediante la medición de los niveles plasmáticos de zinc, generalmente disminuidos. En los casos en que no sea posible la medición de zinc o el resultado fuera dudoso, la medición de fosfatasa alcalina evidencia, indirectamente, los niveles de zinc en sangre. La biopsia de piel no es patognomónica.

Diagnósticos diferenciales

- Pelagra.
- Dermatitis seborreica.
- Candidiasis diseminada.
- Hipovitaminosis.
- Deficiencias de ácidos grasos.
- Deficiencia de isoleucina.
- Glucagonoma.
- Sífilis.

Tratamiento

El tratamiento se realiza con suplemento de zinc oral, con dosis iniciales de 5-10 mg/kg/día y dosis de mantenimiento de 1-2 mg/kg/día.[3] En 24-48 h, se obtiene una rápida respuesta clínica, con una completa cicatrización de las lesiones en 2-4 semanas. La duración del tratamiento es prolongada y frecuentemente debe mantenerse de por vida. Durante los períodos de la vida en que aumentan los requerimientos, como la adolescencia y el embarazo, deben reajustarse las dosis para evitar recaídas.

Seguimiento y pronóstico

La complicación más grave comunicada es la inmunodeficiencia, que facilita las infecciones bacterianas recurrentes y la sobreinfección por *Candida albicans*. Se debe a una disminución de la respuesta inmunitaria humoral y celular.

La dieta rica en zinc puede suplir las necesidades metabólicas diarias. En los pacientes adultos con dieta inadecuada y que suspenden el suplemento de zinc, la deficiencia crónica puede pasar desapercibida, ya que las manifestaciones dermatológicas pueden ser leves a moderadas, como dermatitis seborreica y erupción acneiforme, sin embargo, las consecuencias incluyen secuelas neurológicas como enfermedad cerebelar, parkinsonismo, atrofia cortical y alteraciones psiquiátricas importantes.

Pioderma gangrenoso

Puntos clave

- El 50% de los pacientes tiene una enfermedad sistémica subyacente (enfermedad inflamatoria intestinal [EII], artritis y trastornos mielo-proliferativos).
- Lesiones cutáneas dolorosas que se producen en las extremidades inferiores (pretibiales), pero pueden manifestarse en cualquier lugar.
- Comienza como una pápula/ pústula/ ampolla/ nódulo blando con la base eritematosa/violácea circundante. Todas las lesiones experimentan necrosis, lo que conduce a una úlcera superficial profunda.
- Lesiones activas: infiltrados neutrófilos con leucocitoclasia.
- Primera línea de tratamiento: corticoides locales y sistémicos.

Introducción

El pioderma gangrenoso (PG) es una enfermedad cutánea inflamatoria ulcerativa, crónica y recurrente no infecciosa, caracterizada por una úlcera dolorosa de evolución tórpida, que aparece *de novo* o en la zona de un traumatismo. Se asocia muchas veces a patologías sistémicas, como EII o artritis reumatoidea (AR), así como también se ha vinculado con patologías linfoproliferativas y gammapatía monoclonal, entre otras.

Etiología y etiopatogenia

El 1%-5% de los pacientes con EII desarrollan pioderma gangrenoso y, a su vez, la EII es la causa más frecuente de PG, es la responsable del 15%-25% de los casos. Se asocia a colitis ulcerosa, enfermedad de Crohn, leucosis, linfomas, mielomas, gammapatías monoclonales, policitemia vera, AR, enfermedad de Behçet y enfermedad de Wegener, a las que puede preceder en años.[3]

Clínica

La lesión del PG generalmente es única, pero pueden aparecer lesiones cercanas (con tendencia a confluir) o en otras regiones del cuerpo. Clínicamente, pueden iniciarse *de novo* o sobre áreas previamente afectadas.

Se presentan como nódulos dolorosos o pústulas hemorrágicas eritematosas o violáceas, que evolucionan y forman úlceras de 2 cm a 20 cm, con bordes azulados y sobrelevados, rodeados por un halo eritematoso de crecimiento centrífugo. La base puede ser purulenta o vegetativa[4] (Figura 11.2).

Las lesiones se localizan con mayor frecuencia en las extremidades inferiores (especialmente en la región pretibial), los glúteos y el abdomen, pero pueden aparecer en otras áreas. Las membranas mucosas habitualmente son respetadas, pero han sido observadas lesiones en la cavidad bucal, la faringe y los genitales[5] (Figuras 11.3 y 11.4).

Como otras dermatosis neutrofílicas, presenta el fenómeno de patergia (tendencia a desarrollar un cuadro de morfología similar ante traumatismos o provocados al realizar una punción de la piel sana).

Diagnóstico

El diagnóstico de PG se basa en la clínica de las lesiones, el curso de la enfermedad y la histopatología (es poco

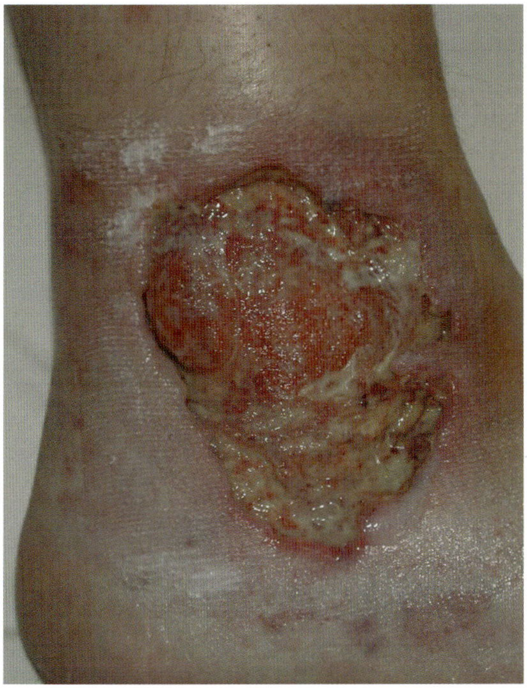

Figura 11.2 Forma clínica clásica o ulcerativa. Úlcera en la región maleolar.

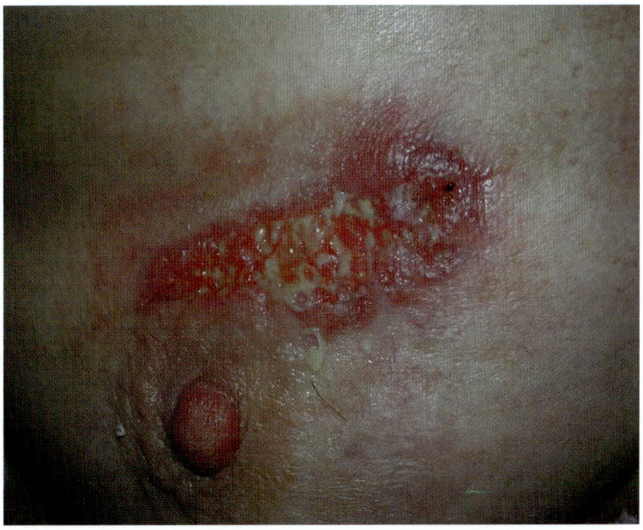

Figura 11.3 Forma clínica vegetante de pioderma gangrenoso. Nódulo o placa que cicatriza con patrón cribiforme. Es limitada y localizada, de progresión lenta.

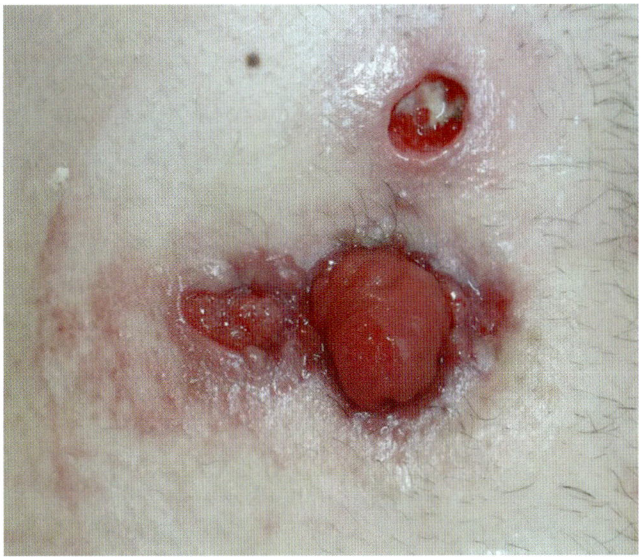

Figura 11.4 Pioderma gangrenoso periostomal.

específica y se observan trombosis vascular, necrosis e infiltrado celular masivo, con predominio de neutrófilos) que, aunque no son patognomónicas, se realiza siempre por exclusión de otros procesos similares.

Diagnósticos diferenciales

Dentro de los diagnósticos diferenciales pueden agruparse un gran número de enfermedades, tales como las siguientes:

- Vasculitis sistémicas (especialmente granulomatosis de Wegener, panarteritis nodosa, crioglobulinemias).
- Úlceras facticias.

- Úlceras venosas.
- Micobacteriosis atípicas.
- Micosis profundas.
- Linfomas.
- Necrobiosis lipoídica.
- Síndrome antifosfolípido.
- Síndrome de Sweet.
- Enfermedad de Behçet.

Tratamiento

Existen múltiples tratamientos según la forma clínica y si se encuentra o no asociado a una enfermedad sistémica. Las formas leves, como la superficial vegetante, suelen responder al tratamiento con corticoides tópicos de alta potencia solos u oclusivos; en los casos con enfermedad asociada, el tratamiento debe ser el de la patología de base. Los tratamientos más empleados son corticoides sistémicos e intralesionales, tetraciclinas, ciclosporina y otros inmunosupresores. Los corticoides orales constituyen el tratamiento de primera elección: prednisona en dosis inmunosupresora 1-2 mg/kg/día (cuando se controla la progresión clínica del PG se comienza el plan de descenso hasta discontinuar). Los casos refractarios a corticoides pueden responder a otros inmunosupresores, como la ciclosporina oral (5 mg/kg/día); son también eficaces el micofenolato mofetil, azatioprina y metotrexato. Las nuevas terapias biológicas (anticuerpos monoclonales anti-TNF) han demostrado ser eficaces en PG asociados a EII.

Seguimiento y pronóstico

El PG se comporta de manera impredecible y esto debe alertar en cuanto a su gravedad cuando no es diagnosticado y tratado oportunamente. En su evolución puede detenerse, con curación espontánea, puede permanecer en estado latente durante meses o, incluso, años o presentar exacerbaciones ante mínimos traumatismos o sin mediar causa desencadenante; en general, el curso suele ser recurrente. El pronóstico en general del PG es favorable, en particular en pacientes que responden rápidamente al tratamiento, pero puede dejar cicatrices y desfiguración considerable. Si existe patología subyacente esta sería la que determina el pronóstico definitivo. Son indicadores de mal pronóstico: sexo masculino, edad avanzada y el PG ampollar asociado a enfermedades linfoproliferativas.

Síndrome de Sweet

Puntos clave

- Predominio femenino 4: 1.
- Las lesiones cutáneas iniciales son placas blandas, no pruriginosas, eritematosas o pápulas, que pueden coalescer.
- Una infección del tracto respiratorio superior o una enfermedad similar a la gripe precede con frecuencia al desarrollo del síndrome.
- Afectación extracutánea (afectación ocular, artralgias, mialgias, artritis).
- Las enfermedades asociadas: neoplasias, EII, enfermedades autoinmunes, infección por estreptococo.
- Las lesiones cutáneas pueden involucionar espontáneamente. Las recurrencias se producen en el 30% (con tratamiento o sin este).

Introducción

El síndrome de Sweet (SS), también conocido como "dermatosis neutrofílica febril aguda", es una entidad poco frecuente, de etiología desconocida, caracterizada por la aparición brusca de placas eritematosas, dolorosas, acompañadas de fiebre, leucocitosis neutrofílica y denso infiltrado dérmico leucocitario polimorfonuclear. Si bien la mayoría de los casos son idiopáticos, es bien conocida su relación con procesos neoplásicos malignos, enfermedades autoinmunes, inflamatorias, infecciosas, fármacos y embarazo.[6]

Etiología y etiopatogenia

Se postula que podría tratarse de una reacción de hipersensibilidad ante diferentes estímulos. Se propone que infecciones (bacterianas o virales), neoplasias o fármacos, actuarían como antígenos o superantígenos para desencadenar dicha respuesta de hipersensibilidad. Por otra parte, la asociación con embarazo, anticonceptivos orales y la mayor predisposición en el sexo femenino sugiere una participación hormonal.

Se puede clasificar en tres formas:

- Clásica o idiopática.
- Paraneoplásica (asociado a un proceso maligno subyacente).
- Inducida por fármacos.

Forma clásica o idiopática. Es la más frecuente y se asocia a infecciones del tracto respiratorio superior o gastrointestinal, enfermedad inflamatoria intestinal o embarazo.

Forma paraneoplásica. Se asocia con trastornos malignos hematológicos (las más frecuentes son la leucemia mieloide aguda y la leucemia monocítica crónica) y con tumores sólidos, entre los cuales se destacan los genitourinarios, mama y digestivos. Puede haber una asociación o superposición con PG, en el contexto de una enfermedad mieloproliferativa.

Forma inducida por fármacos. Puede estar relacionada con la administración de una gran cantidad de medicamentos entre los que se destacan el factor estimulante de colonias granulocíticas (G-CSF), trimetoprima-sulfametoxazol y el ácido transretinoico.

Clínica

En la forma clásica o idiopática, las lesiones cutáneas iniciales son placas o pápulas eritematosas, bien delimitadas, dolorosas y urentes, características no pruriginosas, que pueden aumentar de tamaño o agruparse para formar placas con una superficie irregular mamelonada (Figura 11.5).

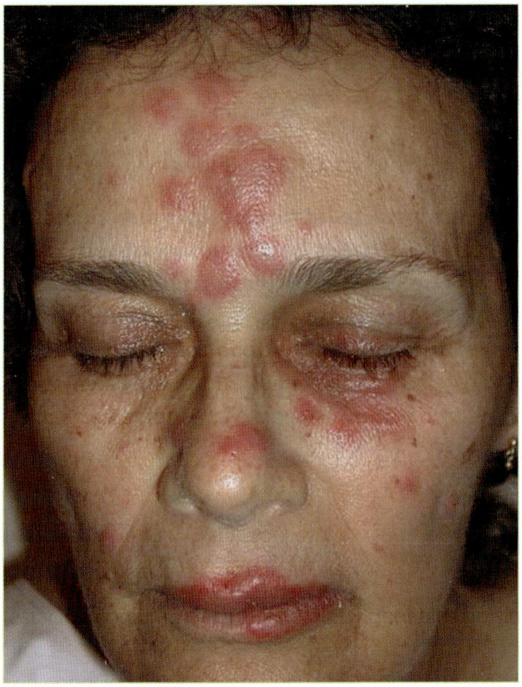

Figura 11.5 Pápulas, placas y nódulos eritematosas que coalescen. (Gentileza Dra. Mariana Franco).

En ocasiones, debido al edema, pueden adoptar un aspecto seudovesicular o seudopustuloso; sin embargo, algunos pacientes desarrollan verdaderas vesículas, ampollas o pústulas sobre las placas (Figura 11.6).

Las lesiones pueden ser únicas o múltiples, de distribución asimétrica y se localizan con mayor frecuencia en la cabeza, el cuello y las extremidades, son más raras en la zona del escote o piernas y excepcionales, en el tronco. La configuración de las lesiones es a menudo anular o en arco con un centro deprimido que se asemeja a una lesión en blanco de tiro que simula un eritema polimorfo. Puede presentar el fenómeno de patergia hasta en el 8% de los casos (Figura 11.7).[7]

Diagnóstico

El diagnóstico de SS clásico o idiopático se basa en los aspectos clínicos, histopatológicos y del laboratorio. Para el diagnóstico se requieren dos criterios mayores y dos menores (Tabla 11.1).[8]

Diagnósticos diferenciales

- Dermatosis con infiltrado aséptico de polimorfonucleares: pustulosis subcórnea, eritema *elevatum diutinum*, pustulosis con IgA intraepidérmica, hidradenitis ecrina neutrofílica, PG.
- Enfermedades infecciosas: celulitis, erisipela, localizaciones cutáneas de septicemias.
- Otras: eritema polimorfo, eritema nodoso, enfermedad de Behçet.
- El SS en el embarazo debería ser incluido entre los diagnósticos diferenciales de las dermatosis caracterizadas por exantema (*rash*) y fiebre, que se producen durante el embarazo, tales como herpes *gestationis* y la erupción polimorfa del embarazo.

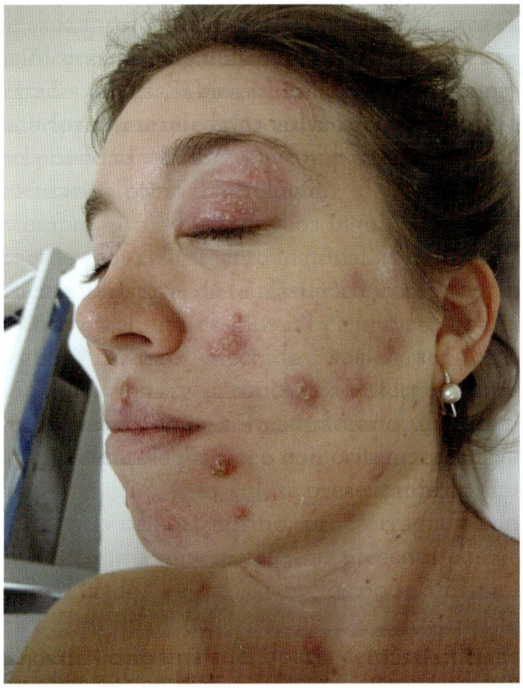

Figura 11.6 Seudovesículas o seudopústulas.

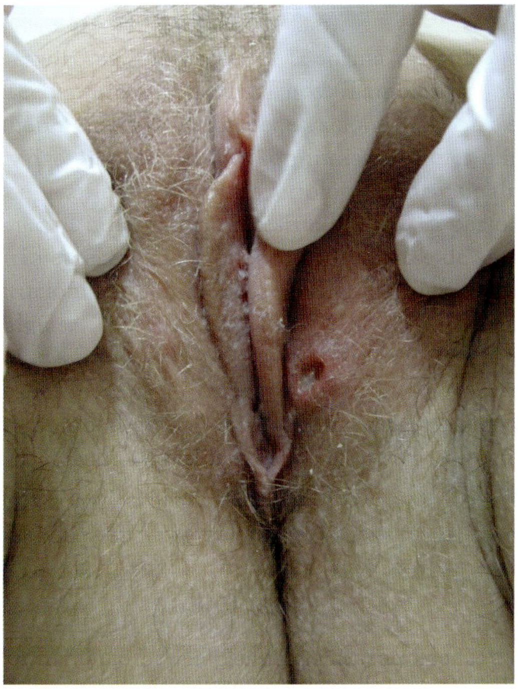

Figura 11.7 Úlcera vulvar.

Tabla 11.1 Criterios mayores y menores del SS

Criterios mayores
▪ Placas o nódulos eritematosos dolorosos, ocasionalmente con vesículas o pústulas de aparición abrupta. ▪ Infiltrado dérmico con predominio de polimorfonucleares neutrófilos sin vasculitis leucocitoclástica.
Criterios menores
▪ Cuadro precedido por una infección inespecífica del tracto respiratorio o gastrointestinal o asociado a EII, neoplasia (hemopatía o tumor sólido) o embarazo. ▪ Fiebre superior a 38 °C y alteración del estado general. ▪ Anomalías biológicas (por lo menos tres sobre cuatro), eritrosedimentación mayor de 20, aumento de la proteína C reactiva, leucocitosis mayor de 8000/mm^3 en la que más del 70% son polimorfonucleares. ▪ Respuesta excelente a la corticoterapia sistémica.

Tratamiento

Los esteroides sistémicos son las drogas de primera línea en el SS clásico o idiopático. El SS asociado al embarazo remite después del parto o espontáneamente después de cuatro a doce semanas. Se inicia el tratamiento con prednisona 0,5-1 mg/kg/día, en toma única por la mañana, con un descenso progresivo hasta encontrar la dosis mínima eficaz. Los corticoides tópicos se indican como tratamiento único o adyuvante cuando las lesiones son muy localizadas. Otras alternativas como colchicina e indometacina se pueden valorar, si no hay respuesta con los corticoides sistémicos.

Seguimiento y pronóstico

Las recidivas son frecuentes y pueden requerir tratamientos breves con esteroides. Los casos crónicos pueden beneficiarse de otros fármacos que tienen en común la interferencia en la quimiotaxis y otras funciones de los neutrófilos: ioduro potásico, colchicina, dapsona, doxiciclina, antiinflamatorios no esteroideos y ciclosporina.

Eritema multiforme ampollar y multiforme mayor, síndrome de Stevens-Johnson, necrólisis epidérmica tóxica

Puntos clave

- Existen dos enfermedades distintas y reconocibles clínicamente: El eritema multiforme (EM) (mayor o menor) y el grupo formado por el síndrome de Stevens-Johnson (SSJ) y la necrólisis epidérmica tóxica (NET).
- El EM es una enfermedad autolimitada, pero potencialmente recurrente, caracterizada por la parición abrupta de lesiones papulares "diana". El EM menor presenta lesiones papulares con poca o ninguna afectación mucosa y sin síntomas sistémicos. El EM mayor presenta lesiones papulares con un compromiso importante de la mucosa y con características sistémicas. No corre el riesgo de progresar a NET. Una infección por VHS (virus herpes simple) previa es el factor más frecuente, raramente existe exposición a drogas.
- Se sigue aceptando que los pacientes con SSJ o NET constituyen un espectro de enfermedad, con lesiones similares, y distinguibles del eritema multiforme por su etiología, histología, pronóstico y tratamiento. El SSJ y la NET son reacciones adversas a fármacos.
- El porcentaje de superficie corporal afectada es de capital importancia pronóstica, por este motivo se clasificó estas patologías en tres grupos:
  - SSJ cuando afecta a menos del 10% de la superficie corporal.
  - NET cuando afecta a más del 30%.
  - Los casos intermedios, con una superficie erosionada o erosionable entre el 10% y 30%, se clasifican como "superposición SSJ-NET".

Introducción

El eritema multiforme (EM) es una enfermedad aguda de la piel y de las mucosas de naturaleza inmunológica, que puede comportarse como crónica recurrente y que se caracteriza por presentar lesiones cutáneas eritematoampollar de varios tipos o lesiones mucosas pluriorificiales de tipo vesiculoampollar. En cuanto a la clínica, clásicamente se distingue entre una forma menor o recurrente y las formas mayores, que incluyen el SSJ y la NET.

La formación de pápulas con ampollas que afectan a menos del 10% del área superficial asociada a erosiones de las membranas mucosas se denomina SSJ, mientras que las reacciones que se caracterizan por desprendimiento cutáneo generalizado de más del 30% se denominan necrólisis epidérmica tóxica.[9]

Etiología y etiopatogenia

Las formas ampollares del eritema multiforme son más frecuentes en pacientes que reciben ciertos fármacos que tienen predisposición conocida a producir reacciones alérgicas y en pacientes con infecciones recurrentes por el VHS (virus herpes simple), micoplasma y en paciente con VIH.

El EM mayor es una reacción de hipersensibilidad a fármacos o a una infección recurrente por el VHS. Hay una reacción inmunitaria citotóxica dirigida frente a células escamosas del epitelio que expresan antígenos específicos. Los linfocitos T son activados por fármacos específicos, lo que da lugar a la producción de citocinas.

Clínica

Las pacientes generalmente consultan por dolor en las membranas mucosas, enrojecimiento y ampollas fláccidas, que se manifiestan clínicamente como erosiones, debido a que se destechan ante los mínimos traumatismos.

En las membranas mucosas hay erosiones inespecíficas mal delimitadas, y la enfermedad más grave se manifiesta por erosiones confluentes y desprendimiento generalizado de la mucosa.

Puede existir afectación vaginal, además de erosiones en las membranas mucosas modificadas de la vulva. También se afectan con frecuencia las encías, las caras internas y externas de los labios, la lengua y la mucosa oral. Con frecuencia hay erosiones o eritema intenso de la conjuntiva y también puede estar afectada la mucosa nasal.

En las formas leves de eritema multiforme mayor (SSJ) hay pápulas eritematosas pequeñas, de superficie plana y sin descamación, con necrosis central y formación de ampollas, que forman lesiones en "diana".

La necrólisis epidérmica tóxica se manifiesta por enrojecimiento y dolor cutáneo generalizados, seguidos por formación generalizada de ampollas en al menos el 30% de la superficie cutánea y pérdida de la epidermis. La forma más grave de la necrólisis epidérmica tóxica se acompaña de fiebre, hipotensión y aumento del riesgo de infección, similar a las complicaciones que se ven en pacientes quemados (Figuras 11.8-11.11).[10]

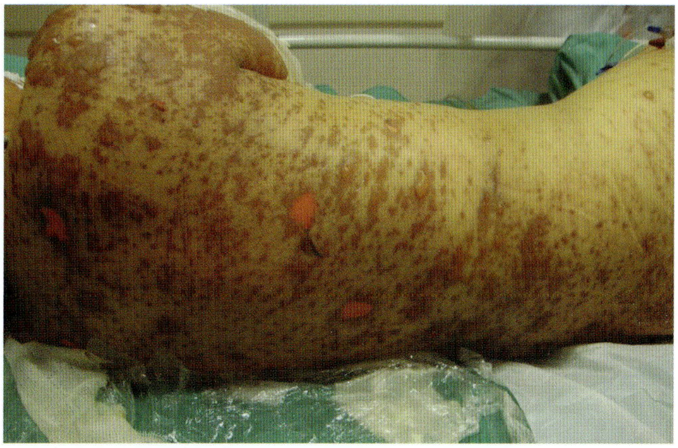

Figura 11.9 Región dorsal con las mismas lesiones eritematosas, ampollas flácidas y signo de Nikolsky. (Gentileza Dra. Ana Clara Torre).

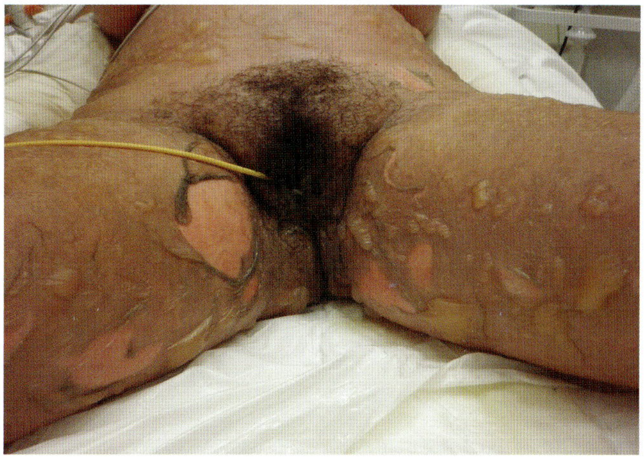

Figura 11.10 Región genital y muslos con ampollas flácidas con despegamiento de amplias zonas epidérmicas de los muslos que dejan erosiones. (Gentileza Dra. Ana Clara Torre).

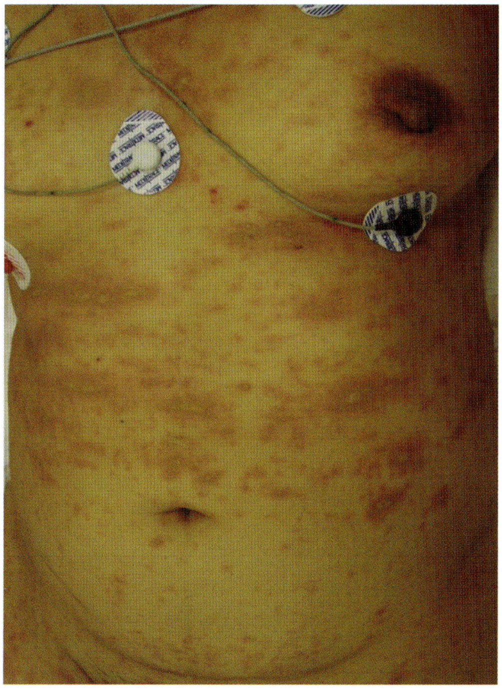

Figura 11.8 Región abdominal y mamaria con máculas eritematosas irregulares, extensas, con centro ampolloso. (Gentileza Dra. Ana Clara Torre).

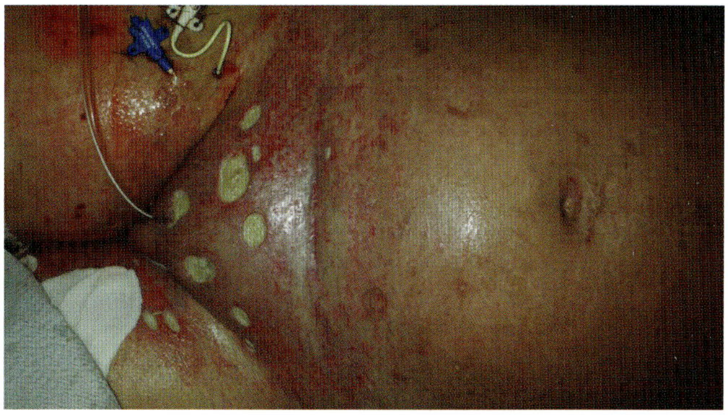

Figura 11.11 Múltiples úlceras en paciente con diagnóstico de necrólisis epidérmica tóxica.

Diagnóstico

El diagnóstico de EM, SSJ y NET es clínico, confirmado por características histológicas. Los signos clínicos se han descrito previamente junto con el compromiso de la superficie corporal. Con el fin de descartar enfermedades ampollares autoinmunes, es importante realizar junto con la biopsia una inmunofluorescencia directa.

Diagnósticos diferenciales

El eritema multiforme mayor hay que diferenciarlo del penfigoide ampollar o con el pénfigo vulgar, aunque estas enfermedades habitualmente tienen un inicio más lento. El síndrome de la piel escaldada por estafilococos se presenta preferentemente en niños, y el impétigo ampollar generalizado puede también simular el eritema multiforme ampollar. Aunque en aquellos no se afectan las membranas mucosas, las biopsias permiten diferenciar estas enfermedades.

La pustulosis exantemática generalizada aguda (PEGA) puede ser tan extensa como para causar un signo Nikolsky positivo, lesiones en "diana" con una base púrpura y en "diana" que simulan SSJ/TEN.

Tratamiento

En los casos de enfermedad leve, se instauran medidas de soporte, incluidas cremas emolientes, antibióticos para el control de las infecciones secundarias, además de analgésicos tópicos y orales.

En los casos de enfermedad grave (NET), el manejo de estos pacientes es similar a los pacientes con quemaduras extensas. Sufren los desequilibrios de líquidos y electrolíticos, bacteriemia por pérdida de la barrera protectora de la piel, hipercatabolismo y algunas veces síndrome de dificultad respiratoria aguda. El tratamiento cuidadoso de la infección secundaria y los cuidados cutáneos y mucosos tanto vaginales como oculares durante la enfermedad pueden ayudar a prevenir las complicaciones de la cicatrización, como la oclusión vaginal y la ceguera.

Seguimiento y pronóstico

La enfermedad grave de tipo de necrólisis epidérmica tóxica tiene una tasa de mortalidad de aproximadamente el 25%-30%.

Bibliografía

1 Álvarez P, Pais ME, Hernandez M, Soliani A, García Diaz R.. Acrodermatitis enteropática. Arch Argent Pediatr 2007; 105 (6): 536-8.

2 Bressan Schiavon G, Oliveira de Carvalho V, Parolin Marinoni L, Taniguchi Abagge K, Giraldi S. Acrodermatitis enteropática: descripción de siete casos y revisión de la literatura. Dermatol Pediatr Lat 2006; 4 (3): 211-6.

3 Gómez Zanni MS, Ragazzini L, Campana R, Papa M, Bringas A, Danielo C, Guidi A. Pioderma gangrenoso como expresión de enfermedades sistémicas autoinmunes. Arch. Argent. Dermatol 2011 (61): 152-7.

4 Cruz Toledo BE, Tovar Franco R, Juárez Navarrete L. Pioderma gangrenoso. Revisión de la bibliografía. Med Int Mex 2011; 27 (6): 609-15.

5 Marzano AV, Ishak RS, Lazzari R, Polloni I, Vettoretti S, Crosti C. Vulvar pyoderma gangrenosum with renal involvement. Eur J Dermatol. 2012; 22 (4): 537-9.

6 Salgueiro L, Tassier C, Jaldín G, Bazarra MLG, Sánchez G, Merola G. Síndrome de Sweet y embarazo. A propósito de un caso. Arch. Argent. Dermatol 2014; 64 (4): 154-8.

7 Hiari N, Borland C. A 47-year-old man with neuro-Sweet syndrome in association with Crohn's disease: a case report. J Med Case Rep 2009;.3 (1): 8997.

8 Bolognia JL, Jorizzo JL, Schaffer JV. Dermatology. 3a ed. Reino Unido: Editorial Elsevier-Saunders, 2012.

9 Harr T, French LE. Toxic epidermal necrolysis and Stevens-Johnson syndrome. Orphanet Journal of Rare Diseases 2010; 5 (1): 39.

10 Harr T, French LE. Stevens-Johnson syndrome and toxic epidermal necrolysis. Adverse Cutaneous Drug Eruptions. Chem Immunol Allergy 2012 (97): 149-66.

12

Lesiones pigmentadas benignas

12.1 Lesiones melanocíticas

Viviana Parra

Puntos clave

- Son lesiones muy frecuentes en la población general.
- Adquieren una apariencia diferente en la vulva tanto macroscópica como histológicamente.
- Los diagnósticos diferenciales son múltiples.
- Aquellas lesiones que no pueden ser diagnosticadas definitivamente por la clínica deben ser biopsiadas.

Introducción

Se estima que del 10% al 12% de las mujeres presentan alguna lesión pigmentada en el área genital durante el transcurso de su vida.[1]

Clasificación

La clasificación se recoge en la Tabla 12.1.1.

Tabla 12.1.1 Clasificación de las lesiones pigmentadas vulvares

Hiperpigmentaciones melanocíticas	Hiperpigmentaciones no melanocíticas
▪ Lentigo. ▪ Melanosis. ▪ Hiperpigmentación posinflamatoria. ▪ Queratosis seborreica. ▪ HSIL (VIN usual). ▪ Condiloma acuminado. ▪ Nevos. ▪ Carcinoma basocelular. ▪ Pólipo fibroepitelial.	▪ Angioqueratoma. ▪ Acantosis *nigricans*. ▪ Púrpura. ▪ Sarcoma de Kaposi.

Lentigo

Se denomina lentigo, "lenteja", a una mácula hiperpigmentada pequeña redondeada, de bordes bien definidos. Pueden ser únicos o múltiples y solo cutáneos o asociados a síndromes, como el de Peutz-Jeghers (máculas pigmentadas orales y cutáneas asociadas a poliposis colónica), la enfermedad de Laugier Hunziker (máculas hiperpigmentadas en uñas, mucosa oral y genital en pacientes con piel oscura) o el LEOPARD (lentiginosis múltiple o manchas café con leche, alteraciones electrocardiográficas, hipertelorismo ocular, estenosis pulmonar valvular o miocardiopatía hipertrófica, anomalías genitales, retraso constitucional y sordera), entre otros.[2]

En algunas pacientes, los lentigos, como describimos previamente en los nevos, se asientan sobre placas de liquen escleroso (Figura 12.1.1). En estos casos las máculas pueden presentar histopatológicamente algunos signos

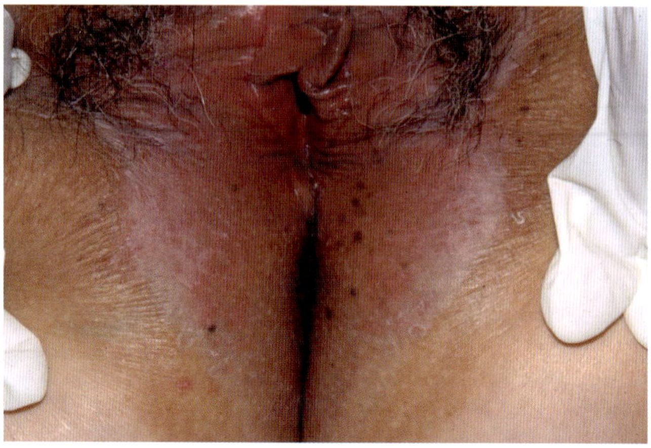

Figura 12.1.1 Lentigos sobre liquen escleroso.

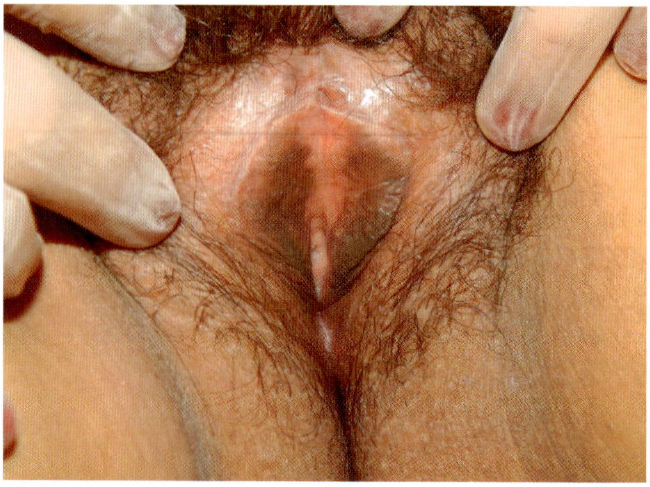

Figura 12.1.2 Hipermelanosis difusa en labios menores.

de atipia que pueden erróneamente llevar al diagnóstico de melanoma, por lo que debe conocerse que los lentigos, en estos casos, si bien presentan anomalías tanto clínicas como patológicas, por lo general, son de comportamiento benigno y no requieren tratamiento.[3]

Melanosis

La melanosis vulvar, también descrita como "lentiginosis vulvar" o "máculas melanóticas vulvares", representa el 68% de los cambios pigmentados en mujeres en edad reproductiva.

Etiología

Se relaciona principalmente con cambios hormonales, lo que justificaría la edad de presentación, así como también con el uso de anticonceptivos y el posparto inmediato.[4]

Epidemiología

Afecta a mujeres perimenopáusicas entre los 40 y 44 años (Figuras 12.1.2 y 12.1.3).

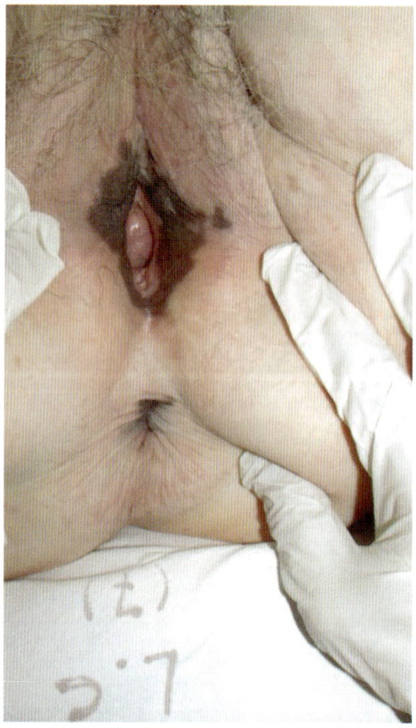

Figura 12.1.3 Hipermelanosis grave.

Clínica

Es una entidad benigna, asintomática, que se caracteriza por maculas únicas o múltiples, con pigmentación irregular marrón a negra (aspecto *animal print*). Presenta bordes mal delimitados y afecta especialmente los labios menores.

Diagnóstico

El diagnóstico es clínico, se deben fotografiar las lesiones para su seguimiento. En caso de dudas diagnósticas, la biopsia es obligatoria.

Histológicamente, presenta aumento de la melanina en la capa basal con melanocitos normales o levemente aumentados, elongación de crestas y presencia de melanófagos sin signos de atipia.[5]

Diagnóstico diferencial

- Melanoma extensivo superficial.
- HSIL (VIN usual).
- Lentiginosis.
- Hiperpigmentación fisiológica.
- Embarazo.
- Hiperpigmentación posinflamatoria.

La vulva fisiológicamente se hiperpigmenta por acción hormonal. Esta coloración es más acentuada en pacientes cuya piel es de tipo III o IV según la clasificación de Fitzpatrick, como mujeres hispanas o africanas (Figura 12.1.4).

También durante el embarazo se intensifica la coloración oscura de los genitales. Esta hiperpigmentación es asintomática, pobremente demarcada, simétrica y acentuada en labios menores y región perianal y no requiere tratamiento.[6]

Luego de algunas condiciones inflamatorias y pruriginosas de la vulva aparecen áreas hiperpigmentadas asociadas al rascado. Se ve frecuentemente en pacientes con liquen escleroso. A esto se lo denomina "hiperpigmentación posinflamatoria".

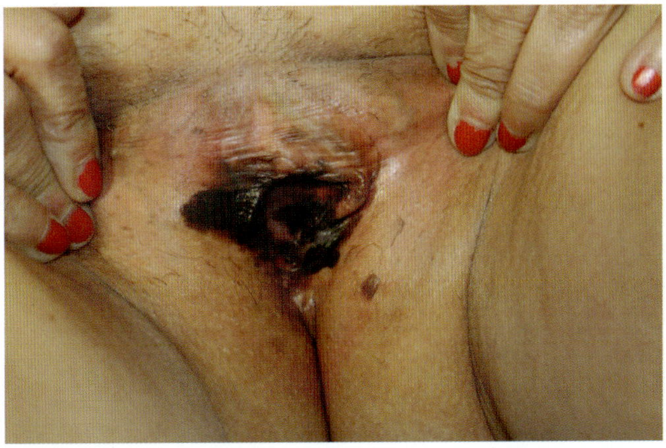

Figura 12.1.5 Desarrollo de melanoma seis años después del diagnóstico de melanosis vulvar.

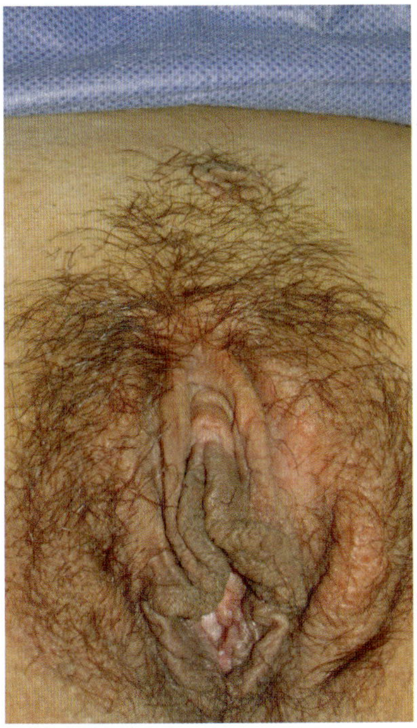

Figura 12.1.4 Hiperpigmentación fisiológica.

Tratamiento

No requieren tratamiento.

Seguimiento y pronóstico

El pronóstico es benigno, la edad de aparición generalmente es en mujeres más jóvenes que la descrita en el melanoma, y la evolución suele ser estable o, en algunos casos, retrogradar (Figura 12.1.5).[7]

Nevo

Constituyen el 23% de las lesiones pigmentadas genitales. Aproximadamente el 2% de las mujeres adultas poseen un nevo en la región vulvar.

Pueden presentarse desde el nacimiento en el 2% de las niñas; generalmente miden menos de 1 cm aunque en casos esporádicos pueden observarse nevos melanocíticos congénitos gigantes que afectan toda el área genital (Figura 12.1.6).

Los nevos de la unión (histológicamente localizados en epidermis) se presentan entre los 28 y 33 años como una mácula o pápula cupuliforme pigmentada, de bordes regulares y bien delimitados y localizados especialmente en los labios mayores, menores y el capuchón del clítoris (Figura 12.1.7). Los nevos compuestos o intradérmicos (histológicamente localizados en epidermis y dermis superficial y profunda) se observan en pacientes premenopáusicas como pápulas de color más claro y bordes definidos (Figura 12.1.8).[8]

Se describe una variedad especial denominada "nevo melanocítico atípico de los genitales" (AMNGT), que representa el 5% de los nevos vulvares y clínicamente se caracteriza

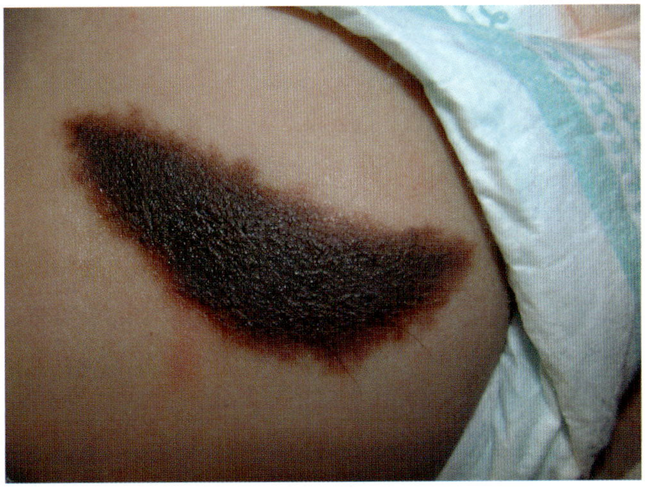

Figura 12.1.6 Nevo melanocítico congénito.

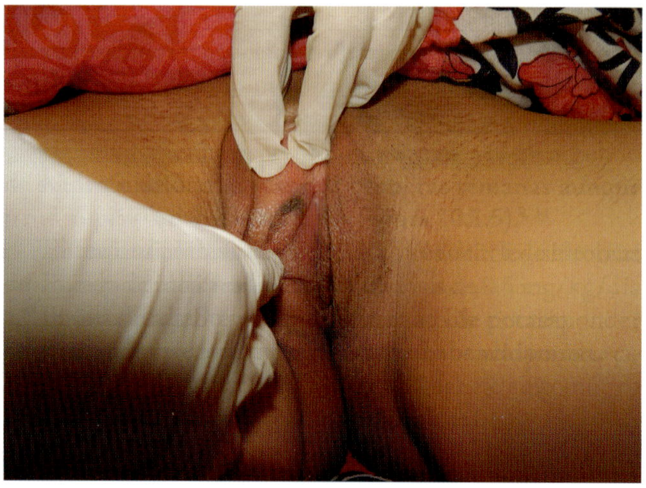

Figura 12.1.7 Nevo en paciente adolescente.

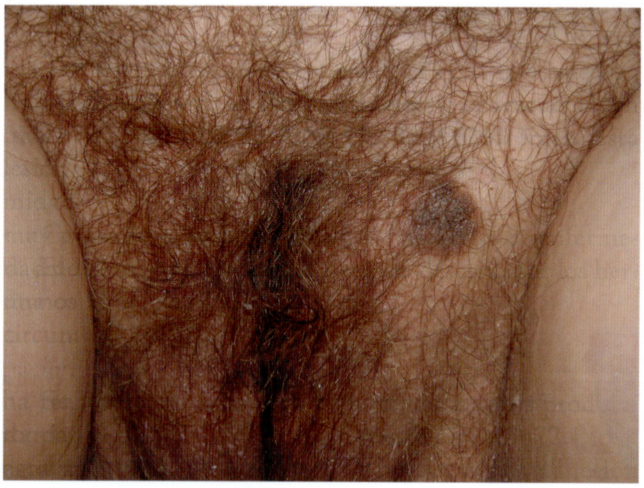

Figura 12.1.8 Nevo compuesto.

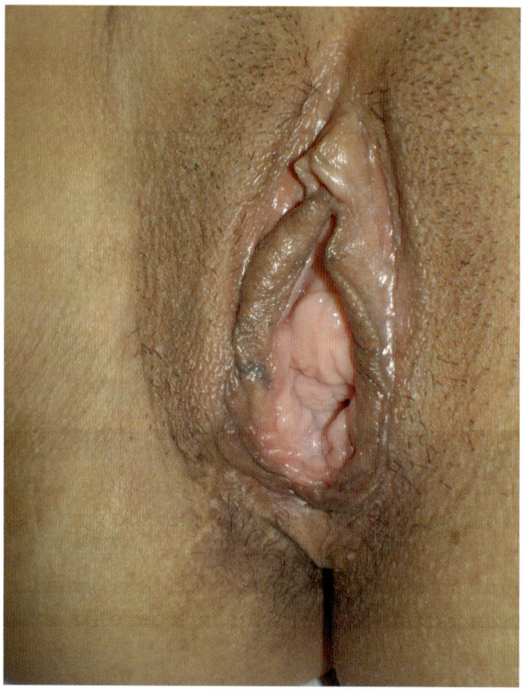

Figura 12.1.9 Nevo atípico.

Menos frecuente son los nevos azules y el *Nevus Spilus* (nevo sobre nevo) que, si bien son ambos de carácter benigno, requieren control periódico (Figuras 12.1.10 y 12.1.11).

Si bien el pronóstico y manejo de los nevos vulvares sería el mismo que en otras localizaciones cutáneas, hay conflicto de evidencias que refieren que los nevos vulvares podrían comportarse como marcadores de riesgo del melanoma vulvar. En una serie de 219 mujeres suecas por localizarse preferencialmente en labios menores, medir más de un centímetro, y poseer bordes irregulares y mayor pigmentación. En niñas menores de diez años, estos hallazgos clínicos son más notorios (Figura 12.1.9).

Luego del examen clínico, como métodos auxiliares de diagnóstico son muy útiles la histopatología y la dermatoscopia, las que nos permiten definir el carácter benigno o maligno de los nevos con mayor precisión.[9]

En el caso de los nevos atípicos genitales, se presentarán hallazgos histopatológicos sospechosos de melanoma, pero la presencia de maduración dermal, escasa actividad mitótica y falta de necrosis y ulceración pueden orientarnos más a un proceso benigno.

Es de destacar que cuando los nevos asientan en una paciente con liquen escleroso, histológicamente se observa un infiltrado linfocítico liquenoide, melanófagos e incontinencia de pigmento, lo que puede simular cambios asociados a malignidad, sin realmente ser un proceso maligno.[10]

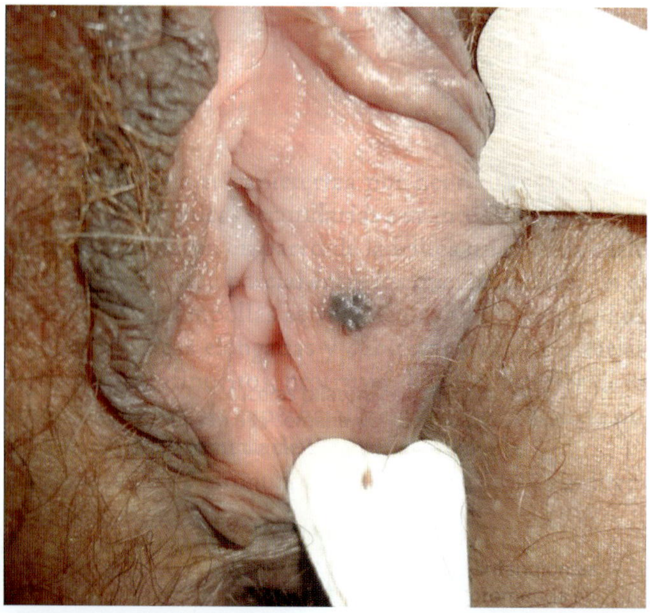

Figura 12.1.10 Nevo azul.

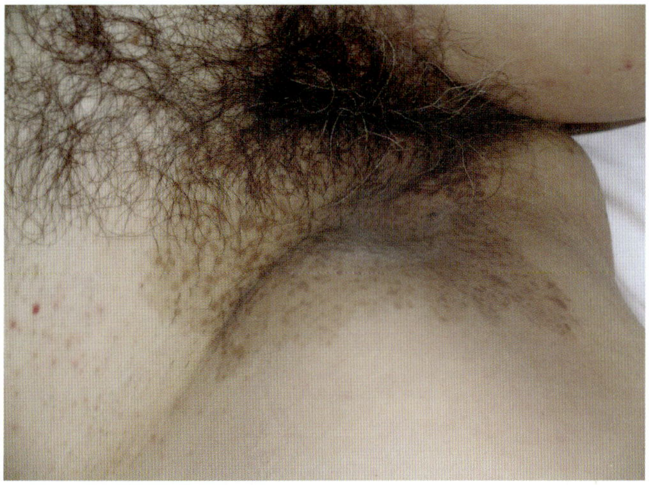

Figura 12.1.11 Nevo *Spilus*.

con melanoma vulvar, encontraron nevos adyacentes preexistentes en el 31% de los casos en contraste con otra publicación de 157 pacientes en las cuales el melanoma apareció *de novo* en el 98% de estas.

Se recomienda actualmente el control periódico, tanto clínica como dermatoscópicamente y la extirpación quirúrgica de los más sospechosos.

Bibliografía

1 Rock B. Pigmented lesions of the vulva. Dermatol Clin 1992; 10: 361-70.
2 Edwards L. Pigmented vulvar lesions. Dermatol Ther 2010; 23: 449-57.
3 Venkatesan A. Pigmented lesions of the vulva. Dermatol Clin 2010; 28: 795-805.
4 Haugh AM, Merkel EA, Zhang B, Bubley JA, et al. A clinical, histologic, and follow-up study of genital melanosis in men and women. J Am Acad Dermatol 2016. [En prensa].
5 Sison-Torre EQ, Ackerman AB. Melanosis of the vulva: a clinical simulator of malignant melanoma. Am J Dermatopathol 1985; 7: 51-60.
6 Rudolph RI. Vulvar melanosis. J Am Acad Dermatol 1990; 23: 924-82.
7 Krathen MS, Liu C, Loo DS. Vulvar melanoma: a missed opportunity for early intervention? J Am Acad Dermatol 2012; 66: 697-8.
8 Ribe A. Melanocytic lesions of the genital area with attention given to atypical genital nevi. J Cutan Pathol 2008; 35: 24-7.
9 Christensen WN, Friedman KJ, Woodruff JD, Hood AF. Histologic characteristics of vulvar nevocellular nevi. J Cutan Pathol 1987;14: 287-91.
10 Hunt RD, Orlow SJ, Schaffer JV. Genital melanocytic nevi in children: experience in a pediatric dermatology practice. J Am Acad Dermatol 2014; 70: 429-34.

12.2 Dermatoscopia básica y avanzada

Sonia Rodríguez Saa

Dermatoscopia básica

Principios y técnica

Puntos clave

- La dermatoscopia mejora el diagnóstico especialmente de las lesiones pigmentadas.
- Es una técnica diagnóstica no invasiva.

La dermatoscopia es un método complementario de la exploración clínica que ha demostrado mejorar el diagnóstico para lesiones pigmentadas, principalmente melanoma. Tiene utilidad en una variedad cada vez más amplia de lesiones cutáneas no solo tumorales, sino también inflamatorias e infecciosas.

Es una herramienta de diagnóstico sencilla, no invasiva, que se realiza *in vivo*, es útil y confiable luego de un período de aprendizaje y entrenamiento adecuados.

Mediante un sistema de lentes logra la amplificación de la imagen y utiliza una iluminación especial que permite superar la distorsión producida por la reflexión y refracción de la superficie cutánea, por lo que muestra así estructuras en la epidermis, la unión dermo-epidérmica y la dermis superficial y forma patrones de pigmento y de vascularización invisibles al ojo desnudo.

Cada estructura dermatoscópica representa una característica histológica específica, por lo cual se considera un elemento de unión entre la observación clínica y el estudio histopatológico. Ambos son métodos de diagnóstico complementarios al examen clínico y, aunque la dermatoscopia ha mejorado la precisión diagnóstica, la histopatología continúa siendo el método de referencia.

Una de sus ventajas es que se trata de un método no invasivo, rápido e instantáneo, que podemos tener a mano para ayudarnos en la toma de decisiones en el momento de la consulta. Otra ventaja es que vemos la lesión completa, mientras que con la histología solo estudiamos una muestra.

Además de mejorar la precisión diagnóstica en lesiones melanocíticas, no melanocíticas e inflamatorias, nos ayuda a elegir el lugar del cual se tomará la biopsia, evitar cirugías innecesarias, planear la cirugía y definir los márgenes de extirpación.

Debemos conocer, para su correcta interpretación, las diferencias que hay entre ambas técnicas diagnósticas (Tabla 12.2.1).

Los colores en la dermatoscopia tienen un valor muy importante, ya que nos dan datos complementarios sobre la localización y el origen del pigmento. Los colores visibles en dermatoscopia son el marrón claro, marrón oscuro, gris, azul, negro, rojo, amarillo y blanco.

El color depende básicamente de dos factores, el cromóforo, (melanina o hemoglobina) y su localización en la piel.

La melanina, que es el cromóforo más importante, podemos encontrarla con una gran variedad de colores y tonalidades de acuerdo con su ubicación en las distintas capas de la piel. Se puede ver de color negro, marrón, gris o azul (Figura 12.2.1). Si está depositada en el estrato

Tabla 12.2.1 Comparación de las características de la dermatoscopia y la histología

	Dermatoscopia	Histopatología
Técnica	No invasiva	Invasiva
	In vivo	*In vitro*
Visión de la lesión	Horizontal	Vertical
Estudio de la lesión	Completa	Parcial (2-4%)
Aumento	10 x	400 x
Alcance	Grupos de células	Células
	Se ven claramente los vasos sanguíneos	Muchas veces los vasos se colapsan
Profundidad	Hasta dermis reticular	Hasta dónde tomemos la muestra

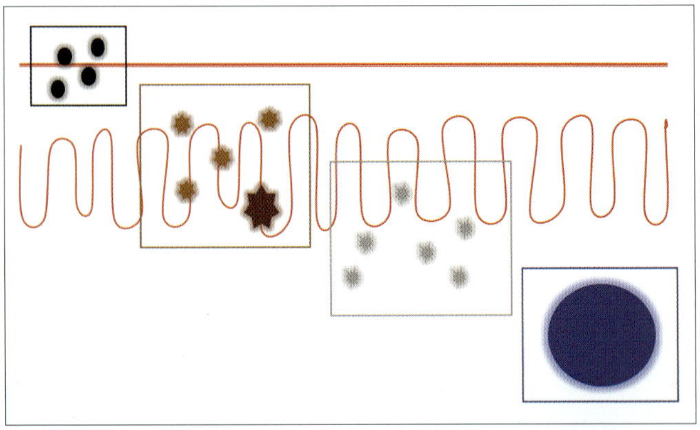

Figura 12.2.1 Imagen representativa del color con el que vemos los depósitos de melanina según su localización en la piel.

córneo y epidermis superficial, se ve negra. El color marrón lo vemos cuando la melanina se encuentra en la unión dermoepidérmica o dermis superficial. La tonalidad clara u oscura está dada por la cantidad de pigmento. Cuando la melanina está en la dermis papilar, se ve gris y, si es más profunda su ubicación, azul.[1]

El otro cromóforo importante es la hemoglobina, que también va a variar su color según su localización y estado. Podemos verla de color rojo cuando está dentro de los vasos y se ve más brillante mientras más superficial estén ubicados. En las úlceras y costras se ve de color anaranjado o negro.

El color amarillo está dado por el material sebáceo o la hiperqueratosis. Y el color blanco lo encontramos principalmente cuando hay fibrosis o ausencia de pigmento melánico.

Instrumentos

Puntos clave

Contamos con diferentes tipos de dermatoscopios:

- Dermatoscopios manuales:
  - Con almacenamiento
  - Sin almacenamiento
- Dermatoscopios digitales.

Disponemos de dos tipos de dispositivos, los dermatoscopios manuales y los equipos para realizar dermatoscopia digital.

Los dermatoscopios manuales son instrumentos pequeños y fáciles de utilizar. Tienen un aumento de 10x y están formados por un cabezal donde se sitúa la lente y la fuente de luz, que se aplica sobre la superficie de la piel del paciente y un mango para el agarre donde se encuentra la batería o pila.

La fuente de luz puede ser no polarizada o polarizada, estos últimos pueden utilizarse con contacto con la superficie cutánea o sin este. Los dermatoscopios que tienen luz polarizada permiten mejor visualización de las estructuras más profundas, por lo que vemos con mayor claridad la fibrosis y las estructuras vasculares.[1] Mientras que los dermatoscopios que no tienen este tipo de luz muestran mejor las estructuras superficiales como los seudoquistes de *milium* y los seudocomedones (Tabla 12.2.2). Actualmente, todos los dermatoscopios traen filtros de luz polarizada y algunos incluyen ambos tipos de luz. Hay gran variedad de marcas y modelos en el mercado (Figura 12.2.2). Son equipos pequeños y de bajo costo por lo que su uso se ha extendido ampliamente entre los dermatólogos.

Hay que tener en cuenta que en los dermatoscopios manuales, el aparato se coloca directamente sobre la lesión y el explorador debe aplicar su ojo a corta distancia sobre el visor para realizar la dermatoscopia lo que hace su empleo en la región genital incómodo. Para superar esto es recomendable la utilización de adaptadores para cámaras de fotos o teléfonos inteligentes, que nos permiten la visualización de la imagen a través de una pantalla y su registro para el estudio diferido.[1, 2]

Algunos equipos traen cápsulas descartables para evitar el contacto directo del dermatoscopio con la lesión y evitar el riego de contagio de enfermedades infecciosas. También podemos lograr este objetivo con la aplicación de un film transparente sintético (de los utilizados

Tabla 12.2.2 Diferencias en la visualización de las estructuras según el tipo de dermatoscopio que utilicemos

		No polarizada	Polarizada
Colores	Melanina	+	++
	Rojo o rosado	+	++++
	Azul blanquecino	+++	++
Estructuras	Puntos grises (*peppering*)	+++	++
	Estructuras blanco brillantes	+/–	+++
	Vasos	+	++++
	Seudoquistes y seudocomedones	++++	+/–

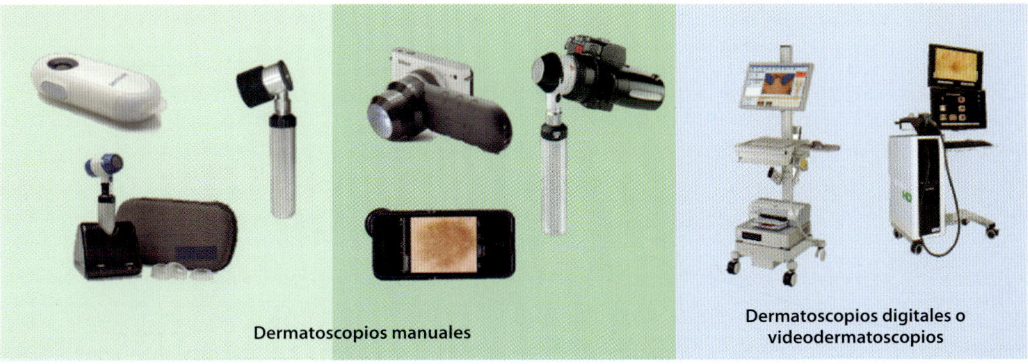

Figura 12.2.2 Algunos de los modelos de dermatoscopios más utilizados en nuestro medio. Los dermatoscopios manuales pueden o no traer adaptadores a cámaras digitales o teléfonos inteligentes para el registro y almacenamiento de las imágenes.

en los alimentos o los utilizados en medicina como el Tegaderm®) sobre el dermatoscopio antes de apoyarlo en las lesiones y descartarlo posterior a su uso.[2] También se recomienda la aplicación de gel antibacteriano o alcohol sobre la superficie antes y después de su uso (*véase más adelante* Figura 12.2.7 a).

Los dermatoscopios digitales o videodermatoscopios cuentan con una cámara digital de alta resolución, con un sistema de almacenamiento informático y un programa de gestión y manejo de las imágenes, opcionalmente algunos traen un programa de análisis automatizado. Las imágenes se visualizan directamente en el monitor de la computadora. Podemos encontrar diferentes marcas y modelos en el mercado, logran mayor aumento que los manuales, hasta 70x y su principal utilidad es la realización de mapeo corporal y seguimiento digital para pacientes con alto riesgo de melanoma, son equipos de mayor tamaño y alto costo que se utilizan en hospitales o centros especializados.

Estructuras dermatoscópicas

Puntos clave

- La dermatoscopia nos permite ver diferentes estructuras, que en su conjunto forman patrones que pueden ser característicos de lesiones melanocíticas o no.
- La vascularización también es fundamental en el diagnóstico.

La dermatoscopia es una técnica diagnóstica con un lenguaje técnico distintivo, en el año 2016 se realizó un consenso organizado por la Sociedad Internacional de Dermatoscopia para estandarizar esta terminología.[3]

Cada estructura dermatoscópica se correlaciona con un patrón histopatológico, algunas estructuras son más específicas y otras podemos encontrarlas en un amplio grupo de lesiones. Es la asociación de estructuras la que nos da los patrones y criterios dermatoscópicos de cada lesión.

En la Tabla 12.2.3 se muestran las principales estructuras de las lesiones melanocíticas cutáneas, con su descripción, esquema y diagnósticos asociados más frecuentes.

Con el dermatoscopio de luz polarizada, especialmente si lo usamos sin contacto, es posible también observar los patrones vasculares. Su morfología y distribución nos sugieren diversos diagnósticos.

Al analizar una lesión no pigmentada o poco pigmentada debemos tener en cuenta la morfología y distribución de los vasos, pero también debemos determinar si encontramos un solo tipo de vaso o si son diferentes (patrón monomorfo o polimorfo) y siempre buscar criterios dermatoscópicos adicionales, como estructuras pigmentadas, estructuras blanco brillantes, erosiones, úlceras, etc. En la Tabla 12.2.4 podemos ver la morfología de los vasos y sus diagnósticos más probables.[1]

Algoritmos diagnósticos

Para estudiar una lesión con dermatoscopia se han propuesto diferentes algoritmos diagnósticos. El más utilizado es el Algoritmo en dos etapas, en el cual, en la primer etapa, intentamos discernir si la lesión que estamos estudiando es de origen melanocítico o no y, en el segundo paso, se busca diferenciar las lesiones melanocíticas en benignas, sospechosas o malignas.

La primera etapa está formada por siete niveles durante los cuáles buscamos detectar en la lesión estructuras específicas de lesión melanocítica y de sus principales diagnósticos diferenciales.

Las estructuras dermatoscópicas específicas de lesión melanocítica son red pigmentada, glóbulos, pigmentación azul homogénea o proyecciones radiadas (Algoritmo 12.2.1). Si encontramos alguna de estas estructuras definimos a la lesión como melanocítica y pasamos al segundo paso del algoritmo. Si no encontramos ninguno de estos criterios vamos pasando por los niveles posteriores buscando estructuras características de queratosis seborreica, carcinoma basocelular o lesiones vasculares. Si la lesión no es pigmentada, evaluamos las características de los vasos.

Si no cumple con criterios de lesión melanocítica o no melanocítica, entonces clasificamos a la lesión como melanocítica, y pasamos al segundo paso, con el objetivo de que ningún melanoma pueda quedar sin detectar.

No se recomienda el uso del primer paso del algoritmo para lesiones mucosas, ya que la mayoría de las lesiones pigmentadas vulvares son no melanocíticas y podrían mal clasificarse como melanocíticas, lo que lleva a errores de diagnóstico y tratamiento.[4] Podemos utilizar este algoritmo para evaluar lesiones en piel pilosa de la región genital como monte de Venus y labios mayores.

En la segunda etapa, cuando ya la clasificamos como melanocítica, podemos emplear algunos algoritmos para reconocer si la lesión es benigna o maligna.

Mediante un análisis de las variables que resultan más importantes para el diagnóstico de melanoma se han desarrollado varios métodos sencillos, fáciles de aprender y aplicar que han demostrado mejorar la capacidad diagnóstica, en especial en los profesionales con poca experiencia. Los más utilizados son el ABCD, la regla de los siete puntos, el método de Menzies y el algoritmo CASH. Todos estos algoritmos tienen una alta sensibilidad y especificidad cuando se utilizan en lesiones cutáneas, algunos estudios demuestran similares resultados al utilizarlos sobre lesiones pigmentadas mucosas.[5]

La Regla de los 7 puntos propuesta por Argenziano es una simplificación del análisis de patrones y se evalúa la presencia de tres criterios mayores (cada uno si está presente recibe una puntuación de 2) y cuatro criterios menores (cada uno puntúa 1). Luego de evaluar la lesión, se suman los puntos, si el total es de 3 o más consideramos a la lesión como melanoma. Este método logra una

Tabla 12.2.3 Principales estructuras dermatoscópicas de lesiones melanocíticas cutáneas

Estructura		Descripción	Significado	Esquema
Red pigmentada	Típica	Líneas interconectadas que rodean hoyos claros, con mínima variación de color y grosor (de las líneas y de los espacios entre las líneas) con distribución simétrica	Lesión melanocítica	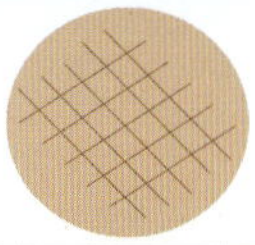
	Atípica	Red con color y grosor variable de las líneas y distribución asimétrica	Melanoma	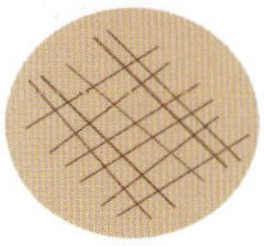
	Negativa	Líneas hipopigmentadas gruesas, interconectadas que rodean glóbulos elongados y curvilíneos	Melanoma, nevo de Spitz	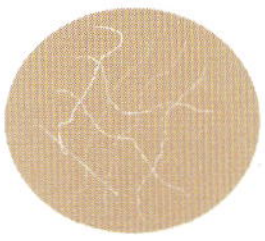
Glóbulos	Regular	Glóbulos (> 0,1 mm)con escasa variación de distribución, forma y color	Nevo dérmico o compuesto	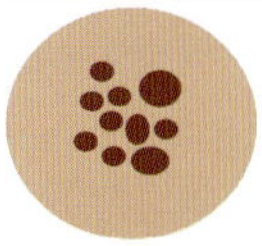
	Irregular	Glóbulos con marcada variación de distribución, forma y color	Melanoma	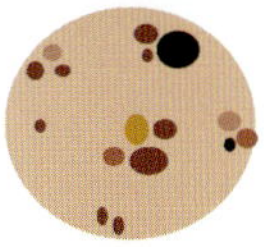
	Empedrado	Glóbulos poligonales distribuidos simétricamente	Nevo congénito Nevo dérmico	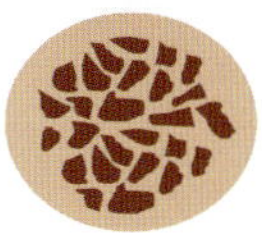
Puntos		Puntos (< 0,1 mm) de diferentes colores, marrón, gris o negro, distribuidos regular o irregularmente en la lesión	Amplia variedad de diagnósticos	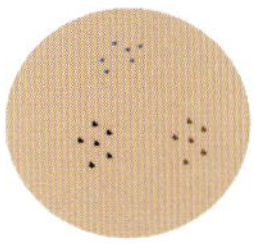
Estructuras blanco brillantes (solo visibles con luz polarizada)	Líneas blancas cortas	Líneas blancas discretas paralelas o perpendiculares entre sí	Melanoma	
Proyecciones lineales	Estriaciones	Extensiones lineales radiales en la periferia de la lesión	Nevo de Reed, Melanoma, Nevo recurrente	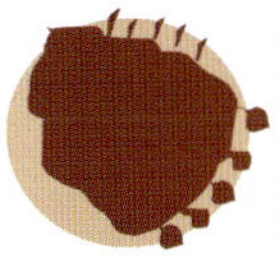
	Seudópodos	Proyecciones bulbosas en el borde de la lesión		
Manchas		Área sin estructura oscura, puede ser central o excéntrica		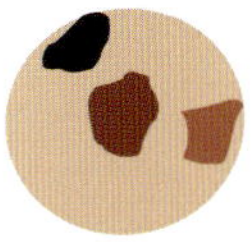
Estructuras de regresión	Puntos azul grises	Puntos finos de color azul grisáceo	Melanoma	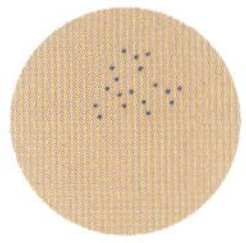
	Despigmentación tipo cicatrizal	Área blanquecina, más clara que la piel normal	Melanoma	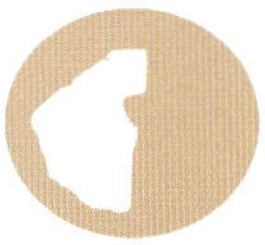
Velo blanco azulado		Mancha de forma irregular con un tono azulado con aspecto de vidrio esmerilado	Melanoma	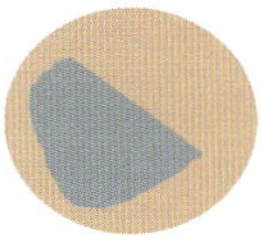

Tabla 12.2.4 Estructuras vasculares

Tipo de vaso	Correlación	
Puntiformes	▪ Lesiones melanocíticas benignas o malignas planas ▪ Enfermedades inflamatorias ▪ Lesión intraepitelial de alto grado (HSIL)	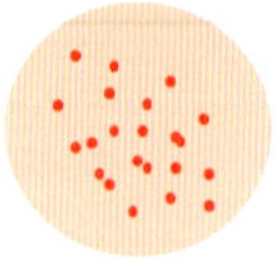
Glomerulares	▪ HSIL	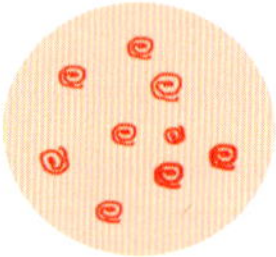
Hebilla	▪ Queratosis seborreicas ▪ Verrugas	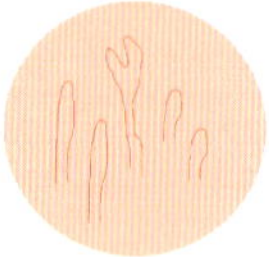
Sacacorchos o helicoidales	▪ Melanoma ▪ Metástasis	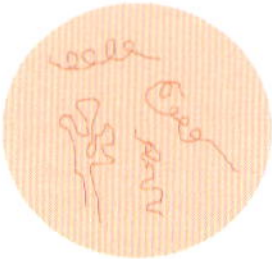
Lineales irregulares	▪ CBC superficial ▪ Melanoma	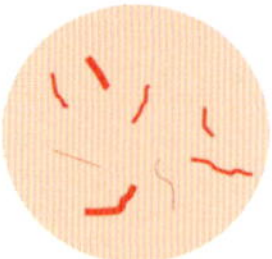
Coma	▪ Nevo dérmico	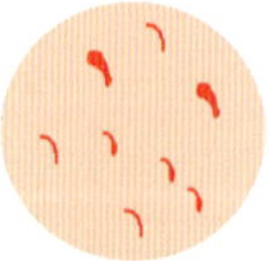
Arboriformes	▪ CBC	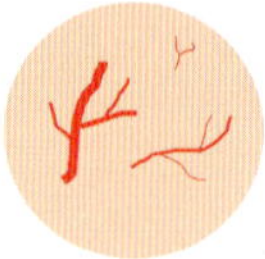
Lagunas	▪ Angiomas ▪ Angioqueratomas	

sensibilidad de 95% y una especificidad de 75% para el diagnóstico de melanoma (Tabla 12.2.5).

Para evaluar lesiones pigmentadas en mucosas lo más recomendado, cuando se va adquiriendo práctica y experiencia con la técnica, es el uso del análisis de patrones y colores, el cual tiene el mayor índice de precisión diagnóstica.

El análisis de patrones valora de forma completa las características dermatoscópicas de una lesión, tanto su patrón global como los distintos parámetros o signos dermatoscópicos y también los patrones vasculares. Se deben conocer las características y patrones de cada lesión y detectarlos al realizar el estudio; de esta manera se arriba al diagnóstico. Este método tiene alta sensibilidad y la más alta especificidad, pero requiere mucho entrenamiento y práctica.[1]

En el siguiente apartado de este capítulo dedicado a dermatoscopia avanzada, veremos los patrones globales y criterios dermatoscópicos para las lesiones pigmentadas de la vulva.

Dermatoscopia avanzada

Puntos clave

- La dermatoscopia mejora la precisión diagnóstica y se debe incluir en el examen de rutina de lesiones pigmentadas de vulva.

El dermatoscopio manual fue desarrollado en el año 1990 por Brown Falco y cols. y desde entonces su uso se ha extendido ampliamente entre los dermatólogos, pero puede ser de gran utilidad para todos los profesionales encargados del examen de piel y mucosas.

El valor de la dermatoscopia en el diagnóstico de lesiones pigmentadas cutáneas comparado con el examen a ojo desnudo es bien conocido, y se cuenta con tres metanálisis que así lo demuestran. También ha probado ser una herramienta útil en el diagnóstico del melanoma vulvar al mostrarnos estructuras invisibles al ojo desnudo.

En la vulva encontramos tres tipos de revestimiento, cutáneo, mucoso y semimucoso. Las lesiones en piel de monte de Venus y labios mayores van a presentar las mismas características dermatoscópicas que las lesiones en otras localizaciones de la superficie cutánea. Cuando las

Tabla 12.2.5 Regla de los siete puntos

Criterios mayores (dos puntos cada uno)	
Red de pigmento atípica	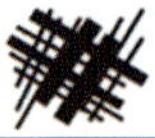
Velo azul blanquecino	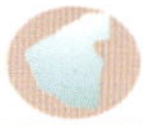
Patrón vascular atípico	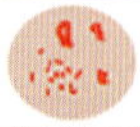
Proyecciones irregulares	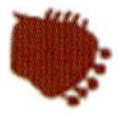
Criterios menores (un punto cada uno)	
Manchas de pigmento irregulares	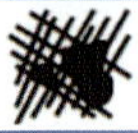
Puntos/glóbulos irregulares	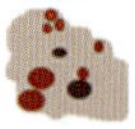
Estructuras de regresión	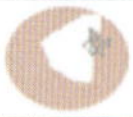
Se considera melanoma con un puntaje ≥ 3	

Algoritmo 12.2.1 Diagnóstico en dos pasos

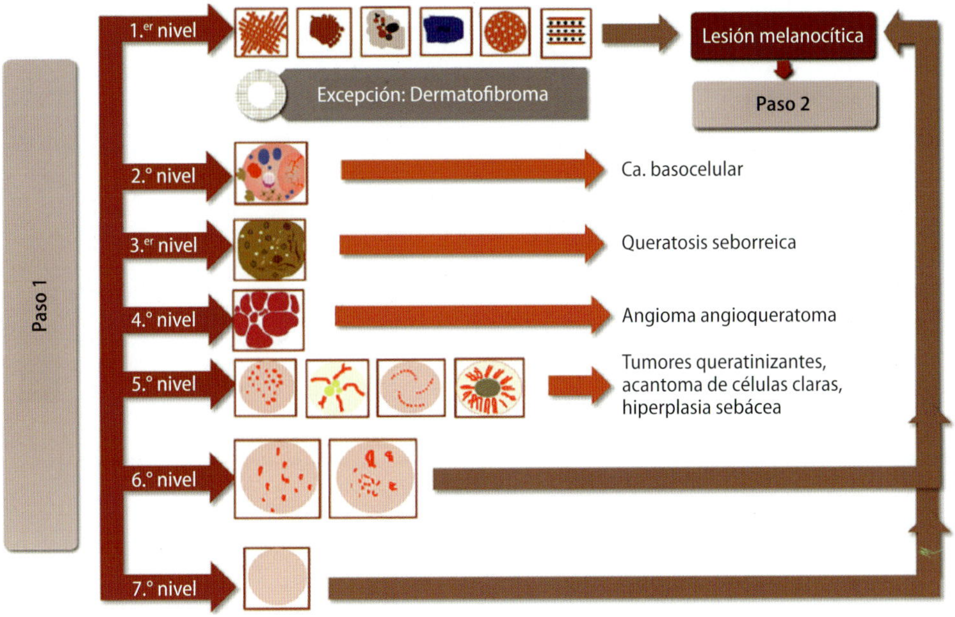

lesiones están en la mucosa, donde no hay capa córnea ni folículos pilosos, la configuración de las estructuras dermatoscópicas es diferente.

Las lesiones pigmentadas de la región genital femenina se presentan principalmente en los labios mayores, menores y el clítoris aunque también se pueden ver en perineo y monte de Venus. Se estima que se encuentran en el 10% al 12 % de la población general y representan aproximadamente un 20% de la enfermedad vulvar. Incluyen lesiones melanocíticas y no melanocíticas, benignas y malignas.[6]

El melanoma de la vulva es poco frecuente y, por lo general, ya es localmente invasivo al momento del diagnóstico, lo que implica un mal pronóstico. La melanosis es la causa más frecuente de pigmentación vulvar y es indistinguible clínicamente del melanoma en estadios iniciales. Por ello, conocer las características dermatoscópicas del melanoma y de las principales lesiones pigmentadas de la vulva nos ayudará a mejorar nuestra precisión diagnóstica al incorporarlo al examen rutinario de las lesiones pigmentadas.

Recordemos que la dermatoscopia es un estudio complementario al examen clínico, por lo cual, cuando estudiamos una lesión pigmentada en la región vulvar, debemos siempre antes de realizar la dermatoscopia tener en cuenta los antecedentes e historia personal de la paciente, con especial atención a la edad, las características clínicas de la lesión, su ubicación en la región genital y el tiempo de evolución aunque en esta zona no siempre es confiable.

Al tener en cuenta todos estos datos y agregarle el examen dermatoscópico, estamos incorporando un elemento más que, si aprendemos a usarlo, es de gran utilidad para mejorar nuestro diagnóstico, disminuir el número de biopsias innecesarias, realizar seguimiento y tomar la decisión terapéutica más adecuada para nuestra paciente (Algoritmo 12.2.2).

Es importante remarcar que de nada nos sirve conocer las características clínicas y dermatoscópicas del melanoma y saber aplicar estos algoritmos si no incorporamos el examen periódico de la vulva durante la consulta dermatológica y ginecológica.[7]

Lesiones pigmentadas melanocíticas

Nevo melanocítico

Puntos clave

- Patrón homogéneo, globular o en "empedrado".
- Patrón mixto, más frecuente en nevo melanocítico genitales atípicos.

Son proliferaciones melanocíticas benignas, presentes en el 2% de las mujeres adultas, corresponden al 23% de todas las lesiones pigmentadas de la vulva en mujeres en edad reproductiva. Entre el 3% y el 20% de los nevos de la vulva presentan criterios histológicos distintivos de nevos melanocíticos atípicos tipo genital.

Los nevos vulvares se presentan en mujeres más jóvenes en comparación con la melanosis y el melanoma, son lesiones planas o nodulares de menos de 1 cm, únicas, marrón a gris y se encuentran más comúnmente en labio mayor.[8]

En la dermatoscopia, vemos lesiones bien circunscriptas y simétricas. Los patrones homogéneo, globular y en "empedrado" son los que se encuentran con mayor frecuencia (Tabla 12.2.6).[6, 9] También podemos encontrar

Algoritmo 12.2.2 Diagnóstico de lesiones pigmentadas vulvares en mujeres adultas, teniendo en cuenta las principales estructuras dermatoscópicas encontradas*

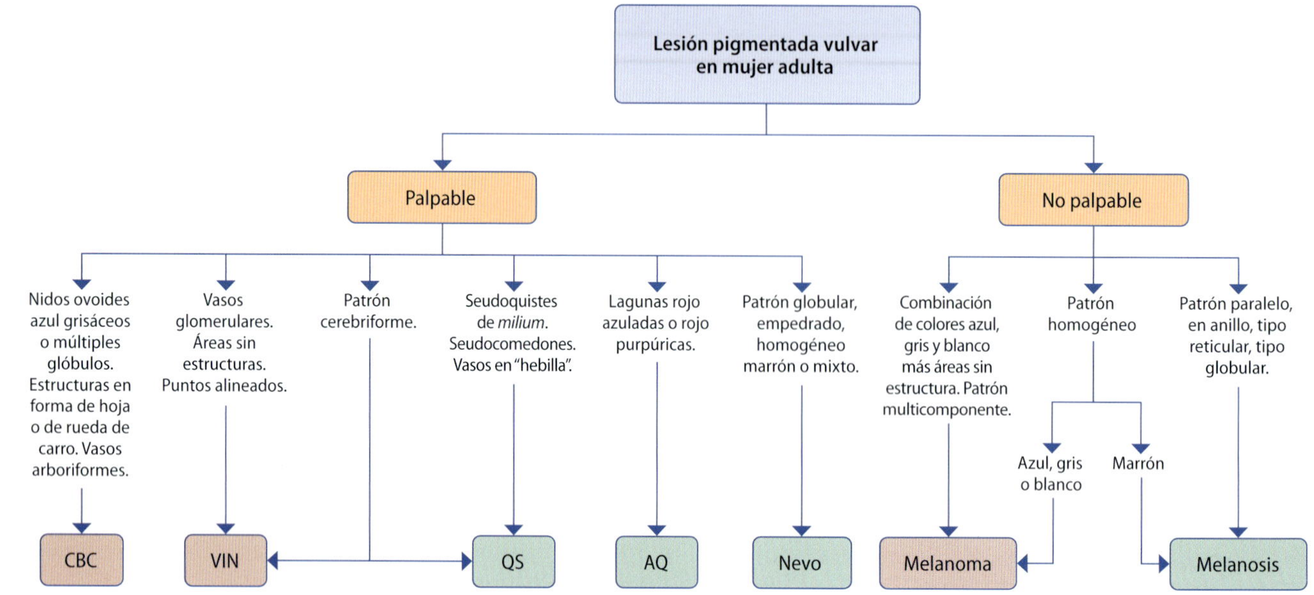

* Si no reconocemos en la lesión ninguna de las estructuras mencionadas, siempre se recomienda realizar biopsia para descartar un melanoma. (CBC: carcinoma basocelular. VIN: neoplasia intraepitelial vulvar. QS: queratosis seborreica. AQ: angioqueratoma).

Tabla 12.2.6 Representación esquemática de los patrones que podemos encontrar en las lesiones pigmentadas de vulva

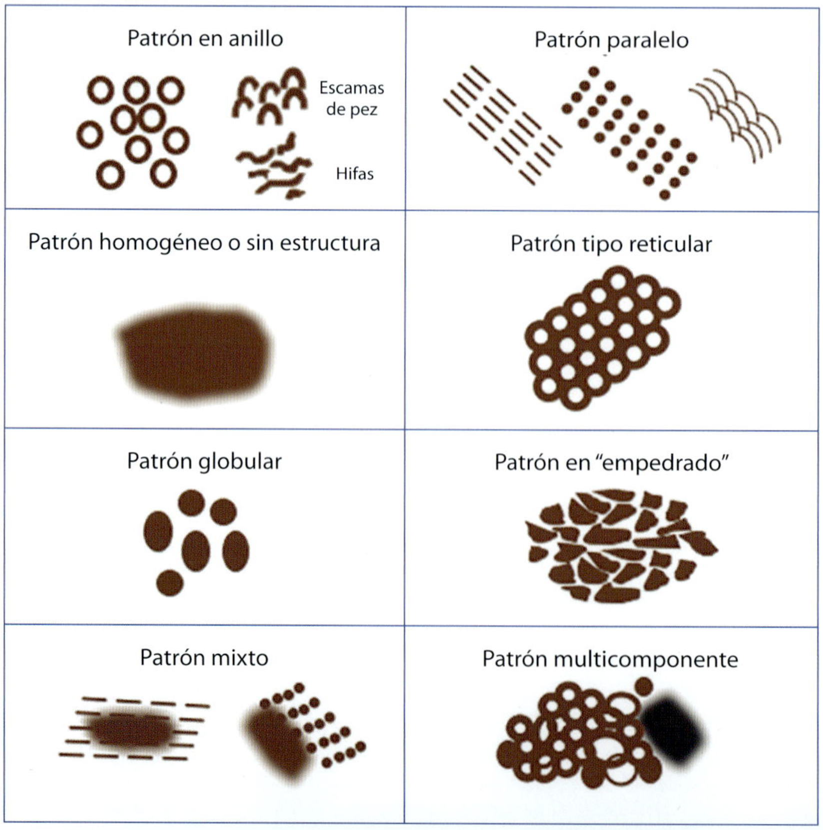

un patrón mixto, que correspondería a la combinación de dos o más patrones, lo más común es la combinación de líneas paralelas junto con una pigmentación marrón/gris homogénea o glóbulos.[9] El patrón mixto lo encontramos más en los nevos atípicos tipo genital (Figura 12.2.3).[6]

Los nevos que observamos en el monte de Venus tienen los mismos patrones que los presentes en el resto del cuerpo, y predominan el patrón reticular, globular, en "empedrado" o mixto (Figura 12.2.4).

Melanoma

Puntos clave

- La combinación de colores azul, gris o blanco con áreas sin estructura es altamente predictivo de melanoma.
- Siempre sospechar melanoma ante la presencia de patrón multicomponente.

La dermatoscopia puede ayudarnos a mejorar el diagnóstico del melanoma vulvar, así como de disminuir el número de biopsias innecesarias al reconocer sus principales diagnósticos diferenciales.

El melanoma de la vulva es raro y se estima una incidencia de 1/1 000 000 de mujeres por año. Representa la segunda causa de malignidad de la vulva, luego del carcinoma escamoso queratinizante. Su pronóstico general es peor que el del melanoma cutáneo, pero aún no es claro si esto se debe a su detección tardía o a un comportamiento biológicamente más agresivo.[10]

Su mayor incidencia es después de la sexta década de vida.[6] Los principales diagnósticos diferenciales son las máculas melanóticas y no los nevos, ya que estos son poco frecuentes en ese grupo etario.[8]

La presencia en la dermatoscopia de la combinación de colores azul, gris y blanco más áreas sin estructura es altamente predictivo de melanoma vulvar. Las áreas sin

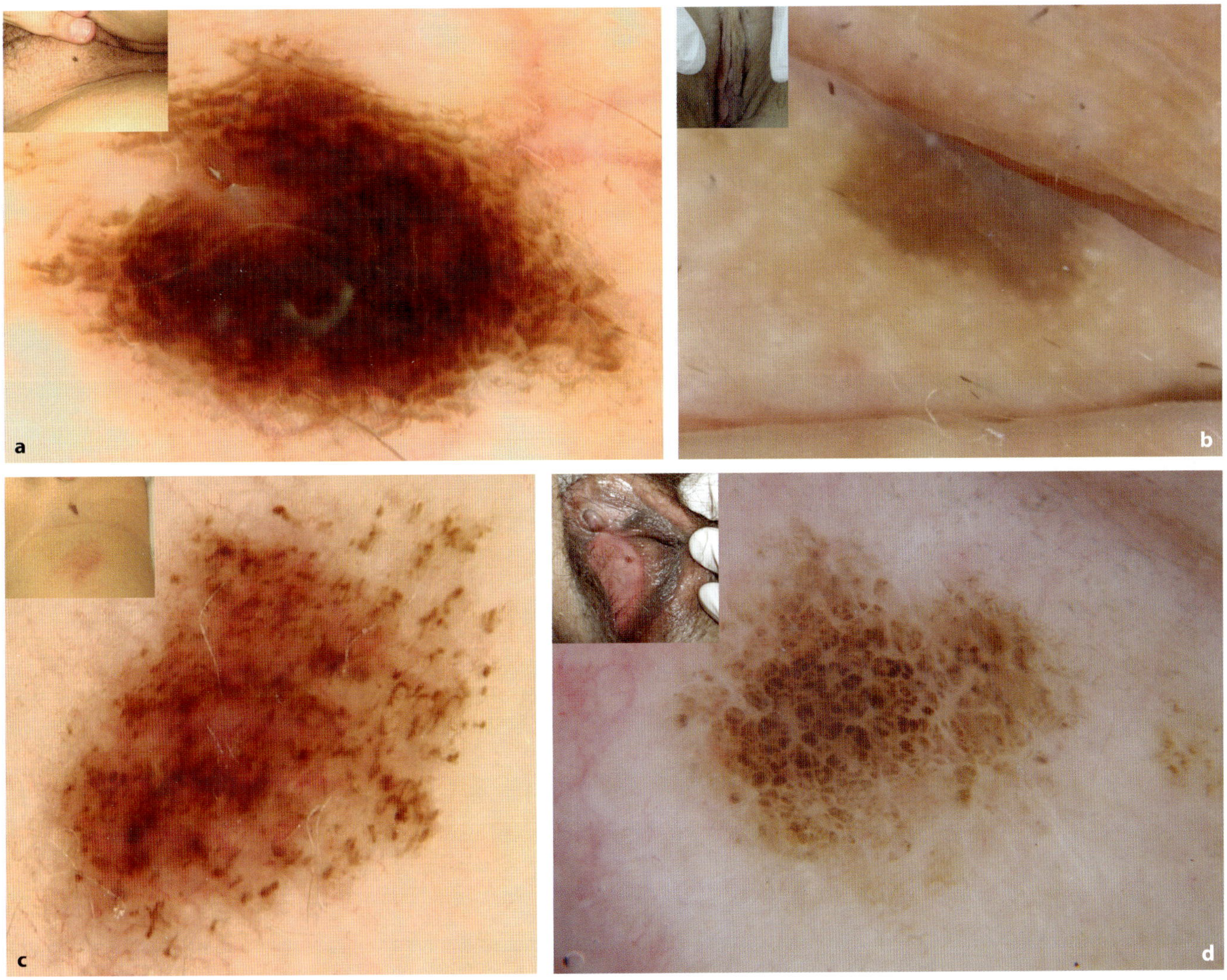

Figura 12.2.3 Diferentes patrones dermatoscópicos de nevos melanocíticos. **a** Patrón mixto con centro homogéneo y patrón paralelo en la periferia. **b** Patrón homogéneo. **c** Patrón globular. **d** Patrón en "empedrado".

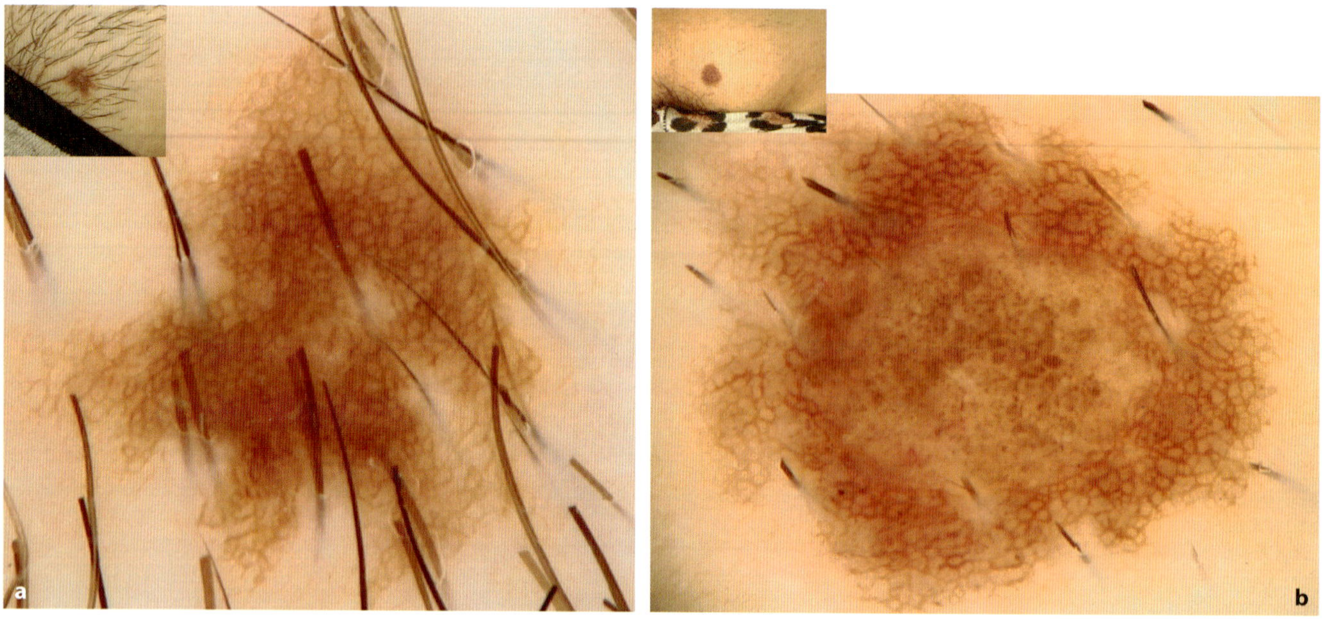

Figura 12.2.4 Nevos melanocíticos en monte de Venus. **a** Patrón reticular. **b** Patrón retículo-globular.

estructura se definen como la ausencia de cualquier estructura discernible (puntos, glóbulos o líneas) independientemente del color.

El patrón dermatoscópico más frecuente en el melanoma de la vulva es el patrón multicomponente (presenta tres o más criterios en una lesión) y con menor frecuencia reticular irregular (*v.* Tabla 12.2.6). Las estructuras que podemos encontrar son velo blanco azulado, puntos negros irregulares, estructuras de regresión, glóbulos irregulares, red atípica o proyecciones y vasos atípicos (puntiformes y lineales irregulares).[8] La presencia de múltiples colores es una pista más importante para pensar en lesión maligna que la presencia de múltiples patrones (Figura 12.2.5).[4]

También se ha descrito la presencia de un retículo despigmentado o red invertida, formada por líneas blancas delicadas, entrecruzadas como una red pigmentada pero blanca. Representa un criterio adicional en el diagnóstico del melanoma vulvar.[9]

Podemos utilizar los algoritmos descritos para el diagnóstico de melanoma cutáneo (regla del ABCD, regla de los siete puntos, método de Menzies, etc.) con buenos resultados.[5]

Ronger-Savle y cols.[11] han propuesto un algoritmo específico para evaluar las lesiones pigmentadas de la vulva basado en variables clínicas y dermatoscópicas con alta sensibilidad y especificidad (100% y 94%, respectivamente) en el diagnóstico de melanoma (Tabla 12.2.7).

Con este método se dan dos puntos para las lesiones clínicamente palpables, para las que tienen en la dermatoscopia un patrón multicomponente o para cada una de las siguientes estructuras: velo azul blanquecino, velo blanco, glóbulos irregulares y puntos grises. Se suma un punto cuando la lesión es unilateral y unifocal, si en la dermatoscopia encontramos un patrón irregular o hay más de tres colores o encontramos vasos irregulares. Si la suma de los puntos es igual o mayor de 4, tiene alta probabilidad de corresponder a un melanoma, y siempre se debe confirmar con la histopatología.

Lesiones pigmentadas no melanocíticas

Melanosis - máculas melanóticas

Puntos clave

- Los patrones en anillo, escama de pez, hifas y patrón paralelo nos indican lesión pigmentada benigna.

Es la lesión vulvar pigmentada más frecuente, representa hasta el 68% de las lesiones pigmentadas de la vulva y está presente en aproximadamente el 7% de las mujeres. Es más frecuente a partir de los cuarenta años; si las encontramos en niñas, hay que considerar algunas genodermatosis como Síndrome de Peutz-Jeghers, síndrome LEOPARD u otros.[7]

Son máculas únicas o múltiples, asimétricas, de bordes irregulares, mal delimitados y de color y tamaño variables. Tienen predilección por las superficies mucosas, principalmente labios menores.

Están bien establecidas sus características dermatoscópicas como un color marrón uniforme (patrón sin estructura u homogéneo) y patrón tipo anillo, "escamas de pez", hifas y patrón paralelo o en "huella digital".[7] Estos patrones se pueden utilizar con confianza para

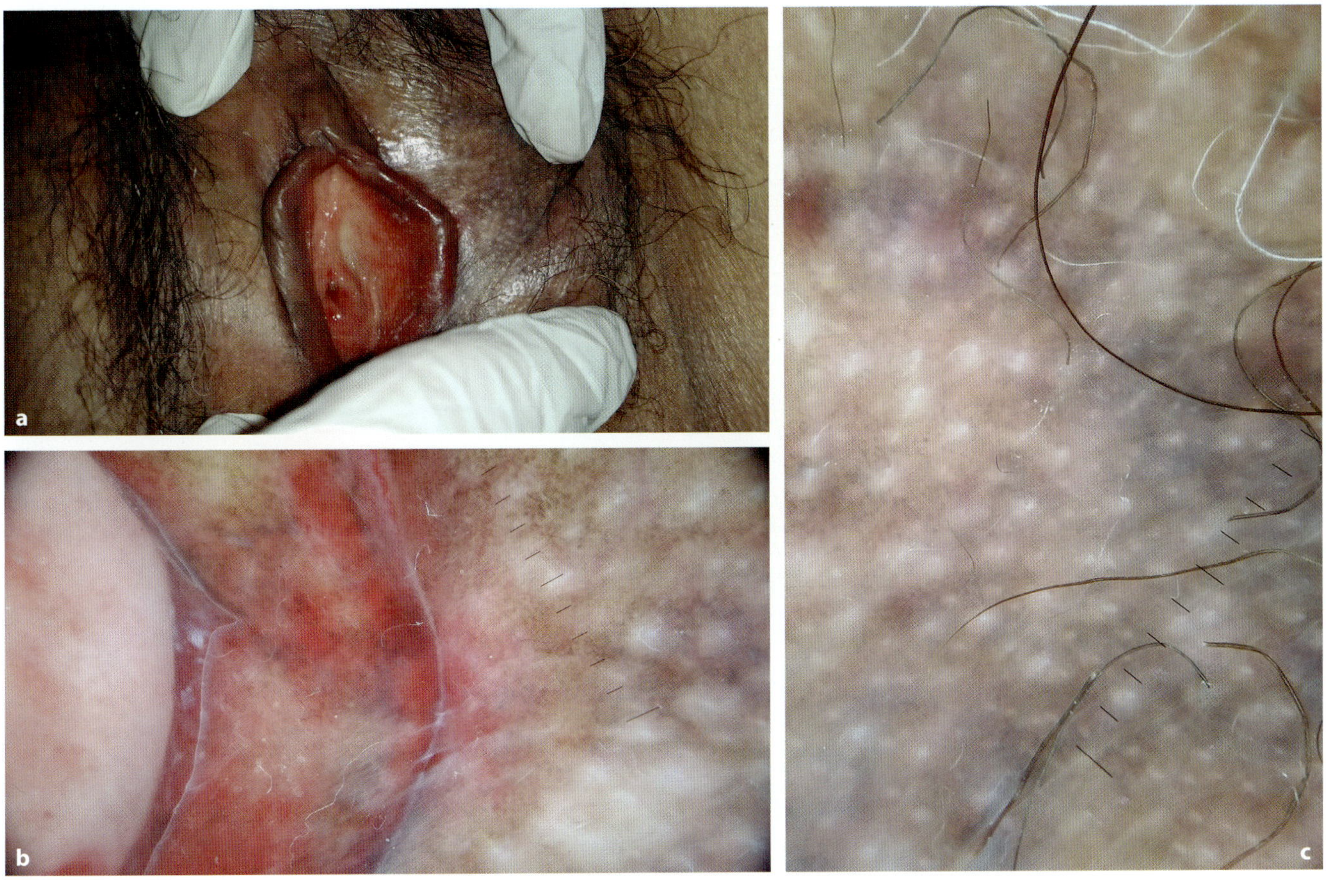

Figura 12.2.5 Paciente de 68 años. Melanoma *in situ*. **a** Lesión pigmentada, unilateral, de bordes mal definidos. **b, c** En la dermatoscopia vemos múltiples colores, marrón, gris azulado y blanco. Gran cantidad de puntos grises (*peppering*) y algunos glóbulos marrones.

Tabla 12.2.7 Algoritmo para lesiones pigmentadas de la vulva.

Criterio	Puntaje
Lesión elevada o palpable	2
Patrón multicomponente	2
Velo blanco azulado Velo blanco Glóbulos irregulares Puntos grises (*peppering*)	2 (la presencia de cada uno de estos criterios suma 2 puntos)
Unilateral-unifocal	1
Patrón irregular	1
Vasos irregulares	1
Tres o más colores	1
La lesión se considera altamente sospechosa de melanoma y debe extirparse si el puntaje es ≥ 4.	

el diagnóstico de máculas melanóticas con bajo riesgo de mal clasificarlas como melanoma. Sin embargo, la melanosis puede a veces presentar un velo azulado, entonces si vemos este velo en la dermatoscopia de una lesión solitaria o palpable de la vulva se recomienda realizar una biopsia para descartar un melanoma (MM) (Figura 12.2.6 a).

Se han descrito seis diferentes patrones dermatoscópicos para la melanosis vulvar. Casi el 70% de las melanosis presentan un único patrón, solo en un tercio vemos una combinación de patrones.

- Patrón paralelo: caracterizado por una pigmentación de distribución lineal, regular que corre paralela a la superficie de la piel. Las estructuras lineales pueden ser rectas o curvas y también se pueden encontrar formadas por puntos o glóbulos en línea (Figuras 12.2.7 c y 12.2.8). Cuando se ven estas líneas muy finas y paralelas se lo denomina patrón en huella digital (Figura 12.2.6 b).
- Patrón en anillo: formado por múltiples estructuras redondeadas u ovoides, con bordes hiperpigmentados bien definidos. Serían exclusivos de lesiones benignas y más común en lesiones multifocales.[12] También se lo llama patrón en círculos. Caracterizado histológicamente por hiperpigmentación de la red de crestas en la capa basal, con la punta de las papilas menos o no pigmentadas. Existen dos variantes, el patrón en

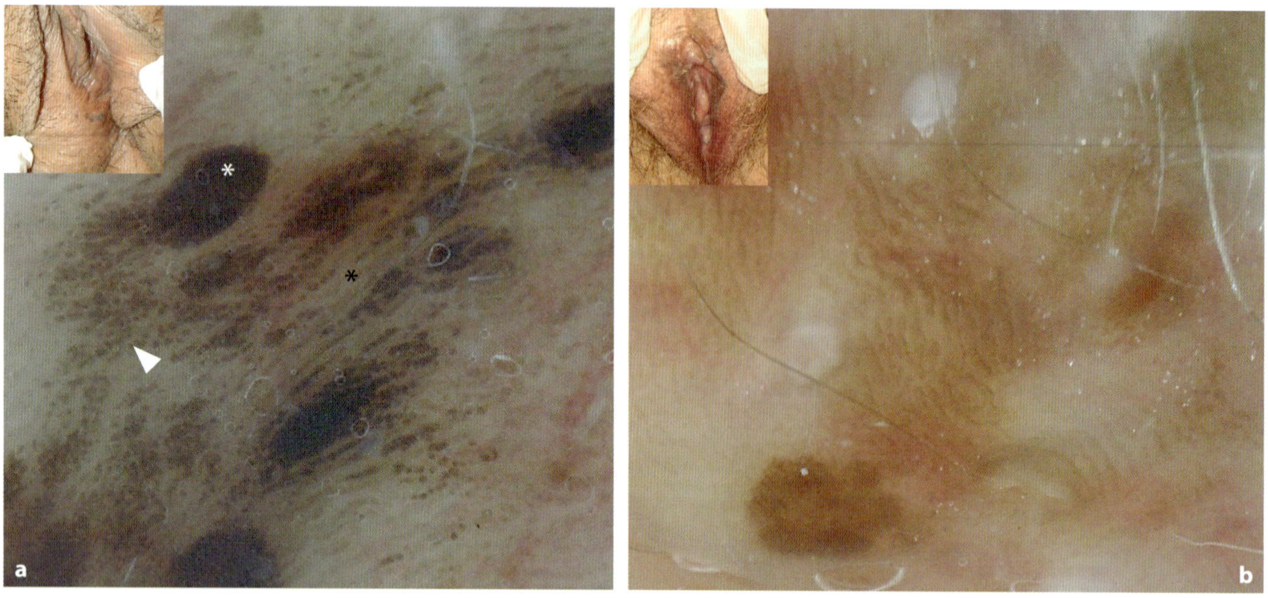

Figura 12.2.6 **a** Melanosis de la vulva, multifocal. Se observan un patrón mixto, con áreas de patrón homogéneo (*asterisco blanco*), áreas de patrón paralelo formadas principalmente por glóbulos en línea (*asterisco negro*) y zonas de patrón tipo globular (*punta de flecha blanca*). Cuando vemos áreas sin estructura, gris azuladas se recomienda confirmación histopatológica del diagnóstico. **b** Melanosis. Patrón paralelo, variante en huella digital.

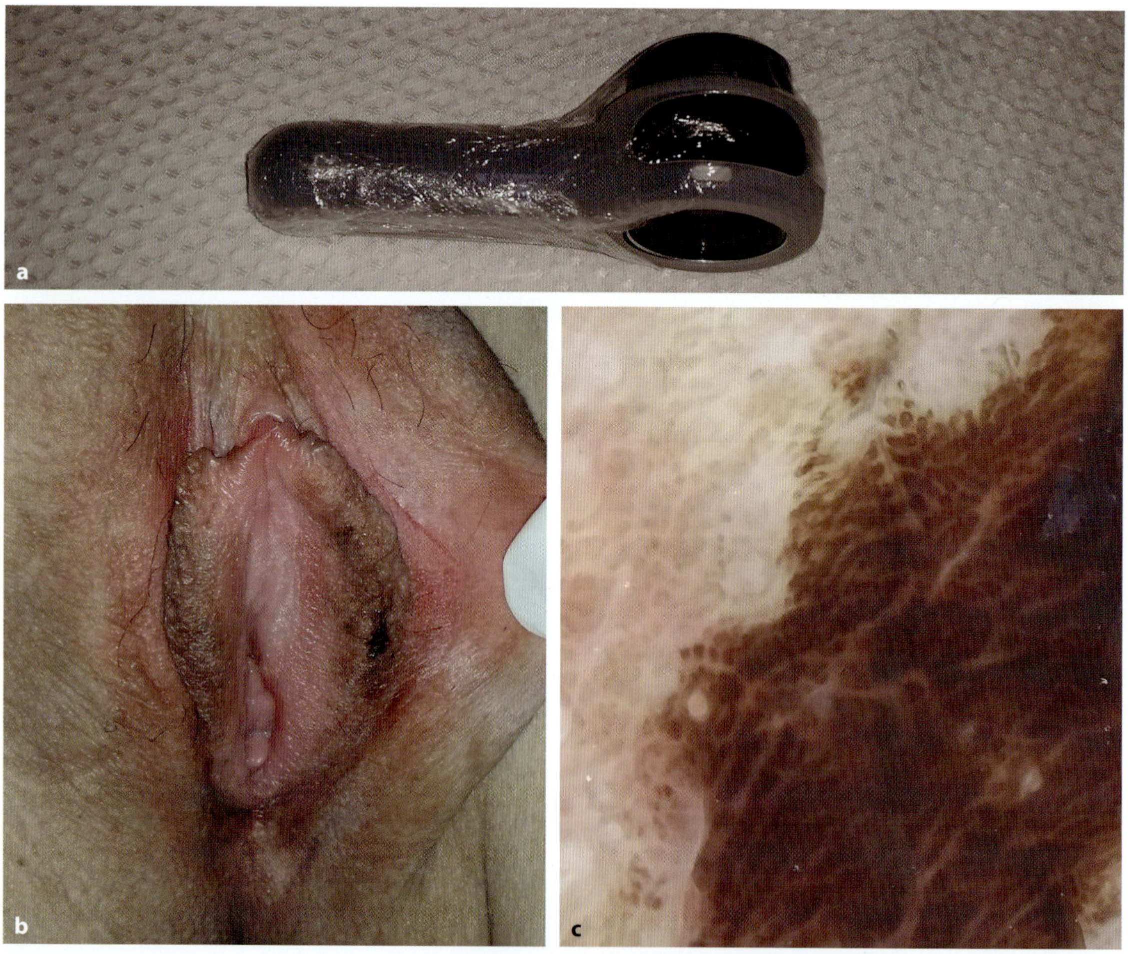

Figura 12.2.7 **a** Melanosis vulvar. Para utilizar el dermatoscopio sobre las mucosas se recomienda cubrirlo con un film plástico, que luego del uso se descarta. La calidad de las imágenes obtenidas utilizando esta protección son buenas, se debe mantener siempre bien estirado y húmedo el film. **b** Mácula marrón sobre labio menor izquierdo. **c** Patrón paralelo.

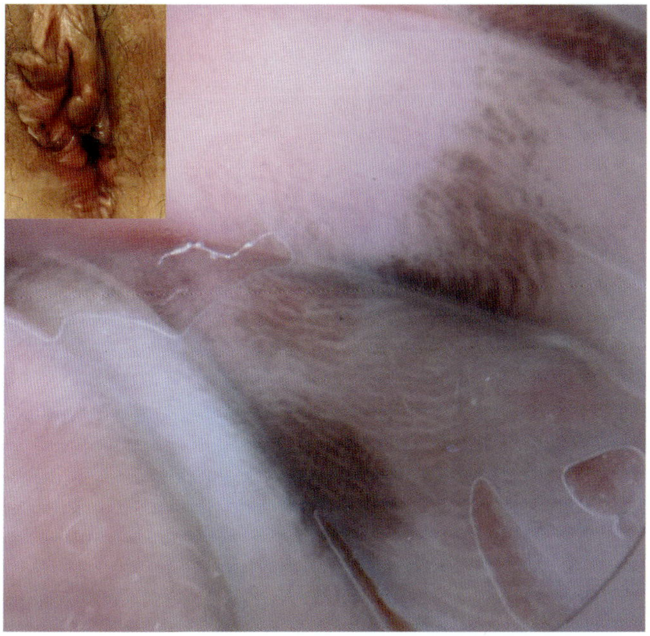

Figura 12.2.8 Melanosis en el labio menor. Patrón paralelo. (Gentileza Dra. Rosario Peralta).

"escamas de pez" y en hifas, con el mismo hallazgo histopatológico (Figura 12.2.9).[5]

- Patrón homogéneo o sin estructura: pigmentación difusa homogénea marrón clara a oscura o gris azulada. No es específico, ya que también puede encontrarse en nevos y melanomas.
- Patrón tipo globular: son agregados de estructuras redondas u ovales similares a los glóbulos, color marrón claro a oscuro. También se puede encontrar en nevos.
- Patrón tipo reticular: similar a la red pigmentada, pero sin la distribución en panal de abejas poligonal típica, sino formada por estructuras circulares u ovales agrupadas. En general, tiene una terminación abrupta en los bordes. No se puede descartar lesión melanocítica (Figura 12.2.9).
- Patrón en empedrado: son estructuras poligonales de color marrón. Patrón poco frecuente en máculas melanóticas.

Con los hallazgos dermatoscópicos, no podemos diferenciar la melanosis de otras máculas pigmentadas benignas no melanocíticas, como los lentigos simples o la hiperpigmentación posinflamatoria, que presentan patrones dermatoscópicos similares.[11]

Queratosis seborreica

Puntos clave

- Los criterios más frecuentes son los seudoquistes de *milium*, seudocomedones y la presencia de vasos en "hebilla".
- Patrón cerebriforme.

Son tumores de los queratinocitos benignos muy frecuentes, pueden encontrarse en toda la piel queratinizada incluida la zona genital, en los pliegues inguinales, el monte de Venus y los labios mayores. No se encuentran en mucosas. Cuando aparecen en la zona genital en general son únicas y se asocian a lesiones en otras zonas del cuerpo.

Las características dermatoscópicas de estas lesiones son similares a las que se encuentran en otras localizaciones (Figura 12.2.10). Tienen bordes bien demarcados, seudoquistes de *milium*, seudocomedones, surcos y crestas que forman muchas veces un patrón cerebriforme. Este patrón también se puede encontrar en las neoplasias intraepiteliales vulvares, por lo que su presencia debe ser indicación de biopsia y estudio histopatológico para confirmar el diagnóstico.[11] Los seudocomedones son menos frecuentes en esta zona debido a la fricción propia de la región. Los vasos en "hebilla" son los más frecuentes de encontrar aunque cuando la lesión está irritada pueden aparecer vasos tortuosos y ramificados.

Carcinoma basocelular

Puntos clave

- La presencia de los criterios para carcinoma basocelular (CBC) tienen una alta sensibilidad para su diagnóstico.

El CBC es el cáncer más frecuente en el ser humano, pero en esta localización es muy raro. Los CBC representan aproximadamente el 3% de todos los cánceres vulvares.

En general, se presenta como una lesión eritematosa y pruriginosa que simula una dermatosis inflamatoria o infecciosa. Aunque también puede presentarse como una masa palpable y ulcerada. Esta variedad de presentaciones hace que muchas veces se demore su diagnóstico. Casi siempre son solitarios, los labios mayores son la localización más frecuente. El tamaño promedio al momento del diagnóstico es de 2 cm. En los pacientes de piel oscura, frecuentemente son pigmentados.

La dermatoscopia es muy útil en la identificación del CBC. Los criterios dermatoscópicos del CBC vulvar son los mismos que los de las formas cutáneas.[13] En la Tabla 12.2.8 se enumeran los criterios diagnósticos para carcinoma basocelular (Figura 12.2.11).

Angioqueratomas

Puntos clave

- Lagunas rojo azuladas o rojo purpúricas, con áreas blancas y escamas.

Es una entidad frecuente y benigna. Son dilataciones de los capilares superficiales cubiertos por una epidermis ligeramente engrosada (acantosis e hiperqueratosis).

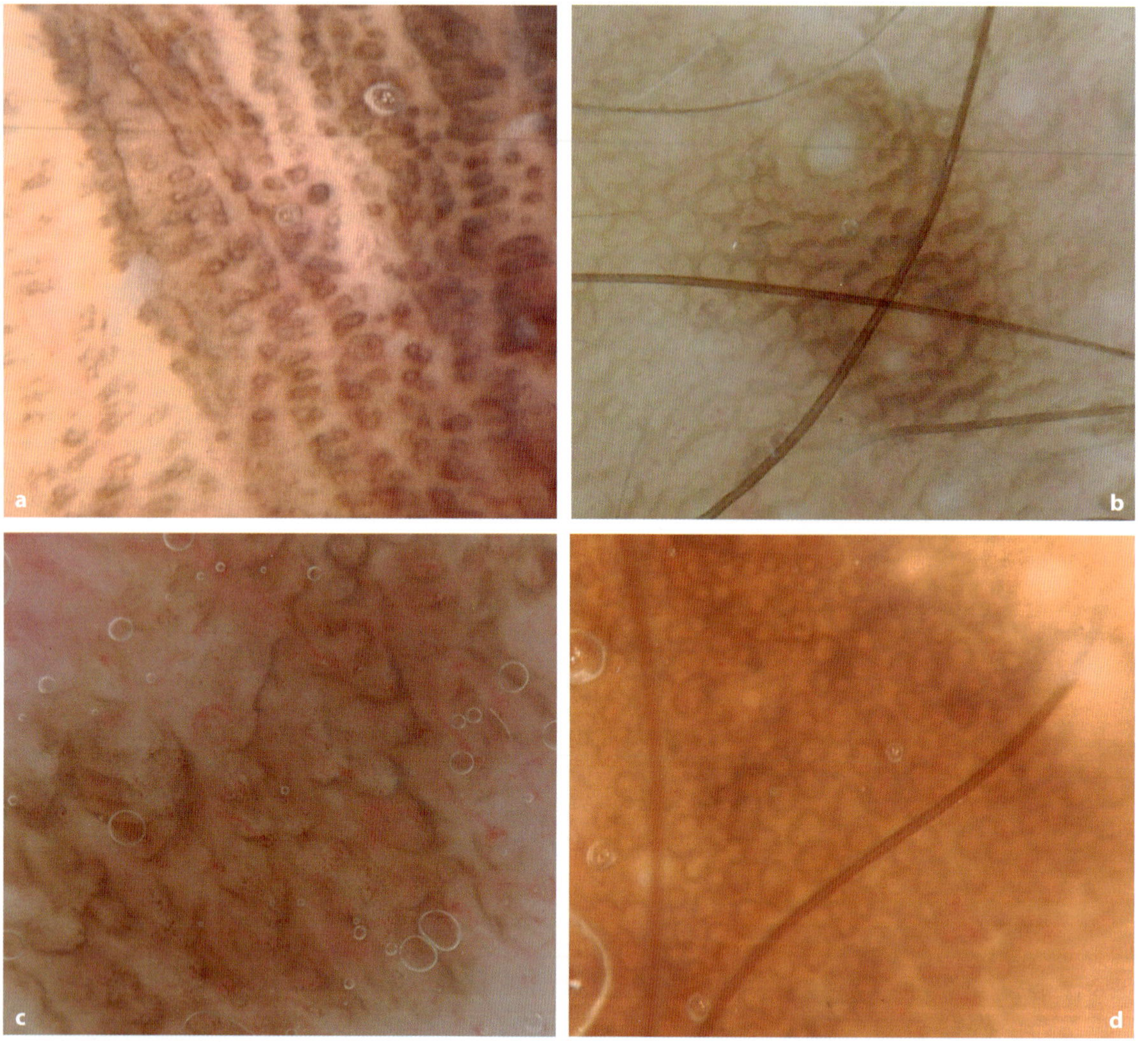

Figura 12.2.9 Melanosis vulvar. **a** Patrón en anillo. **b** Patrón en hifas. **c** Patrón en escama de pez. **d** Patrón tipo reticular.

Aparecen en la vida adulta como pequeñas pápulas de 3 mm a 6 mm, de color rojo azulado o violáceo. Asintomáticas y, en general, múltiples. Pueden ser solitarias y generar preocupación requiriendo diferenciarlo de un melanoma u otros tumores.

Las lagunas rojo purpúricas o rojo azuladas (corresponden a espacios vasculares dilatados en la dermis) son el hallazgo dermatoscópico característico de los angiomas y angioqueratomas. Estas pueden ser negras cuando los vasos se trombosan. Son múltiples, bien delimitadas, redondas u ovales y se encuentran en general agrupadas.

También podemos encontrar áreas homogéneas rojo azuladas o negruzcas, sin estructuras y bien delimitadas. Pueden haber áreas blanquecinas seudocicatrizales por la fibrosis entre las lagunas. En los angioqueratomas, además, podemos encontrar escamas en la superficie (por la hiperqueratosis).

Tabla 12.2.8 Criterios dermatoscópicos en el carcinoma basocelular

Criterio negativo (no debe estar presente)
Ausencia de red pigmentada
Criterios clásicos (al menos uno debe estar presente)
Grandes nidos ovoides azul grisáceo
Múltiples glóbulos azul grisáceo
Estructuras en forma de hoja
Estructuras en rueda de carro o áreas radiadas
Ulceración
Criterios no clásicos
Múltiples puntos azul grisáceo en foco
Telangiectasias superficiales finas y cortas
Múltiples erosiones pequeñas

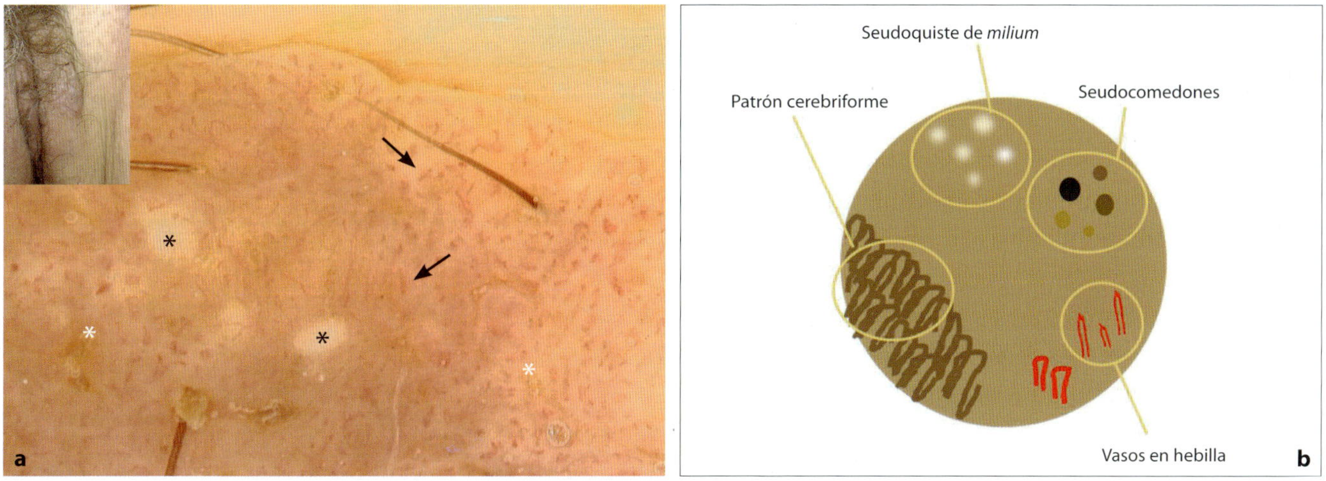

Figura 12.2.10 a Queratosis seborreica no pigmentada en el labio mayor. Podemos observar múltiples seudoquistes de *milium* (*asteriscos negros*), seudocomedones (*asteriscos blancos*) y gran cantidad de vasos en "hebilla" (*flechas negras*). **b** Representación esquemática de las principales características dermatoscópicas de las queratosis seborreicas.

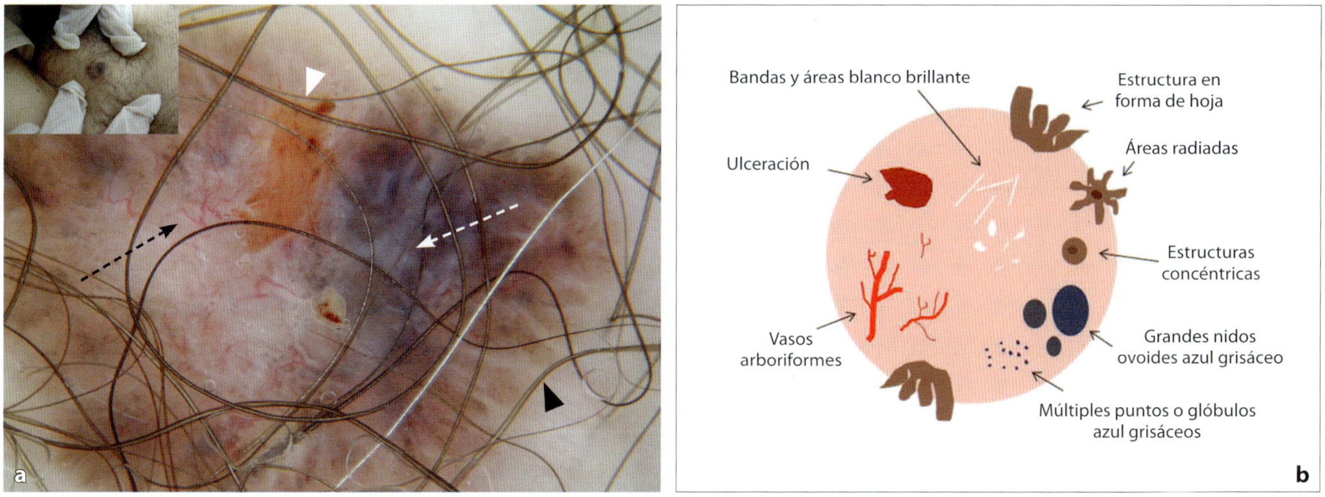

Figura 12.2.11 a Carcinoma basocelular nodular pigmentado en monte de Venus. Presenta gran ulceración (*punta de flecha blanca*), estructuras en forma de hoja en la periferia (*punta de flecha negra*) vasos arboriformes (*línea punteada negra*), grandes nidos ovoides azul grisáceos, áreas y bandas blanco brillantes (*línea punteada blanca*) y múltiples puntos azul gris. **b** Representación esquemática de las principales características dermatoscópicas del carcinoma basocelular.

Tener en cuenta que las metástasis de melanoma pueden ser indistinguibles de un hemangioma, por lo que los antecedentes y evolución son muy importantes (Figura 12.2.12).

Neoplasia intraepitelial vulvar

Puntos clave

- Las estructuras más características son los vasos glomerulares y los puntos alineados.

El carcinoma espinocelular de la vulva es una neoplasia maligna infrecuente que representa del 1% al 4% de los cánceres genitales en mujeres, pero representa más del 90% de los tumores malignos de la vulva.

La neoplasia intraepitelial vulvar (VIN) se divide en dos grupos principales, uno es el HSIL (VIN usual o clásico), asociado a infección por HPV oncogénico que afecta a mujeres jóvenes y el otro es el VIN diferenciado o simple (asociado en general a liquen escleroso o liquen plano y aparece en mujeres mayores). Dentro del HSIL (VIN usual) se incluyen entidades descritas previamente como la enfermedad de Bowen y la papulosis bowenoide.

En la dermatoscopia, se encuentran generalmente vasos glomerulares con una distribución en grupos o focalizada. En las formas pigmentadas, vemos áreas sin

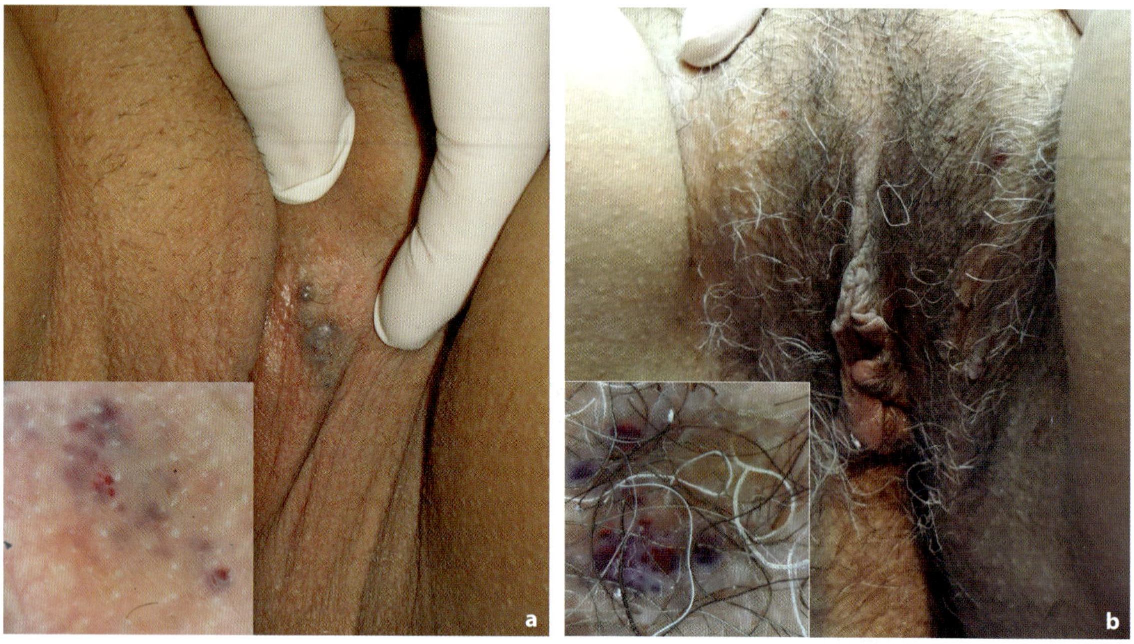

Figura 12.2.12 Angioqueratomas. **a** Lagunas rojo purpúricas. **b** Lagunas rojo violáceas y áreas blancas entre las lagunas (Gentileza Dra. E. Baiardi y Dra. S. García Amore).

estructura, azuladas o marrones que pueden ser heterogéneas o abigarradas. Es muy característica la presencia de puntos de distribución lineal, más comunes de encontrar en la periferia de la lesión (Figura 12.2.13). Estos criterios son los mismos que encontramos en la enfermedad de Bowen pigmentada cutánea.[14]

La pigmentación también puede adquirir una apariencia cerebriforme similar a las queratosis seborreicas, por lo cual cuando encontramos este patrón en una lesión vulvar se recomienda siempre confirmar el diagnóstico mediante una biopsia.

Verrugas genitales o condilomas

Puntos clave

- Pueden presentar diferentes patrones según su estadio. Los más característicos son el patrón en mosaico, perilla y digitiforme.

Las verrugas genitales es una enfermedad de transmisión sexual altamente contagiosa causada por la infección del virus del papiloma humano (HPV). Su diagnóstico es en general simple, sin embargo, muchas veces debemos diferenciarlas de queratosis seborreicas, condilomas planos sifilíticos, liquen plano, HSIL (VIN usual) o de las papilas vestibulares. Presentan características dermatoscópicas distintivas que pueden ayudarnos en su diagnóstico.

Los patrones dermatoscópicos y las características de los vasos reflejan el estadio de la verruga, con el patrón en mosaico presente en los estadios iniciales, y el patrón digitiforme en las verrugas completamente desarrolladas.[15]

Se encuentran diferentes patrones, como se observa en la Figura 12.2.14:

- Patrón inespecífico, es el más frecuente.
- Patrón en mosaico, que consiste en estructuras relativamente planas y redondeadas, de diámetro similar, en contacto una con otra a veces con un vaso puntiforme en el centro. Simulan un rompecabezas o mosaico.
- Patrón tipo perilla o botón, son proyecciones cortas, redondeadas, muy juntas entre sí.
- Patrón digitiforme, proyecciones largas, bien separadas que semejan dedos. El diámetro es similar entre ellas, pero varía el largo.
- Combinación de patrones: la más común es el patrón digitiforme con el patrón tipo botones.

Las estructuras vasculares más comunes que podemos encontrar son los vasos glomerulares, puntiformes o en "hebilla" a veces con un halo blanquecino, solos o combinados entre sí. También se pueden ver áreas pigmentadas y zonas queratósicas.[15]

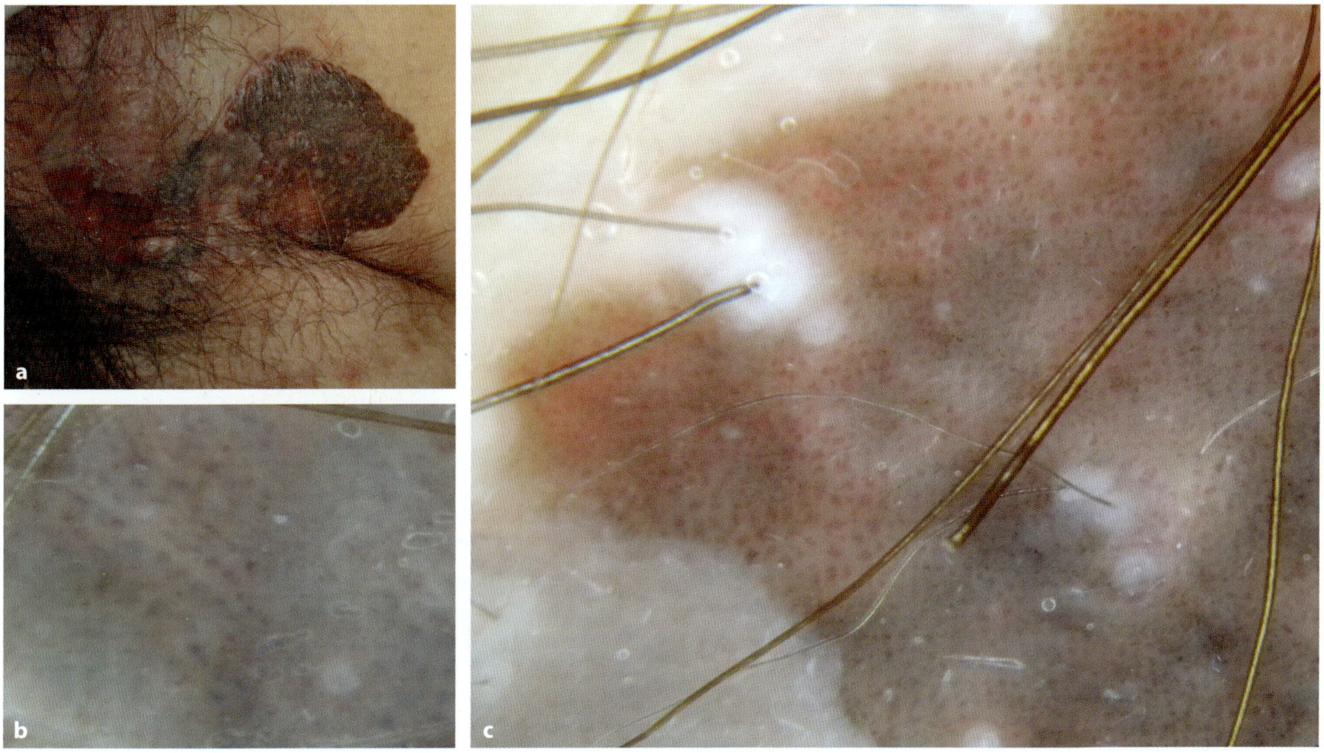

Figura 12.2.13 a HSIL (VIN usual) Bowen. **b** Detalle de la dermatoscopia que muestra los puntos alineados. **c** Vasos glomerulares.

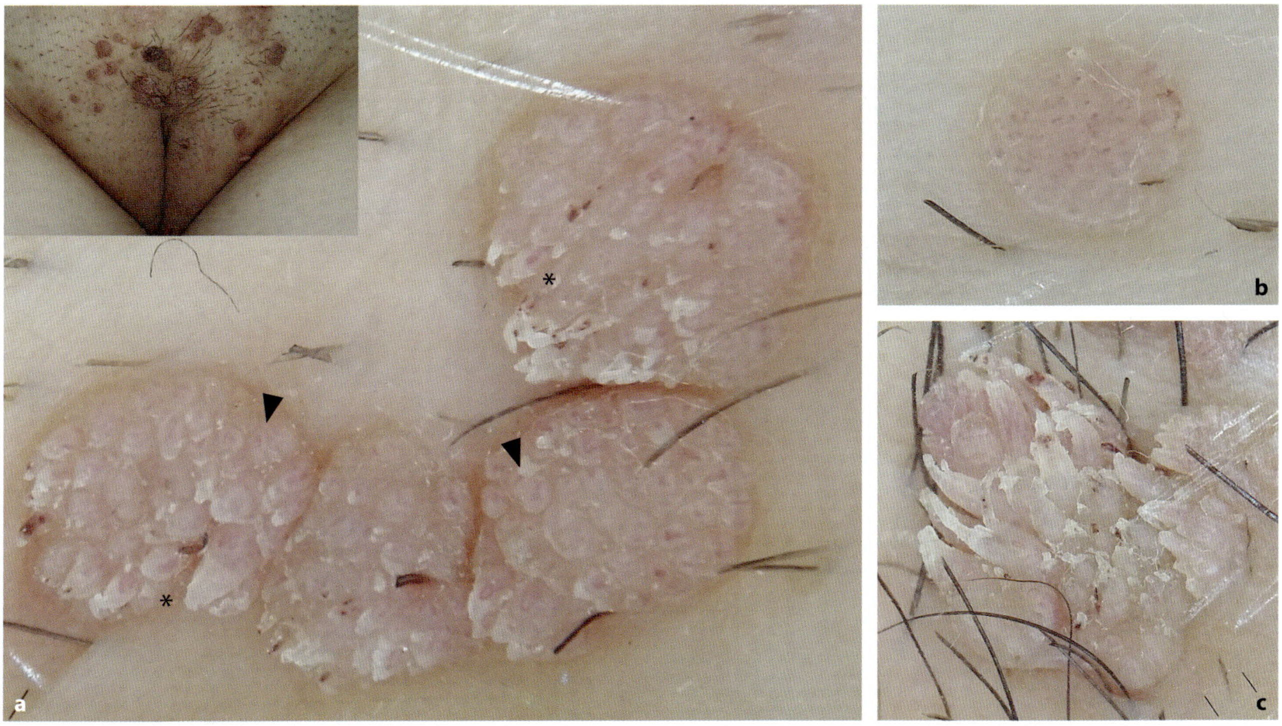

Figura 12.2.14 Verrugas genitales. **a** Patrón combinado, digitiforme (*asterisco negro*) y en perilla (*punta de flecha negra*). **b** Patrón en mosaico, con vasos puntiformes. **c** Patrón digitiforme.

Bibliografía

1 Carlos Ortega B. Dermatoscopía. Utilidad y peculiaridades en piel pigmentada. 1ra ed. México: Mcgraw-Hill/ Interamericana Editores, 2016.

2 Sorrell J, Lauren CT. Use of Transparent Film Dressing for Dermoscopy of Mucosal Lesions. Pediatr Dermatol 2016; 33 (1): 107-8.

3 Kittler H, Marghoob A, Argenziano G, Carrera C, Curiel-Lewandrowski C, Hofmann-Wellenhof R, et al. Standardization of terminology in dermoscopy/ dermatoscopy: Results of the third consensus conference of the International Society of Dermoscopy. Journal of the American Academy of Dermatology 2016; 74 (6): 1093-106.

4 Blum A. Dermoscopy of p igmented lesions of the mucosa and the mucocutaneous junction: results of a multicenter study by the International Dermoscopy Society (IDS). Arch Dermatol. 2011; 147 (10): 1181-7.

5 Lin J, Koga H, Takata M, Saida T. Dermoscopy of pigmented lesions on mucocutaneous junction and mucous membrane. Br J Dermatol 2009; 161 (6): 1255-61.

6 Cengiz FP, Emiroglu N, Wellenhof RH. Dermoscopic and Clinical Features of Pigmented Skin Lesions of the Genital Area. An Bras Dermatol 2015; 90 (2): 178-83.

7 Murzaku EC, Penn LA, Murzaku EC, Penn LA, Hale CS, Pomeranz MK, Polsky D. Vulvar nevi, melanosis, and melanoma: An epidemiologic, clinical, and histopathologic review. J Am Acad Dermatol 2014; 71 (6): 1241-9.

8 Ferrari A, Zalaudek I, Argenziano G, Buccini P, De Simone P, Silipo V , et al. Dermoscopy of pigmented lesions of the vulva: a retrospective morphological study. Dermatology 2011; 222 (2): 157-66.

9 Virgili A, Zampino MR, Marzola A, Corazza M. Vulvar Melanocytic Nevi: A Dermoscopic Investigation. Dermatology 2010; 221 (1): 55-62.

10 Rogers T, Pulitzer M, Marino ML, Marghoob A, Zivanovic O, Marchetti M. Early diagnosis of genital mucosal melanoma: how good are our dermoscopic criteria? Dermatol Pract Concept 2016; 6 (4): 43-6.

11 Ronger-Savle S, Julien V, Duru G, Raudrant D, Dalle S, Thomas L. Features of pigmented vulval lesions on dermoscopy. Br J Dermatol 2011; 164 (1): 54-61.

12 Ferrari A, Buccini P, Covello R, De Simone P, Silipo V, Mariani G,et al. The Ringlike Pattern in Vulvar Melanosis: A New Dermoscopic Clue for Diagnosis. Arch Dermatol 2008; 144 (8): 1030-4.

13 de Giorgi V, Massi D, Mannone F,Checcucci V, De Magnis A, Sestini S, et al. Dermoscopy in vulvar basal cell carcinoma. Arch Dermatol 2007; 143(3): 426-7.

14 Maione V, Errichetti E, Dehen L, Caveller Balloy C, Lebbe C. Usual-type vulvar intraepithelial neoplasia: report of a case and its dermoscopic features. Int J Dermatol 2016; 55 (12): 621-3.

15 Dong H, Shu D, Campbell TM, Frühauh J, Soyer P, Hofmann-Wellenhof R. Dermatoscopy of genital warts. J Am Acad Dermatol 2011; 64 (5): 859-64.

12.3 Lesiones pigmentadas no melanocíticas

Mariana Jimena Martínez

Puntos clave

- Las lesiones pigmentadas no melanocíticas que se describirán en este capítulo son angioqueratomas, acantosis *nigricans* y púrpura.
- Los angioqueratomas son malformaciones de vasos de la dermis superficial. Se trata de lesiones benignas, no requieren tratamiento a no ser que sean grandes y sangren.
- La acantosis *nigricans* se presenta como una placa aterciopelada de aspecto "sucio" en pliegues. Generalmente se asocia a diabetes, obesidad e insulinorresistencia.
- La púrpura se clasifica de acuerdo a su tamaño en petequias, equimosis y hematomas. Diversas enfermedades dermatológicas que causan prurito, fragilidad capilar y alteraciones del tejido de sostén de los vasos la provocan.

Angioqueratomas

Introducción

Son malformaciones capilares venosas constituidas por vasos ectásicos en la dermis papilar, de paredes delgadas, cubiertos por epidermis hiperqueratósica.[1, 2]

Etiología y epidemiología

Se observa con mayor frecuencia en pacientes de edad avanzada, y son sumamente raros en la infancia.

En caso de presentarse en mujeres jóvenes, se debe descartar enfermedad Fabry, enfermedad de almacenamiento lisosómico hereditaria ligada al cromosoma X, la cual puede presentarse con angioqueratomas.[3]

Manifestaciones clínicas

- Pequeñas pápulas de 1 mm a 5 mm de diámetro (Figura 12.3.1).
- De superficie hiperqueratósica.
- En número variable (de pocos a cientos).
- Coloración que varía de rojo violáceo a negro.
- Pueden sangrar al contacto o ante mínimos traumatismos, sobre todo si son de mayor tamaño (Figura 12.3.2).
- Asintomáticos.

Diagnóstico

Las lesiones son clínicamente características, que examinadas con luz o con el colposcopio, se puede visualizar el color rojo violáceo a través de la capa de hiperqueratosis (Figuras 12.3.3).

Histopatológicamente, en la epidermis encontramos hiperqueratosis paraqueratósica, acantosis y papilomatosis.

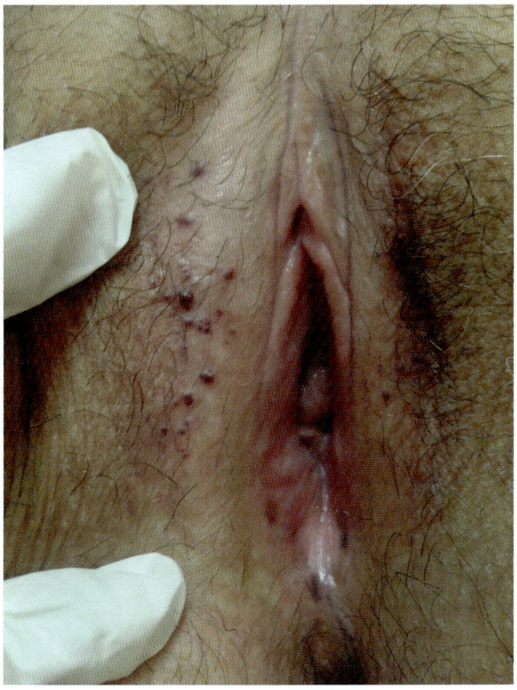

Figura 12.3.1 Múltiples pápulas eritemato-violáceas bilaterales, localizadas en labios mayores. Nótese que la paciente presenta siignos incipienges de liquen escleroso.

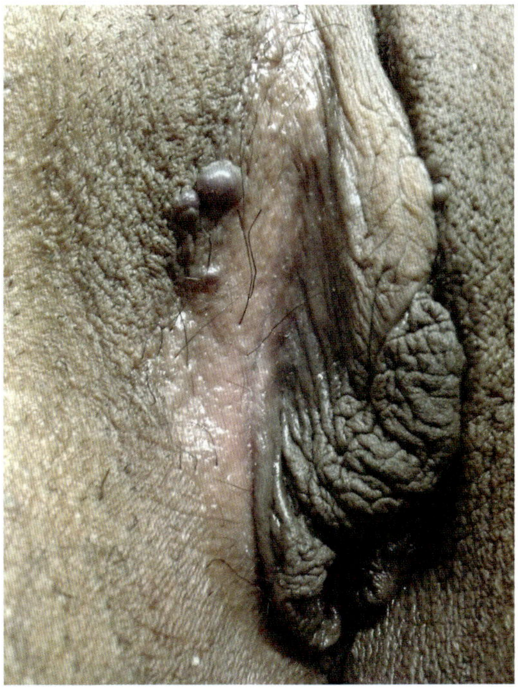

Figura 12.3.2 Angioqueratomas localizados en labio mayor derecho. Se destaca el mayor tamaño. Pueden sangrar ante mínimos traumatismos.

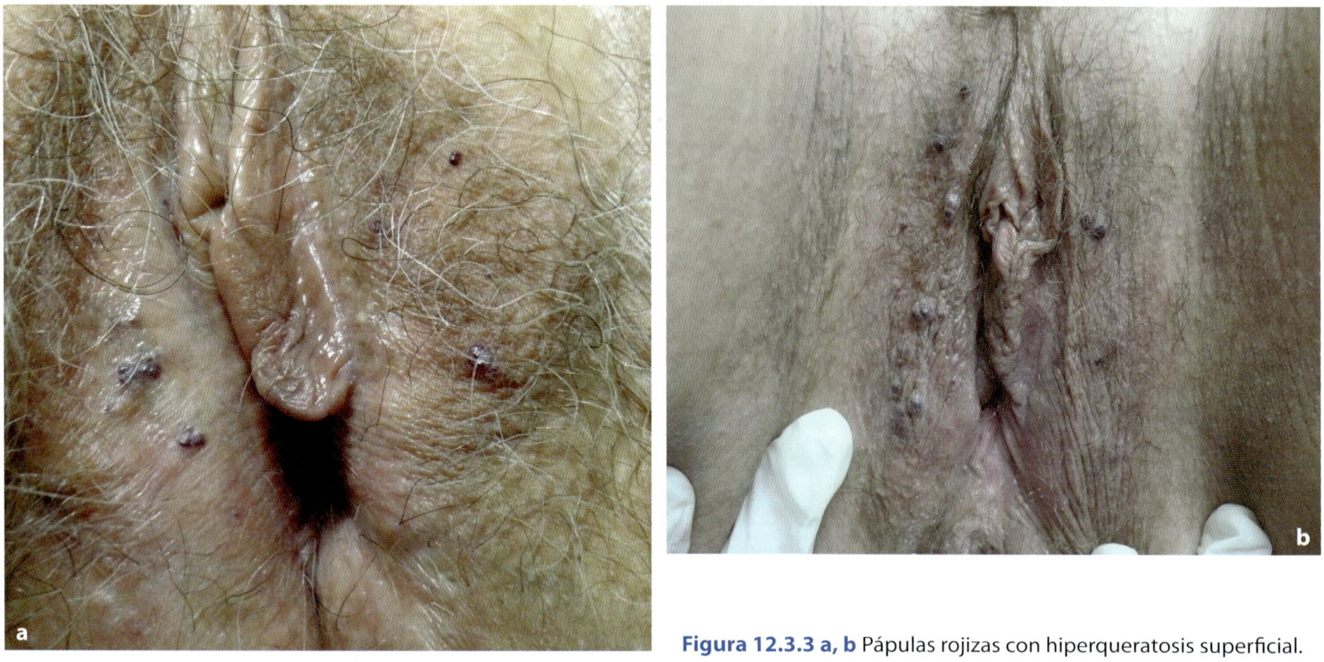

Figura 12.3.3 a, b Pápulas rojizas con hiperqueratosis superficial.

En las zonas dérmica superficial y media, se encuentran vasos sanguíneos neoformados, congestionados y dilatados, revestidos por una sola hilera de células endoteliales (Figura 12.3.4).

A la dermatoscopia, se observan lagunas rojo purpúricas o rojo azuladas corresponden a espacios vasculares dilatados en la dermis.

Diagnóstico diferencial

- Condilomas acuminados, sobre todo cuando presentan hiperqueratosis.
- Melanoma.
- Nevos.
- Varices vulvares (Figuras 12.3.5 y 12.3.6).

Tratamiento

Generalmente, no requieren tratamiento, se le explica a la paciente que son lesiones benignas, puede

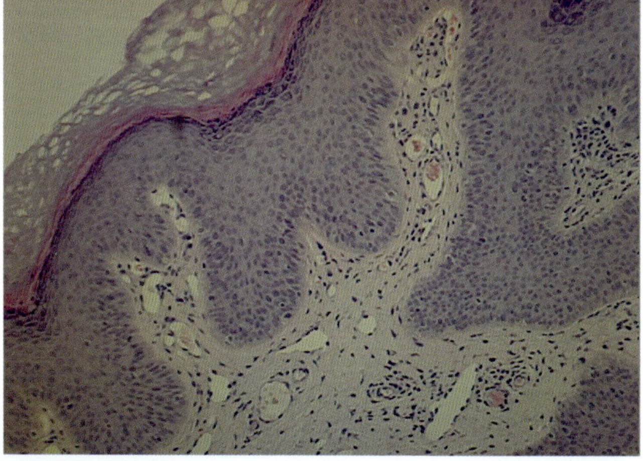

Figura 12.3.4 Epidermis con hiperqueratosis y elongación de las redes de crestas que rodean a vasos marcadamente dilatados y ectásicos en la dermis papilar.

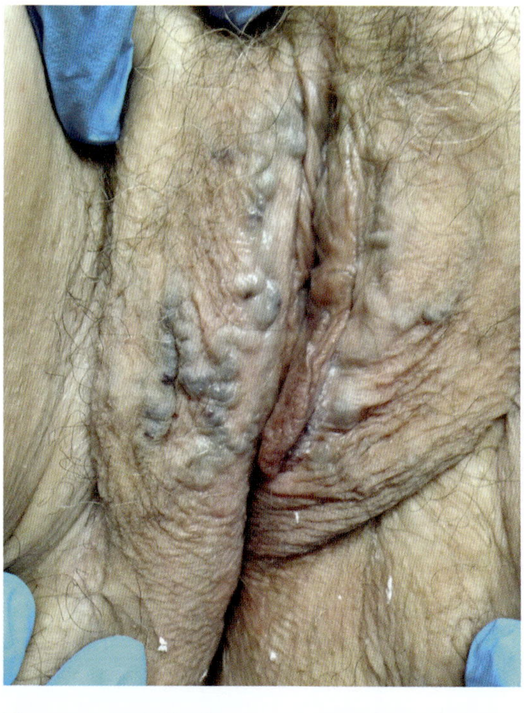

Figura 12.3.5 Múltiples trayectos lineales azulados bilaterales compatibles con várices vulvares.

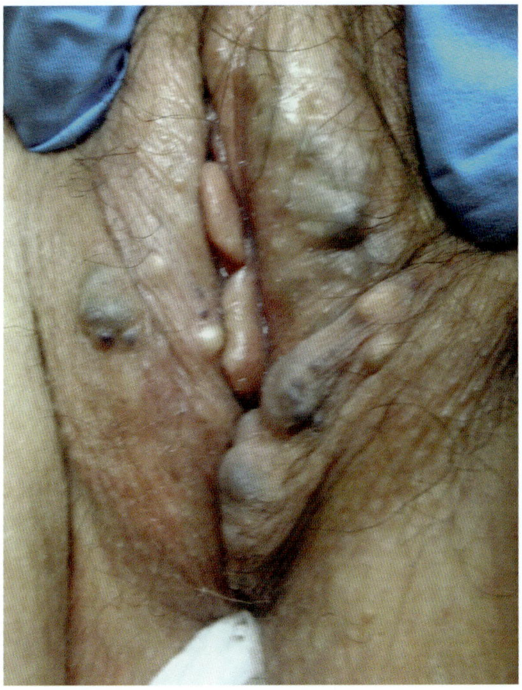

Figura 12.3.6 Múltiples lesiones nodulares azuladas bilaterales compatibles con várices vulvares bilaterales. Se destaca, además, la presencia de quistes epidérmicos que se aprecian como pápulas amarillentas.

considerarse realizar vaporización con láser CO_2, exéresis con radiofrecuencia, electrocoagulación o criocirugía, por razones estéticas o en caso de que se traumaticen con facilidad y sangren.

Pronóstico

Es de buen pronóstico, ya que se trata de lesiones de naturaleza benigna. Luego de la exéresis pueden recurrir.

Acantosis *nigricans*

Introducción

La acantosis *nigricans* (AN) es una condición cutánea en la que se observa una hiperpigmentación simétrica con textura aterciopelada de los pliegues de la piel.

Etiología

Afecta a pacientes con diabetes, obesidad, insulinorresistencia[4] y, en otras ocasiones, puede presentarse en un contexto maligno, donde representa un síndrome paraneoplásico, y el cáncer gástrico es el tumor más frecuentemente asociado.

Epidemiología

Su prevalencia varía según la raza, con una incidencia de 13% en negros, de 5% en hispanos y menor de 1% en blancos no hispanos. No hay diferencias en cuanto a sexo o edad.

Clínica

Se presenta como placas aterciopeladas, de color marrón-gris, en pliegues posterolateral del cuello, las axilas, la ingle, el abdominal, el dorso de los dedos, ombligo, hueco poplíteo, región perianal, y en ocasiones son pruriginosas (Figura 12.3.7). El área afectada tiene un aspecto "sucio" y puede tener acrocordones en la superficie.[4, 5]

Ciertos medicamentos pueden desarrollar AN, incluidos los corticoides sistémicos, el ácido nicotínico y los estrógenos.

La AN paraneoplásica se instaura de manera brusca, las lesiones tienden a ser más extensas y su localización atípica; las mucosas son, sobre todo la oral, un área frecuente de afectación.[5]

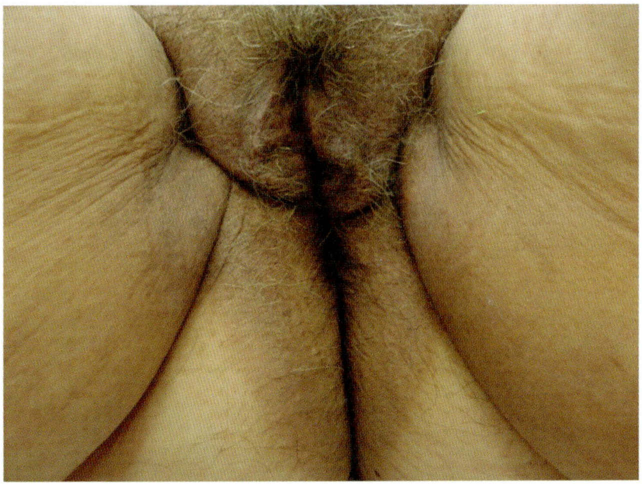

Figura 12.3.7 Placa marrón aterciopelada, en la vulva, pliegues inguinocrurales y región glútea.

Diagnóstico

El diagnóstico es clínico. La histología muestra papilomatosis con hiperqueratosis y acantosis irregular leve. Puede hallarse un escaso infiltrado dérmico constituido por linfocitos, células plasmáticas y, ocasionalmente, neutrófilos.

Diagnóstico diferencial

- Nevos lineales.
- Nevos epidérmicos.
- Nevos melanocíticos.
- Papilomatosis confluyente y reticulada.
- Hiperpigmentación posterior a la inflamación.
- Queratosis seborreicas.
- Acrocordones.

Tratamiento

El tratamiento debe ir dirigido a la causa identificable. En el caso de pacientes obesos, se debe aconsejar el descenso de peso. Cuando se presenta como síndrome paraneoplásico, el enfoque terapéutico debe apuntar al tumor asociado.

Se describen en la bibliografía la administración de retinoides tópicos, orales, calcipotriol y láser CO_2 con resultados favorables.

Pronóstico

El pronóstico es bueno en casos asociados a obesidad o insulinorresistencia; de lo contrario, la AN paraneoplásica se asocia con tumores agresivos y su pronóstico no es favorable.

Púrpura

Se denomina púrpura a la presencia de manchas rojovioláceas producto de una hemorragia subcutánea o extravasación sanguínea con piel o mucosa intacta.

Estos depósitos de sangre pueden tener diferentes tamaños, según procedan de capilares o vasos más grandes. Así, se denominan de la siguiente manera:

- "Petequias" o "máculas purpúricas", a las menores de 3 mm.
- "Equimosis" o "placas purpúricas" a las mayores de 3 mm hasta 2 cm (Figura 12.3.8).
- "Hematoma", cuando la colección de sangre es mayor y protruye sobre la superficie (Figuras 12.3.9-12.3.11).

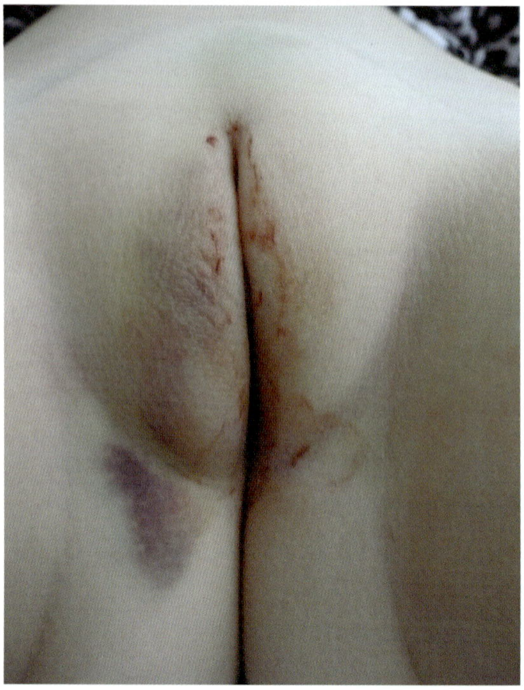

Figura 12.3.9 Hematoma vulvar posterior a traumatismo en una niña.

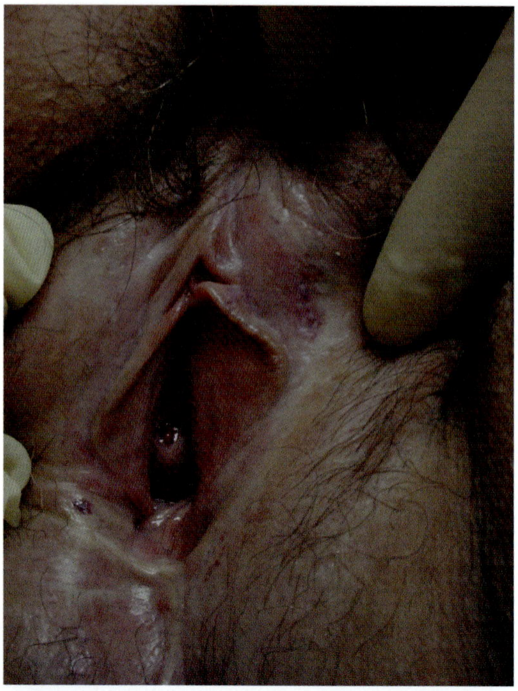

Figura 12.3.8 Equimosis en paciente con liquen escleroso vulvar.

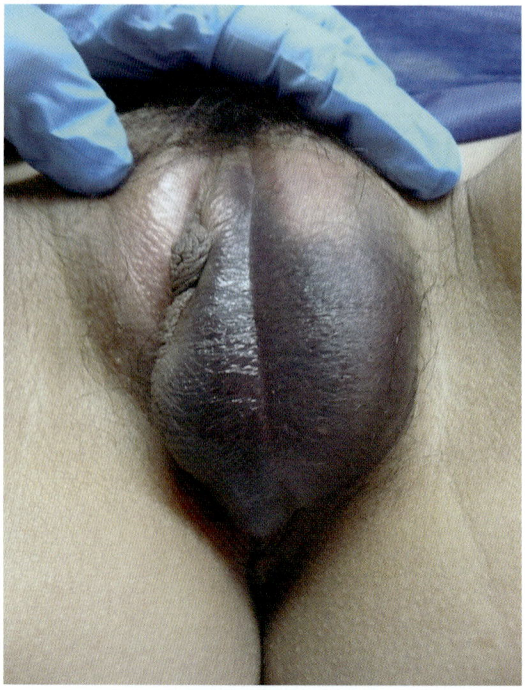

Figura 12.3.10 Hematoma vulvar posterior a traumatismo en adolescente, causado por caída en horcajadas.

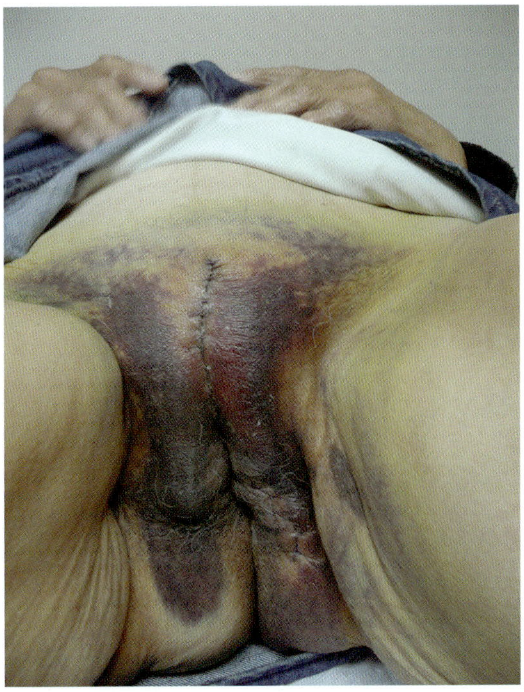

Figura 12.3.11 Hematoma vulvar bilateral extenso posquirúrgico.

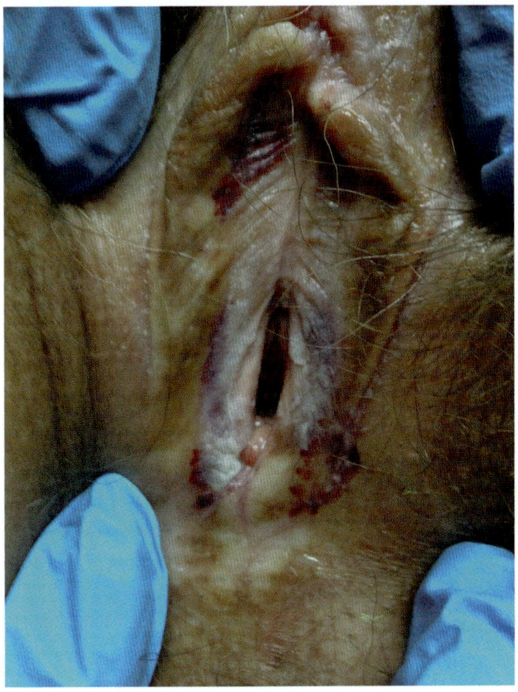

Figura 12.3.12 Equimosis bilaterales, debido a rascado en paciente con liquen escleroso vulvar.

La extravasación hemática en la dermis, puede deberse a lo siguiente:

- Púrpuras intravasculares o hematológicas: se deben a alteraciones de los componentes de la sangre.
- Púrpuras vasculares: se deben a alteraciones del propio vaso.
- Púrpuras extravasculares: se deben a trastornos de los tejidos de sostén.

Muchos procesos dermatológicos generan lesiones purpúricas ya sea por el prurito intenso que producen como así también por la atrofia epidérmica y esclerosis de la dermis, como en el caso del liquen escleroso (Figura 12.3.12).[2]

Bibliografía

1 Neill S, Lewis F. Ridley´s La Vulva, diagnóstico y tratamiento de las patologías. Tercera Edición. Actualidades médicas odontológicas Buenos Aires: AMOLOCA; 2011.

2 Venkatesan A. Pigmented lesions of the vulva. Dermatologic clinics, 2010; 28 (4): 795-805.

3 Martínez MJ, Meneses MS, Alasino M, Samper AA, Sarrió L. Enfermedad de Anderson Fabry: reporte de un caso. Arch Argent Dermatol 2015; 65 (6): 211-4.

4 Simone D, Garay I, Ruíz Lascano A, Marin Espinosa E. Acantosis nigricans: manifestación frecuente de insulinorresistencia. Dermatología Argentina 2010; 16 (2): 31-3.

5 González L, Peñaranda E. Acantosis nigricans: dos presentaciones de una misma enfermedad. Rev Asoc Colomb Dermatol Cir Dermatol 2010; 18 (4): 1-3.

13

Neoplasia intraepitelial vulvar

Claudia Marchitelli • María Celeste Sluga

Puntos clave

- Diferenciar la lesión de alto grado vulvar (HSIL [VIN usual]) HPV relacionada del VIN diferenciado relacionado a dermatosis vulvares (liquen escleroso [LE] / liquen simple crónico [LSC]).
- HSIL (VIN usual): baja progresión al cáncer.
- VIN diferenciado: alta progresión al cáncer.
- El tratamiento debe ser lo más conservador posible en el HSIL.
- En el VIN diferenciado, el único tratamiento aceptado es el quirúrgico con el envío de una pieza a anatomía patológica para descartar focos de invasión.
- Seguimiento a largo plazo.

Introducción

La neoplasia intraepitelial vulvar (VIN) es la entidad precursora del carcinoma escamoso de la vulva. Se trata del reemplazo del epitelio escamoso vulvar normal por células neoplásicas que no invaden más allá de la membrana basal.

La incidencia del VIN ha aumentado en las últimas décadas a expensas del HSIL vulvar, sobre todo en mujeres jóvenes.

Si bien estas patologías han llevado el mismo nombre durante años, hoy se sabe que se trata de dos entidades distintas (HSIL y VIN diferenciado), que presentan diferentes etiologías, epidemiología, prevalencia y tasa de progresión al cáncer, que desarrollaremos a lo largo de este capítulo.

Clasificación

En el año 2004, la ISSVD (la Sociedad Internacional para el Estudio de las Enfermedades Vulvovaginales) clasifica al VIN de la siguiente manera:

- VIN usual: HPV relacionado, que afecta mujeres jóvenes y presenta baja progresión al cáncer.
- VIN diferenciado: relacionado a las dermatosis vulvares (LE/LSC, anteriormente llamado hiperplasia epitelial), que afecta a mujeres añosas y tiene alta progresión al cáncer (Tabla 13.1.1). El término LSC asociado a liquen escleroso se denominaba antiguamente hiperplasia epitelial. Es fundamental reconocer que, si bien el LSC asociado al liquen escleroso lleva el mismo nombre que el LSC secundario al rascado crónico, son entidades diferentes y con comportamiento biológico distinto (Tabla 13.1.2).

Tabla 13.1.1 Clasificación de la ISSVD 2004: diferencias entre VIN usual y VIN diferenciado

VIN usual (condilomatoso, basaloide o mixto)	VIN diferenciado
Relacionado con el HPV	Relacionado con liquen escleroso / hiperplasia epitelial (LSC)
Mujeres jóvenes	Mujeres añosas
Baja progresión al cáncer	Alta progresión al cáncer

Tabla 13.1.2 Diferencias entre los dos tipos de LSC

LSC asociado a rascado	Sin riesgo oncológico.
LSC asociado a liquen escleroso	Riesgo oncológico aumentado.

Recientemente, en el año 2012, el comité LAST (Lower Anogenital Squamous Terminology)[1] en un intento de unificar la clasificación y nomenclatura de todas las lesiones del tracto genital inferior relacionadas al virus del papiloma humano (HPV), publica la clasificación que rige actualmente (Tabla 13.1.3).

Debido a que la clasificación LAST toma en cuenta solo lesiones HPV relacionadas, el VIN diferenciado ha quedado fuera de esta, situación que preocupó a la ISSVD, ya que este último es el que presenta mayor progresión al carcinoma.

En el año 2015, la ISSVD emite la clasificación para lesiones intraepiteliales vulvares, que incluye los dos tipos de VIN (Tabla 13.1.4).

Tabla 13.1.3 Clasificación LAST 2012

▪ LSIL: lesiones de bajo grado.
▪ HSIL: lesiones de alto grado.

Tabla 13.1.4 Clasificación ISSVD 2015 de neoplasias intraepiteliales vulvares

▪ LSIL: lesiones de bajo grado (efecto citopático viral). No se trata.
▪ HSIL (VIN USUAL): lesiones HPV relacionadas.
▪ VIN DIFERENCIADO.

13.1 HSIL (VIN usual) HPV relacionado

Puntos clave

- Es la neoplasia intraepitelial vulvar más frecuente.
- Aumentó su incidencia en las últimas décadas.
- Se relaciona con el HPV.
- Afecta a mujeres jóvenes y fumadoras.
- Presentación heterogénea, sin un patrón característico, suele ser multifocal.
- Es multicéntrico, se asocia con otras neoplasias intraepiteliales del tracto genital inferior.
- Tiene un largo período de permanencia como VIN.
- BAJO potencial de progresión al carcinoma.
- Casos de regresión espontánea en mujeres menores de treinta años y durante el embarazo.

Epidemiología y etiología

El HSIL (VIN usual) es la más frecuente de las neoplasias intraepiteliales vulvares (de ahí heredó su nombre de "usual"). Su incidencia ha ido en aumento en los últimos treinta años, y en Estados Unidos los reportes indican que es de 5/ 100 000 mujeres.

Está asociado a los genotipos cancerígenos del HPV (en su mayoría HPV 16 y 18) y generalmente se observa en mujeres jóvenes. El tabaquismo y la inmunosupresión son dos factores de riesgo para este tipo de VIN. La falla del sistema inmunológico de producir una respuesta efectiva contra los virus de alto riesgo ayuda a su persistencia y permite que las oncoproteínas E6 y E7 interfieran con mecanismos de control celular, por lo cual aumenta el riesgo de transformación maligna.

Mucho se ha discutido sobre el potencial maligno de esta patología, ya que reportes en la bibliografía muestran, en algunos casos muy específicos, regresión espontánea del HSIL (VIN usual)[2] y, además, pese al aumento de su incidencia, la tasa de carcinoma vulvar escamoso no se ha modificado.

Puede coexistir con otras patologías multicéntricas del tracto genital inferior en forma simultánea, o bien, presentar un riesgo aumentado para su desarrollo.

Si bien su prevalencia es mayoritariamente en pacientes menores de cuarenta años de edad, se está observando últimamente un pico en mujeres mayores aun sin contacto sexual reciente, lo que habla de un posible reservorio viral.

Clínica

El HSIL (VIN usual) no guarda un patrón clínico característico.

Se puede presentar con diferentes síntomas, como son el dolor, ardor, dispareunia, prurito vulvar, pero también muchos casos son asintomáticos. En el 50% de las pacientes la manifestación predominante, cuando existe, es el prurito/dolor vulvar. Como se puede observar, no hay síntomas patognomónicos.[3]

Al examen físico podemos observar lesiones hiperpigmentadas (Figura 13.1.1) o hipopigmentadas, que varían de color entre el blanco al gris y desde el rojo al negro. Pueden ser multifocales (Figura 13.1.2) o únicas, sobrelevadas o planas.

En general, en las pacientes con HSIL (VIN usual) las lesiones tienden a ser multifocales, extensas, hiperpigmentadas, multicéntricas y se presentan en pacientes jóvenes.[4]

Como se expresó anteriormente no existe un patrón característico ni clínico ni sintomático.

Diagnóstico

Actualmente no se cuenta con estudios de tamizaje para la detección precoz del HSIL (VIN usual). La citología en la vulva no es fidedigna, ya que posee un epitelio escamoso queratinizado, lo que complica la interpretación de los resultados. La detección del ADN viral no aporta información de uso clínico, con lo cual no se recomienda.

Se debe tener en cuenta al momento del diagnóstico que lo más importante en la patología vulvar es el examen

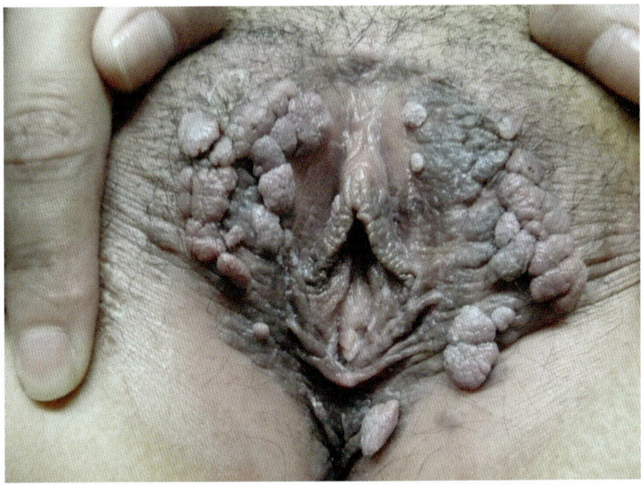

Figura 13.1.1 HSIL (VIN usual) tipo condilomatoso. Se observan condilomas sobre área pigmentada sobrelevada.

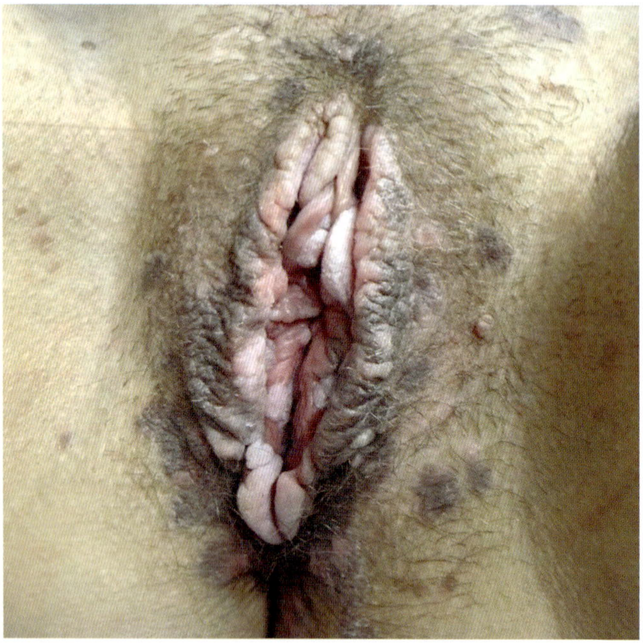

Figura 13.1.2 HSIL (VIN usual). Lesiones multifocales.

minucioso "a ojo desnudo", es decir mirar con una buena iluminación natural toda la vulva, en busca de imágenes patológicas y es a esto a lo que actualmente llamamos "vulvoscopia". Las lesiones de intraepiteliales de vulva se ven "a ojo desnudo".

Durante mucho tiempo se utilizó el ácido acético al 3% o 5% rutinariamente en la vulvoscopia y con ayuda del colposcopio se investigaba la vulva en búsqueda al azar de imágenes acetoblancas, simulando lo que se realizaba en el cérvix. La vulva posee epitelio estratificado y no tiene zona de transformación, por lo tanto el epitelio vulvar difiere del epitelio cervical y también lo hace su forma de evidenciar las lesiones con el ácido acético. Con la metodología del ácido acético rutinario se observó que se sobrediagnosticaban lesiones que llevaban al mal diagnóstico y manejo de la patología vulvar. La ISSVD acepta hoy para el diagnóstico correcto de las neoplasias intraepiteliales vulvares una buena anamnesis, el examen de toda la vulva con el ojo desnudo o lupas de aumento (se puede usar el colposcopio como lupa) y se puede colocar acido acético al 3%-5% en la lesión vista previamente "a ojo desnudo" para determinar su extensión.

Como se mencionó anteriormente, el VIN carece de una única expresión clínica, por lo tanto se deberá tomar biopsia de toda lesión hiperpigmentada o hipopigmentada que genere sospecha, ya sea sobreelevada o no y con coloración que varía desde el blanco al gris y desde el rojo al negro. La opinión de los expertos sugiere biopsiar toda lesión condilomatosa en mujeres posmenopáusicas y en aquellas mujeres que no responden a la terapia tópica convencional. En ciertos casos, se deben realizar múltiples biopsias, sobre todo en áreas ulceradas (debe recordarse biopsiar los bordes de la úlcera y no su centro) (Figura 13.1.3) o muy sobreelevadas con el objetivo fundamental de descartar invasión, ya que pueden coexistir áreas de neoplasia intraepitelial con carcinoma.[5, 6]

> La toma biopsia debe incluir corion. La anatomía patológica hace el diagnóstico definitivo de neoplasia intraepitelial.

La histología[7] mostrará la proliferación atípica de células escamosas, sobre todo en la región basal y parabasal donde la atipia es marcada, pero se extiende más allá de esta región con grados variables. El epitelio superficial generalmente contiene coilocitos atípicos. Se observa asimismo paraqueratosis, pero puede hallarse hiperqueratosis o ambos, con núcleos hipercromáticos aumentados de tamaño en las células paraqueratósicas o en la capa granular. Se hallan células atípicas en todo el grosor del epitelio (por eso en un principio se lo denominaba VIN indiferenciado). Las mitosis atípicas generalmente están presentes y su presencia ayuda a distinguir al HSIL (VIN usual) de otras lesiones de aspecto condilomatoso (Figura 13.1.4). En algunos casos se extiende a la unidad pilosebácea o a los ductos de las glándulas sudoríparas, lo que en cortes tangenciales puede confundirse con invasión y de esta manera sobrediagnosticarse la lesión (Figura 13.1.5). El HSIL (VIN usual) puede presentar dos formas anátomo-patológicas, el VIN basaloide y el VIN bowenoide, que pueden coexistir en la misma paciente, sin implicancias en el

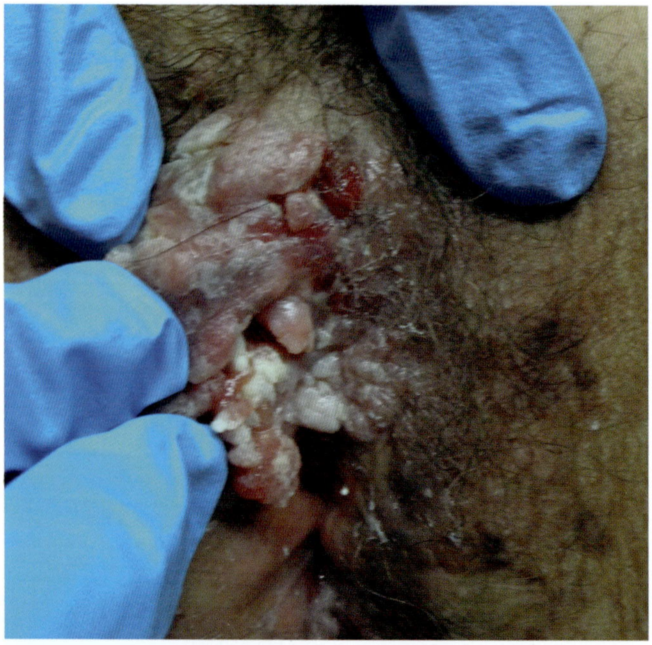

Figura 13.1.3 HSIL vulvar en paciente VIH positiva. Lesión ulcerada y leucoplásica sobrelevada. Es un área para biopsiar.

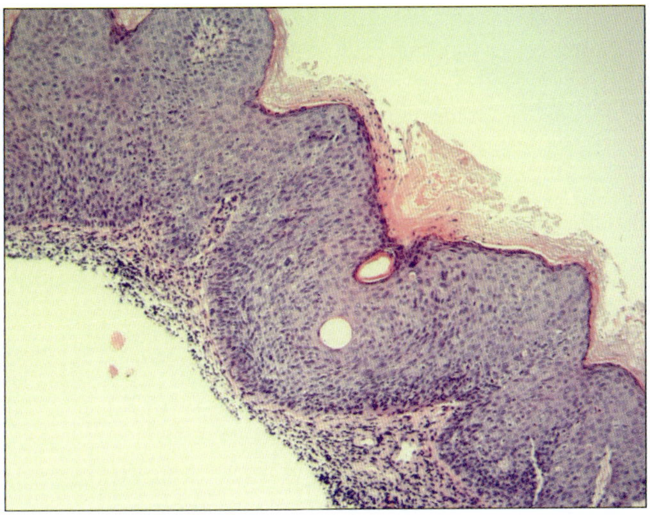

Figura 13.1.4 Histopatología HSIL (VIN usual).

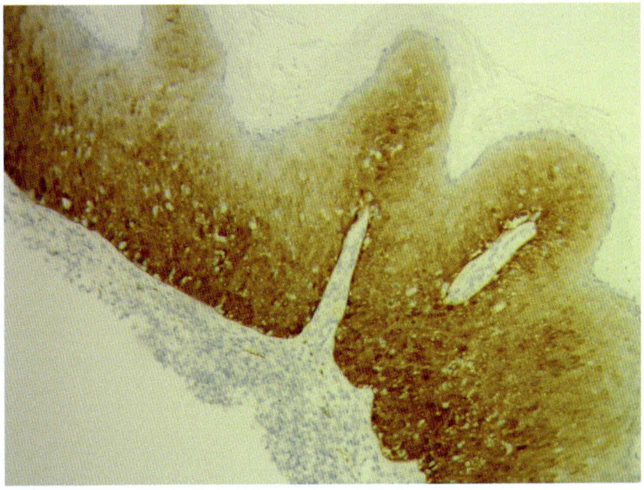

Figura 13.1.6 HSIL (VIN usual) p16 positivo.

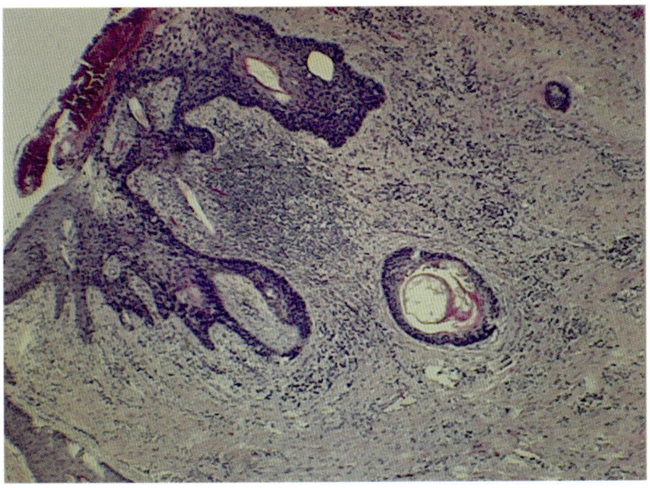

Figura 13.1.5 Histopatología HSIL (VIN usual) con compromiso de anexos cutáneos.

manejo terapéutico. Esta división no es reproducible y ya no se recomienda.

Es de utilidad pedir lo siguiente:

- p16: marca la integración viral al genoma celular. Para considerarse positivo, debe presentarse como una banda continua basal y parabasal, con tinción tanto nuclear como citoplasmática (Figura 13.1.6).
- Ki67: marca la proliferación celular. Para ser considerado positivo, debe teñir hasta dos tercios del epitelio.

Diagnóstico diferencial

- Queratosis seborreicas.
- Melanosis.
- Nevos.
- Melanoma.
- Carcinoma basocelular.

Tratamiento

Toda lesión de HSIL (VIN usual) debe ser considerada premaligna y, en consecuencia, ser tratada siempre por su potencial progresión al cáncer.[3, 4] La excepción a esta regla es la paciente embarazada, ya que estas lesiones suelen remitir espontáneamente en el lapso de hasta un año luego del parto. En caso de persistencia más allá del año, deberán ser tratadas.

El objetivo principal del tratamiento es evitar la progresión al cáncer y por otro lado aliviar los síntomas en aquellas pacientes que los padecen.

La alta incidencia de HSIL en mujeres jóvenes, su baja progresión al carcinoma, nos lleva a realizar tratamientos cada vez más conservadores.

Por lo tanto, el tratamiento debe ser individualizado y lo más conservador posible, y se debe tener en cuenta la edad de la paciente, su vida sexual, las preferencias de la paciente, la posibilidad de seguimiento, los medios con que cuenta el médico y su experiencia, el estado general de la paciente, la extensión de la lesión, la focalidad y el tipo de neoplasia intraepitelial.

Dentro de los tratamientos podemos optar por los tipos de tratamientos que desarrollamos a continuación (Tabla 13.1.4).

Tratamiento quirúrgico

El tratamiento estándar de la neoplasia intraepitelial vulvar es quirúrgico. La lesión visible se debe extirpar con un margen de 5 mm y llegar hasta el tejido celular

Tabla 13.1.4 Tratamiento del HSIL (VIN usual): opciones terapéuticas

Tratamiento quirúrgico
▪ Bisturí frío ▪ Procedimiento de escisión con asa electroquirúrgica (*leep*) ▪ Láser CO_2 (escisión / vaporización)
Tratamiento médico
Solo aplicable en algunos casos de HSIL (VIN usual). Se debe tomar biopsia previa para excluir invasión. ▪ Imiquimod 5% crema ▪ Cidofovir ▪ Terapia fotodinámica

subcutáneo. Este procedimiento se puede realizar con bisturí frío, procedimiento de escisión con asa electroquirúrgica (*leep*) o láser. La gran ventaja del tratamiento escisional es que deja pieza para anatomía patológica. Debe tenerse en cuenta que en las piezas de neoplasia intraepitelial vulvar existe un 3% de carcinoma oculto. Todas las técnicas quirúrgicas arriba mencionadas tienen similares tasas de eficacia y recurrencia (Figuras 13.1.7 y 13.1.8).

El estudio de Van Seters (2005)[8] sobre 3322 pacientes tratadas por neoplasia intraepitelial vulvar, arroja algunos datos que tener en cuenta a la hora de elegir el tratamiento. Según este estudio la recurrencia no depende del tratamiento, ya que se observaron tasas similares de con los diferentes tratamientos empleados: vulvectomía total (19%), vulvectomía parcial (18%), escisión local (22%), láser (23%). Asimismo, el estudio demuestra que los márgenes libres afectan la recurrencia (se observó el 17% de recurrencia con márgenes libres frente al 47% con márgenes comprometidos), pero la resección total de la lesión no afecta la progresión al cáncer (el 52% de progresión con vulvectomía total frente al 48% con resección local), por lo tanto, no es necesario extender los márgenes, sobre todo en aquellas áreas como el clítoris, el ano o la uretra, donde las consecuencias de la mutilación pueden ser peores que los márgenes comprometidos.

En caso de que la biopsia informe márgenes de resección comprometidos y no se vea lesión clínica residual, la paciente pasa a control sin necesidad de extender los márgenes.

Cuando el láser CO_2 se utiliza con vaporización se debe llegar hasta la dermis reticular (mucosas 1-2 mm y zonas pilosas hasta 4 mm) y, ya que no se obtiene pieza para el estudio histopatológico posterior, se debe reservar para aquellos casos en que no se sospecha invasión. (Figuras 13.1.9 y 13.1.10) Es muy útil para zonas mucosas, periclítoris, periano y periuretra (Algoritmo 13.1.1 y Tabla 13.1.5).

Tratamiento médico

Estos tratamientos surgieron en el afán de evitar resecciones extensas en pacientes con HSIL y conservar su anatomía vulvar y función sexual. Hasta la fecha de

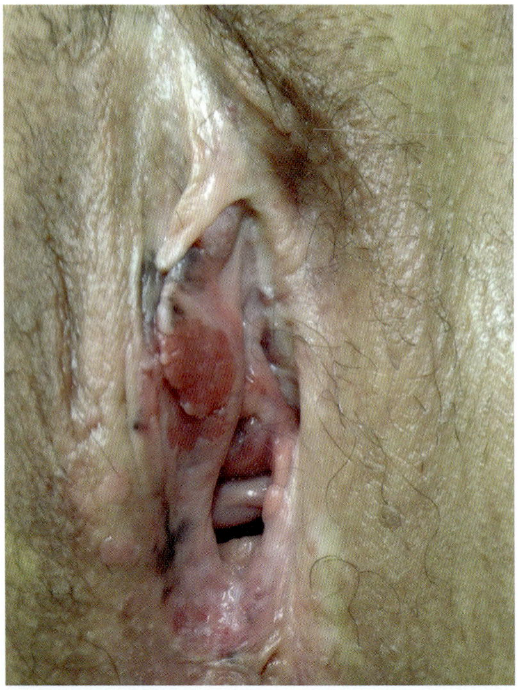

Figura 13.1.7 HSIL (VIN usual) compromiso de labio menor y mayor derecho.

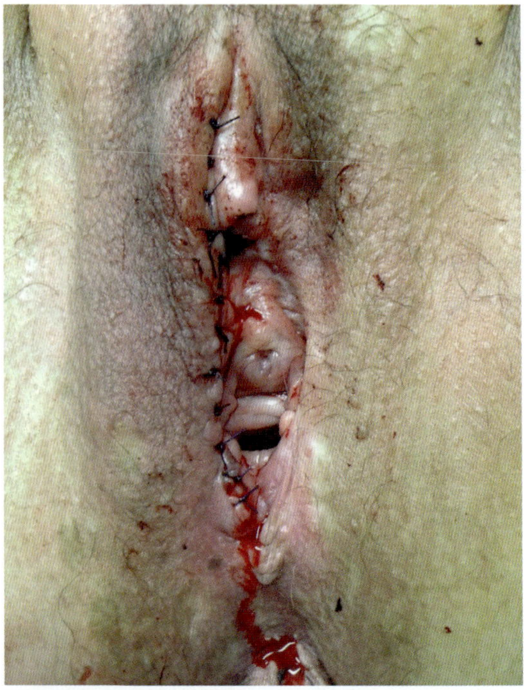

Figura 13.1.8 Resección local amplia de la paciente de la Figura 13.1.7.

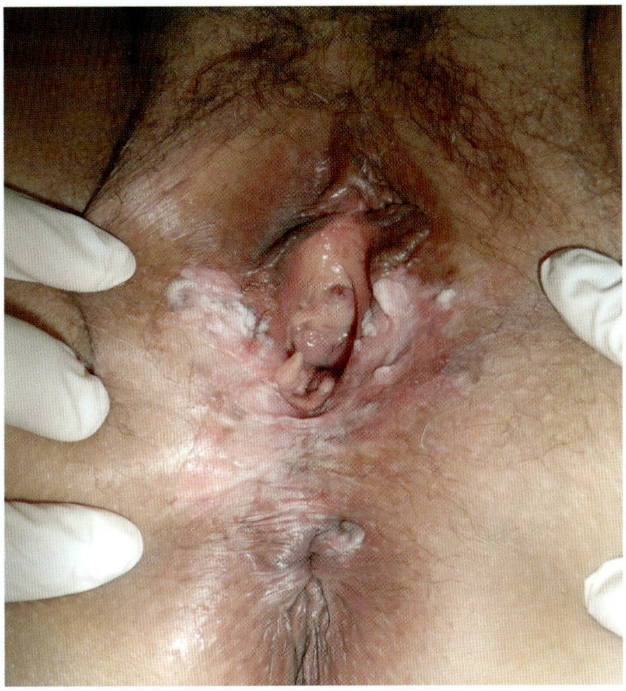

Figura 13.1.9 HSIL (VIN usual) extenso.

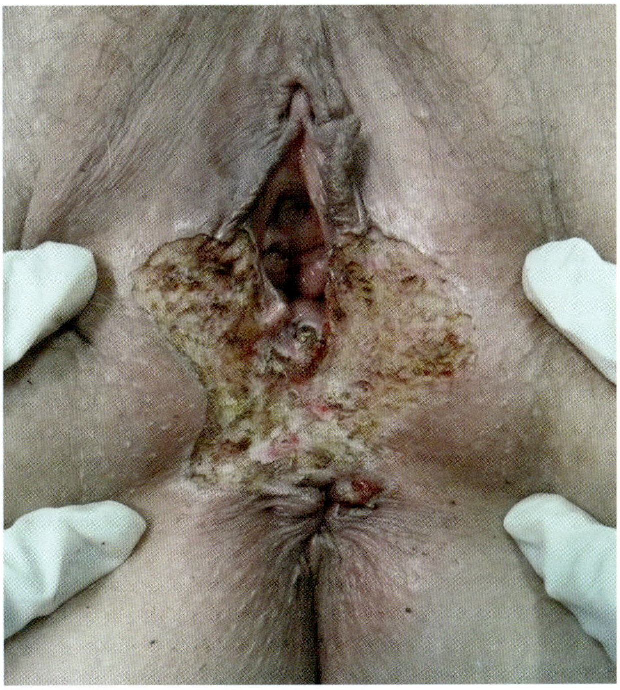

Figura 13.1.10 Vaporización con láser CO_2, se llega hasta la dermis reticular. Mismo paciente que el de la Figura 13.1.9.

Algoritmo 13.1.1 Tratamiento del VIN con láser CO_2

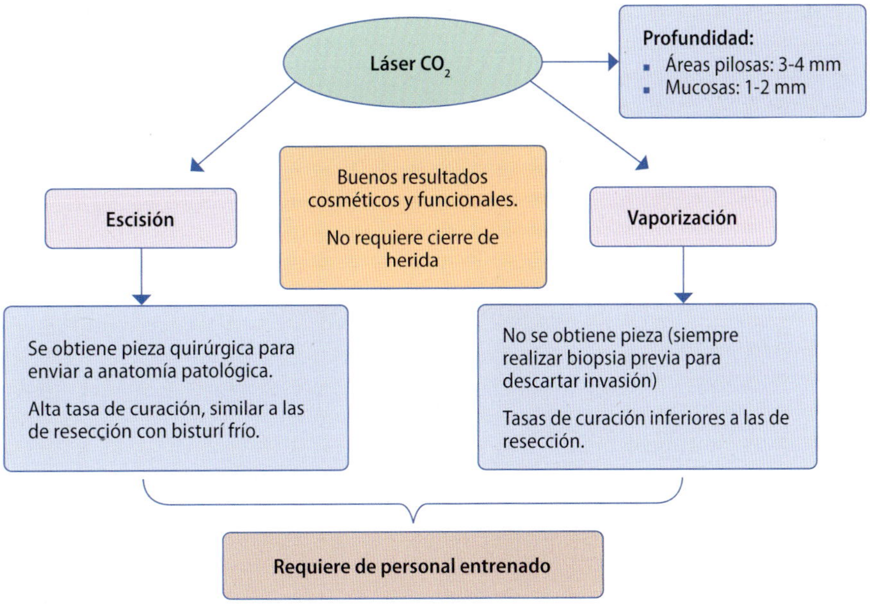

publicación de este libro, ninguna de estos tratamientos médicos son aprobados por la FDA (Food and Drug Administration) para el tratamiento de esta patología. Existen suficientes estudios controlados, aleatorizados que demuestran su eficacia,[3, 4, 9] por lo cual la ISSVD avala su uso.

Imiquimod 5% crema

El imiquimod es un inmunomodulador con actividad antiviral y antitumoral, que induce la inmunidad innata y mediada por células. Se utiliza en su concentración al 5%.

Modo de empleo. Se aplica la crema sobre la lesión y se la deja toda la noche en contacto (al menos 8 h). A

Tabla 13.1.5 Tratamientos quirúrgicos

	Resección local amplia	Resección con *leep*	Vaporización con láser
Indicaciones	De elección	De elección para lesiones pequeñas	De elección para lesiones multicéntricas (cuello, vagina, vulva) De elección en clítoris, uretra, región perianal
Márgenes laterales	5 mm	5 mm	5 mm
Márgenes profundos	Hasta TCS	Hasta TCS	Hasta dermis reticular (1-2 mm mucosa y 3-4 mm en piel)
Ventajas	Obtención de muestra para AP		Excelentes resultados cosméticos, ya que conserva la anatomía vulvar
Desventajas	Altera la normal anatomía y función vulvar		No se obtiene pieza para anatomía patológica. Siempre biopsia previa

TCS: tejido celular subcutáneo.

la mañana siguiente, se debe lavar con agua y jabón para eliminar los restos. Se utiliza tres veces por semana hasta la desaparición completa de las lesiones (Figuras 13.1.11 y 13.1.12) Este tratamiento puede extenderse más allá de las dieciséis semanas si se observa buena respuesta[10, 11] (Tabla 13.1.6).

Los efectos adversos locales —tales como irritación, prurito, ardor, erosiones— suelen remitir al suspender el fármaco una semana, y se puede luego retomar el tratamiento. No se aconseja su uso en mucosas, aunque en nuestra serie no hemos encontrado efectos colaterales por el uso en este sitio.

Las pacientes deben ser controladas para evaluar eficacia, tolerancia y efectos adversos de la medicación. El metanálisis de estudios aleatorizados y controlados con 104 pacientes se reportaron tasas de respuesta del 81%; la respuesta completa (desaparición total de la lesión) fue del 35% y la parcial, del 46%. Luego de un seguimiento medio de 7,2 años se observó recurrencia en una sola de las pacientes que había obtenido respuesta completa. Esto sugiere que el imiquimod es efectivo a largo plazo y

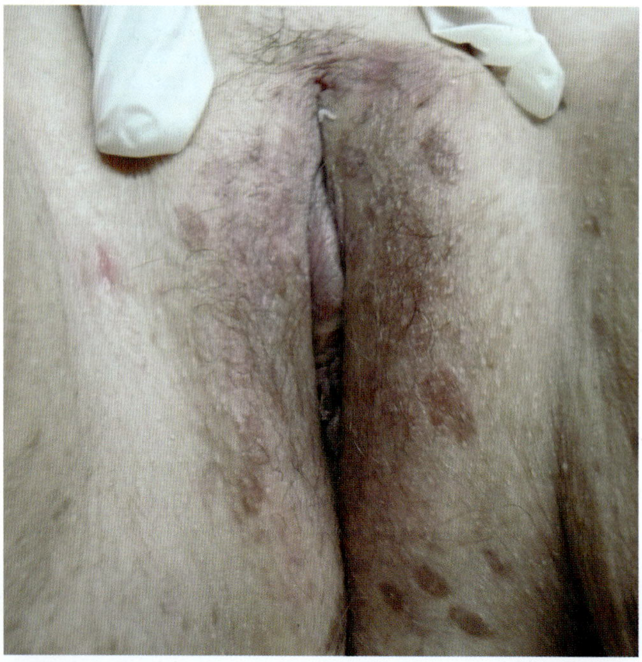

Figura 13.1.11 HSIL (VIN usual) multifocal en paciente joven.

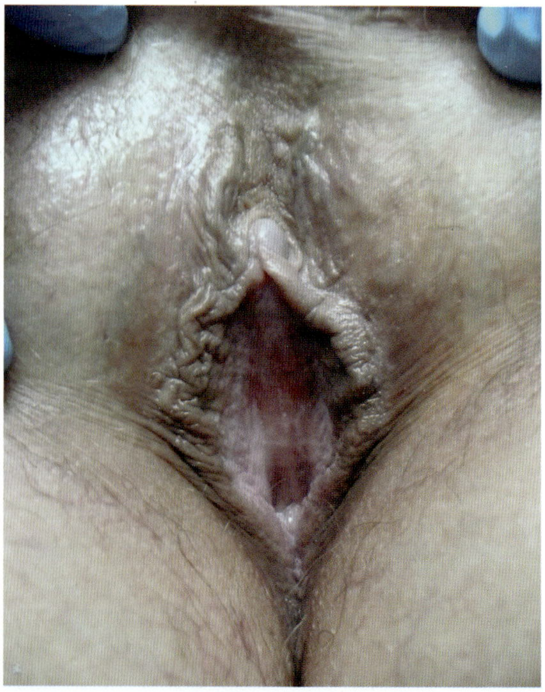

Figura 13.1.12 Tratamiento con imiquimod 5% crema. Desaparición completa de lesiones en el mismo paciente que el de la Figura 13.1.11.

Tabla 13.1.6 Uso de Imiquimod al 5% crema

	Lunes	Martes	Miércoles	Jueves	Viernes	Sábado	Domingo
Aplicación nocturna Trisemanal	X		X		X		
Tiempo de contacto	La crema debe permanecer 8 h en contacto con la lesión.						
Duración del tratamiento	Hasta la desaparición de las lesiones.						

es el único tratamiento hasta el momento que deja memoria inmunológica, y las tasas de recurrencias son menores que con los tratamientos quirúrgicos.

Cidofovir

El cidofovir es un análogo del ácido nucleico con acción antiviral que puede inducir la apoptosis de células infectadas por el HPV. Se usa en forma tópica al 1% o 3%, aplicado una o dos veces por día, hasta un máximo de diez semanas. No es muy utilizado, ya que las áreas pilosas no responden bien al tratamiento. Aún faltan estudios aleatorizados y controlados que demuestren su eficacia y seguridad.

Terapia fotodinámica

La terapia fotodinámica utiliza el ácido 5-aminolevulínico (ALA), que, en combinación con la luz, genera muerte celular. Se utiliza preferentemente en lesiones focales. Las tasas de erradicación del HSIL (VIN usual) se reportan en un 40%-60%, pero aún faltan estudios aleatorizados y controlados que demuestren su eficacia y seguridad.

Tratamientos combinados

Se pueden utilizar dos o más tratamientos en combinación. Por ejemplo, resección quirúrgica de zonas de mayor sospecha y vaporización láser del resto de las lesiones (Figuras 13.1.13 y 13.1.14). Otra modalidad es utilizar imiquimod como terapia adyuvante antes o después de los tratamientos, para disminuir el tamaño de las lesiones, o bien, luego del tratamiento para espaciar las recurrencias.

Poblaciones especiales

En las pacientes inmunocomprometidas, se debe individualizar el tratamiento, y se sugiere que sean tratadas en centros especializados en el manejo de esta patología. Se sabe que tienen riesgo aumentado de presentar estas lesiones, debido al compromiso de su sistema inmune. Algunos trabajos reportan hasta veintiuna veces más de riesgo de HSIL (VIN usual) y siete veces más de cáncer vulvar en pacientes trasplantadas.

Las fallas al tratamiento y las recurrencias son más frecuentes. No obstante, se pueden utilizar los mismos tratamientos que en las pacientes inmunocompetentes, incluso el imiquimod y el láser, siempre y cuando esté garantizado el seguimiento estricto de la paciente y no haya sospecha de mayor lesión. Aún faltan guías para el manejo del HSIL (VIN usual) en estas poblaciones especiales.

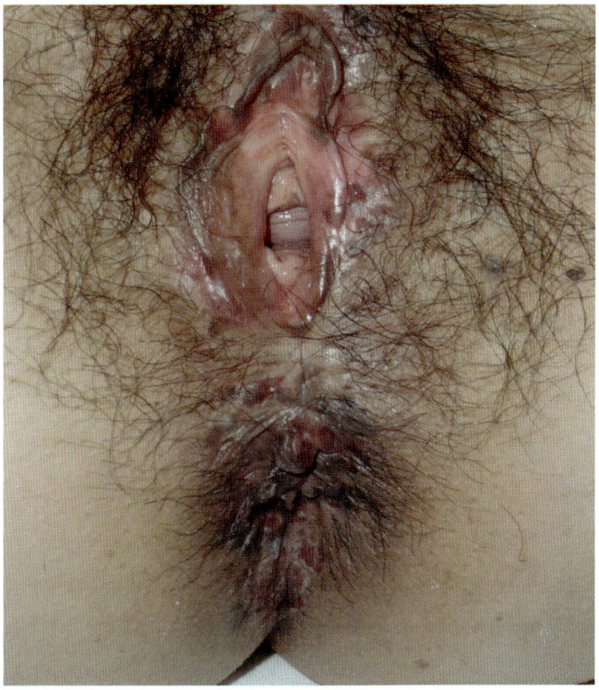

Figura 13.1.13 HSIL (VIN usual) con úlcera en surco interlabial lado izquierdo.

Seguimiento y pronóstico

Si bien no hay un acuerdo con respecto al seguimiento de las pacientes que han padecido HSIL (VIN usual) con curación completa, se propone control cada seis meses por dos años y, a partir de entonces, controles anuales de por vida.[3]

En cada visita, se realizará una completa evaluación de la vulva y todo el tracto genital inferior, en busca de posibles recurrencias de la enfermedad.

La consulta de control permitirá, además, asesorar a la paciente sobre hábitos de vida, de cuidado y prevención. Es importante aconsejar sobre el cese del hábito tabáquico y asesorar acerca del correcto uso del preservativo.

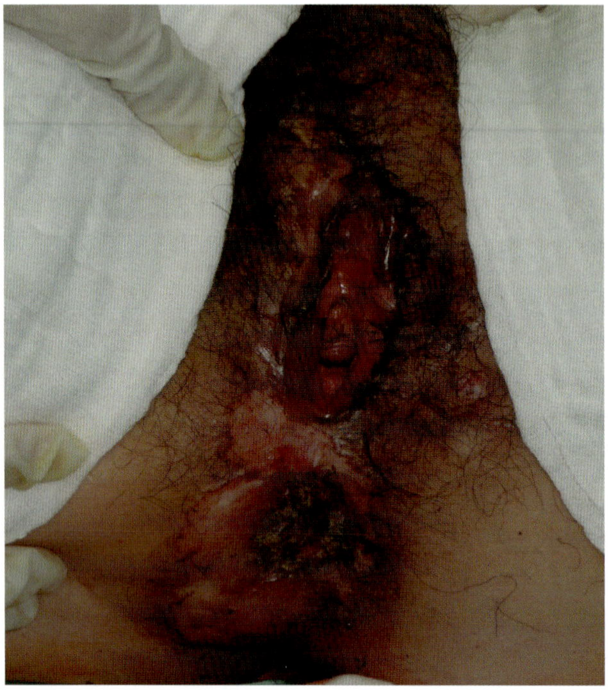

Figura 13.1.14 Tratamiento combinado: resección de úlcera para descartar invasión y vaporización con láser CO_2 del resto de lesiones en el mismo paciente que el de la Figura 13.1.13.

Las vacunas profilácticas contra los tipos de alto riesgo del HPV son efectivas en la prevención del HSIL (VIN usual).[10] Datos publicados muestran que la población virgen de HPV, la vacuna logró una eficacia para prevención del HSIL relacionado con el HPV 16 y 18 de 94,9% (95% IC), mientras que en la población ya expuesta al HPV la eficacia fue del 75,6% (95% CI). Hasta la fecha de edición de este libro no se cuenta con estudios sobre la vacuna nonavalente.

El pronóstico es muy bueno y la progresión al carcinoma de las lesiones tratadas es del 3,5%.

Bibliografía

1 Darragh TM, Colgan TJ, Thomas Cox J, Heller DS, Henry MR, Luff RD, McCalmont T, Nayar R, Palefsky JM, Stoler MH, Wilkinson EJ, Zaino RJ, Wilbur DC; Members of the LAST Project Work Groups. The Lower Anogenital Squamous Terminology Standardization project for HPV-associated lesions: background and consensus recommendations from the College of American Pathologists and the American Society for Colposcopy and Cervical Pathology. Int J Gynecol Pathol 2013; 32 (1): 76-115.

2 Bodelon C, Madeleine M, Voigt L, Weiss N. Is the incidence of invasive vulvar cancer increasing in the United States? Cancer Causes & Control 2009; 20 (9): 1779-82.

3 Neill SLewis F. Ridley's The Vulva. 3ra ed. Nueva York: John Wiley & Sons; 2009.

4 Preti M, Scurry J, Marchitelli C, Micheletti L. Vulvar intraepithelial neoplasia. Best Practice & Research Clinical Obstetrics & Gynaecology 2014; 28 (7): 1051-62.

5 van Seters M, van Beurden M, de Craen A. Is the assumed natural history of vulvar intraepithelial neoplasia III based on enough evidence? A systematic review of 3322 published patients. Gynecologic Oncology 2005; 97 (2): 645-51.

6 Committee Opinion. Obstetrics & Gynecology 2011; 118 (5): 1192-4.

7 Munoz N, Kjaer S, Sigurdsson K, Iversen O, Hernandez-Avila M, Wheeler C et al. Impact of Human Papillomavirus (HPV)-6/11/16/18 Vaccine on All HPV-Associated Genital Diseases in Young Women. JNCI Journal of the National Cancer Institute 2010; 102 (5): 325-39.

8 van de Nieuwenhof H, Massuger L, van der Avoort I, Bekkers R, Casparie M, Abma W et al. Vulvar squamous cell carcinoma development after diagnosis of VIN increases with age. European Journal of Cancer. 2009; 45 (5): 851-6.

9 Heller DS, van Seters M, Marchitelli C, Moyal-Barracco, et al Update on Intraepithelial Neoplasia of the Vulva: Proceedings of a Workshop at the 2009 World Congress of the International Society for the Study of Vulvovaginal Diseases. Journal of Lower Genital Tract Disease 2010; 14 (4): 363-73.

10 Preti M, Scurry J, Marchitelli CE, Micheletti L. Vulvar intraepithelial neoplasia .Best Pract Res Clin Obstet Gynaecol 2014; 28 (7): 1051-62.

11 Marchitelli C, Secco G, Perrotta M, Lugones L, Pesce R, Testa R. Treatment of Bowenoid and Basaloid Vulvar Intraephitelial Neoplasia 2/3 with Imiquimod 5% cream. J Reprod Med 2004; 49 (11): 876-82.

13.2 Neoplasia intraepitelial vulvar diferenciado

Puntos clave

- No se relaciona con el HPV.
- Afecta a mujeres adultas.
- Se asocia a dermatosis (liquen escleroso o liquen simple crónico).
- En general se presenta como una lesión unifocal.
- No afectas otras áreas del tracto genital inferior (TGI).
- En su evolución natural presenta un período corto como neoplasia intraepitelial vulgar (VIN).
- Tiene alto potencial de progresión a carcinoma invasor.
- Es más fácil encontrarlo asociado al carcinoma y no como lesión aislada por falta de seguimiento de pacientes con liquen escleroso asociado a liquen simple crónico.

Epidemiología y etiología

La VIN diferenciada (VINd) no se asocia a infección viral. Está asociada a dermatosis vulvares, tales como liquen escleroso y liquen simple crónico (antiguamente llamada hiperplasia epitelial). Es menos frecuente que la VIN usual. Puede pasar desapercibida, ya que rápidamente progresa a carcinoma. Solo se diagnostica precozmente en pacientes bajo seguimiento por liquen escleroso, especialmente aquellas pacientes que presentas áreas de LSC (antes llamada hiperplasia epitelial).[1]

En general, se observa en pacientes mayores de cuarenta años, no asociada a hábitos de tabaquismo ni guarda relación con la conducta sexual.

La tasa de progresión al cáncer es alta, reportada en un 32,8% en un tiempo promedio de 22,8 meses.[2,3]

La oncogénesis en este tipo de VIN es menos entendida. Algunas hipótesis sugieren que se relaciona con daños genéticos producidos por la oxidación crónica y al p53.[1]

Clínica

En general se trata de lesiones unifocales en el contexto de un liquen escleroso[4] o menos frecuentemente liquen plano. Se presentan como placas engrosadas, blanquecinas, en ocasiones se aprecian erosiones o ulceraciones (Figura 13.2.1). En el caso de que se presente con síntomas estos son: prurito, ardor, dolor, dispareunia. No se asocia con otras lesiones del TGI.

Diagnóstico

El diagnóstico es histológico y siempre deben biopsiarse las lesiones, ya que el diagnóstico diferencial con

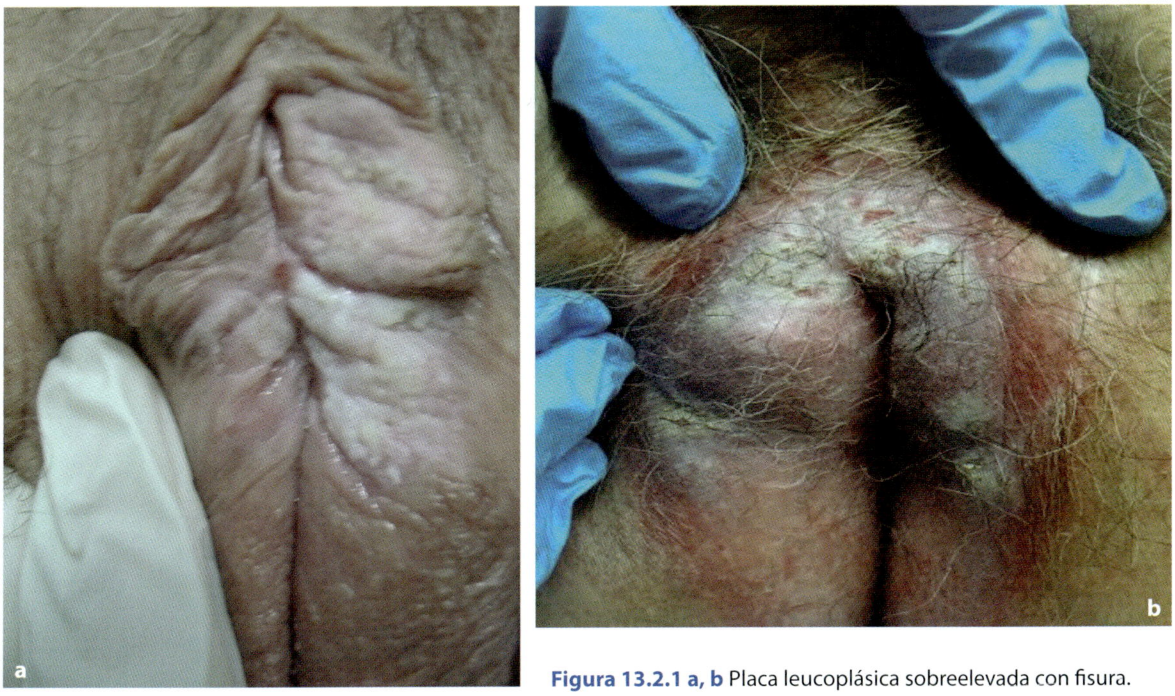

Figura 13.2.1 a, b Placa leucoplásica sobreelevada con fisura.

el LSC solo puede hacerse histológicamente ante la presencia o no de células atípicas en el estrato basal del epitelio. En la histología, se observarán células escamosas bien diferenciadas con atipia limitada a la capa basal y leve distorsión de la maduración. En la superficie, se encuentra hiperqueratosis o paraqueratosis, pero solo leves núcleos atípicos en las células de la capa granulosa o paraqueratosis. Las células de la capa basal tienen núcleos agrandados hipercromáticos con la relación núcleo-citoplasma aumentado y los nucléolos prominentes. Se pueden observar figuras mitóticas atípicas en la capa basal (Figuras 13.2.2).

La inmunohistoquímica demuestra la sobreexpresión de p53 y MIB-1 (ki-67), marcador de proliferación. En general, se observa inflamación del estroma subyacente (Figura 13.2.3).

Diagnóstico diferencial

- Enfermedad de Paget.
- Liquen simple crónico.
- Liquen escleroso.
- Liquen plano hipertrófico.
- Carcinoma de vulva.
- Carcinoma verrugoso HPV negativo.

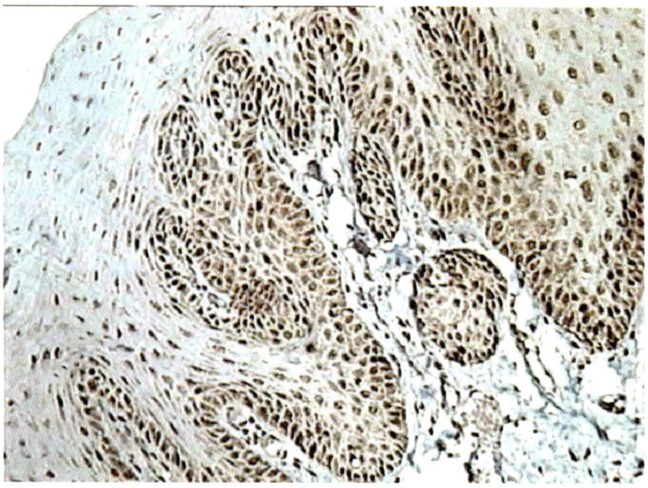

Figura 13.2.3 VIN diferenciado: p53 positivo.

Tratamiento

El tratamiento de la VINd es quirúrgico y siempre se debe obtener pieza para anatomía patológica por el riesgo de carcinoma oculto.[5]

La resección se puede realizar con bisturí, escisión electroquirúrgica en asa (LEEP), o láser CO_2. El margen lateral debe ser de 5 mm y se debe llegar en profundidad hasta el tejido celular subcutáneo. Al igual que ocurre con el HSIL vulvar (Figuras 13.2.4 y 13.2.5).[1]

En caso de que la biopsia informe márgenes de resección comprometidos, deberá reoperarse a la paciente para extender los márgenes.

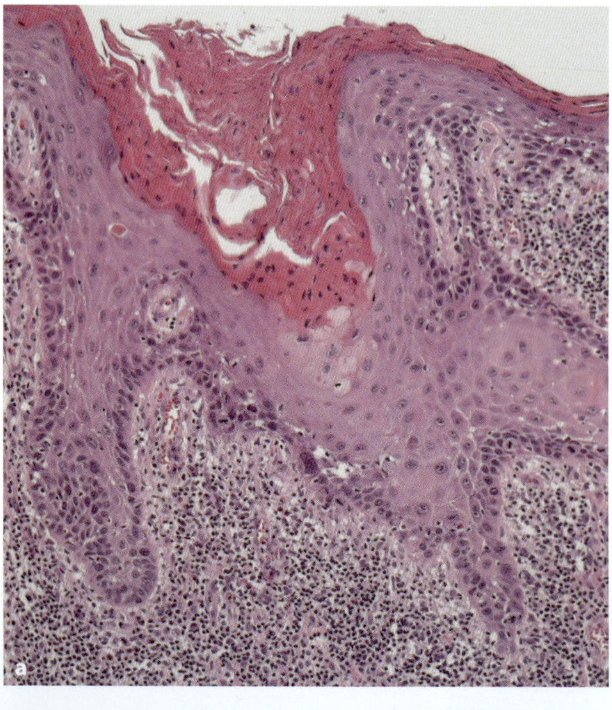

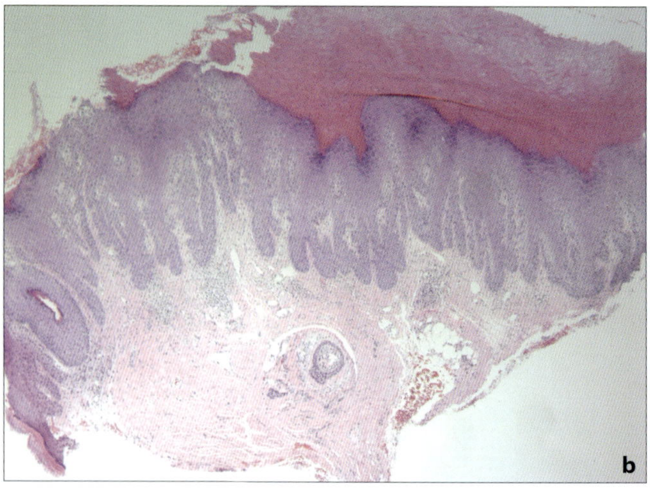

Figura 13.2.2 a, b Epidermis acanatósica con hiperparaqueratosis y desorganización de la capa basal, disqueratosis, presencia de queratinocitos atípicas, con nucléolos prominentes y mitosis atípicas.

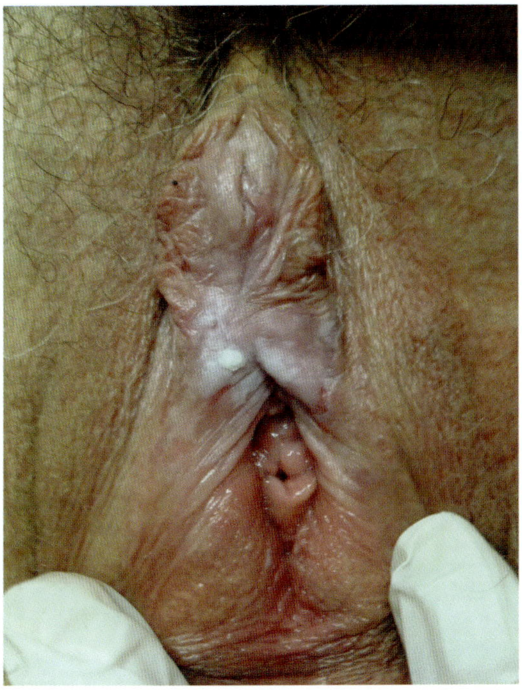

Figura 13.2.4 VIN diferenciado.

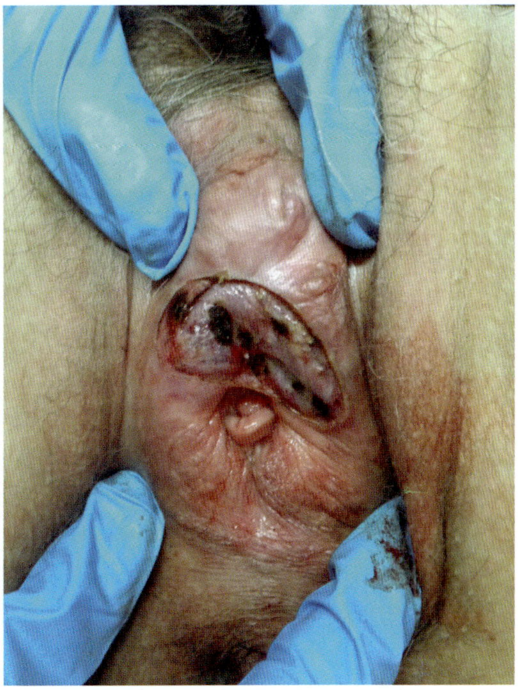

Figura 13.2.5 Resección quirúrgica del VIN diferenciado.

Algoritmo de diagnóstico y tratamiento del VIN diferenciado

Véanse los Algoritmos 13.2.1 y 13.2.2.

Seguimiento y pronóstico

El seguimiento debe hacerse a largo plazo y es fundamental continuar con el tratamiento de su dermatosis de base con corticoides tópicos de alta potencia (*v.* Capítulo 9).

Algoritmo 13.2.1 Diagnóstico y de tratamiento del VIN diferenciado

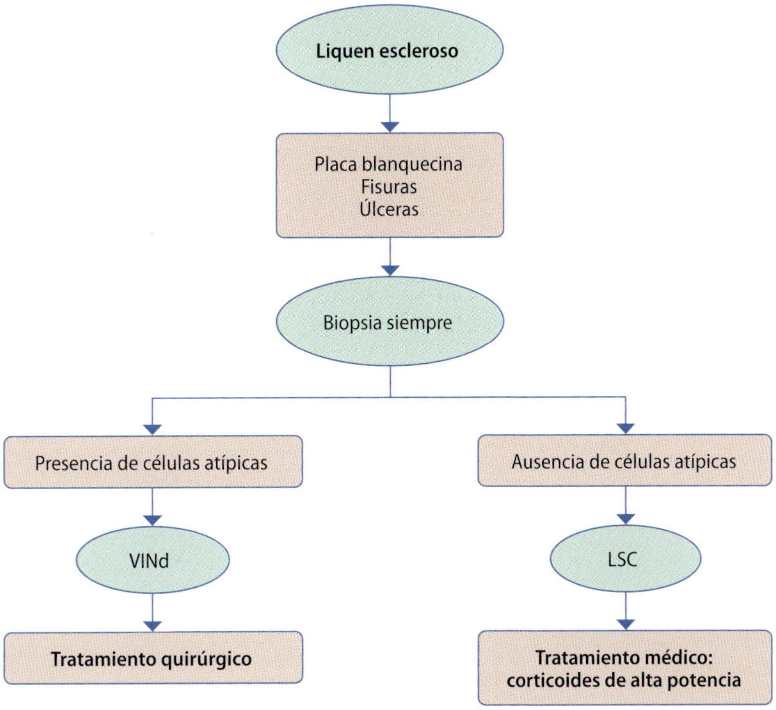

Algoritmo 13.2.2 Algoritmo terapéutico de la neoplasia intraepitelial vulvar

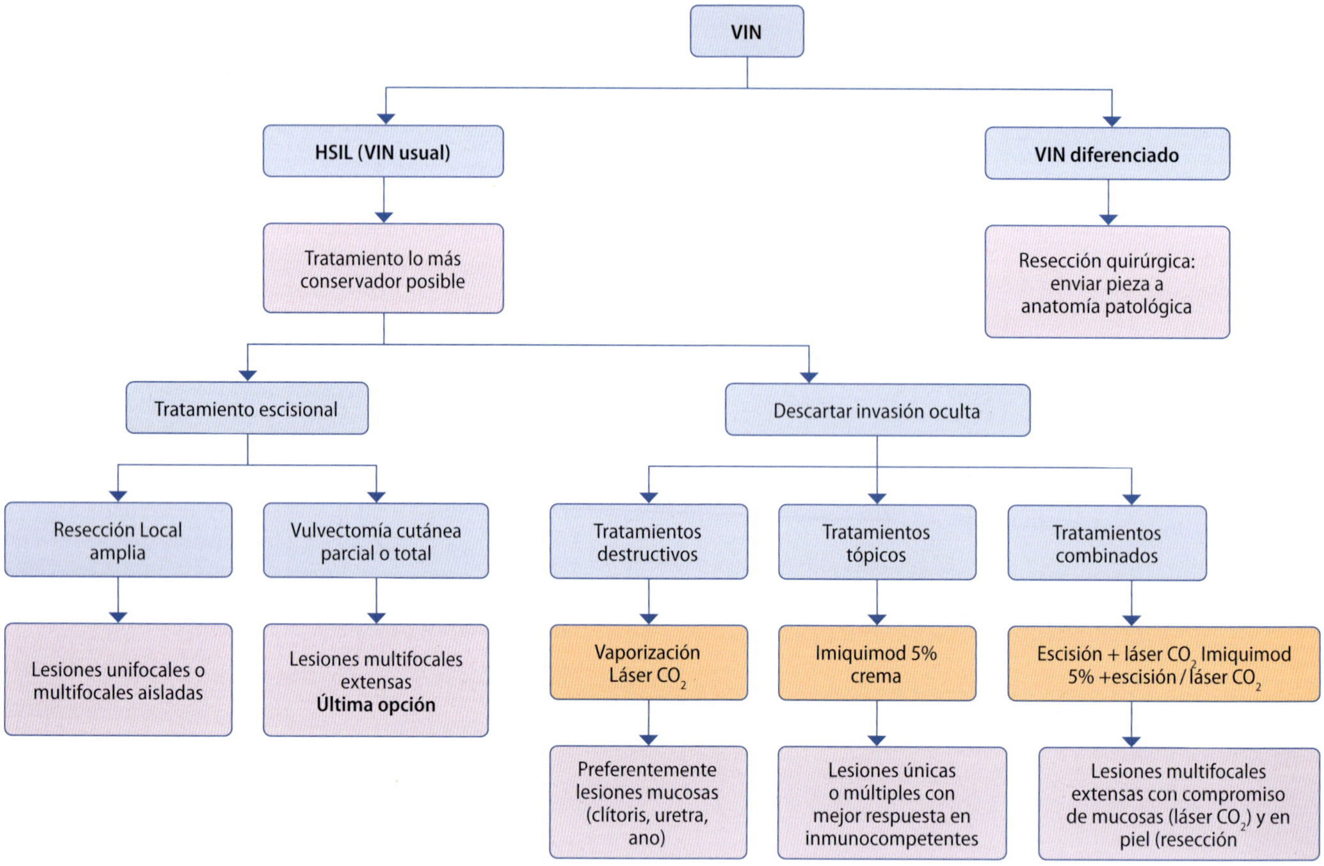

Conclusiones

La VIN se considera una patología premaligna y requiere siempre tratamiento. El tratamiento de la VIN debe ser individualizado y lo más conservador posible, y debe lograrse un perfecto balance entre la remoción total de la lesión y el alivio de los síntomas con la salud psicosexual de la paciente y evitar, en lo posible, la mutilación. El seguimiento postratamiento es largo y por tiempo indefinido.

Bibliografía

1 Hoang LN, Park KJ, Soslow RA, Murali R. Squamous precursor lesions of the vulva: current classification and diagnostic challenges. Pathology 2016; 48 (4): 291-302.

2 Bigby SM, Eva LJ, Fong KL, Jones RW. The Natural History of Vulvar Intraepithelial Neoplasia, Differentiated Type: Evidence for Progression and Diagnostic Challenges. Int J Gynecol Pathol 2016; 35 (6): 574-84.

3 Preti M, Scurry J, Marchitelli CE, Micheletti L. Vulvar intraepithelial neoplasia. Best Pract Res Clin Obstet Gynaecol 2014 28 (7): 1051-62.

4 Micheletti L, Preti M, Radici G, Boveri S, Di Pumpo O, Privitera SS, et al. Vulvar Lichen Sclerosus and Neoplastic Transformation: A Retrospective Study of 976 Cases.J Low Genit Tract Dis 2016; 20 (2): 180-3.

5 Heller DS, van Seters M, Marchitelli C, Moyal-Barracco M, et al Update on Intraepithelial Neoplasia of the Vulva: Proceedings of a Workshop at the 2009 World Congress of the International Society for the Study of Vulvovaginal Diseases. Journal of Lower Genital Tract Disease 2010; 14 (4): 363-73.

14

Enfermedad de Paget vulvar

Claudia Marchitelli

Puntos clave

- Enfermedad vulvar poco frecuente que se confunde fácilmente con lesiones vulvares benignas y esto conlleva a demoras en el diagnóstico y tratamiento.
- Ante una lesión eritemato-escamosa que no responde a los tratamientos convencionales debemos tomar biopsia.
- La inmunohistoquímica (IHQ) permitirá diferenciar la enfermedad de Paget vulvar primaria de la secundaria (urotelial o colorrectal, que son las más frecuentes).
- Descartar invasión o carcinoma subyacente: es importante, ya que esto definirá el tratamiento a seguir.

Introducción

La enfermedad de Paget extramamaria (EPEM) es una rara neoplasia cutánea, que representa aproximadamente el 1%-2% de los cánceres de vulva.[1]

La EPEM es primariamente una enfermedad de la mujer, ya que los casos masculinos representan únicamente un 20%. Las lesiones habitualmente se encuentran en sitios con alta densidad de glándulas apocrinas: vulva, pene, escroto, ano, región perianal y axila. La localización más común en las mujeres es la vulva, a la que sigue en frecuencia la región perianal.

Es una enfermedad infrecuente con solo algunos cientos de casos publicados en forma mundial en la bibliografía médica. Su incidencia precisa es desconocida. Representa 6,5% de todos los casos de Paget cutáneo y compromete principalmente pacientes de entre 50-80 años, con un pico de incidencia a los 65 años.[2] La presentación familiar es rara; existen seis casos reportados en la bibliografía japonesa y uno en la británica.[2] En nuestra serie, hermanas gemelas presentaron en forma simultánea enfermedad de Paget vulvar primaria.

Clasificación

Wilkinson y Brown han aunado criterios histogenéticos, histopatológicos, inmunohistoquímicos y características clínicas para clasificar la enfermedad de Paget vulvar en dos categorías principales (Tabla 14.1).[3]

Clínica

Las lesiones en la EPEM no son específicas, son lesiones eritemato-escamosas que se confunden con patologías dermatológicas benignas como dermatitis, psoriasis, liquen simple crónico, etc. (Figura 14.4). Esto lleva a que la paciente reciba muchos tratamientos tópicos antes de lograr el diagnóstico acertado. Se ha reportado una media de dos años en la demora en el diagnóstico.

> Es importante tener en cuenta que si la paciente no responde a los tratamientos tópicos, la biopsia debe ser realizada para llegar al diagnóstico de certeza.

Inicialmente, las lesiones suelen ser rojas o rosa intenso, aterciopeladas, con parches diseminados de hiperqueratosis blanquecina, imagen de frutillas con crema (Figura 14.5). Las lesiones se vuelven eritematosas, en placa y descamativas, especialmente cuando se localizan en zonas secas. Raramente pueden presentarse como lesiones ulceradas. Los bordes suelen ser irregulares, ligeramente

Tabla 14.1 Clasificación de la enfermedad de Paget extramamaria

Primaria (de origen cutáneo)
▪ Enfermedad de Paget como neoplasia intraepitelial primaria (Figura 14.1). ▪ Enfermedad de Paget como neoplasia intraepitelial con invasión estromal (Figura 14.2). ▪ Enfermedad de Paget como manifestación de adenocarcinoma de anexo cutáneo subyacente (Figura 14.3).
Secundaria (compromiso de la piel vulvar a punto de partida de una neoplasia interna no cutánea)
▪ Enfermedad de Paget secundaria a adenocarcinoma anal o anorrectal. ▪ Enfermedad de Paget secundaria a neoplasia urotelial. ▪ Enfermedad de Paget secundaria a adenocarcinomas o tumores relacionados de otros sitios.

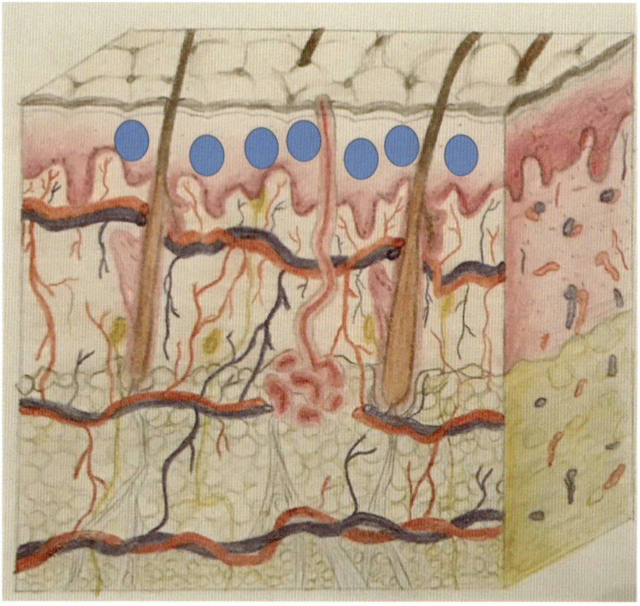

Figura 14.1 Enfermedad de Paget como neoplasia intraepitelial primaria. (Gentileza Dra. Pilar Domenech).

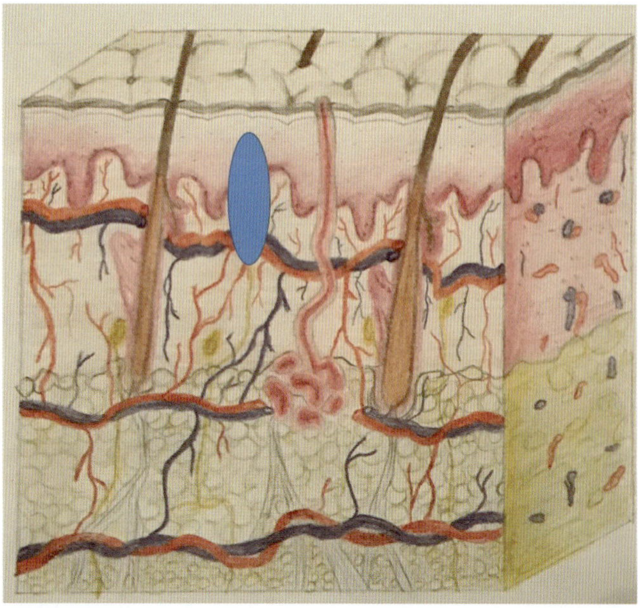

Figura 14.2 Enfermedad de Paget como neoplasia intraepitelial con invasión estromal. (Gentileza Dra. Pilar Domenech).

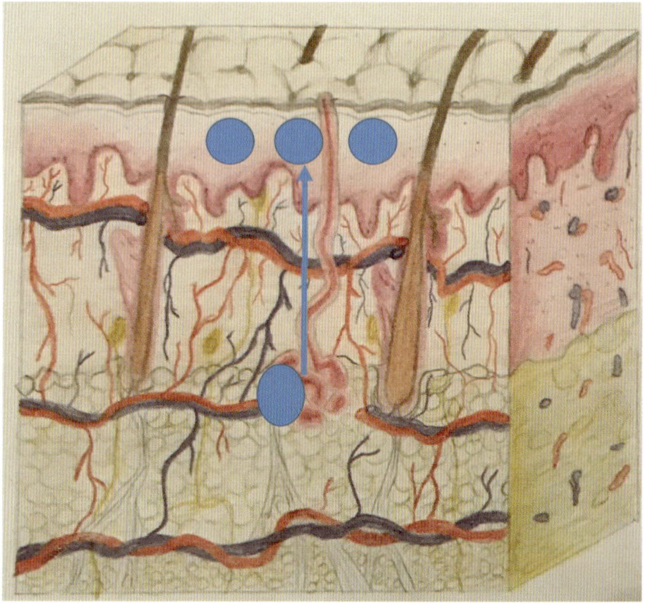

Figura 14.3 Enfermedad de Paget como manifestación de adenocarcinoma de anexo cutáneo subyacente. (Gentileza Dra. Pilar Domenech).

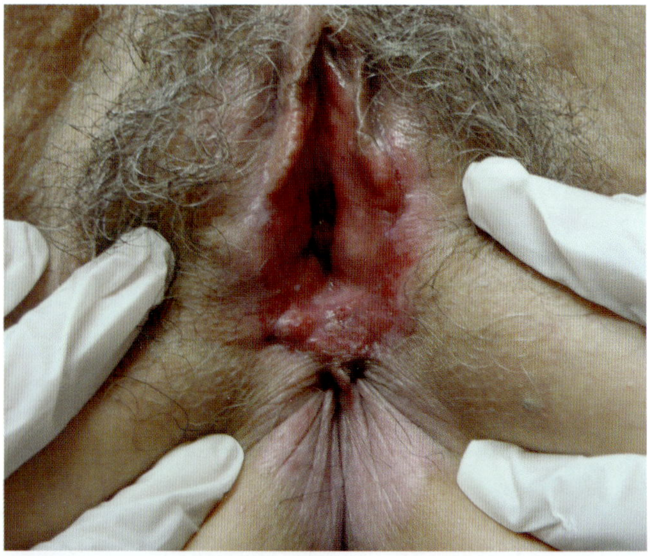

Figura 14.4 Enfermedad de Paget, difícil diagnóstico, ya que se puede confundir con liquen plano, candidiasis, dermatitis.

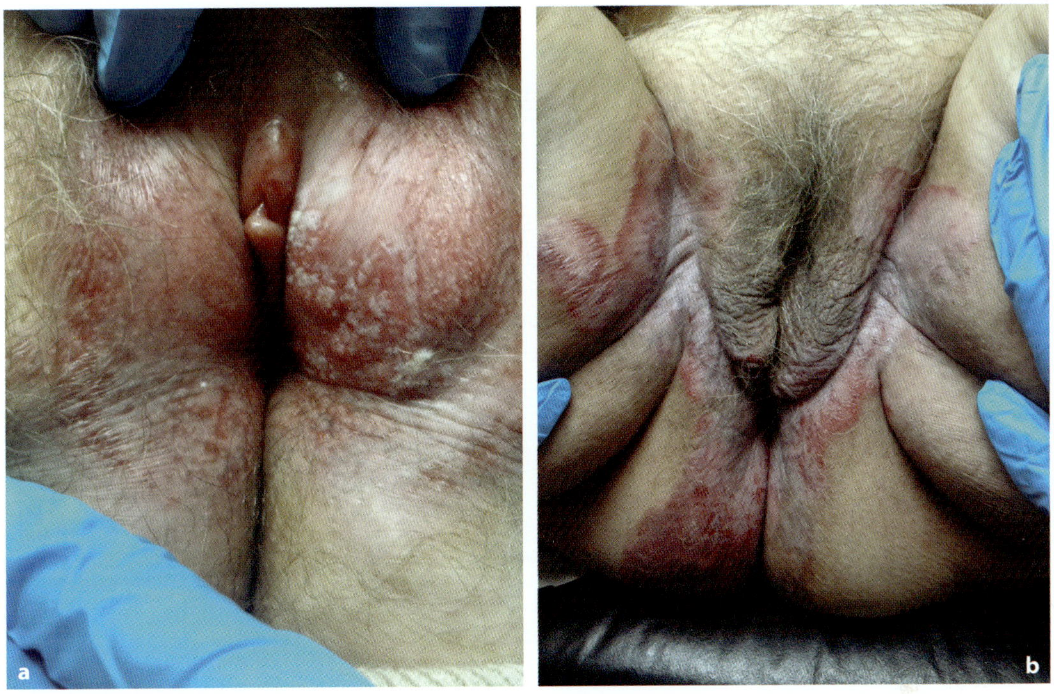

Figura 14.5 a, b Enfermedad de Paget vulvar primaria intraepitelial. Lesión eritemato-escamosa con áreas de hiperqueratosis (imagen de "frutillas con crema").

sobrelevados y con fuerte demarcación. Estos bordes visibles de la enfermedad de Paget vulvar suelen ser engañosos, ya que las células de Paget pueden diseminarse a lo largo de las capas basales de la piel de apariencia normal y dan focos de multicentricidad. Esto hace que, aunque las resecciones sean amplias, las recidivas sean muy frecuentes. Pueden comprometer en forma extensa la región perianal, genitocrural y pliegues inguinales.

El examen clínico debería dirigirse a descartar la presencia de lesiones periuretrales y perianales. En estos casos, podría existir compromiso de la piel a partir de una neoplasia interna no cutánea.

Sintomatología

Los síntomas no son específicos. La mayoría de los pacientes refiere prurito, ardor, quemazón y dolor vulvar. Un pequeño grupo de pacientes podría ser asintomático. La presencia de dolor vulvar, sangrado y presencia de tumoración palpable se han reportado con mayor frecuencia en pacientes con enfermedad invasora (Figura 14.6).[4]

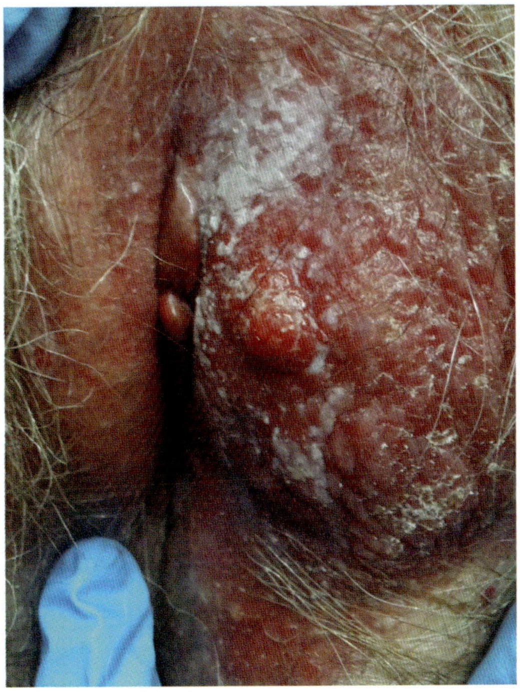

Figura 14.6 Enfermedad de Paget invasora. Nódulo en labio mayor izquierdo, que representa el área de invasión estromal.

Diagnóstico

- Clínica: lesiones eritemato-escamosas.
- Biopsia: diagnóstico de certeza.
- Inmunohistoquímica: diferencia enfermedad de Paget vulvar primaria de secundaria.

Histopatología

En la EPEM, la célula neoplásica proliferativa es la célula de Paget (CP). Típicamente, el análisis histológico con hematoxilia-eosina demuestra una proliferación intraepitelial de células grandes redondeadas con abundante citoplasma basófilo y grandes núcleos centrales, a veces con nucléolo prominente. Estas células habitualmente se encuentran concentradas en la epidermis profunda, pero pueden dispersarse en estratos superiores. Pueden encontrarse en forma aislada o formando racimos, nidos o estructuras glandulares dentro de la epidermis. Se observa a veces también hiperqueratosis, acantosis y paraqueratosis. En la dermis superior, podemos hallar un denso infiltrado inflamatorio compuesto por células redondas pequeñas y células plasmáticas (Figura 14.7).

El compromiso de la unidad pilosebácea y las glándulas sudoríparas es frecuente, así como la aparición de lesiones epidérmicas adyacentes a la enfermedad de Paget anogenital.[5] En oposición a la enfermedad de Paget vulvar intraepitelial, la forma invasora muestra discontinuidad de la membrana basal en la zona de invasión, con grupos de CP que protruyen al estroma subyacente. Estas células impresionan ser más anaplásicas y tiñen débilmente con tinción de mucicarmín (Figura 14.8).

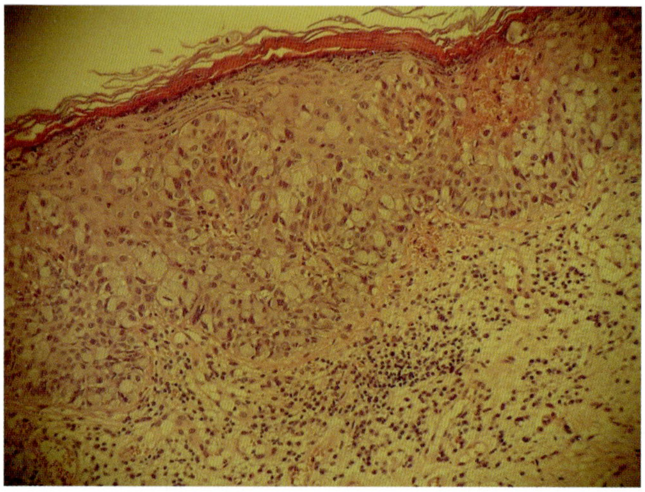

Figura 14.7 Histopatología de la enfermedad de Paget vulvar.

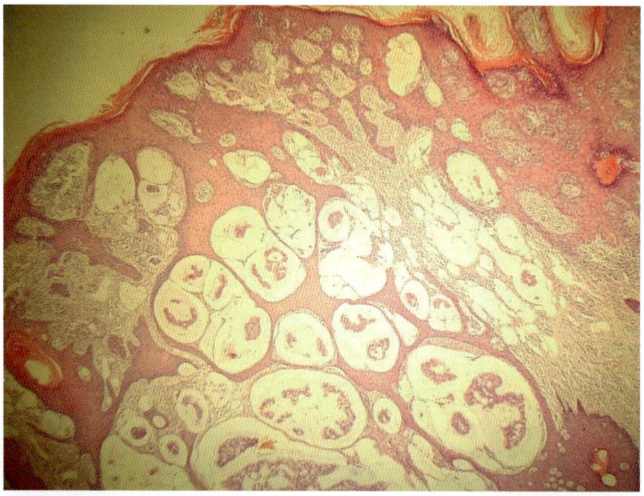

Figura 14.8 Histopatología de enfermedad de Paget vulvar invasora.

Inmunohistoquímica

La inmunohistoquímica (IHQ), utiliza marcadores que son de utilidad en el diagnóstico diferencial entre enfermedad de Paget primaria y secundaria, en el manejo y seguimiento de esta enfermedad.

Las células de Paget vulvar primaria típicamente tiñen para CK7, antígeno carcinoembrionario (CEA) y GCDFP-15+.[6] Estos marcadores son de utilidad en el diagnóstico de la enfermedad de Paget y para el diagnóstico diferencial con otras enfermedades con mimetismo morfológico como melanoma, VIN pagetoide y neoplasias relacionadas a un adenocarcinoma de origen anorrectal o urotelial.

Para diagnóstico de melanoma, se utiliza como marcadores melanocíticos a S100 (una proteína ligadora de calcio), HMB45 (un antígeno citoplasmático específico de melanoma) y Melan-A. El diagnóstico diferencial con la neoplasia intraepitelial vulvar se basa en que el panel de queratinas que expresan las células de Paget difieren de aquellas de la epidermis adyacente.

En caso de compromiso vulvar a partir de un adenocarcinoma anorrectal asociado, a diferencia de la enfermedad de Paget vulvar primaria, típicamente expresan citoqueratina 20 y no marcan para GCDFP-15.

En casos de asociación con una neoplasia urotelial, las células de origen urotelial no son GCDFP-15 + positivas, pero si tiñen para citoqueratina 7 (CK7-), muchas veces para citoqueratina 20 y uroplaquina III. Esta diferenciación es de fundamental relevancia clínica, debido a que los enfoques terapéuticos y pronósticos de estas enfermedades son muy diferentes, a pesar de sus hallazgos clínicos e histopatológicos semejantes (Tabla 14.2).

> El inmunofenotipo (CK7+, CK20 –, GCDFP– 15+) ayuda a distinguir entre la enfermedad de Paget vulvar primaria y el compromiso pagetoide de la piel vulvar a punto de partida de una neoplasia interna no cutánea (Figuras 14.9 y 14.10).

Además, en concordancia con la enfermedad de Paget mamaria, en 30%-40% de los casos de enfermedad de Paget extramamaria puede identificarse sobrexpresión de la proteína HER-2, y podría estar asociada con un forma de enfermedad más agresiva o recurrente.[7]

La presencia de la proteína supresora de tumores, p53, podría ser predictora de enfermedad invasora y enfermedad de Paget extramamaria secundaria.

Diagnóstico diferencial

Los más frecuentes son los mencionados a continuación:

- Liquen escleroso.
- Dermatofitosis.

Tabla 14.2 Diagnóstico diferencial por IHQ de enfermedad de Paget primaria o secundaria

	CK7	CK20	GCDFP-15	CEA	S-100 HMB-45 Melan-A
Relacionado con 1.ª piel	+	–	+	+	–
Relacionado con Ca rectal	+	+	–	+	–
Relacionado con Ca urotelial	+	– (+)	–	–	–
Melanoma	–	–	–	–	+

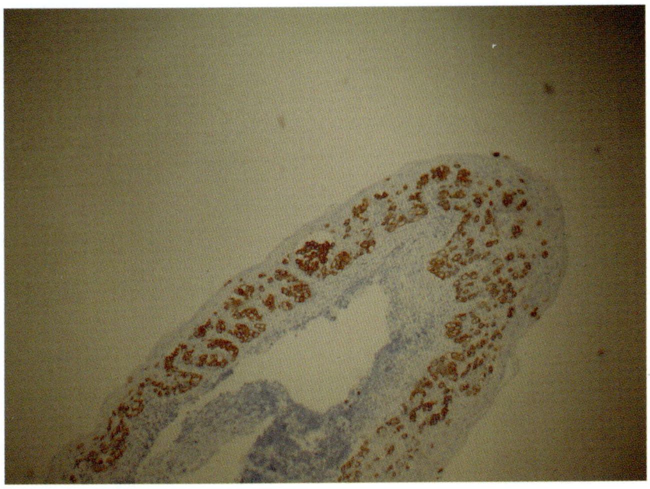

Figura 14.9 Inmunohistoquímica: CK7 positiva en el diagnóstico de enfermedad de Paget primaria vulvar.

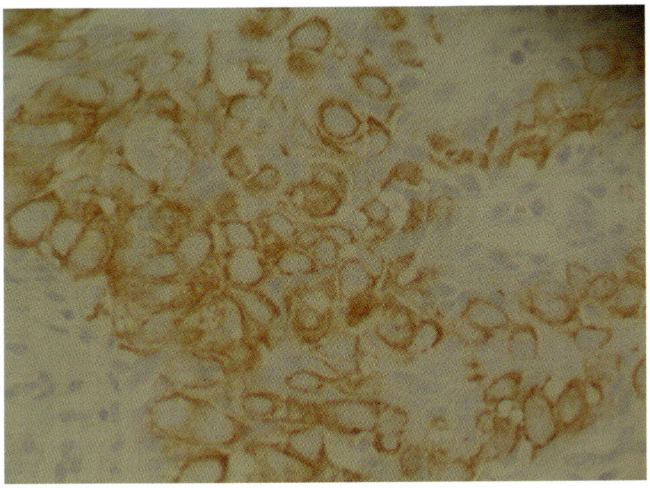

Figura 14.10 Inmunohistoquímica: GCDFP positiva en el diagnóstico de enfermedad de Paget primaria vulvar.

- Candidiasis.
- Dermatitis de contacto.
- Psoriasis.
- Dermatitis seborreica.
- Neoplasia intraepitelial vulvar escamosa.

Tratamiento

Es importante antes de indicar un tratamiento diferenciar entre Paget primario y secundario a través de la inmunohistoquímica.

Enfermedad de Paget primaria

Si es primario (lo más frecuente), también debemos definir si es alguna de las siguientes variantes:

- Enfermedad de Paget como neoplasia intraepitelial primaria. Es la más frecuente.
- Enfermedad de Paget como neoplasia intraepitelial con invasión estromal.
- Enfermedad de Paget como manifestación de adenocarcinoma de anexo cutáneo subyacente.

Enfermedad de Paget primaria intraepitelial

El tratamiento ideal es aquel que intenta obtener destrucción tisular mínima, con la menor tasa de recurrencia posible. Sin embargo, algunas características de la enfermedad de Paget vulvar dificultan estos objetivos. La lesión se extiende más allá de lo que se ve clínicamente, a simple vista, por lo cual las resecciones requieren un margen de seguridad mayor. Esto hace que se realicen escisiones muy amplias que alternan la anatomía y la función normal de la vulva.

Tratamiento y diagnóstico

Ambos se relacionan íntimamente con las características patológicas de la enfermedad.

Cirugía. Se considera el método de referencia para el tratamiento de la enfermedad de Paget vulvar primaria. A lo largo de los años, diferentes modalidades terapéuticas han sido intentadas en pacientes con esta enfermedad para lograr reducir la significativa morbilidad asociada con los tratamientos quirúrgicos radicales que suelen ser necesarios para lograr márgenes negativos.

No existe evidencia de que la evaluación de márgenes intraoperatoria disminuya la recurrencia ni mejore la sobrevida.
Las altas tasas de recurrencia asociadas con EPEM se han atribuido a la extensión subclínica y multifocal que caracteriza a esta enfermedad. Por esto la mayoría de los autores recomienda el uso de escisión quirúrgica amplia y profunda. Estas escisiones, debieran incluir un margen periférico de 1,5 cm a 2 cm de piel de aspecto normal, que llegue hasta la aponeurosis (resecando tejido celular subcutáneo).

Esta escisión no es siempre fácil de obtener y, al mismo tiempo, intentar preservar la función sexual, anatomía normal e imagen corporal, especialmente en lesiones que se encuentran en el vestíbulo, próximas a la uretra. A su vez, es obligatoria la resección de los anexos cutáneos que podrían contener células de Paget, por eso se reseca el celular subcutáneo (Figuras 14.11-14.13). En lesiones extensas, las resecciones son amplias y se necesita el uso de colgajos rotatorios para llenar el defecto (Figuras 14.14 a 14.17).

Láser CO_2. La necesidad de incluir los anexos y la evaluación histológica para la detección de neoplasia subyacente descartan el uso de la vaporización láser como único tratamiento de enfermedad de Paget vuvlar.[8] A pesar de esto, varios cirujanos han comenzado a explorar el láser como otra posibilidad de tratamiento. Se ha reportado cierta utilidad del láser de CO_2 y Nd: YAG. La mayor desventaja de esta opción es la falta de material histológico para la evaluación de potencial invasión y de los márgenes. Mientras algunos investigadores han reportado éxito con el tratamiento láser, algunos reportes han notado significativa recurrencia con el uso de este método.[8] Los motivos propuestos para esta alta tasa de recurrencia (hasta un 67%) luego de dos años de seguimiento son uso de láser en lesiones demasiado extensas, multifocalidad y ablación menos profunda lograda con el láser (hasta la dermis reticular) en comparación con la escisión quirúrgica.[8] Por esta razón, no se recomienda como primera línea de tratamiento.

Imiquimod crema al 5%. Ha demostrado algunos resultados interesantes. Este modificador de respuesta biológica estimula la función inmune tanto innata como adquirida y se sabe que estimula citoquinas, especialmente interferón alfa (IFN-α) y factor de necrosis tumoral alfa (TNF-α) en el sitio de aplicación. La respuesta al tratamiento parecería estar condicionada por la estimulación

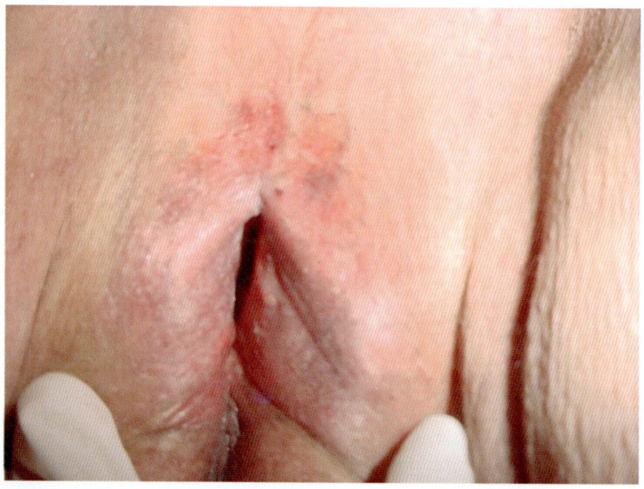

Figura 14.11 Enfermedad de Paget recurrente.

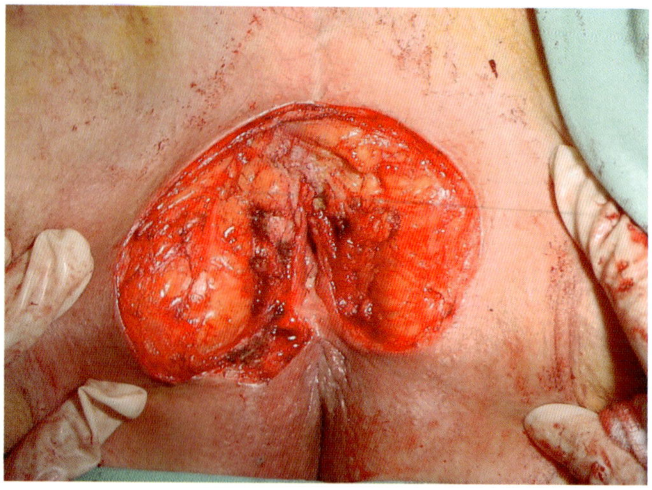

Figura 14.12 Enfermedad de Paget recurrente, resección quirúrgica con margen de 2 cm en el mismo paciente de la Figura 14.11.

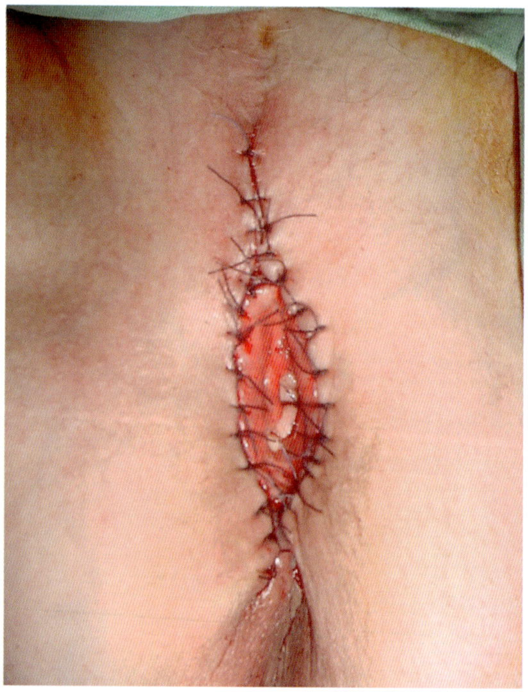

Figura 14.13 Cierre primario con aproximación de bordes.

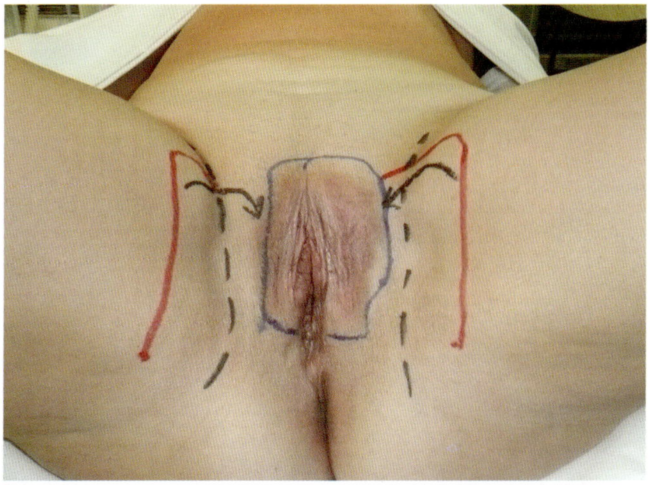

Figura 14.14 Enfermedad de Paget extensa con compromiso de toda la vulva. Se usarán colgajos para el cierre de la herida.

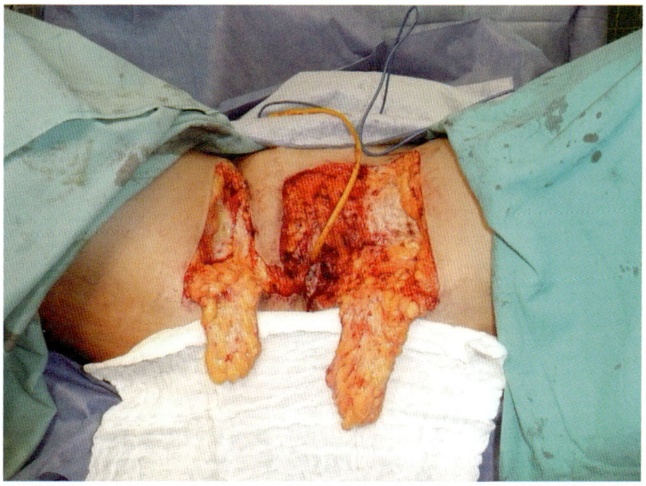

Figura 14.16 Preparación de colgajos rotatorios para llenar el defecto.

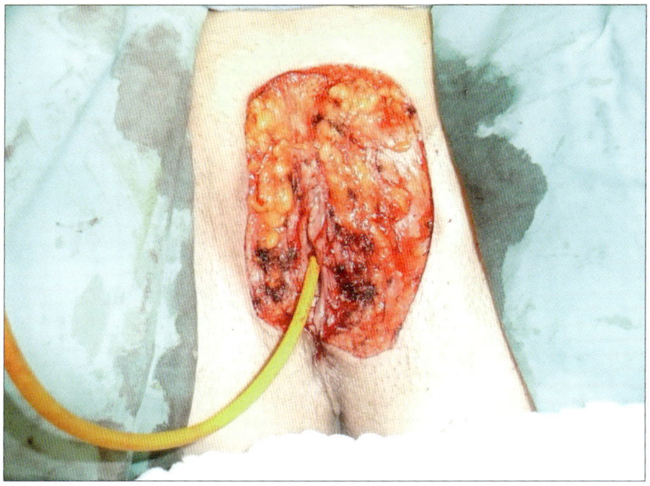

Figura 14.15 Resección quirúrgica del paciente de la Figura 14.14.

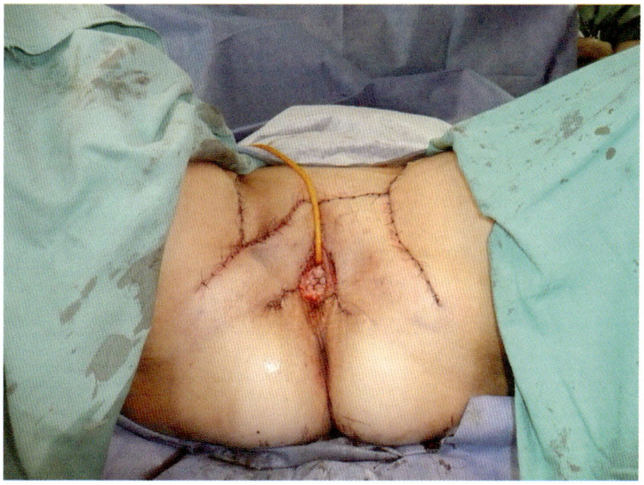

Figura 14.17 Sutura de colgajos rotatorios.

de la respuesta inmune específica contra células tumorales. Muchos reportes de casos han surgido a lo largo de la última década con varios regímenes terapéuticos (Tabla 14.3). La mayoría de las pacientes recibió tratamiento tres veces por semana por un mínimo de tres meses. En la mayoría de los estudios realizados con crema de imiquimod al 5%, se realizaron biopsias inmediatamente después del tratamiento y varios meses más tarde, habiéndose reportado en varias oportunidades desaparición clínica e histológica de la EPEM.

En nuestra serie publicada de diez pacientes[9] que fueron tratadas con imiquimod 5% crema, tres de ellas presentaban enfermedad recurrente. Nueve de las diez pacientes presentaron una respuesta completa tanto clínica como histopatológica, con una duración de tratamiento entre tres y seis meses. Una paciente presentó respuesta parcial (desaparición de más del 50% de la lesión) luego de cuatro meses de tratamiento. Las biopsias se realizaron a los dos meses de finalizado el tratamiento para evitar que la reacción inflamatoria generada por el imiquimod pudiera alterar los resultados. No se encontraron recurrencia durante un seguimiento medio de 18 meses (3-49 meses) (Figura 14.18).

Presentamos este año en el Congreso Latinoamericano de Patología Vulvar (SoLaPaV) en Río de Janeiro nuestra serie de dieciséis pacientes con enfermedad de Paget vulvar primaria. Cuatro con enfermedad recurrente, recibieron imiquimod y las cuatro presentaron una respuesta completa tanto clínica como histológica. Doce presentaban enfermedad de Paget vulvar inicial, de las cuales seis tuvieron respuesta completa y seis respuesta parcial (mayor del 50%), quienes continúan con tratamiento con imiquimod crema, siempre palpando bien el área afectada para descartar invasión. Hemos tomado biopsia de

Tabla 14.3 Revisión bibliográfica del uso de imiquimod

Autor	Casos	Enfermedad	Tratamiento previo	Dosis	Duración	Respuesta	Seguimiento
Zamponga 2002	2 H M	Recurrente Inicial	Curetaje	6 d consec. 4 d descan. 3 x sem	16 sem 7,5 sem	RC RC	12 m (–) 4 m (–)
Berman 2003	1 H	Recurrente	No	1 x d	6 sem	RC Histo. (–)	6 m (–)
Quian 2003	1 H	Recurrente	Cir. Mohs TFD*	3 x sem	6 sem	RC Histo. (–)	14 m (–)
Wang 2003	1 M	Recurrente		6 d consec. 4 d descan. 2 x sem x 1sem 3 x sem x 5sem	7 sem	RC Histo. (–)	0,5 m (–)
Moyal-Barracco 2005	17 M	9 recurrentes 8 iniciales	8 Cirugía 1 Láser	2 x sem (modificado en relación con efectos adversos)	18 sem	RC: 5 RP: 4	1 recurrencia a los 10 meses
Cohen 2006	1 H	Inicial	No	3 x sem	16 sem	RC Histo. (–)	9 m (-)
Mirer 2006	2 M	Inicial	No	5 x sem x 4 sem 3 x sem x 8 sem 2 x sem x 12-16 sem	24-28 sem	RC	12 m (–)
Badgwell 2006	1 M	Inicial	No	2 x sem	16 sem	RC	
Denehy 2006	6 M	Recurrente		3 x sem	6-16 sem	RC: 5 RP: 1	
Vereecken 2007	1 M	Recurrente	3 resecciones locales	Todos los días	12 sem	RC Histo. (–)	12 m (–)
Geisler 2008	1 M	Recurrente	Múltiples resecciones Láser	2 x sem	16 sem	RC Histo. (–)	12 m (–)
Hatch 2008	2 M	Recurrentes	Vulvectomía	Variable	19 sem 28 sem	RC Histo. (–)	12 m (–) 6 m (–)
Challenor 2009	2	Recurrente	Cirugía	3 x sem	8 sem		
Bertozzi 2008	1 M	Recurrente		3 x sem	8 sem	RC	
Sendagorta 2010	3 M	Inicial	No	Diario x 3 sem Después del alta x 3 sem	6 sem	RC Histo. (–)	20-22-26 m (–)
Tonguc 2010	1 M	Recurrente	Cirugía	Diario x 3 sem 3 x sem x 14 sem	18 sem	RC	24 m (–)
Feldmeyer 2011	1 M	Inicial	No	3 x sem	18 sem	RC	12 m (–)
Anton 2011	1 M	Inicial	No	3 x sem	25 sem	RC Histo. (–)	No especificado
Hiraldo 2011	1 M	Inicial	No	6 días x sem	16 sem	RC Histo. (–)	14 m (–)
Ballochi 2012	4 M	1 inicial 3 recurrentes	2 cirugías 1 TFD	2-3 x sem	32-36 sem	RC: 3 RP: 1	Paciente con RP: Paget invasor de vagina
Marchitelli 2013 (9)	10 M	7 iniciales 3 recurrentes	No 2: cirugía 1: láser	3 x sem	12- 24 sem	RC: 9 RP: 1	49-42-31-18-15-3-3-3-3 m

* TFD: terapia fotodinámica.

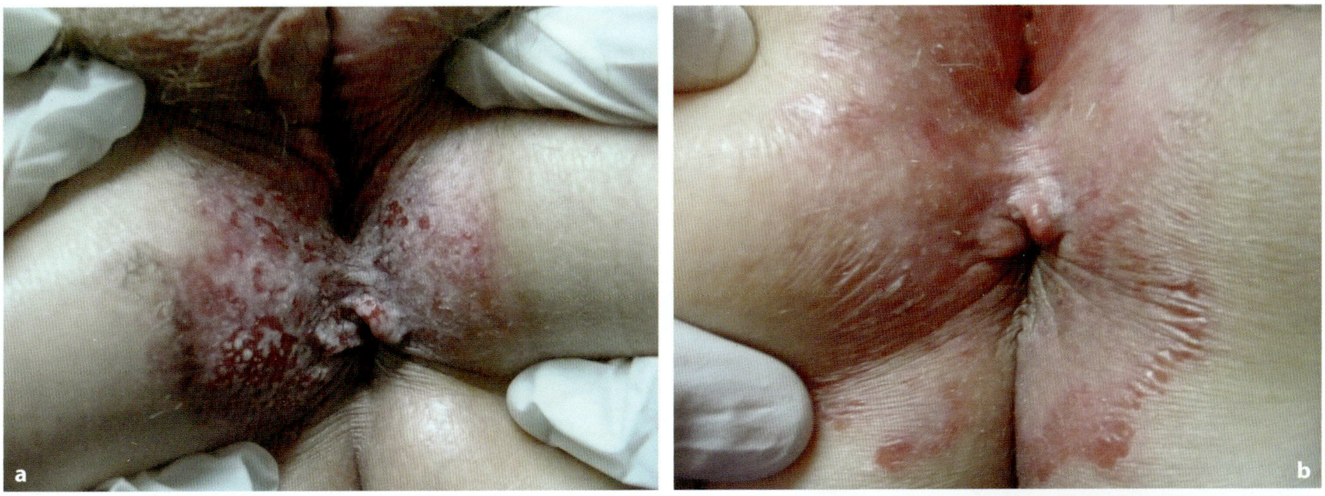

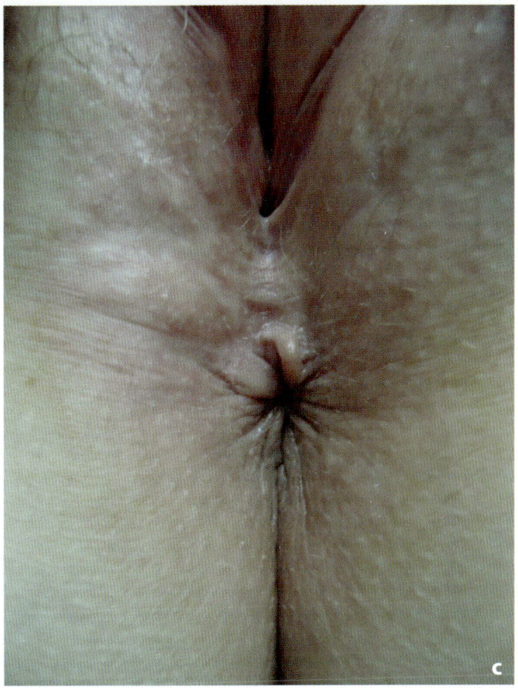

Figura 14.18 a Enfermedad de Paget vulvar y perianal. Típica imagen de "frutillas con crema". **b** A los dos meses de tratamiento con imiquimod 5% crema. Se observa eritema y erosiones superficiales, debido a la medicación. **c** A los dos meses de finalizado el tratamiento con imiquimod 5% crema, desaparición completa de la enfermedad.

todas las áreas sobrelevadas o nodulares al tacto y no hemos encontrado invasión o carcinoma subyacente. Cabe destacar que es muy frecuente el compromiso de anexos cutáneos que puede simular una invasión, por lo que es recomendable trabajar con patólogos entrenados en enfermedades vulvares.

El seguimiento promedio fue de 48 meses. En este período, dos pacientes con respuesta completa recurrieron a los doce y dieciséis meses de finalizado el tratamiento con imiquimod.

El imiquimod podría considerarse una alternativa a la cirugía, un adyuvante antes o después de esta, y aún parte de una combinación terapéutica con otras modalidades de tratamiento.[9]

Aunque solo se han publicado reportes de caso o series de casos hasta el momento, los resultados parecerían ser prometedores.

Tratamiento de elección

Escisión quirúrgica amplia con margen de 1,5 cm a 2 cm con una profundidad de 4 mm. La resección del celular subcutáneo es importante para descartar carcinoma subyacente.

Imiquimod en vías de evaluación.

Enfermedad de Paget vulvar primaria con invasión estromal

La enfermedad de Paget intraepitelial puede evolucionar hacia la invasión dérmica a lo largo del tiempo. El subgrupo de Paget vulvar mínimamente invasivo (<1 mm) representa evidencia histológica de que la enfermedad intraepitelial tiene el potencial de invadir, dado que el componente invasor se encuentra conformado por células con el mismo inmunofenotipo. El desarrollo de enfermedad de Paget vulvar invasora se ha reportado hasta diez años después del tratamiento inicial para Paget intraepitelial. Cabe destacar que en nuestra experiencia no hemos observado dicha evolución. En la mayoría de los Paget vulvares invasores, se describe un extenso compromiso cutáneo intraepitelial (de unos 10 cm aproximadamente) y la invasión parecería desarrollarse en los sectores de enfermedad intraepitelial menos diferenciados.

La diferente prevalencia de enfermedad invasora según las series (entre 0% y 48%) puede reflejar un sesgo de derivación.

La mayoría de los estudios han reportado que la presencia de focos de invasión dérmica superficial asociados a enfermedad de Paget vulvar predominantemente intraepitelial no parecerían afectar el pronóstico. Se recomienda un enfoque conservador para el tratamiento de la enfermedad de Paget mínimamente invasiva. Debería enfatizarse que en la bibliografía no existe aún consenso sobre el método para la medición de profundidad de invasión en el adenocarcinoma de vulva.

> Paget con invasión de hasta 1 mm: se trata como enfermedad intraepitelial primaria.
> Paget con invasión mayor de 1 mm: se trata como un adenocarcinoma de vulva con escisión hasta la aponeurosis y margen de seguridad de 2 cm más linfadenectomía inguinofemoral bilateral.

Enfermedad de Paget vulvar como manifestación de adenocarcinoma de vulva subyacente

En casi todos los casos de enfermedad de Paget mamaria, se documenta la extensión de células malignas a la epidermis por medio de los conductos galactóforos, a partir de un carcinoma mamario subyacente. A esta teoría se la denomina "metástasis epidermotropa". Esta relación habitualmente está ausente en los casos de Paget vulvar, y la asociación con adenocarcinoma vulvar invasor subyacente en una de las más grandes revisiones multicéntricas fue de un 4%.

Como dijimos anteriormente, el sesgo de selección en distintas series podría resultar de los diferentes procedimientos quirúrgicos utilizados. La escisión vulvar amplia podría subestimar la presencia de adenocarcinoma subyacente con respecto a la vulvectomía total. Además, algunas revisiones que evidencian una alta prevalencia de adenocarcinoma subyacente podrían haber incluido algunos casos de enfermedad de Paget vulvar invasora. El adenocarcinoma vulvar primario subyacente podría tener su origen en la glándula de Bartolino, glándulas especializadas anogenitales u otras estructuras glandulares vulvares. Estos adenocarcinomas suelen ser clínicamente evidentes. Sin embargo, esto no es siempre así, por lo cual la dermis subyacente y parte del celular debe ser removido para su adecuada evaluación histológica.

En nuestra serie sobre veintiocho pacientes con enfermedad de Paget vulvar tratadas quirúrgicamente, ninguna presentó un adenocarcinoma subyacente y tres tuvieron un paget con invasión estromal.

Estas pacientes, así como pacientes con invasión estromal mayor de 1 mm, deberían ser tratadas con escisión vulvar hasta la aponeurosis de la región clínicamente involucrada, acompañado de linfadenectomía inguinofemoral bilateral (Figuras 14.19 a 14.21).

El curso clínico de estas pacientes es muy diferente del de aquellas que presentan Paget vulvar intraepitelial. Suelen recidivar tempranamente luego del tratamiento inicial, y se documenta habitualmente la presencia de metástasis. Es claro que para estas pacientes el tratamiento quirúrgico solo no sería suficiente, porque las micrometástasis parecen existir al momento de la escisión quirúrgica. Para estas pacientes, debería indicarse terapia sistémica efectiva (quimioterapia o radioterapia o ambas).

> **Tratamiento de elección**
> Escisión hasta la aponeurosis más linfadenectomía inguinofemoral bilateral.

Enfermedad de Paget secundaria

Enfermedad de Paget vulvar por compromiso de la piel a punto de partida de una neoplasia interna no cutánea.

En estos casos, el tratamiento es dirigido al tratamiento del carcinoma asociado, y el paget vulvar puede ser tratado con un enfoque conservador, como en el caso de la lesión intraepitelial. La evolución en estas pacientes depende del estadio y de los factores pronósticos propios del carcinoma asociado.

> **Tratamiento de elección**
> Del carcinoma asociado y manejo conservador en vulva.

Terapias integradas

Quimioterapia

Existe poca información en la bibliografía con respecto a las opciones para el tratamiento quimioterápico o radiante para Paget vulvar localmente avanzado, recurrente o invasor. El pequeño número de pacientes que ha recibido quimioterapia (bleomicina tópica, mitomicina-C, 5-fluoruracilo, ciclofosfamida, doxorrubicina, cisplatino, carboplatino, vincristina) aún no permite obtener conclusiones con respecto a los esquemas propuestos.

Radioterapia

Será necesario para poder aclarar el papel de la terapia radiante en pacientes que no son candidatas a cirugía tener criterios de inclusión claros y tiempos de seguimiento adecuados.[10]

> La evidencia clínica parecería no apoyar el uso de quimioterapia y radioterapia en pacientes con Paget vulvar intraepitelial que no esté asociada con carcinoma invasor.

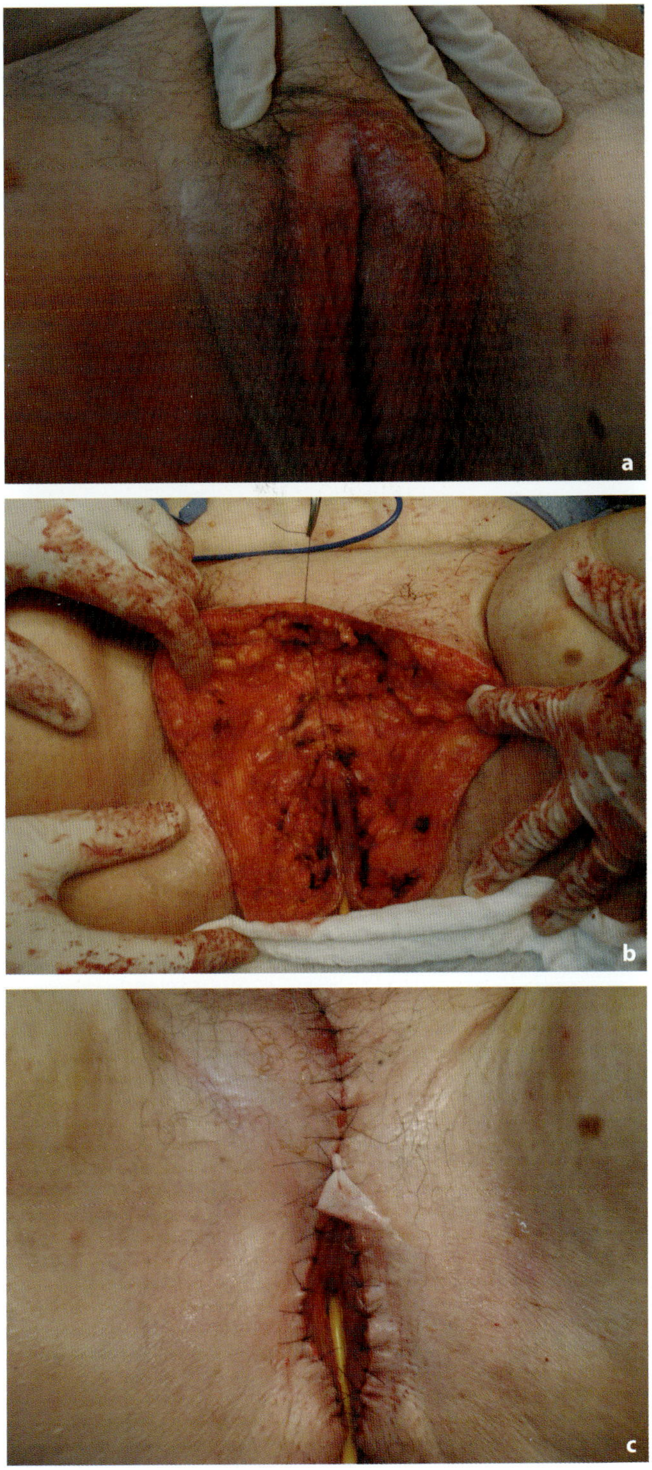

Figura 14.19 a Enfermedad de Paget invasora. Se observa en el tercio superior del labio mayor izquierdo lesión sobrelevada (área de invasión). **b** Vulvectomía radical por enfermedad invasora. **c** Cierre simple de vulvectomía.

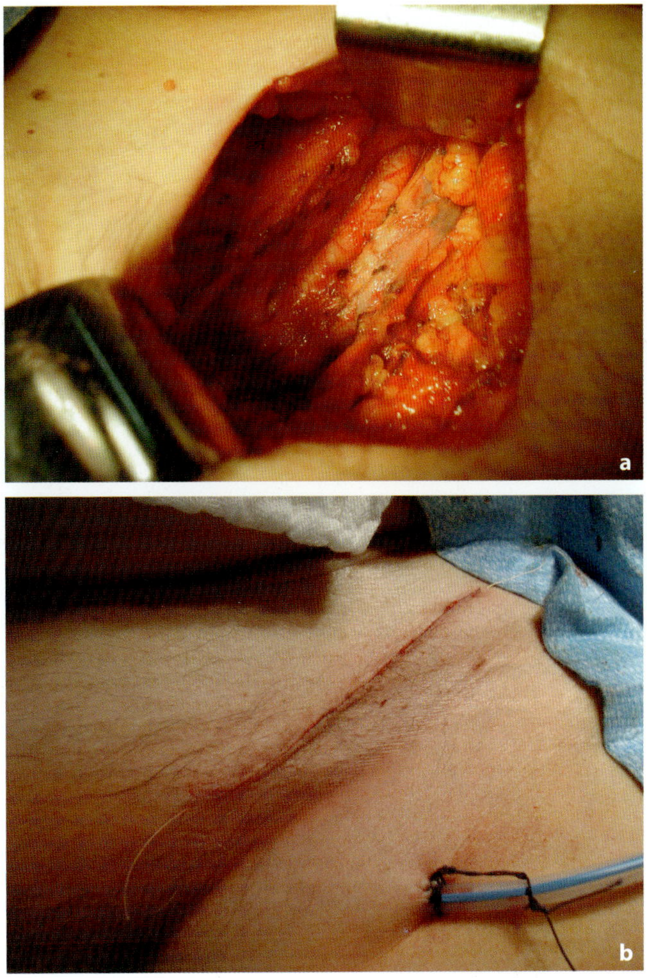

Figura 14.20 a Enfermedad invasora. Linfadenectomía. **b** Cierre de herida inguinal luego de la linfadenectomía.

Agentes biológicos

El HER-2/neu es un receptor transmembrana que activa señales que controlan la proliferación celular, migración e invasión. El trastuzumab es un anticuerpo monoclonal que se une al receptor HER-2/neu y lo inactiva; de esta manera, aumenta la apoptosis, permite la reparación del daño celular e inhibe la neovascularización tumoral. La sobreexpresión del HER-2/neu se encontró en el 37% de todos los casos reportados de enfermedad de Paget vulvar. En ellos el tratamiento con trastuzumab podría ser de utilidad. Se debe tener en cuenta el costo y la cardiotoxicidad, por lo que no puede ser utilizado en pacientes con enfermedades cardiovasculares. Su uso quedaría limitado a pacientes con múltiples recurrencias y con lesiones muy extensas que de otra manera requerirían resecciones muy amplias y mutilantes.[11]

Seguimiento y pronóstico

Asociación con neoplasias invasoras

En las últimas década, existió considerable confusión acerca de la relación entre enfermedad de Paget de la

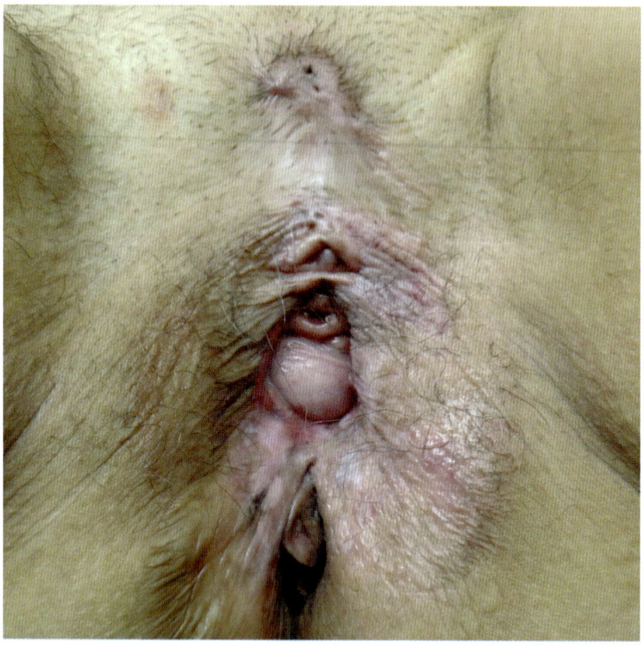

Figura 14.21 Paget recurrente luego de varias resecciones quirúrgicas.

vulva y neoplasias asociadas. Este término ha sido utilizado para indicar en forma incorrecta lo siguiente:

- Presencia de invasión dérmica.
- Asociación con adenocarcinoma invasor subyacente de los anexos cutáneos.

Al referirnos a la asociación con otras neoplasias invasoras, hablamos de adenocarcinomas de estructuras adyacentes (vagina), órganos internos regionales (colon, recto y tracto urinario), vísceras no relacionadas (útero, ovario y estómago) o carcinomas a distancia (mama, pulmón) sincrónicas o asincrónicas (antes o después) con el diagnóstico de enfermedad de Paget vulvar.

En las pacientes con enfermedad de Paget vulvar, se ha descrito mayor riesgo para otras neoplasias primarias. Estas incluyen cáncer anal, colónico, endometrial, cervical, ovárico, adenocarcinoma gástrico, carcinoma escamoso vaginal y vulvar, carcinoma transicional papilar de la pelvis renal, uréter, vejiga y uretra, carcinoma basocelular de la piel, pulmonar, mamario y tiroideo. La frecuencia reportada de malignidad asociada es variable, depende del sitio, tipo y relación temporal, y se extiende entre el 0% y el 50% (Tabla 14.4).

La prevalencia de cáncer en esta población de pacientes añosas no es distinto de la publicada para el mismo grupo demográfico y se considera que la asociación de enfermedad de Paget vulvar con cáncer podría también ser un efecto secundario de la edad avanzada de estas pacientes.

Para poder evaluar si existe realmente riesgo aumentado de otra neoplasia en mujeres con esta enfermedad, deberíamos diseñar estudios específicos dirigidos a tal fin, con búsqueda sistemática de neoplasias asociadas.

Cabe destacar nuevamente que la enfermedad de Paget perianal o periuretral puede representar la extensión pagetoide a partir de una neoplasia regional (adenocarcinoma rectoanal o urotelial). En estos casos la inmunohistoquímica demostrará características distintivas.

Una exploración sistemática para detección de neoplasias asociadas debería reservarse para casos seleccionados. Una evaluación que incluya recto-sigmoidoscopia/colonoscopía, uretrocistoscopia, radiografía de tórax, urograma excretor, mamografía, citología cervical, citología urinaria y tomografía computada, impresiona ser demasiado extenso para ser aplicado a todas las pacientes con localización vulvar exclusiva de la enfermedad de Paget (*v.* Tabla 14.4).

Recurrencias

Las pacientes con enfermedad recurrente, característicamente presentan múltiples episodios (Figura 14.21). Casi el 50% de las recurrencias se da dentro de los dieciocho meses del tratamiento inicial, con un rango de entre algunos meses hasta quince años.[4] Existe gran dificultad para comparar los casos reportados, debido a la gran diversidad en los tratamientos quirúrgicos indicados y el estado de los márgenes, que muchas veces no son informados. La tasa de recurrencia basal de un 15%-20% alcanza un 50% o más cuando los márgenes quirúrgicos están comprometidos. El tiempo medio de la recurrencia en pacientes con márgenes libres es mayor que el de pacientes con márgenes comprometidos.

La resección quirúrgica de las áreas clínicamente comprometidas con márgenes libres macroscópicos, sin congelación intraoperatoria, sería un enfoque terapéutico razonable y efectivo para la enfermedad de Paget cutánea recurrente.
Imiquimod 5% crema es otra alternativa.

Tabla 14.4 Enfermedad de Paget vulvar: invasión estromal, carcinoma subyacente y asociación con otros carcinomas reportados en la bibliografía

N.º de casos totales	N.º de casos con invasión estromal	%	N.º de casos con cáncer subyacente	%	Asociación con otros cánceres	%	Colorrectal	Urotelial	Otros
650	79	12	72	11	133	20	11	19	103

Algoritmos

Para el diagnóstico y tratamiento de la enfermedad de Paget véanse los Algoritmos 14.1 y 14.2.

En cuanto al manejo de la enfermedad, no existen guías publicadas sobre seguimiento de estas pacientes tanto en casos de enfermedad primaria como secundaria. Tampoco hay acuerdo a cerca del tamizaje (*screening*) de carcinomas asociados si el inicial fue negativo.

Los riesgos de presentar un carcinoma subyacente o de otras localizaciones no está muy bien demostrado en la bibliografía. Presentamos a continuación un esquema de cómo manejamos a las pacientes con enfermedad de Paget en el Hospital Italiano de Buenos Aires.

Conclusiones

La enfermedad de Paget extramamaria, pese a haber sido descrita hace más de cien años aún continúa siendo un entidad rara, un desafío para el diagnóstico y genera grandes controversias en su manejo.

El uso de biopsias para estudiar cualquier anormalidad vulvar dudosa ofrece información valiosa a un costo razonable y previene la demora en el diagnóstico. Los estudios de inmunohistoquímica deberían ser utilizados para confirmar enfermedad primaria o secundaria. La subclasificación de Paget vulvar permite realizar el diagnóstico correcto y seleccionar la terapéutica más adecuada para cada paciente.

Manejo de la paciente (propuesta del equipo de patología vulvar del Hospital Italiano de Buenos Aires)

- Se realiza: historia clínica completa, examen cutáneo con exploración ganglionar, examen mamario y examen ginecológico.
- Se solicita: mamografía, toma de PAP, ecografía pelviana, evaluación urológica, uretrocistoscopia (en pacientes con lesiones periuretrales y con marcadores IHQ que sugieran compromiso urotelial) y colonoscopia (en pacientes con lesiones perineales y perianales con CK20 positiva).
- No existen guías publicadas sobre seguimientos de estas pacientes tanto en casos de enfermedad primaria como secundaria. Tampoco hay acuerdo acerca del tamizaje de carcinomas asociados si el inicial fue negativo.
- En nuestros casos, el seguimiento es semestral durante los primeros cinco años para pasar luego a seguimiento anual. Solo ante síntomas específicos, se realiza tamizaje de posibles carcinomas asociados. No lo hacemos de rutina.
- En casos de enfermedad de Paget secundaria, el seguimiento es cada 3 o 4 meses los primeros años, con tamizaje anual del carcinoma asociado.

Algoritmo 14.1 Diagnóstico de la enfermedad de Paget vulvar

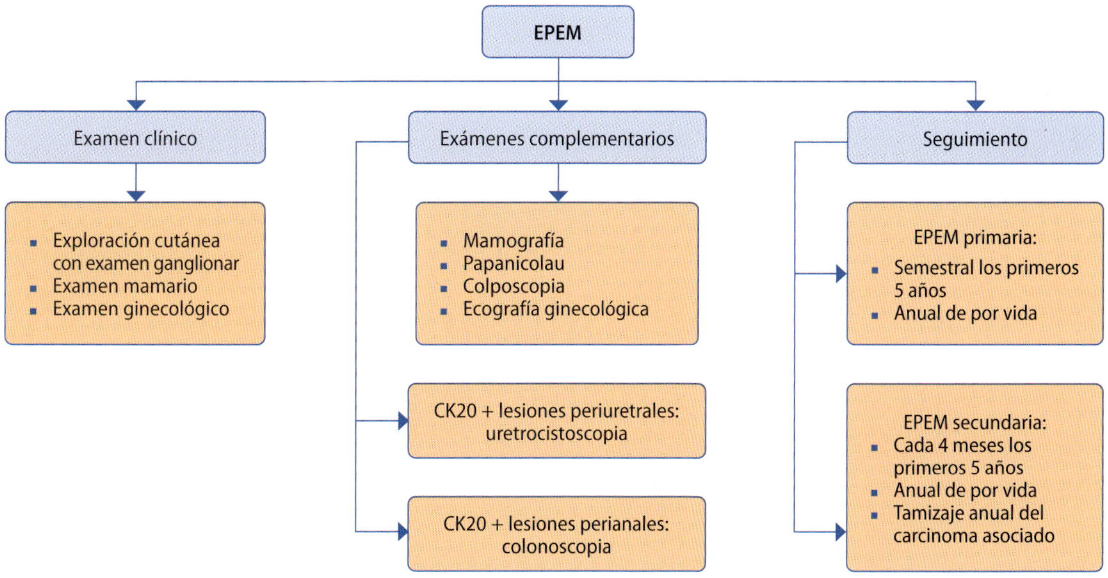

Algoritmo 14.2 Manejo terapéutico de la enfermedad de Paget vulvar

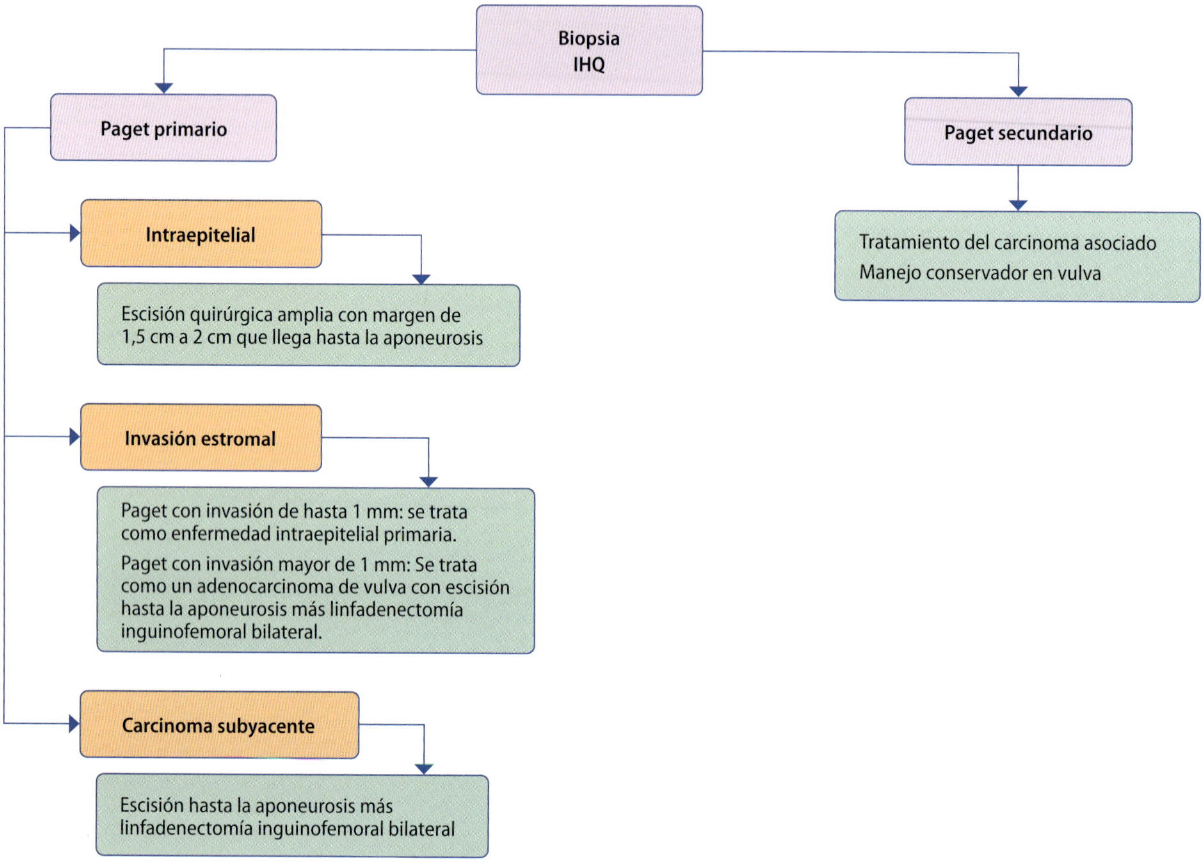

Bibliografía

1 Curtin JP, Rubin SC, Jones WB, Hoskins WJ, Lewis JL. Paget's disease of the vulva. Gynecol Oncol 1990; 39: 374-7.
2 Liegl B, Leibl S, Gogg-Kamerer M, Tessaro B, Horn LC, Moinfar F Mammary and extramammary Paget's disease: an immunohistochemical study of 83 cases. Histopathology 2007; 50 (4): 439-47.
3 Wilkinson EJ, Brown HM. Vulvar Paget disease of urothelial origin: a report of three cases and a proposed classification of vulvar Paget disease. Hum Pathol 2002; 33: 549-54.
4 Parker LP, Parker JR, Bodurka-Bevers D, Deavers M, Bevers MW, Shen-Gunther J, et al. Paget's disease of the vulva: pathology, pattern of involvement, and prognosis. Gynecol Oncol 2000; 77: 183-9.
5 Brainard JA, Hart WR. Proliferative epidermal lesions associated with anogenital Paget's disease. Am J Surg Pathol 2000; 24:543–52.
6 McCluggage WG. Recent advances in immunohistochemistry in gynaecological pathology. Histopathol 2002; 40; 309-26.
7 Plaza JA, Torres-Cabala C, Ivan D, Prieto VG. HER-2/neu expression in extramammary Paget disease: a clinicopathologic and immunohistochemistry study of 47 cases with and without underlying malignancy. J Cutan Pathol 2009; 36 (7): 729-33.
8 Louis-Sylvestre C, Haddad B, Paniel BJ. Paget's disease of the vulva: results of different conservative treatments. Eur J Obstet Gynecol Reprod Biol 2001; 99: 253-5.
9 Marchitelli C, Peremateu MS; Sluga MC, Berasategui MT, Lopez G, Wernicke A, et al. J Low Genit Tract Dis 2014;18 (4): 347-50.
10 Burrows NP, Jones DH, Hudson PM, Pye RJ. Treatment of extramammary Paget's disease by radiotherapy. Br J Dermatol 1995; 132: 970-2.
11 Karam A, Berek J ,Stenson A,Yu Rao J, Dorigo O HER-2/neu targeting for recurrent vulvar Paget's disease A case report and literature review. Gynecol Oncol 2008; 111: 568-71.

15

Cáncer de vulva

15.1 Carcinoma escamoso de vulva

Mario Preti

Puntos clave

- La mayoría de los cánceres vulvares son carcinomas escamosos.
- Los factores de riesgo son mujeres mayores, infección por HPV, hábito de fumar, VIH y neoplasias intraepiteliales de vulva.
  - HSIL (VIN usual) relacionadas al HPV en mujeres jóvenes.
  - VIN tipo diferenciado, en mujeres mayores con líquen escleroso o plano.
- El tratamiento quirúrgico de lesiones con una invasión menor de 1 mm debe ser conservador: resección con margen libre de 1 cm, en la que se diseca hasta la membrana perineal.
- Se puede omitir la disección ganglionar en tumores que invaden el estroma ≤ 1 mm.
- Para evitar las complicaciones de la linfadenectomía se deben realizar insiciones inguinales separadas, preservando la fascia femoral.
- La técnica del ganglio centinela, no debe ser considerada como tratamiento estándar a menos que se trate de centros de referencia con experiencia en esta técnica y buena casuística.
- Para los carcinomas avanzados se prefieren las terapias integradas a las cirugías radicales extensas.
- Seguimiento de por vida para pacientes tratadas por cáncer vulvar por riesgo de recurrencias o segundo cáncer.

Introducción

El cáncer vulvar es el cuarto cáncer ginecológico más común y representa el 5% de todas las neoplasias malignas del tracto genital femenino (después del cáncer de endometrio, ovario y cuello uterino).[1]

La importancia del diagnóstico precoz radica en diagnosticar estadios tempranos que presentan un buen pronóstico a largo plazo. En los últimos años, se ha establecido un tratamiento más conservador y una cirugía más individualizada para el tratamiento del cáncer vulvar con mejores resultados psicosexuales y reducción de la morbimortalidad posoperatoria.

El seguimiento de por vida de los pacientes tratados permite la detección temprana y el tratamiento de la recurrencia o nuevos cánceres.

Etiología y epidemiología

El cáncer vulvar es un tumor maligno raro con una tasa de incidencia de 2,4 nuevos casos por 100 000 mujeres al año y representa el 0,4% de todos los nuevos tipos de cáncer en los Estados Unidos.[1] Se han observado tasas de incidencia similares en los países occidentales, que presentan una ligera preferencia por la raza blanca en comparación con la raza negra y asiática. La mayoría de los cánceres de vulva son carcinomas de células escamosas. El adenocarcinoma, el melanoma, el sarcoma y el carcinoma basocelular representan una pequeña parte de las neoplasias invasivas vulvares. Existen varios subtipos de carcinoma de células escamosas: el tipo queratinizante es más común y suele desarrollarse en mujeres mayores, no vinculado a la infección por el virus del papiloma humano (VPH). Los tipos basaloide y verrugoso (*warty*) son menos comunes y se encuentran más a menudo en mujeres jóvenes con infecciones por VPH. El carcinoma verrugoso es poco frecuente y de crecimiento lento.

Varios autores han reportado un aumento en la tasa de incidencia general en muchos países; hasta ahora apuntan a una tendencia en alza que puede estar relacionada con la exposición al VPH, un comportamiento sexual más permisivo y el hábito de fumar. Específicamente en Alemania, Buttmann-Schweiger y cols. observaron una tasa de incidencia que se duplicó de 1,7 a 3,6 nuevos casos por 100 000 mujeres por año entre 1999 y 2011,[2] mientras que en Dinamarca se registró un aumento del 1,97% en la tasa de incidencia anual de 1978 a 2007. Esta tendencia se ha confirmado también en Estados Unidos: Judson y cols. señalaron un aumento del 20% en la incidencia entre 1973 y 2000 y Bodelon y cols. también observaron un aumento del 1,0% anual en la incidencia a lo largo de un período de tiempo similar. En Australia se ha observado un aumento mucho menos dramático, de 2,1 a 2,5 por 100 000 mujeres entre 1982 y 2009; mientras que en Noruega, Iversen y cols. informaron una incidencia estable.

Algunos autores reportaron que el aumento de la tasa de incidencia ha sido más pronunciado en mujeres menores de cincuenta años, especialmente en Alemania y Dinamarca, pero también en Australia hubo un aumento significativo del 84% en los pacientes menores de sesenta años, con una tasa sustancialmente estable en la categoría de edad mayores de sesenta.[2] Sin embargo, en los Estados Unidos el aumento de la tasa de incidencia fue evidente en todas las categorías de edad.

Además, en las últimas décadas, la localización parece haber cambiado de los labios a la zona entre el clítoris y la uretra, según lo informado por Hampl y cols.[3] Este trabajo también confirmó una creciente tasa de incidencia (reportada en una unidad hospitalaria universitaria en Alemania), con un aumento de cuatro veces entre 1980 y 2007.

La lesión precursora de VSCC (*Vulvar squamous cell carcinoma*)es la lesión intraepitelial escamosa vulvar (VSIL) y tiene una etiología dual:

- La primera se deriva de la infección por HPV (especialmente los tipos de HPV de alto riesgo).
- La segunda tiene su origen en las dermatosis crónicas y la inflamación (p. ej.: liquen escleroso y liquen plano).

Durante décadas, la tasa de incidencia de VSIL tuvo una tendencia al alza mucho más marcada, como lo demostraron muchos autores. Sturgeon y cols. informaron por primera vez casi una duplicación de las tasas de incidencia en los Estados Unidos de 1,1 nuevos casos por 100 000 mujeres por año en 1973 a 2,1 nuevos casos en 1987. También Judson y cols. confirmaron la misma tendencia en Estados Unidos. En Noruega, Iversen y cols. observaron una tasa de incidencia de 1,4 nuevos casos en 1992, contra 0,5 en 1973. Se registraron tendencias similares en Grecia y Dinamarca.

Como ya se observó para VSCC, el aumento en la tasa de incidencia de VSIL ha sido más pronunciada para las mujeres más jóvenes; en Estados Unidos el mayor aumento fue en mujeres entre 40 y 49 años, mientras que en Nueva Zelanda la edad media de los pacientes se redujo de 50 años a 39 años.

Podemos resumir, los factores de riesgo para el cáncer vulvar son los siguientes:

- Edad: el riesgo de cáncer vulvar aumenta con la edad de las mujeres. Solo el 20% de los casos se producen en mujeres menores de cincuenta años y la mayoría son mujeres mayores de setenta. Es importante diagnosticar tempranamente lesiones no invasivas (VSIL) para tratarlas y evitar su potencial invasor.
- Infección por HPV: menos de la mitad de todos los cánceres vulvares están relacionados con la infección con los tipos de HPV de alto riesgo que suelen manifestarse en mujeres más jóvenes. Las vacunas anti-HPV ayudan a prevenir la infección con HPV16 y HPV 18, que están involucrados en la oncogénesis vulvar y pueden ayudar a reducir la incidencia de cáncer vulvar y lesions precancerosas.
- Hábito de fumar: fumar aumenta el riesgo de desarrollar cáncer vulvar en particular entre las mujeres con infección por HPV.
- VIH: aumenta la posibilidad de contraer infecciones por HPV y que este permanezca durante mucho tiempo en las células infectadas, lo que aumenta el riesgo de HSIL de vulva y cáncer vulvar.
- Lesiones intraepitelailes escamosas vulvares (HSIL): recientemente la neoplasia intraepitelial vulvar (VIN) ha sido clasificada por el ISSVD en lesiones intraepiteliales escamosas vulvares. Las lesiones intraepiteliales escamosas de alto grado se producen en mujeres más jóvenes y son causadas por la infección por HPV. El VIN de tipo diferenciado se manifiesta generalmente en mujeres mayores y no está relacionado con la infección por HPV. Es importante seguir pacientes con liquen escleroso o liquen plano que pueden desarrollar VIN de tipo diferenciado. Las mujeres con VSIL corren un mayor riesgo de desarrollar cáncer vulvar invasivo; se requiere un tratamiento y un seguimiento cercano.

Clínica

Síntomas del cáncer vulvar

La sintomatología es subjetiva y, a menudo, depende de la presencia de hiperqueratosis o ulceración: picazón, sangrado o flujo son los síntomas más reportados. Los pacientes suelen tener una larga historia de prurito, algunos de ellos son asintomáticos. Menos frecuentemente, reportan síntomas como disuria y dolor.

Diagnóstico

Luego de una historia clínica completa de los factores de riesgo y los síntomas, la vulvoscopia permite el diagnóstico de cáncer vulvar: el examen de la vulva, bajo muy buena iluminación, se realiza a simple vista.

> La lente de aumento o un colposcopio debe usarse únicamente para realizar una inspección más cercana de una lesión detectada clínicamente, en particular para identificar con precisión sus márgenes.

La mayoría de los tumores son unilaterales, pero también ha habido casos con presentación bilateral. También es posible la multicentricidad, es decir asociación con otros lesiones del tracto genital inferior.

Los aspectos clínicos de las lesiones invasoras vulvares se describen utilizando los principios generales de dermatología, definiendo la localización, la focalización, el tamaño, el color, la superficie, el grosor y la marginación de la lesión.

Las áreas sospechosas se presentan como zonas blanquecinas, parduscas, rojizas, ulceradas, elevadas y engrosadas (Figuras 15.1.1 a 15.1.4). Las lesiones pueden crecer endofíticas e infiltrarse en el tejido circundante o exofíticas y formar un tumor visible.

Posteriormente, en la mayoría de las áreas sospechosas, se realiza la anestesia local del sitio de la biopsia y se toman una o más biopsias.

El examen físico determina el tamaño del tumor, su propagación a órganos cercanos y el estado clínico de los ganglios linfáticos inguinofemorales.

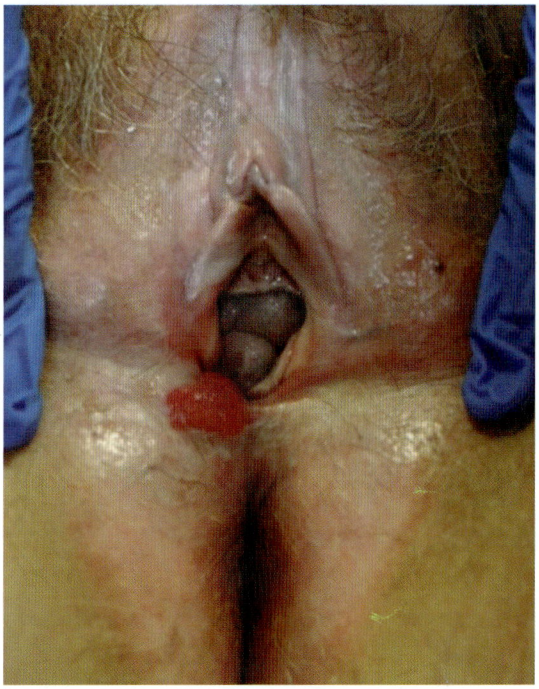

Figura 15.1.1 Carcinoma de vulva en el periné del lado derecho.

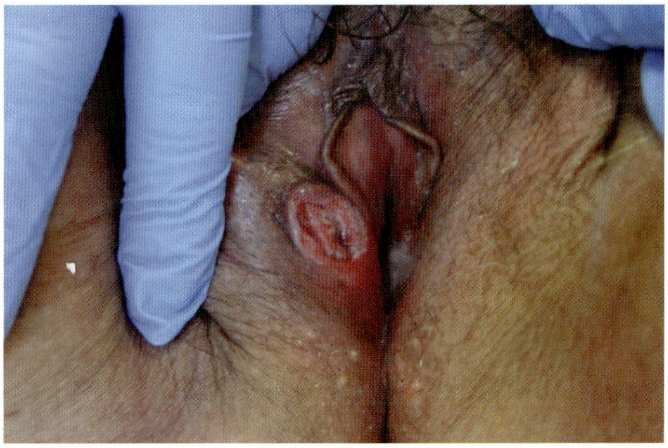

Figura 15.1.2 Carcinoma ulcerado en labio mayor derecho.

Estadificación

El estadio del cáncer es el factor más importante en la selección del plan de tratamiento adecuado.

El cáncer de vulva se estadifica quirúrgicamente, basado en la estadificación de FIGO[4] y AJCC TNM de 2009 (Tabla 15.1.1).

El sistema FIGO (Federación Internacional de Ginecología y Obstetricia) y el sistema de estadificación TNM del American Joint Committee on Cancer tienen como objetivo clasificar el cáncer vulvar sobre las siguientes bases:

- La extensión tumoral (T).
- Propagación de ganglios linfáticos (N).
- Presencia de metástasis a distancia (M).

La estadificación se basa en una biopsia vulvar para determinar la invasión del estroma, seguida por la evaluación clínica del tamaño del tumor y la evaluación clínica, quirúrgica o radiológica de los ganglios de la ingle y las metástasis a distancia, incluyida la extensión a los ganglios linfáticos pelvianos.

Otros exámenes pueden ser útiles en la estadificación correcta del paciente:

- Cistoscopia: algunos casos avanzados de cáncer vulvar pueden propagarse a la vejiga y la cistoscopia permite la biopsia de cualquier área sospechosa.

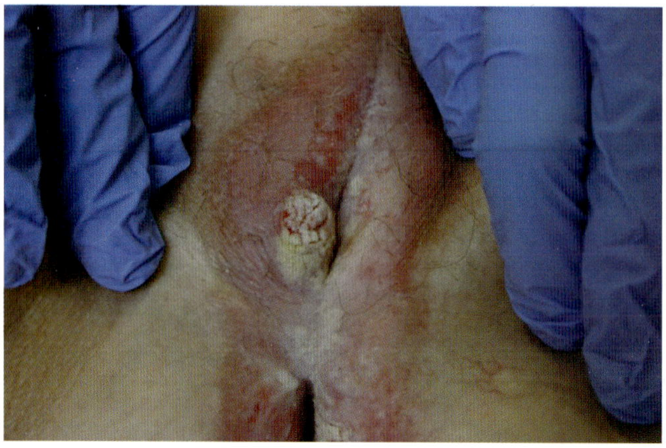

Figura 15.1.3 Carcinoma sobre terreno de liquen escleroso avanzado.

- Proctoscopia: se usa solo en casos avanzados de cáncer vulvar que se extiende al recto.
- Tomografía computarizada (TC): puede ser útil en pacientes con tumores grandes o agrandamiento de los ganglios linfáticos o para comprobar metástasis en ellos y decidir si se puede realizar la técnica de ganglio centinela.
- Resonancia magnética (RM): las imágenes de resonancia magnética son más útiles en el examen de tumores pélvicos y rara vez se usan en pacientes con cáncer vulvar temprano.

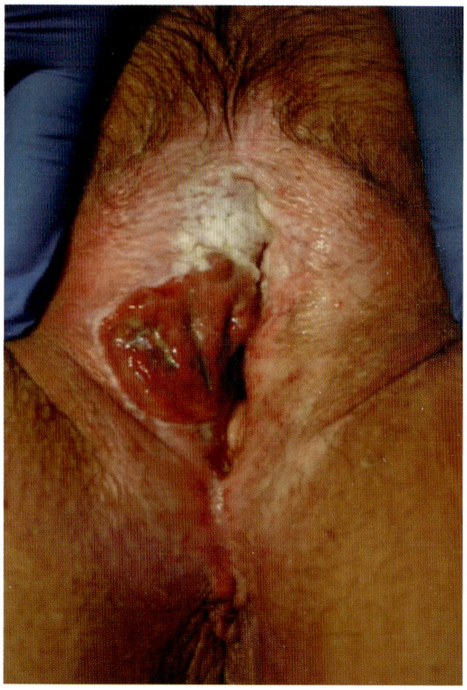

Figura 15.1.4 Carcinoma de vulva que compromete los labios menor y mayor derecho.

- Tomografía por emisión de positrones (PET): puede ayudar a identificar metástasis ganglionares o a distancia.

Tabla 15.1.1 Estadificación FIGO del carcinoma de la vulva (2009)[4]

Estadio I	Tumor confinado a la vulva.	IA: Lesiones ≤ 2 cm de tamaño, confinadas a la vulva o perineo y con invasión estromal ≤ 1,0 mm* sin metástasis ganglionares.
		IB: Lesiones > 2 cm de tamaño o con invasión estromal > 1,0 mm, confinados a la vulva o perineo, con ganglios negativos.
Estadio II	Tumor de cualquier tamaño con extensión a estructuras perineales adyacentes (1/3 de la uretra inferior, 1/3 de la vagina inferior, ano) con ganglios negativos.	
Estadio III	Tumor de cualquier tamaño con extensión o sin esta a estructuras perineales adyacentes (1/3 de la uretra inferior, 1/3 de la vagina inferior, ano) con ganglios linfáticos inguinofemorales positivos.	IIIA: ▪ (I) Con una macrometástasis de los ganglios linfáticos (≥ 5 mm); **O bien,** ▪ (II) una o dos micrometástasis de ganglios linfáticos (< 5 mm).
		IIIB: ▪ (I) Con dos o más macrometástasis de ganglios linfáticos (≥ 5 mm), **O bien,** ▪ (II) Tres o más micrometástasis de ganglios linfáticos (< 5 mm)
		IIIC: Ganglios positivos con extensión extracapsular.
Estadio IV	El tumor invade otras estructuras regionales (2/3 de la uretra superior, 2/3 de la vagina superior) o metástasis a distancia.	IVA: El tumor invade cualquiera de los siguientes: ▪ (I) Mucosa uretral superior o vaginal, mucosa de la vejiga, mucosa rectal o fijada al hueso pélvico **O bien,** ▪ (II) Ganglios linfáticos inguinofemorales fijos o ulcerados.
		IVB: Cualquier metástasis a distancia, incluidos los ganglios linfáticos pélvicos.

* La profundidad de invasión se define como la profundidad desde la papila dérmica adyacente más superficial al punto de mayor invasión.

Implicancias para el patólogo

Para un adecuado manejo y estadificación del cáncer de vulva, se necesita de una adecuada evaluación histológica de las biopsias y de la muestra resecada. La invasión estromal temprana puede ser difícil de distinguir de la neoplasia intraepitelial vulvar diferenciada, en particular en un terreno de liquen escleroso. La ISSVD recomienda medir la profundidad de la invasión estromal desde la unión epitelioestromal de la papila dérmica más superficial adyacente hasta el punto más profundo de invasión. Esto puede ser difícil cuando el tumor es exofítico o ulcerado. En estas circunstancias, se puede medir el espesor tumoral (medido desde la superficie superpuesta hasta el punto más profundo de invasión).

La diferencia media entre el espesor del tumor y la medida convencional de la profundidad de invasión se reportó que es de 0,3 mm.

Una modificación importante de la nueva estadificación del cáncer vulvar es que el patólogo debe informar el número de ganglios metastásicos, el tamaño de las metástasis (< 5 mm o ≥ 5 mm) y la presencia o ausencia de extensión extraganglionar.[5]

Diagnóstico diferencial

Las lesiones iniciales pueden confundirse con VSIL o enfermedad de Paget vulvar.

La biopsia temprana, permite un diagnóstico correcto.

Tratamiento

El enfoque terapéutico depende de los resultados de la estadificación quirúrgica.[6]

Hasta finales de los años ochenta, la vulvectomía radical en bloque y la disección bilateral de los ganglios linfáticos inguinofemorales y pélvicos, descritos por Taussig y Way, representaban el abordaje quirúrgico estándar de cualquier lesión vulvar primaria, independientemente de su sitio o tamaño. Esta técnica consiste en una gran incisión de la piel en forma de alas de mariposa y esqueletización de los vasos y nervio femoral. Se extraía la fascia del músculo sartorio y del músculo aductor largo con la fascia femoral junto con el bloque de tejido adiposo que contenía los ganglios superficiales y los vasos circunflejos ilíacos y epigástricos superficiales.

Desde el punto de vista clínico, esta excisión en bloque mostró una mejoría en la tasa de supervivencia a cinco años del 20% al 60%, pero se asoció con complicaciones importantes como dehiscencia de la herida con cierre por secunda intención, linfedema incapacitante, infecciones y tromboembolismo fatal.

Entre finales de los años setenta y principios de los ochenta, hubo una transición a cirugía menos mutilante, pero se mantuvo la misma radicalidad oncológica.

Hoy en día, el paradigma de la disección vulvar y de la ingle en bloque ha sido reemplazado por un enfoque conservador e individualizado. Una de las modificaciones quirúrgicas conservadoras que actualmente se consideran seguras son las incisiones cutáneas vulvar e inguinal separadas. Hacker y cols. a principios de los años ochenta demostrarón un excelente control local quirúrgico obtenido mediante el método de incisión triple. La justificación detrás del enfoque de triple incisión es la reevaluación histológica de los especímenes en bloque, que no han revelado metástasis en el puente cutáneo entre la vulva y la ingle. Esto sugiere que el patrón de diseminación linfática se produce directamente como embolización a los ganglios linfáticos en lugar de a través de un patrón continuo. El único posible riesgo de recurrencia en los puentes cutáneos, con una tasa del 1% al 6%, es la presencia de metástasis macroscópica inguinofemoral en los ganglios linfáticos.

Manejo de la lesión vulvar

> Para ser oncológicamente radicales, la incisión quirúrgica debe eliminar en extensión, 1-2 cm de márgenes quirúrgicos clínicamente libres (Figuras 15.1.5 y 15.1.6), lo que significa > 8 mm de márgenes histológicos libres de tumor y, en profundidad, debe alcanzar la membrana perineal o diafragma urogenital.

Se ha demostrado que este enfoque más conservador proporciona resultados equivalentes a la escisión en

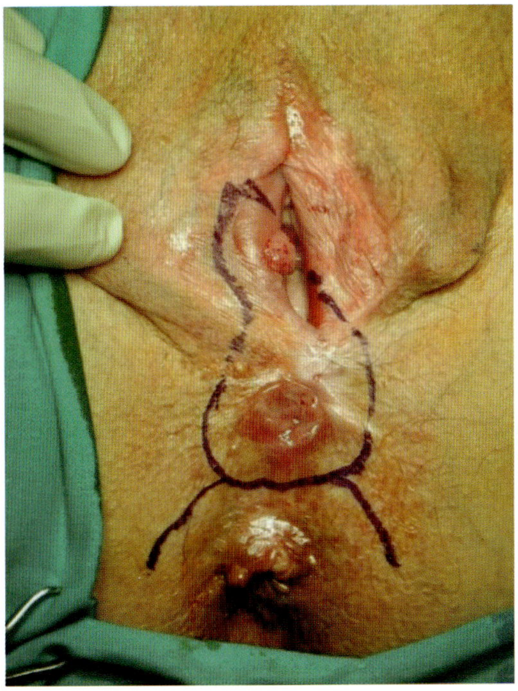

Figura 15.1.5 Carcinoma vulvar con localización multifocal. Se marca el área que se va a resecar.

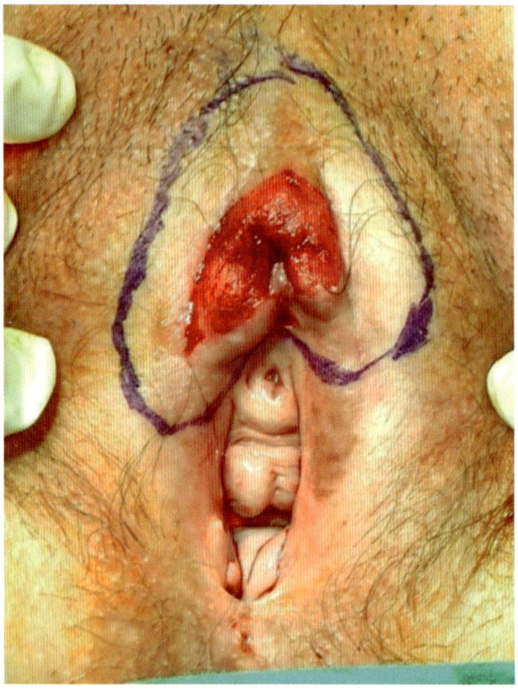

Figura 15.1.6 Carcinoma vulvar. Se marca el área que se va a resecar.

bloque en términos de control local. Además, a menudo permite un cierre más fácil sin tensión de herida, lo que reduce la posibilidad de dehiscencia, una mejor preservación de la función vulvar y un menor impacto psicosexual a largo plazo.

Tanto la cirugía vulvar total como la conservadora, según la localización y tamaño de la lesión, pueden estar asociadas a una uretrrectomía distal, usualmente sin pérdida de continencia, y a una resección anorrectal.

Manejo de los ganglios inguinofemorales

La disección de la ingle ha sido y sigue siendo considerada uno de los principales factores etiológicos en la morbilidad inmediata y a largo plazo. En consecuencia, a lo largo de los años, se han propuesto algunas modificaciones.

Omisión de linfadenectomía inguinofemoral. Este enfoque fue propuesto en la década de 1970 por algunos autores en presencia de tumores confinados a la vulva o perineo ≤ 2 cm en su mayor dimensión, ganglios negativos e invasión estromal ≤ 5 mm. Se basó en la observación de que el compromiso vascular y las metástasis de los ganglios linfáticos estaban ausentes. Sin embargo, al mismo tiempo, otros autores demostraron la presencia de afectación ganglionar en este grupo de los llamados "carcinomas microinvasivos". Por lo tanto, también de acuerdo con la estadificación quirúrgica FIGO de 1994 basada en la evaluación histológica de los ganglios linfáticos y la invasión estromal del tumor, la linfadenectomía inguinofemoral solo puede omitirse cuando la invasión estromal es ≤ 1 mm. En estos casos, el riesgo de afectación ganglionar es anecdótico.

Linfadenectomía inguinal superficial. Como con esta técnica propuesta por Di Saia y cols. en 1979 se ha demostrado un 7,3% de recurrencia de la ingle, la linfadenectomía inguinal superficial ya no se emplea en el manejo quirúrgico del carcinoma vulvar invasivo.

Linfadenectomía inguinofemoral unilateral. Cuando el tumor es lateral y los ganglios homolaterales no están involucrados, existe un riesgo muy bajo de afectación de los ganglios contralaterales.

Sin embargo, la definición de la lateralidad y el papel del diámetro del tumor todavía se discuten. Los puntos de referencia aceptables para la lateralidad es ≥2 cm desde una línea vertical desde el clítoris hasta el ano, y un tamaño propuesto de ≤ 2 cm de diámetro.

No obstante, la linfadenectomía inguinofemoral unilateral puede ser empleada razonablemente en presencia de un pequeño tumor bien lateralizado con ganglios clínicamente negativos, ya que la enfermedad recurrente en una ingle no disecada tendrá una tasa de mortalidad muy alta.

Linfadenectomía bilateral total inguinofemoral con preservación de la fascia femoral. Como no hay ganglios linfáticos distales al borde inferior de la fosa oval, lateralmente a la vena femoral o debajo de la fascia femoral, la eliminación de todos los ganglios linfáticos superficiales y profundos del triángulo de Scarpa conservando la fascia femoral, puede reducir algunos de las complicaciones importantes relacionadas con la operación agresiva y mutilante de Way-Taussig.

En la Figura 15.1.7, el triángulo representado indica los pasos de la disección.[7] Se indican las estructuras anatómicas, los puntos del triángulo de Scarpa y los límites del procedimiento quirúrgico. La disección del triángulo de Scarpa sigue un procedimiento de tres pasos: desarrollo del lado, desarrollo de los ángulos y disección de la fosa oval. El procedimiento quirúrgico parte del ligamento inguinal para desarrollar los lados (Figura 15.1.7 a [1, 2, 3]) y procede desde el ápice para desarrollar los ángulos (Figura 15.1.7 b [4, 5, 6]). El paso final es la disección de la zona central del triángulo de Scarpa, representada por la fosa oval (Figura 15.1.7 b [7]) (Figuras 15.1.8-15.1.10).

Disección del ganglio centinela. La razón de la disección del ganglio centinela (SLND) en el tratamiento del carcinoma vulvar invasivo con ganglios inguinales clínicamente negativos (estadios iniciales) es que la incidencia de metástasis ganglionares inguinofemorales es menor del 30%. Por lo tanto, la eliminación de los ganglios linfáticos podría ser evitada en aproximadamente un 70% de estas mujeres.

Esta técnica puede ser confiable y segura en enfermedad inicial, pero requiere de un equipo especializado, un equipo multidisciplinario (físicos especializados

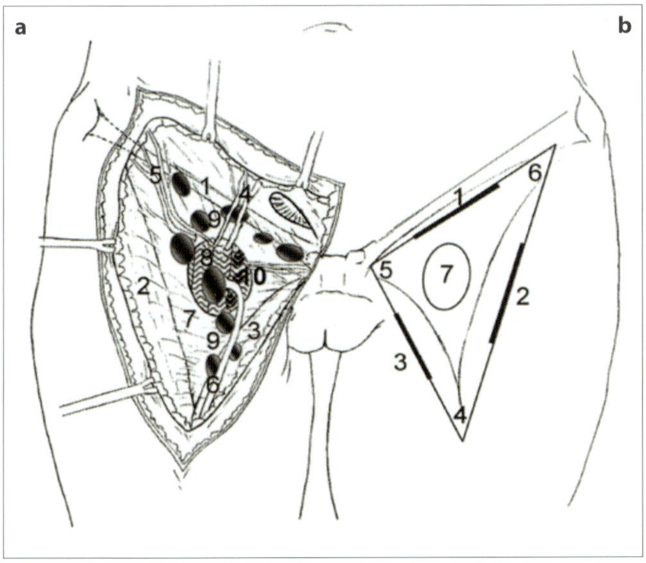

Figura 15.1.7 a Estructura anatómica del triángulo de Scarpa involucrado en la disección. 1: ligamento inguinal; 2: músculo sartorio; 3: músculo abductor largo: 4: vasos epigástricos superficiales; 5: vasos ilíacos circunflejos superficiales; 6: venas safenas; 7: fascia femoral; 8: lámina cribosa que cubre la fosa oval; 9: ganglios inguinofemorales superficiales; 10: ganglios femorales profundos debajo de la lámina cribrosa en la entrada de la fosa oval medial a la vena femoral. **b** Límites de disección, se sigue el «procedimiento en tres pasos». 1-3: disección de los laterales; 4-6: disección de los ángulos; 7: disección de la fosa oval.

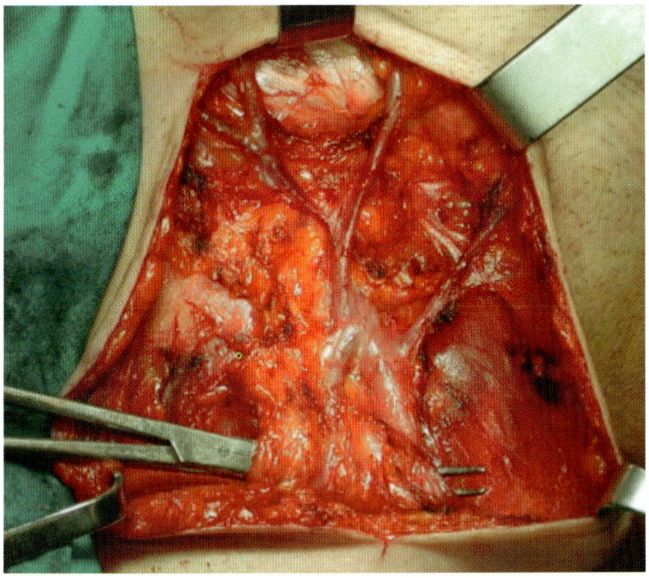

Figura 15.1.8 Se incide la fascia superficial que se preserva y se profundiza la insición hasta la fascia femoral que cubre los músculos sartorio y abductor que deben ser preservados. El tejido adiposo por encima de la fascia, que contiene los ganglios inguinales superficiales y profundos, es disecado desde la fascia femoral y preparados en una forma triangular.

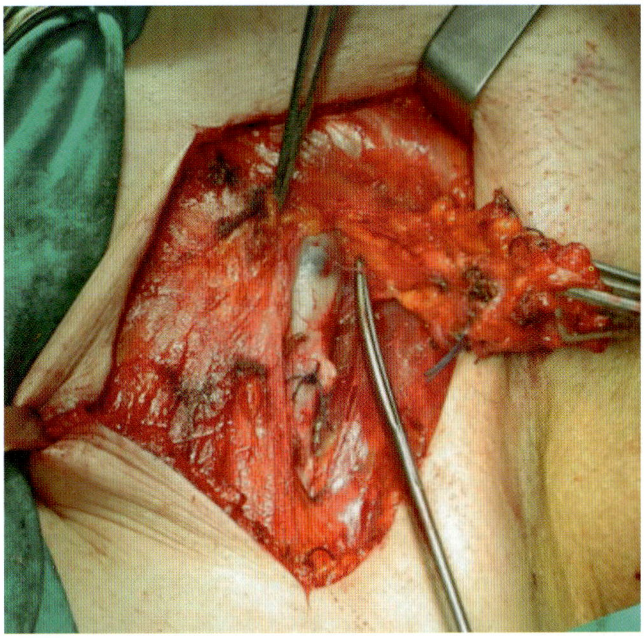

Figura 15.1.9 Después de la exposición de la entrada de la vena safena en la vena femoral (pinzada con *clamps*, resecada y ligada), es posible resecar en bloque el tejido que contiene todos los ganglios inguinofemorales y completar la disección cranealmente hasta el ligamento inguinal a lo largo de la vena femoral.

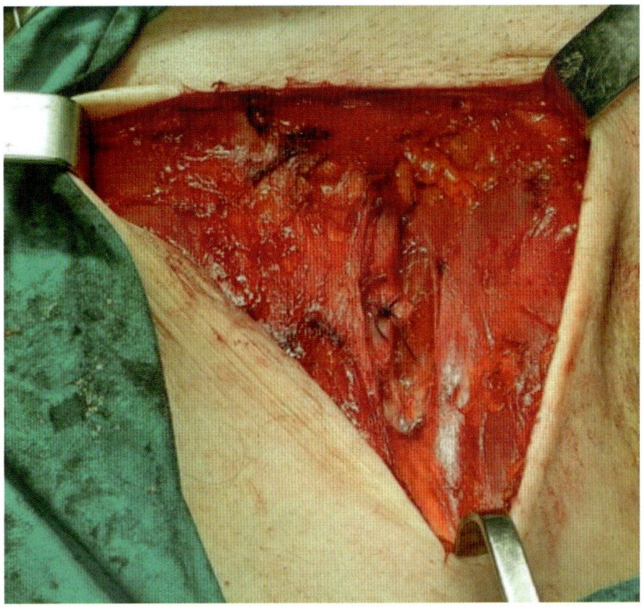

Figura 15.1.10 Se ve perfectamente bien la fosa oval marcada con la línea amarilla y se observa bien el triángulo de Scarpa al remover los ganglios con al preservación de la fascia femoral.

en medicina y médicos de medicina nuclear) y una curva de aprendizaje para el cirujano. Por lo tanto, SLND no debe ser considerado el procedimiento estándar para ser empleado rutinariamente por cirujanos generales fuera de los centros de referencia. La evaluación patológica de los ganglios linfáticos centinela debe incluir cortes en serie a niveles de por lo menos 200 µm cada uno. Si las secciones de H&E son negativas, se debe realizar inmunohistoquímica.

Cuando no se encuentra un ganglio linfático centinela (falla del método), se debe realizar la linfadenectomía inguinofemoral. Para los tumores mediales, la detección de ganglios linfáticos centinela bilaterales es obligatorio. Cuando solo se logre la detección unilateral de ganglios linfáticos centinela, se debe realizar una linfadenectomía inguinofemoral en la ingle contralateral.

En el 2008, los resultados del estudio internacional GROningen sobre ganglios centinela en el cáncer vulvar GROINSS-V mostraron que en el caso de un ganglio centinela negativo (SN) es seguro omitir la linfadenectomía inguinofemoral.[8]

En este estudio prospectivo internacional observacional, se incluyeron pacientes con cáncer escamoso de vulva, estadios tempranos, menores de 4 cm de diámetro, con una profundidad de invasión > 1 mm y sin ganglios inguinales sospechosos a la palpación. La mediana de seguimiento fue de 105 meses (rango 0-179). La tasa de recurrencia local total fue de 27,2% a los cinco años y de 39,5% a los diez años después del tratamiento primario, mientras que para los pacientes con SN negativo del 24,6% y 36,4% y con SN-positivo del 33,2% y del 46,4%, respectivamente (p = 0,03). La tasa de recurrencia aislada de la ingle fue de 2,5% para los pacientes con SN negativo y de 8,0% para los pacientes con SN positivo a los cinco años. La supervivencia a diez años específica de la enfermedad fue de 91% para los pacientes con SN negativo, en comparación con el 65% para los pacientes SN positivos (p < 0001).

El estudio mostró muy buenas tasas de supervivencia y una baja recurrencia de la ingle en pacientes con SN negativos.[9] Sin embargo, el riesgo de mayores tasas de falsos negativos reportados en otros estudios con criterios de inclusión más amplios o de pequeños centros con poca experiencia, enfatizan la importancia de la selección y tratamiento estrictos de pacientes en un centro con un equipo multidisciplinario experimentado. Derivar pacientes a centros con más experiencia es la opción más segura tanto para pacientes como para médicos.

Complicaciones y efectos adversos de la cirugía vulvar

La morbilidad se correlaciona con el estadio FIGO en el momento del diagnóstico porque cuanto más grande es el cáncer y cuanto más tejido se elimina mayor es el riesgo de estas complicaciones.

La dificultad con el cierre primario de la herida requiere a veces una hospitalización larga y un cuidado exhaustivo por parte de enfermería. Después de la cicatrización de la herida, la fibrosis resultante genera problemas con la micción y desviación del chorro debido a la extracción del tejido periuretral. El edema vulvar, las cicatrices dolorosas y las dificultades coitales son otras complicaciones posoperatorias frecuentes. Limitar la extensión de la resección no solo disminuye la morbilidad posoperatoria, sino que también mejora la morbilidad a largo plazo.

La función sexual en las mujeres después de la cirugía vulvar radical se ha estudiado muy poco.[10] Los beneficios de la cirugía conservadora pueden reducir parcialmente el deterioro de la imagen corporal y la disminución de la frecuencia sexual después de la vulvectomía. Puede ser difícil, casi imposible, para las mujeres que han tenido una cirugía radical vulvar llegar al orgasmo. El uso de lubricantes puede ayudar a prevenir la irritación y el dolor durante la penetración vaginal. Los dilatadores vaginales se pueden utilizar para elastizar los tejidos. Exepcionalmente cuando quedan cicatrices importantes se necesitan injertos de piel para ampliar la entrada vaginal. Existe una necesidad significativa de abordar los problemas sexuales en todas las mujeres después de cualquier tipo de resección vulvar y el asesoramiento y tratamiento adecuados de la depresión pueden ser de beneficio para estos pacientes.

Complicaciones y efectos adversos de la cirugía ganglionar

Las técnicas de linfadenectomía que preservan la fascia lata y la vena safena están asociadas con un menor riesgo de morbilidad posoperatoria y a largo plazo.

Sin embargo, el edema de la pierna se produce en el 30% de los casos, incluso después de la linfadenectomía con la conservación de la fascia lata. Esto puede causar dolor, fatiga y requiere un manejo específico. Los pacientes necesitarán hacer frente a tales problemas.

En casos seleccionados, la disección del ganglio centinela evita estas consecuencias y representa una mejora real de la calidad de vida en los pacientes operados.

Reconstrucción vulvar

En las últimas décadas, se utilizaron métodos de reconstrucción vulvar solo para neoplasias vulvares avanzadas y localmente recurrentes, donde el tratamiento quirúrgico, en el que se quita completamente el tumor, se asoció con complicaciones como infección de la herida, retraso en la cicatrización y un aumento de la permanencia hospitalaria.

En los últimos años, se ha prestado más atención a la calidad de vida (QoL) de los pacientes y la imagen corporal.[10] La comprensión de que la buena cicatrización de las heridas es fundamental para minimizar la morbilidad del paciente, ha dado un papel importante a la reconstrucción vulvar oncológica para mejorar los resultados quirúrgicos, incluso en etapas tempranas.

Muchos estudios se han centrado en diferentes métodos de reconstrucción vulvar, como los que utilizan colgajos cutáneos locales, colgajos cutáneos regionales y colgajos miocutáneos.[11] Cada uno de estos tiene ventajas y limitaciones en diferentes situaciones de reconstrucción. Por ejemplo, los injertos de piel son más útiles para defectos superficiales, pero su uso está limitado en pacientes con resecciones mayores. Los colgajos locales y regionales se han descrito en muchas reconstrucciones vulvares, incluidos colgajos en V-Y, glúteos inferiores y colgajo de "pétalos de loto". La elección del abordaje quirúrgico y el tipo de colgajo dependen de muchos factores, en particular el tratamiento previo y la cirugía de los pacientes. Las que han recibido radioterapia a menudo presentan una vascularización deficiente en el campo de radiación que limita el uso de colgajos locales y regionales.

La aplicación de estos colgajos en la reconstrucción vulvar ha generado buenos resultados con menor tiempo de hospitalización y bajas tasas de complicaciones.

Manejo de lesiones localmente avanzadas

El concepto de cáncer de vulva localmente avanzado (LAVC) (Figura 15.1.11) incluye pacientes con carcinoma clínico FIGO en estadio III o IVA de la vulva, sin metástasis a distancia, pero con extensión local, infiltrándose en el tracto urinario o intestinal o cuando el tumor está fijo al hueso. También se incluyen los pacientes con metástasis inguinales. Por lo tanto, LAVC indican aquellas lesiones donde la cirugía radical no eliminará el tumor exitosamente con márgenes libres, excepto realizando cualquier tipo de cirugía exenterativa.

El enfoque terapéutico de este subgrupo de cáncer vulvar ha cambiado en las últimas décadas con los avances en quimioterapia y radioterapia. Desde los procedimientos quirúrgicos primarios principales (exenteración pélvica para lograr la radicalidad quirúrgica), el manejo se basa ahora en una gestión más individualizada dirigida a un mejor control de la enfermedad, una reducción de la toxicidad y una mejor calidad de vida para los pacientes.[12]

La radioterapia de intensidad modulada (IMRT) ha demostrado ser menos tóxica que la radiación convencional tridimensional, con reducción de la toxicidad intestinal, vesical y de la médula ósea en pacientes con cáncer ginecológico.

La selección de casos y el manejo individualizado (por urólogo, cirujano abdominal, cirujano plástico-reconstructivo, quimioterapista y radioterapeuta) son obligatorios para reducir las tasas de complicaciones y maximizar el éxito de la cirugía agresiva.

La radioterapia preoperatoria sola o integrada con quimioterapia se utiliza para reducir el tumor y permitir la cirugía. Varias modalidades de tratamiento y combinaciones se reportan en la bibliografía, pero es imposible identificar el régimen mejor o claramente superior. Una revisión Cochrane reciente[13] no encontró ventajas en la supervivencia cuando la quimiorradiación (primaria o neoadjuvante) se compara con la cirugía primaria para las mujeres con LAVC. La investigación de nuevos fármacos radiosensibilizantes combinada con dosis incrementadas de radiación terapéutica representa otra posibilidad de aumentar la tasa de respuesta en mujeres con LAVC. Un estudio de fase 2 (GOG-270) (ClinicalTrials.gov identificador: NCT01595061) está reclutando pacientes T2-3, N0-3, M0. El régimen de tratamiento consiste en IMRT cinco días a la semana durante seis semanas y concomitante cisplatino-gemcitabina por vía intravenosa semanalmente durante seis semanas. El punto final primario es la tasa de respuesta histopatológica y los resultados se esperan para el 2019.

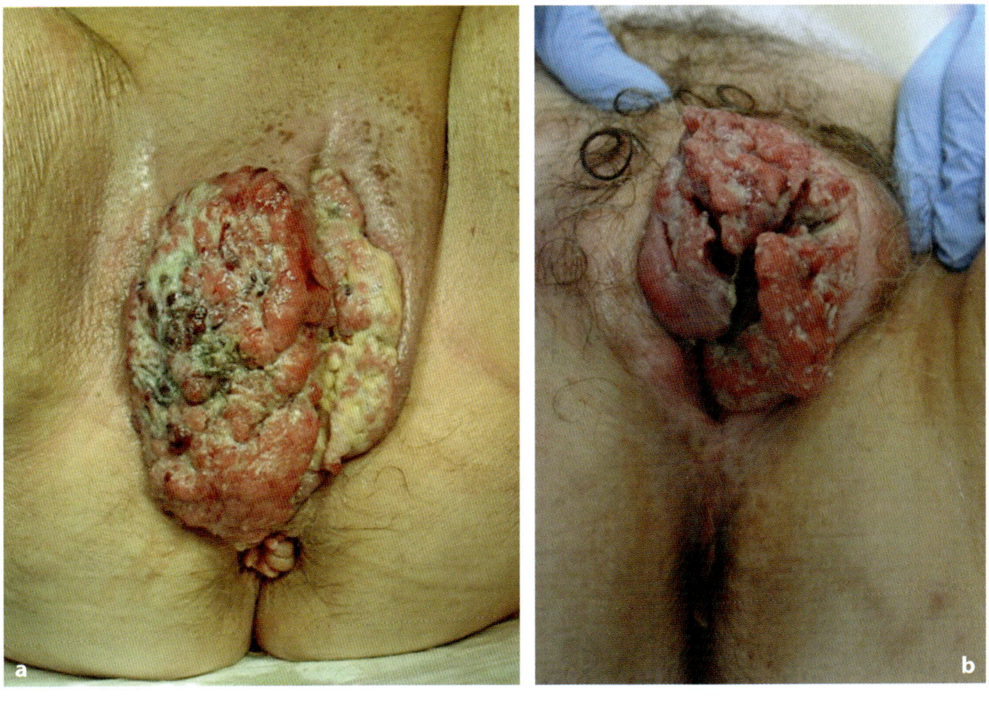

Figura 15.1.11 a, b Carcinoma de vulva avanzado.

Manejo de ganglios linfáticos inguinofemorales o pélvicos positivos

En el pasado, todas las mujeres con ganglios linfáticos inguinofemorales clínicamente o histológicamente positivos eran sometidas a linfadenectomía pélvica. Después de la publicación en 1986 del estudio del Gynecologic Oncology Group prospectivo, la radiación inguinal y pélvica se prefiere a la cirugía pélvica.

Basándose en el conocimiento adquirido en varias investigaciones para planificar el tratamiento de los ganglios linfáticos, se toma en cuenta el número de ganglios positivos y el tipo de metástasis.

- Los pacientes con una micrometástasis ganglionar inguinofemoral (diámetro $\leq$ 5 mm) pueden evitar la radioterapia.
- Los pacientes con dos o más micrometástasis inguinofemoral, una macrometástasis (diámetro $\geq$ 5 mm) o extensión extracapsular deben recibir radiación bilateral de la ingle y la pelvis.

Tratamiento de la recurrencia vulvar

La cirugía es el tratamiento de elección para VSCC recurrente local. Se recomienda la extirpación local radical para los pacientes que tienen una recidiva local aislada, a menos que exista una amenaza para la necesidad de una colostomía (Figura 15.1.12). Para la recurrencia vulvar con una profundidad de invasión > 1 mm en la que solo se extirpó el ganglio centinela, se debe realizar linfadenectomía inguinofemoral.

Las indicaciones para la radioterapia posoperatoria son similares a las del tratamiento de la enfermedad primaria.

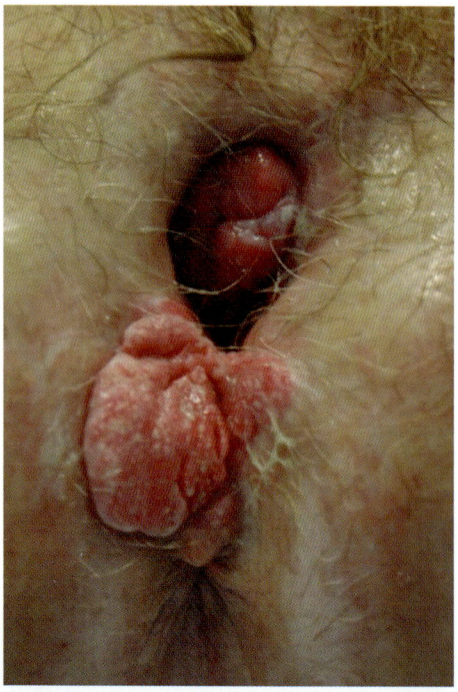

Figura 15.1.12 Carcinoma de vulva, recurrencia local.

Tratamiento de la recurrencia ganglionar inguinal

Casi todos los pacientes con VSCC con recidiva de la ingle mueren de la enfermedad y el manejo es un desafío. La reestadificación por TC (o PET/TC) del tórax/abdomen/pelvis está recomendada.

El tratamiento preferido es la extirpación radical cuando es posible, seguido de radiación posoperatoria en pacientes no tratados con radioterapia previa. Se debe considerar la adición de quimioterapia radiosensibilizante a la radioterapia posoperatoria. Un estudio recientemente publicado sobre recidivas inguinales, encontró una tasa de supervivencia del 50% después de siete años y los autores sugieren que una recurrencia inguinal, por lo tanto, ya no debe ser considerada una situación paliativa.[14] La elección del tratamiento es individualizado y determinada por el tamaño del tumor, el tratamiento previo y el intervalo de tiempo hasta la recurrencia. Especialmente los pacientes sometidos a terapia combinada, la cirugía con radioterapia-quimioterapia, tuvo una mejor supervivencia global después de la recurrencia inguinal en comparación con los pacientes con terapia única.

Tratamiento de metástasis a distancia

La terapia sistémica (paliativa) puede ser considerada en algunos pacientes (el tratamiento debe ser individualizado).

Direcciones futuras

La comprensión reciente de la biología molecular del cáncer vulvar puede proporcionar una visión sobre el manejo futuro del cáncer asociado al HPV y el no asociado.

El objetivo de las terapias dirigidas en VSCC es minimizar la morbilidad quirúrgica y ampliar las opciones de tratamiento sistémico en la enfermedad avanzada. La orientación de la maquinaria molecular implicada en la actividad del ciclo celular aberrante (sobreexpresión de p53, Rb y ciclina D1) puede ser relevante para todos los VSCC, mientras que otras estrategias terapéuticas son específicas a las características epigenéticas y patológicas únicas de enfermedades asociadas o no al HPV. El VSCC independiente del HPV se caracteriza por mutaciones accionables, entre las que se incluyen PI3K, CDKN2A y PTEN. En la enfermedad asociada con el HPV, se están investigando vacunas terapéuticas dirigidas a los oncogenes E6 y E7 HPV y a terapias inmunológicas.

Seguimiento y pronóstico

Seguimiento luego del tratamiento

El estadio FIGO en el momento del diagnóstico y el estado del ganglio linfático son los factores pronóstico más importantes. Los ganglios linfáticos positivos muestran una correlación directa con la extensión en la superficie y la profundidad de la invasión. Una evaluación actual del estudio GOG 36 (Tabla 15.1.2) muestra una tasa de supervivencia a los cinco años del 97,9% para los tumores con ganglios negativos y con un diámetro < 2 cm.[15] En este estudio, los pacientes se estratificaron en cuatro grupos de riesgo basados en hallazgos quirúrgico-patológicos (tamaño del tumor y extensión de las metástasis a los ganglios linfáticos). En cuanto a las metástasis de los ganglios linfáticos regionales, la tasa de supervivencia a los cinco años fue del 91,3% con ganglios negativos y del 52,4% con ganglios positivos. El crecimiento extracapsular de metástasis de ganglios linfáticos, dos o más ganglios linfáticos afectados y más del 50% de reemplazo de ganglios linfáticos por tumor son predictores de mala supervivencia.

Después del tratamiento para el cáncer vulvar es de suma importancia seguir con regularidad a los pacientes para buscar signos de recurrencia, así como un segundo cáncer vulvar o nuevos cánceres de vagina y ano.

Algoritmos de diagnóstico y tratamiento

Se presentan a continuación algorritmos para ayudar al diagnóstico: definir la lesión, el compromiso local, regional y a distancia de la enfermedad, así como también establecer el tratamiento adecuado según el estadío del cáncer vulvar (Algoritmos 15.1.1 a 15.1.11).

Tabla 15.1.2 Grupos de riesgo identificados por GOG 36[15]

Grupo de riesgo	Hallazgos quirúrgicos	Supervivencia a 5 años
Mínimo	a) Tumor ≤ 2cm diámetro con ganglios negativos.	97,9%
Bajo	a) Tumor 2,1-8 cm diámetro con ganglios negativos. b) Tumor ≤ 2 cm diámetro y un ganglio positivo.	87,4%
Mediano	a) Tumor > 8 cm diámetro con ganglios negativos. b) Tumor > 2 cm diámetro y un ganglio positivo. c) Tumor ≤ 8 cm diámetro y dos ganglios unilaterales positivos.	74,8%
Alto	a) Tumor > 8 cm diámetro y dos ganglios unilaterales positivos. b) Tres o más ganglios positivos. c) Ganglios bilaterales positivos.	29,0%

Algoritmo 15.1.1 Manejo del carcinoma escamoso vulvar

- Evaluar el tamaño de la lesión, distancia de línea media / clítoris / ano / vagina / uretra.
- Evaluación de cérvix/ vagina/ ano.
- Biopsia insicional, revisión histopatológica.
- Imágenes para determinar la extensión del tumor o el tipo de tratamiento (RM-TC).
- Palpación de ganglios linfáticos.
- Imágenes para determinar compromiso ganglionar (ecografía, PET/TC, FNA).
- Derivar a centros de ginecología oncológica que trabajen con enfoque multidisciplinario.

Algoritmo 15.1.2 Estadios tempranos (T1, T2 ≤ 4 cm)

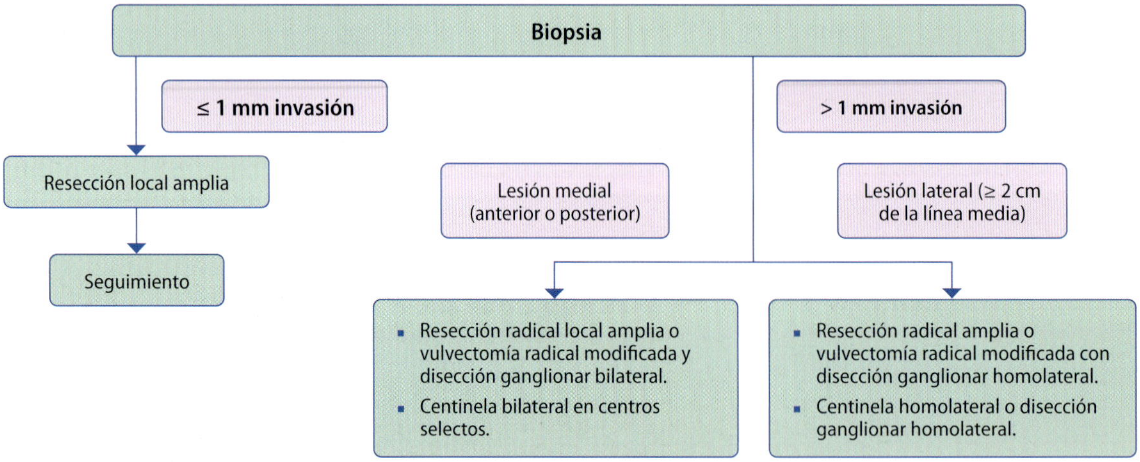

Algoritmo 15.1.3 Factores de riesgo del tumor primario

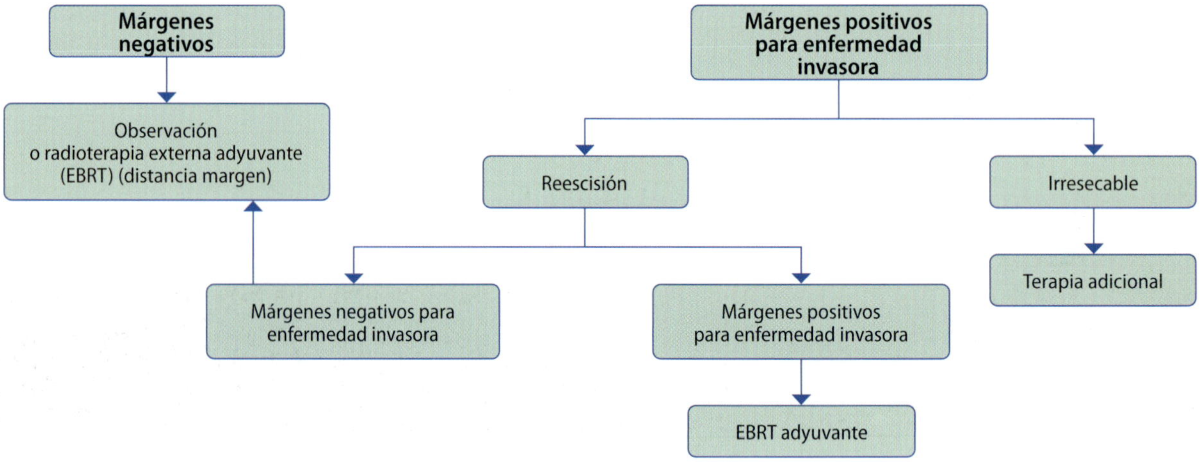

Algoritmo 15.1.4 Evaluación ganglionar

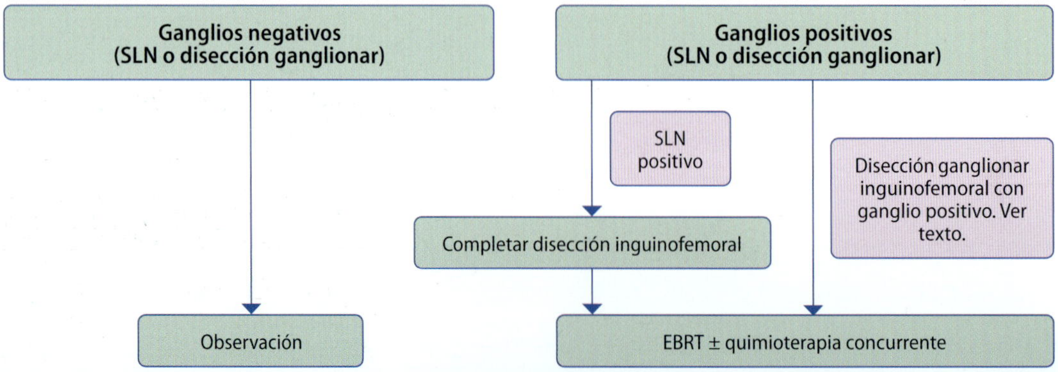

Algoritmo 15.1.5 Avanzado localmente (T2, T3 grande)

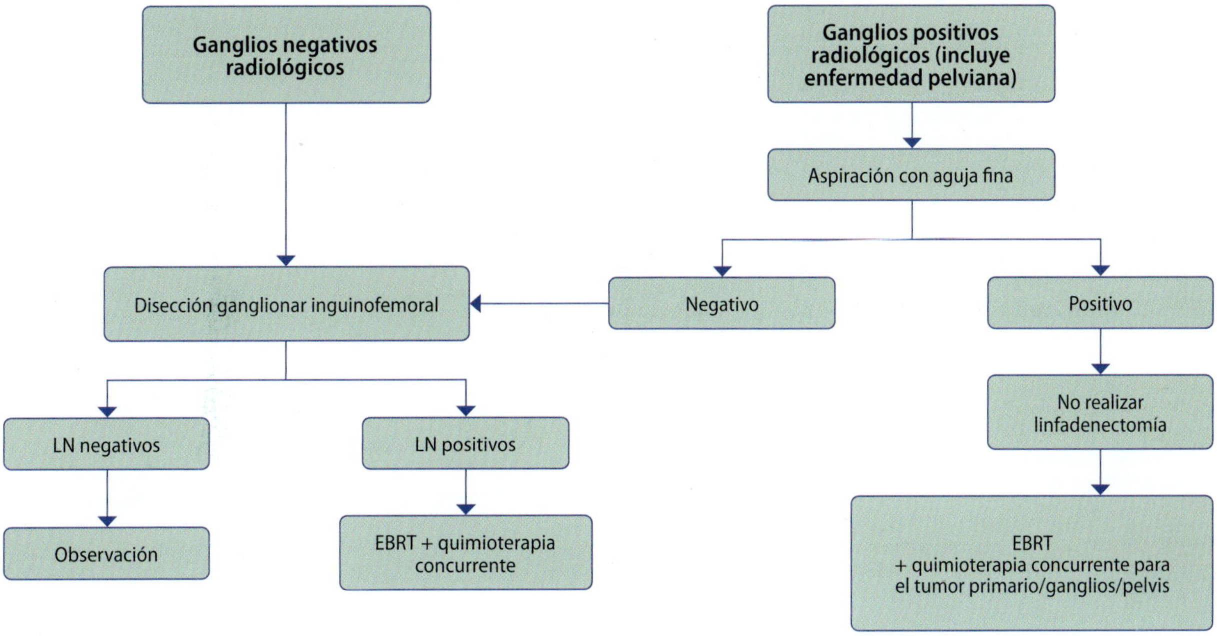

Algoritmo 15.1.6 Evaluación de la respuesta al tratamiento con radioterapia/quimioterapia

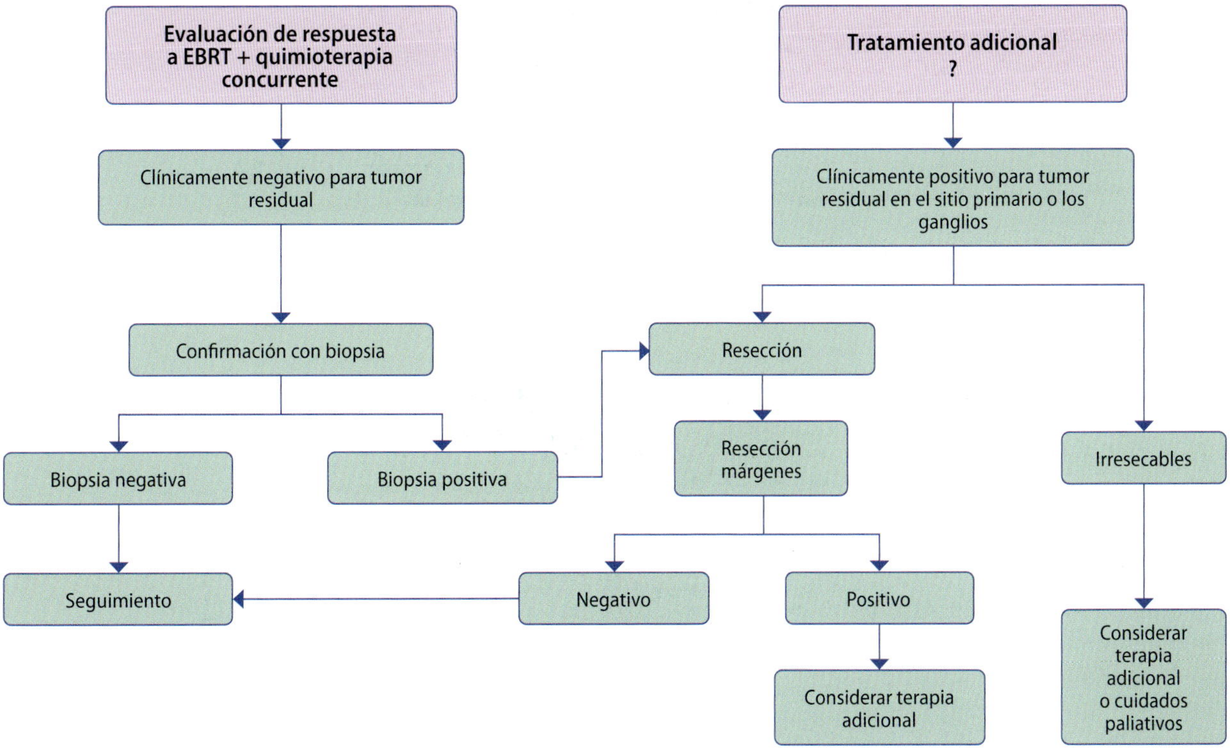

Algoritmo 15.1.7 Manejo de la enfermedad metastásica

- **Enfermedad M1**
  - **EBRT**
    - Control locorregional/síntomas
    - Paliación
    - O bien, quimioterapia
    - O bien, el mejor cuidado paliativo

Algoritmo 15.1.8 Seguimiento luego del tratamiento

- Examen clínico:
  - 3-4 meses por 2 años.
  - 6 meses por 3 a 5 años.
- Luego anualmente:
  - Tamizaje citológico cervical/vaginal.
  - Imágenes en caso de síntomas o sospecha de recurrencia
  - Educar al paciente para que realice autoexamen.

Algoritmo 15.1.9 Diagnóstico de la enfermedad recurrente

- **Enfermedad recurrente**
  - Sospecha de enfermedad clínica recurrente
    - Imágenes
      - Recurrencia ganglionar o a distancia
      - Recurrencia vulvar

Algoritmo 15.1.10 Manejo de la recurrencia vulvar

- **Vulva**
  - **Resección**
    - Seguimiento o EBRT ± braquiterapia ± quimioterapia concurrente

Algoritmo 15.1.11 Manejo de la recurrencia glandular

- **Sitio y terapia de recurrencia**
  - **Recurrencia ganglionar**
    - Sin EBRT previa
      - Ganglios irresecables → EBRT ± quimioterapia concurrente
      - Considerar resección de ganglios positivos → EBRT ± quimioterapia concurrente
    - Con EBRT previa
      - Considerar resección en casos selectos
        - Considerar quimioterapia sistémica
      - Quimioterapia sistémica o cuidados paliativos o ensayos clínicos

Bibliografía

1 Siegel R, Naishadham D, Jemal A. Cancer statistics, 2013. CA Cancer J Clin 2013; 63 (1): 11-30.

2 Buttmann-Schweiger Klug SJ, Luyten A et al. Incidence patterns and temporal trends of invasive nonmelanocitic vulvar tumors in Germany 1999-2011. A population-based cancer registry analysis. PLoS One 2015;10 (5): 28.

3 Hampl M, Deckers-Figiel S, Hampl JA, Holleczek B, Heitz F, du Bois A. New aspects of vulvar cancer: Changes in localization and age of onset. Gynecol Oncol 2008 Jun; 109 (3): 340-5.

4 FIGO, Committee on Gynecologic Oncology. Revised FIGO staging for carcinoma of the vulva, cervix and endometrium. Int J Gynecol Obst 2009;105: 103-4.

5 Hirschowitz L, Nucci M, Zaino RJ. Problematic issues in the staging of endometrial, cervical and vulval carcinomas. Histopathology 2013; 66: 176-202.

6 Micheletti L, Preti M. Surgery of the vulva in vulvar cancer. Best Pract Res Clin Obstet Gynaecol 2014; 28 (7): 1074-87.

7 Micheletti L, Bogliatto F, Massobrio M. Groin lymphadenectomy with preservation of femoral fascia: total inguinofemoral node dissection for treatment of vulvar carcinoma. World J Surg 2005; 29 (10): 1268-76.

8 Van der Zee AGJ, Oonk MH, De Hullu JA, Ansink A, Vergote I, Verheijen R, et al. Sentinel node dissection is safe in the treatment of early-stage vulvar cáncer. J Clin Oncol 2008; 26: 884-9.

9 Te Grootenhuis NC, van der Zee AG, van Doorn HC, van der Velden J Sentinel nodes in vulvar cancer:Long-term follow-up of the GROningen International Study on Sentinel nodes in Vulvar cancer (GROINSS-V) I. Gynecol Oncol 2016; 140 (1): 8-14.

10 Forner DM, Dakhil R, Lampe B. Quality of life and sexual function after surgery in early stage vulvar cancer. Eur J Surg Oncol 2015; 41 (1): 40-5.

11 Zhang W, Zeng A, Yang J, Cao D, He X, Wang X, et al. Outcome of vulvar reconstruction in patients with advanced and recurrent vulvar malignancies. BMC Cancer 2015; 15: 851.

12 Martinez-Castro P, Poveda A, Guinot JL, Minig L. Treatment of Inoperable Vulvar Cancer: Where We Come From and Where Are We Going. Int J Gynecol Cancer 2016; 26: 1694-8.

13 Shylasree TS, Bryant A. Howells Chemoradiation for advanced primary vulval cancer Cochrane Database Syst Rev 2011; 13: 4.

14 Frey JN, Hampl M, Mueller MD, Günthert AR. Should groin recurrence still Be considered as a palliative situation in vulvar cancer patients? A brief report. Int J Gynecol Cancer 2016; 26: 575-9.

15 Homesley HD, Bundy BN, Sedlis A, Yordan E, Berek, JS, Jahshan A, et al. Assessment of current International Federation of Gynecology and Obstetrics staging of vulvar carcinoma relative to prognostic factors for survival (a Gynecologic Oncology Group study). Am J Obstet Gynecol 1991; 164: 997-1003.

Bibliografía de consulta

<https://www.cancer.org/cancer/vulvar-cancer.html> [Consulta: Mayo 2017]

<http://ebooks.esgo.org/Vulvar-report-2016/index.html#p=4> [Consulta: Mayo 2017]

Greer BE, Koh WJ New NCCN Guidelines for Vulvar Cancer. J Natl Compr Canc Netw 2016; 14 (5): 656-8.

<https://www.issvd.org/cancer-de-vulva> [Consulta: Mayo 2017]

Nooij LS,Brand FA,Gaarenstroom KN, Creutzberg C, de Hullu J, van Poelgeest M. Risk factors and treatment for recurrent vulvar squamous cell carcinoma 2016; 106: 1-13.

15.2 Cáncer de vulva no escamoso

Gisele Denise Saike

Puntos clave

- Son pocos frecuentes.
- Representan un desafío para el diagnóstico clínico.
- Se requiere biopsia para el diagnóstico definitivo.
- La inmunohistoquímica es de utilidad para confirmar el diagnóstico.
- El tratamiento en general es quirúrgico.

Introducción

Las neoplasias mesenquimales malignas representan los tumores no epiteliales de la vulva, son infrecuentes, tienen características histológicas superpuestas, lo que hace difícil su diagnóstico, por lo que se requieren métodos complementarios más sofisticados para su diagnóstico y correspondiente clasificación.

Debido a su rareza se mencionan los más frecuentes.

Epidemiología

Es un grupo heterogéneo de neoplasias muy infrecuentes. Se las puede clasificar en primera instancia según su dependencia mesenquimática.

Debido a sus diversos orígenes, estas neoplasias pueden ser una representación de una patología sistémica, así como una presentación clínica de tumores infrecuentes que pueden afectar otros sitios.

Clasificación

- Tumores del músculo liso.
- Tumores del músculo estriado.
- Tumores fibroblásticos.
- Histiocitoma fibroso maligno.
- Angiomixoma agresivo.
- Tumores grasos.
- Tumores del tejido endotelial.
- Tumores neuronales.
- Otros tumores.

Tumores del músculo liso

Leiomiosarcoma

Es el sarcoma más frecuente de la vulva. La edad promedio de presentación es de cincuenta años, se asienta sobre labios mayores como una masa agrandada (Figura 15.2.1). El diagnóstico es histológico, pero puede ocurrir que sea dificultoso en algunos casos, para ellos se utiliza un panel de tinción para músculo liso con actina, desmina y H caldesmon.[1] Los tumores del músculo liso pueden recurrir, por lo tanto su correcto tratamiento es la escisión local completa.

Tumores del músculo estriado

Rabdomiosarcoma

Se pueden presentar como masas únicas de volumen variable o masas polipoideas. Rango etario de presentación amplio y se relaciona con las formas existentes.

Existen varias formas:

- Embrionario y alveolar: se presenta en niños y adultos jóvenes.
- Pleomórfico: se presenta en adultos.[1]

El más frecuente y conocido es el sarcoma alveolar de partes blandas. Se cree que es un tumor vulvar primario y se denomina así por la característica histológica que remedan a los alvéolos pulmonares.[1,2]

Para su diagnóstico se cuenta con un panel de inmunohistoquímica que permite conocer su origen muscular

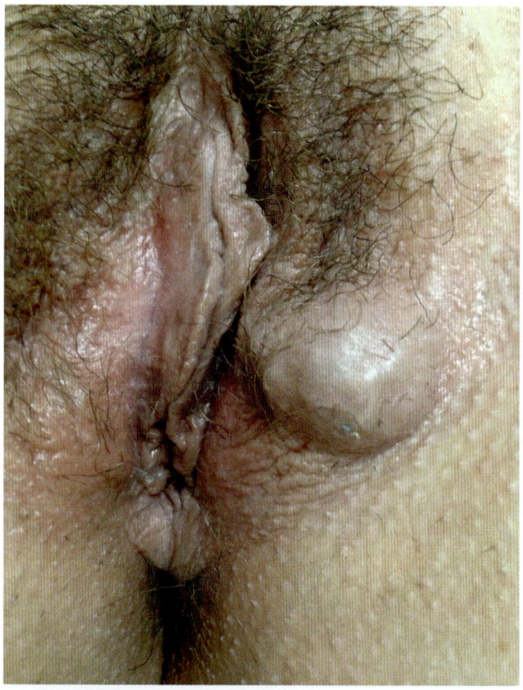

Figura 15.2.1 Leiomiosarcoma. Tumor en el labio mayor izquierdo.

mediante la desmina y actinia, y su origen estriado por medio del producto del gen MyoD1 y la miogenina.[1]

Tumores fibroblásticos

Dermatofibrosarcoma protuberante

Tumor de origen histiocítico, localmente agresivo, sarcoma de bajo grado de la dermis.[3] Se presenta en general en la perimenopausia, como una masa subcutánea, solitaria, sólida nodular o multinodular de color amarronado, de crecimiento lento, indolora, móvil, de cualquier medida. Clínicamente parece un tumor encapsulado, pero microscópicamente se pueden ver proyecciones tumorales.[3] La exéresis completa local es el tratamiento de elección con márgenes libres de 3-4 cm. Para las tumores grandes irresecables o metástasis se ha descrito la utilización de imatinib, que inhibe el receptor del factor de crecimiento plaquetario, el cual se ve afectado en esta neoplasia.[1] Es una patología que tiende a recurrir.[4]

Fibrosarcomas

Su diagnóstico es esencialmente por exclusión; se necesitan paneles de inmunohistoquímica y técnicas adicionales citogenéticas.[1] En la bibliografía mundial, aparecen descritos muy pocos casos de esta patología; alguno de ellos es todavía de diagnóstico dudoso.

Histiocitoma fibroso maligno

Segundo sarcoma más frecuente de la vulva, aunque es infrecuente esta patología, se presenta en mujeres añosas; se origina a partir de histiocitos que han sufrido una diferenciación fibroblástica.[2] El tratamiento es la cirugía radical, se han reportado casos de patología avanzada con compromiso de vagina y se puede diseminar vía hematógena y linfática con la necesidad de utilizar radioterapia y quimioterapia.[1, 5, 6]

Angiomixoma agresivo

Tumor de tejidos blandos, pero, debido a que es localmente agresivo por su crecimiento, se describe en este capítulo. Se presenta entre los treinta y cuarenta años, con mayor incidencia en la cuarta década de la vida. La lesión puede ser una masa voluminosa de entre 5 cm y 10 cm en general, pero puede ser más voluminoso y ocupar la pelvis;[7] es de crecimiento lento e insidioso, subcutáneo, localmente agresivo y recurrente.[8] Muchas veces se palpa más de lo que se ve, por su crecimiento en profundidad (Figura 15.2.2). Su histogénesis es dudosa, por lo que puede requerir panel de inmunohistoquímica para vicentina, desmina, actina de músculo liso y receptores hormonales de estrógeno y progesterona.[1] Tienen un comportamiento infiltrativo insidioso, puede parecer encapsulado, pero pueden existir áreas de infiltración local,[2] por tal motivo, si bien el tratamiento es la resección completa local, pueden producirse recidivas posteriores en el 30% de los casos.[1]

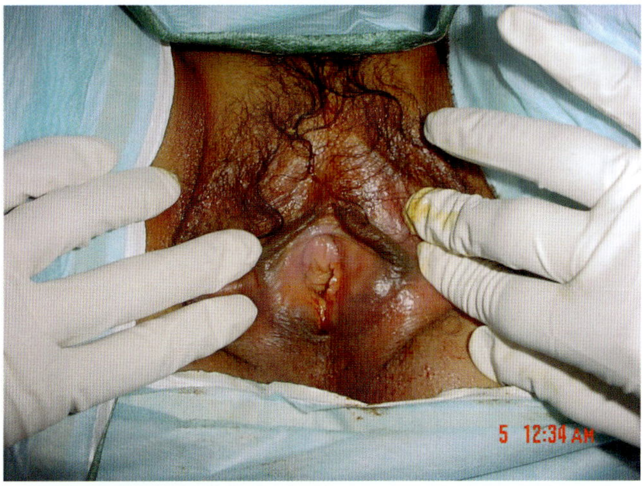

Figura 15.2.2 Angiomixoma agresivo que ocupa la fosa isquirrectal izquierda. Lesión palpable.

Tumores grasos

Liposarcoma

Tumor extremadamente raro. Se puede presentar como masa vulvar de tamaño variable, de crecimiento lento, sin un rango etario específico. Tiene un comportamiento clínico variable, desde masas vulvares no metastatizantes hasta presentación con metástasis y crecimiento rápido.[9] El tratamiento de elección es la escisión local amplia.[1, 9] En tumores mayores de 5 cm, tumor de células de alto grado, subtipos pleomórficos, se puede utilizar quimioterapia neoadyuvante o adyuvante. La radioterapia se puede utilizar para el control local de los liposarcomas de alto grado (Figura 15.2.3).[9]

Tumores del tejido endotelial

Angiosarcoma

Se origina en el endotelio, los espacios vasculares de neoformación contienen sangre. Se han reportado pocos casos, algunos asociados a pacientes que han recibido radioterapia pelviana.[2] Se puede presentar como una masa de tamaño variable azulada, violácea, pobremente circunscripta, en algunos casos puede estar ulcerada. El diagnóstico temprano es clave en esta patología, ya que el tamaño y el grado de infiltración están relacionados directamente con la posibilidad de metástasis, compromiso sistémico y sobrevida de la paciente.[10] El tratamiento es la escisión radical en caso de angiosarcomas localizados con márgenes de resección libre. En algunos casos, se puede asociar a radioterapia y quimioterapia con respuesta variable, en general pobre.[10]

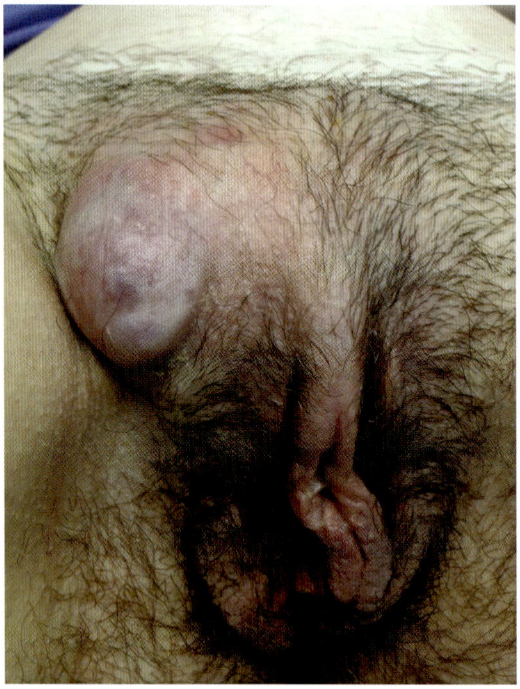

Figura 15.2.3 Liposarcoma en paciente de 38 años.

Linfoangiosarcoma

Tumor de origen endotelial; en los espacios recubiertos por tejido endotelial no se haya sangre, sino líquido linfático.[2] Extremadamente raro y agresivo, en general se asocia su aparición al uso de radioterapia; el tratamiento es la resección quirúrgica.[11]

Tumores neurales

Schwannoma maligno, tumor maligno de la envoltura del nervio periférico

Tumor maligno que se originan en las células de Schwann, de la envoltura de los nervios periféricos.[2] Son muy escasos los casos documentados, en general se asocia con pacientes con neurofibromatosis tipo 1, pero puede presentarse de forma esporádica.[12]

Se asienta sobre los labios mayores y menores como tumor de tamaño variable, en general solitario, de crecimiento rápido y doloroso. Es un tumor localmente agresivo, puede recidivar o metastatizar a pesar del tratamiento quirúrgico. El pronóstico de esta entidad depende de varios factores, la edad de presentación, el tamaño tumoral mayor de 5 cm, el grado histológico, la coexistencia con neurofibromatosis y la existencia de metástasis.[12]

El tratamiento es la resección amplia con márgenes libres, en casos que no se puedan obtener márgenes de seguridad, se requiere tratamiento adyuvante con radioterapia para el control local de la enfermedad. El tratamiento sistémico con quimioterapia se utiliza en casos de metástasis, en los demás situaciones aún es controversial en cuanto a su utilidad.[12]

Otros

Carcinoma neuroendocrino

El carcinoma celular de Merkel, tumor primario de vulva poco frecuente en mujeres de edad avanzada, de gran malignidad, se presenta como nódulos intradérmicos de tamaño variable. Debido a su alta malignidad puede presentar compromiso ganglionar. El tratamiento es la vulvectomía parcial profunda con ganglio centinela; ante el compromiso de este, se continúa con la linfadectomía y radioterapia. Puede estar indicada la quimioterapia en caso de compromiso sistémico.[2]

Sarcoma de Ewing

Tumor extremadamente infrecuente con localización vulvar, las características clínicas son poco específicas se puede presentar en niñas y mujeres jóvenes como una masa subcutánea o polipoidea en los labios. Para su diagnóstico se requiere examen histológico e inmunohistoquímico (CD99 y FLI-1).[1] Tratamiento: vulvectomía parcial profunda con quimioterapia, también puede considerarse la utilización de radioterapia local.[2]

Enfermedad linfoproliferativa maligna

Linfoma y leucemias

Son tumores malignos cuyo origen se encuentra en células progenitoras hematopoyéticas o linfocíticas;[2] en general, son entidades raras que se pueden presentar como una lesión infiltrante dudosa o una masa de crecimiento expansiva, clínica poco específica. Con respecto a los linfomas, puede ser la vulva asiento de un linfoma primario o manifestación sistémica, la mayoría de los casos reportados han sido linfomas B no Hodgkin.[1] Se han documentado casos de leucemia mieloide o, menos frecuentemente, casos de leucemia linfocítica crónica (Figura 15.2.4), entre otros.

Sarcoma de Kaposi

Neoplasia vascular, asociada al herpes virus 8 humano.[1] En general, se presenta en pacientes inmunodeprimidas por VIH.[2] Se puede presentar como lesiones papulares, nódulos, que pueden progresar a placas. Es un tumor muy vascularizado, de bordes mal delimitados y márgenes infiltrantes.

Lo pasos terapéuticos son los siguientes:

- Un correcto tratamiento antirretroviral para VIH.
- Esteroides sistémicos (prednisona).
- Lidocaína tópica para el alivio del dolor.
- Tratamiento junto con especialista en enfermedades infectocontagiosas.[2]

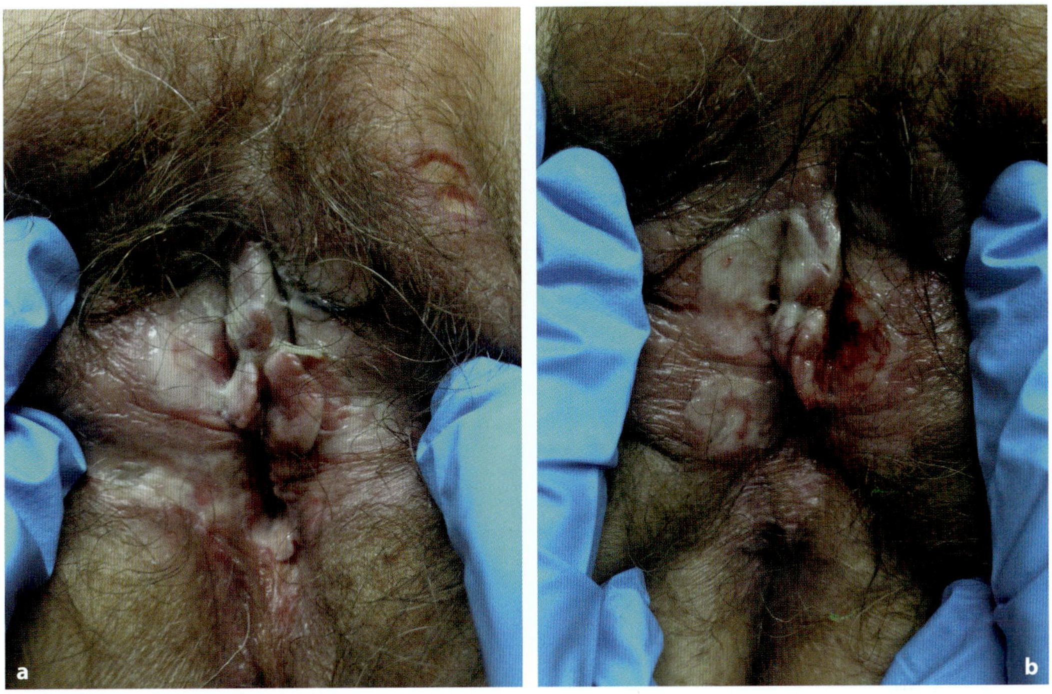

Figura 15.2.4 a, b Infiltración leucémica en paciente con LLC.

Bibliografía

1 Neill SLewis F. Ridley's The Vulva. 3ra ed. Londres: John Wiley & Sons,; 2009.

2 Wilkinson E, Stone K. Atlas de enfermedades de la vulva. 3ra ed. Londres: Lippincott Williams & Wilkins, 2012.

3 Barnhill D, Boling R, Nobles W, Crooks L, Burke T. Vulvar dermatofibrosarcoma protuberans. Gynecologic Oncology 1988; 30 (1): 149-52.

4 Moodley Moodley J. Dermatofibrosarcoma Protuberans of the Vulva: A Case Report and Review of the Literature. Gynecologic Oncology 2000; 78 (1): 74-5.

5 lchalal U, Dgani R, Zosmer A, Levi E, Rakovsky E, Lifschitz-Mercer B. Malignant fibrous histiocytoma of the vagina and vulva successfully treated by combined chemotherapy and radiotherapy. Gynecologic Oncology 1991; 42 (1): 91-3.

6 Santala M, Suonio S, Syrjanen K, Uronen M, Saarikoski S. Malignant fibrous histiocytoma of the vulva. Gynecologic Oncology 1987; 27 (1): 121-6.

7 Simo M, Zapata C, Esquius J, Domingo J. Aggressive angiomyxoma of the female pelvis and perineum. Report of two cases and review of the literature. BJOG: An International Journal of Obstetrics and Gynaecology 1992; 99 (11): 925-7.

8 Sun NLi W. Aggressive Angiomyxoma of the Vulva: Case Report and Literature Review. Journal of International Medical Research 2010; 38 (4): 1547-52.

9 O'Regan1 K, Jagannathan J, Krajewski K. et al. Imaging of Liposarcoma: Classification, Patterns of Tumor Recurrence, and Response to Treatment. American Roentgen Ray Society AJR 2011; 197: 37-49.

10 Lafever A, Tyler E, Stockdale C. Angiosarcoma of the vulva. Proceedings in Obstetrics and Gynecology 2014; 4 (2): 10.

11 Huey G, Stehman F, Roth L, Ehrlich C. Lymphangiosarcoma of the edematous thigh after radiation therapy for carcinoma of the vulva. Gynecologic Oncology 1985; 20 (3): 394-401.

12 Özdal B, Öz M, Korkmaz E, Ataoğlu Ö, Güngör T, Meydanli M. Malignant peripheral nerve sheath tumor of the vulva, an unusual differential diagnosis for vulvar mass. International Journal of Surgery Case Reports 2014; 5 (11): 793-5.

15.3 Melanoma vulvar

Claudia Marchitelli

Puntos clave

- Es un tumor raro en la vulva aunque se trata de la segunda causa más frecuente de cáncer vulvar luego del carcinoma escamoso.
- Los factores genéticos son más importantes en la etiología del melanoma vulvar que la exposición solar.
- Toda lesión pigmentada con bordes irregulares, colores heterogéneos, sobrelevada, ulcerada o sangrante, que presente síntomas o crecimiento debe ser biopsiada.
- La profundidad tumoral (Breslow) constituye el factor pronóstico más importante para mujeres con melanoma de vulva.
- El tratamiento primario del melanoma es la resección quirúrgica.
- La disección electiva de los ganglios no ofrece ventaja adicional en lesiones superficiales y su papel en lesiones profundas es incierto. La principal razón para realizar la linfadenectomía es pronóstica.

Introducción

El melanoma es un tumor maligno de melanocitos, células derivadas de la cresta neural. A pesar de que la mayoría de los melanomas se originan en la piel, también podrían crecer en las superficies mucosas o en otros lugares en los cuales las células de la cresta neural han migrado.

Se manifiesta generalmente en adultos y más de la mitad de los casos en áreas de la piel que son aparentemente normales.

El melanoma de vulva es una enfermedad rara que, dentro de los tumores malignos, es la segunda causa más frecuente luego del carcinoma escamoso.[1]

Representa entre el 3% y el 5% de los cánceres vulvares. Afecta particularmente a mujeres en edad avanzada (edad media: 65 años), con una sobreviva global a cinco años del 47% en las series más extensas de pacientes.[2]

Epidemiología

El melanoma se desarrolla *de novo* en el 75% de los casos y en el 25% se desarrolla sobre un nevo preexistente. En la vulva, se estima que aproximadamente el 10% se desarrolla a partir de un nevo vulvar.

Los individuos con piel clara, rubios o pelirrojos se ven más afectados. Los pacientes de raza negra tienen una incidencia diez veces menor que los de raza blanca. Un 50% de melanomas se observan en personas menores de cincuenta años y el 35% en menores de 35 años. El 95% de melanomas se desarrolla en la piel, pero pueden desarrollarse en otras localizaciones, como el ojo y la mucosa oral o genital.

Etiopatogenia

En el desarrollo del melanoma existen factores genéticos, familiares y ambientales.

- Factores familiares y genéticos:
  - El fototipo de piel.
  - El número de nevos melanocíticos.
  - La presencia de nevos atípicos.
  - La historia familiar de cáncer cutáneo.
- Factores ambientales:
  - La exposición a radiación ultravioleta.
  - La disminución de la capa de ozono.
  - Enfermedades o terapias inmunosupresoras.
  - El estatus económico.

La luz ultravioleta (UV) y las mutaciones B-RAF demostradas en el melanoma cutáneo, no desempeñan un papel importante en la etiología del melanoma de la vulva. Los factores genéticos, como la historia familiar de melanoma (15% tienen historia familiar de melanoma) o síndrome de nevos displásicos son más importantes en la etiología del melanoma vulvar. En estos, se demostraron mutaciones en c-KIT al igual que en melanomas anorrectales. Estudios citogenéticos en algunos melanomas vulvares han mostrado aberraciones cariotípicas complejas que involucran múltiples cromosomas, particularmente el cromosoma 1.[3]

Clínica

Afecta mujeres mayores de sesenta años las cuales consultan por prurito o por notar una tumoración. El 25% de los casos es asintomático y puede ser diagnosticado solo ante el examen de rutina ginecológico.

Se describen tres tipos de melanomas.

Melanoma extensivo superficial. Es el más frecuente, representa el 70% de los casos de melanoma. Comienza con una proliferación intraepidérmica que se extiende lateralmente y produce una placa asimétrica de bordes mal definidos (melanoma *in situ*) pigmentada de color variable (Figura 15.3.1). Se localiza frecuentemente en el clítoris y los labios menores y mayores. Cuando este comienza a invadir aparece un nódulo sobre la placa, se palpa duro y firme.

Melanoma nodular. Representa un 10%-15% de los casos de melanoma. Tiene una fase de crecimiento corto,

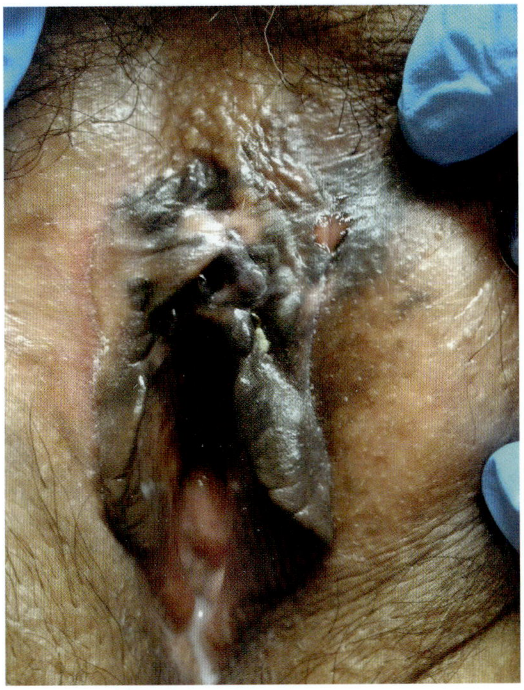

Figura 15.3.1 Melanoma *in situ* extenso en hemivulva anterior.

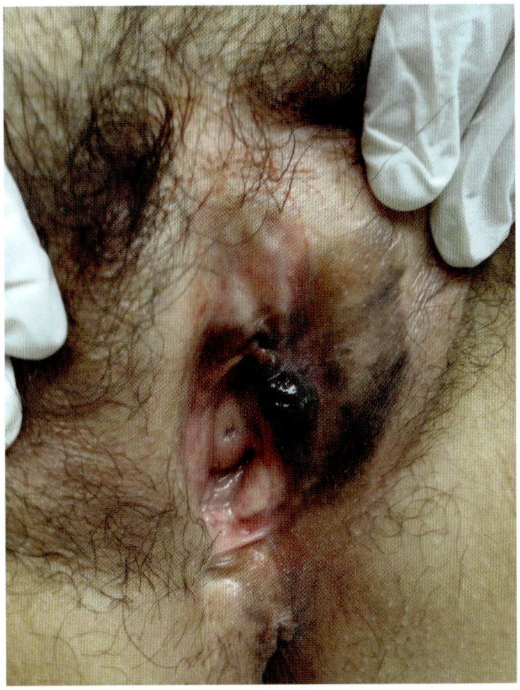

Figura 15.3.2 Melanoma invasor tipo nodular en labio menor izquierdo.

entre 6 y 18 meses. Es, en general, un melanoma grande circunscripto, casi siempre ulcerado o sangrante, con crecimiento vertical. Es bien pigmentado, marrón oscuro o negro y sobrelevado. Generalmente, invaden la dermis reticular o el tejido celular subcutáneo desde el comienzo (Figuras 15.3.2 y 15.3.3).

Melanoma lentigo maligno. Consiste en una lesión pigmentada que se observa en áreas expuestas (con daño solar intenso), especialmente en la cara y el cuello de personas mayores. Son placas mal circunscriptas debido a la proliferación intraepidérmica extensa de un único melanoma o se presenta como un melanoma invasor. Estos tienden a aparecer *de novo* más que de un nevo preexistente. La localización se detalla en la Figura 15.3.4.

Estadificación

La profundidad de la invasión tumoral (Breslow) constituye el factor pronóstico más importante para mujeres con melanoma de vulva,[4, 5] a diferencia de los carcinomas escamosos, donde el principal factor pronóstico es la presencia de metástasis ganglionares (Tablas 15.3.1 y 15.3.2).[6]

Estado

El estado clínico del melanoma consta de tres categorías de pacientes (indicador pronóstico primario para el melanoma) (Tabla 15.3.3):

- A. Con tumor localizado en el órgano primario (vulva).
- B. Con enfermedad local y metástasis ganglionares linfáticos inguinales.
- C. Con metástasis locales, así como metástasis distantes.

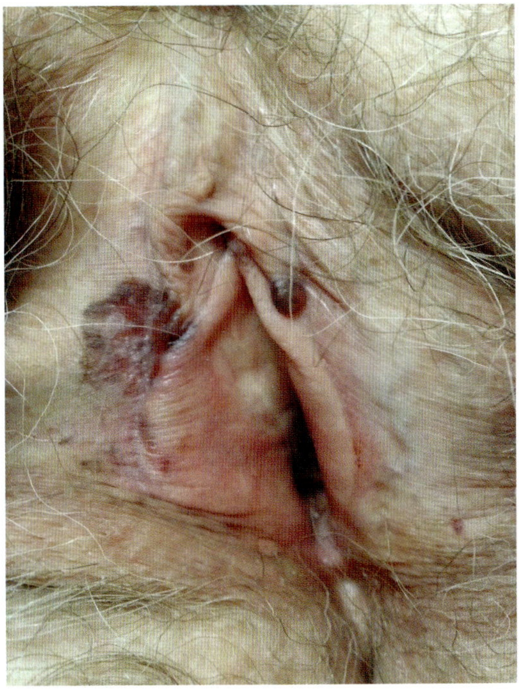

Figura 15.3.3 Melanoma invasor bilateral.

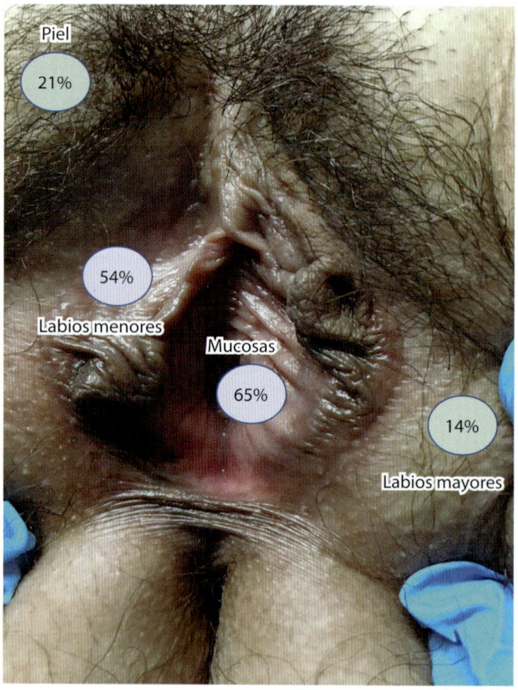

Figura 15.3.4 Localizaciones frecuentes del melanoma vulvar.

Diagnóstico

Clínico. Observación vulvar a simple vista de toda lesión inicialmente macular pigmentada, de crecimiento asimétrico, de bordes imprecisos y coloración abigarrada con áreas negras, áreas menos pigmentadas y azuladas que representan áreas de regresión. Ante una lesion pigmentada se deben tener en cuenta las siguientes cinco características (ABCDE):

- Asimetría.
- Borde irregular.
- Coloración heterogénea.
- Diámetro (mayor de 6 mm).
- Elevación.

Se requiere al menos de tres puntos para sospechar de melanoma.

La utilización sistemática de los criterios clínicos resumidos en el acrónimo ABCDE es útil para discriminar entre las lesiones benignas y aquellas en las que existe un grado de sospecha.

Toda lesión pigmentada sospechosa con bordes irregulares, colores heterogéneos, sobrelevada, ulcerada o sangrante, que presente síntomas o crecimiento debe ser biopsiada.

Dermatoscopia. Ha aumentado la sensibilidad en el diagnóstico de las lesiones sospechosas de melanoma y es en la actualidad una ayuda diagnóstica esencial. Evita biopsias innecesarias (*v.* Capítulo 12.2).

Estudio histopatológico. Cuando existe la sospecha clínica de que una lesión cutánea puede ser un melanoma, se tomarán las biopsias que correspondan. En caso de lesiones pequeñas, se debe resecar toda la lesión para enviar al patólogo; si son extensas se toma un sacabocados (*punch*) de la zona más representativa. La histología demuestra la presencia de una proliferación tumoral melanocítica atípica acompañada de una respuesta inflamatoria. En las fases iniciales, la proliferación de melanocitos atípicos está limitada a la epidermis (*in situ*), con presencia de melanocitos en todos sus niveles (crecimiento radial). Los melanocitos atípicos se disponen individualmente y en nidos de tamaño y forma heterogénea. A medida que la lesión progresa puede existir afectación de dermis y observarse células tumorales sueltas y en nódulos (crecimiento vertical) de tamaño y forma variable. Las células del melanoma son de morfología heterogénea, cuboidales o fusiformes y suelen mostrar ausencia de maduración nuclear, así como mitosis y necrosis celular. Los melanomas se acompañan de una respuesta inflamatoria con presencia de infiltrado inflamatorio a predominio linfohistiocitario, que puede ser variable en su distribución e intensidad. Otro hallazgo histológico característico del melanoma es la observación de fenómenos de regresión histológica que consiste en la presencia de un denso infiltrado inflamatorio con presencia de melanófagos y áreas variables de fibrosis dérmica. Los melanomas son positivos para Melan-A. Este es un componente de la membrana del premelanosoma, producto del gen *MART-1*. Es un antígeno de diferenciación melanocítica (Figuras 15.3.5 a 15.3.7).

Tabla 15.3.1 Clasificación Clark, Chung y Breslow

	Clark	Chung	Breslow
I	Intraepitelial	Intraepitelial	Menor de 1 mm
II	En la dermis papilar	Menor de 1 mm de capa granulosa	1,01 a 2 mm
III	Papilas dérmicas	1,1 - 2 mm de capa granular	2,01 - 4 mm
IV	En la dermis reticular	Mayor de 2 mm de la capa granular	Mayor de 4 mm
V	En la grasa subcutánea	En la grasa subcutánea	

Tabla 15.3.2 Clasificación de la AJCC (American Joint Committee on Cancer) 2002: estadios clínicos[6]

II-II Localizado			
Tumor		**Grosor**	**Ulceración**
IA	T1	Menor 1	a: No
IB	T1	Menor 1	b: Sí
	T2	Mayor 1,01 - 2	a: No
IIA	T2	Mayor 1,01 - 2	b: Sí
	T3	Mayor 2,01 - 4	a: No
IIB	T3	Mayor 2,01 - 4	b: Sí
	T4	Mayor 4	a: No
IIC	T4	Mayor 4	b: Sí
III Regional: metástasis linfáticas o *in transit*			
N1:1 ganglio con metástasis ▪ A. Micrometástasis ▪ B. Macrometástasis			
N2: 2-3 ganglios con metástasis ▪ A. Micrometástasis ▪ B. Macrometástasis ▪ C. *In transit* (metástasis) satélite(s), sin ganglios metastásicos			
N3: 4 o más ganglios metastásicos, conglomerado ganglionar o combinación de metástasis *in transit* y ganglionar.			
IV Diseminado			
M1: cutáneo o subcutáneo			
M2: pulmonar			
M3: otras localizaciones o aumento de LDH			

Tabla 15.3.3 Comparación: microestadios del melanoma vulvar

Clark	Chung	Breslow	FIGO
I- Intraepitelial	Intraepitelial	Menor de 1 mm	I-T < 2 cm ganglios (–)
II- Dentro de la dermis papilar	< 1 mm capa granular	1,01 a 2 mm	II-T> 2 cm ganglios (–)
III- Extiende la dermis reticular	> 1-2 mm tejido subepitelial	2,01- 4 mm	III-T se extiende a la uretra, vagina, periné, ano o ganglios clínicamente positivos
IV- Dentro de la dermis reticular	> 2 mm, pero no dentro de la grasa subyacente	Mayor de 4 mm	IV-T compromete la mucosa de vejiga o recto, hueso o metástasis a distancia
V- Dentro de la grasa subcutánea	Dentro de la grasa subcutánea	Mayor de 4 mm	

Existen datos histológicos que nos permiten evaluar el pronóstico de un melanoma entre los que se incluyen el grosor en milímetros del tumor (índice de Breslow), la presencia de ulceración, el número de mitosis y la presencia de satelitosis e invasión vascular.

Estudios de imágenes. El ultrasonido es de utilidad para la evaluación de ganglios inguinales.

Diagnóstico diferencial

- Nevos, lentigos.
- HSIL vulvar (VIN usual).
- Queratosis seborreicas.
- Melanosis (Figuras 15.3.8 y 15.3.9).
- Hiperpigmentación posinflamatoria.
- Carcinoma basocelular pigmentado (Figura 15.3.10).

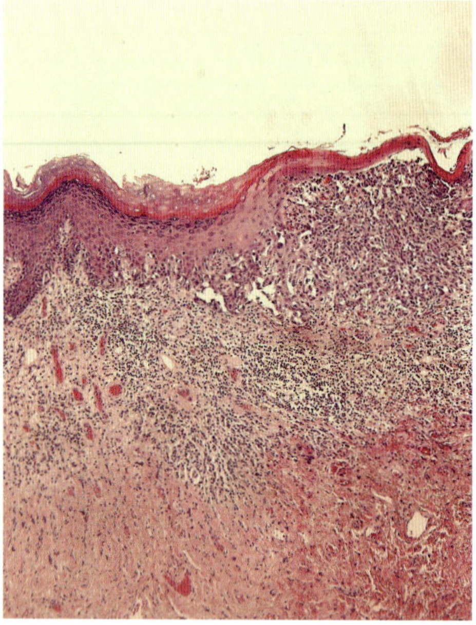

Figura 15.3.5 Microfotografía 10X. Melanoma invasor y melanoma *in situ* adyacente. (Gentileza Dra. Marie Catherine Saez Perrotta).

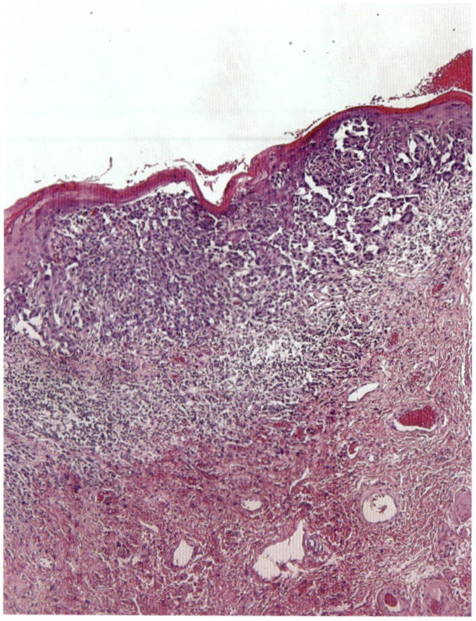

Figura 15.3.6 Histología melanoma invasor. (Gentileza Dra. Marie Catherine Saez Perrotta).

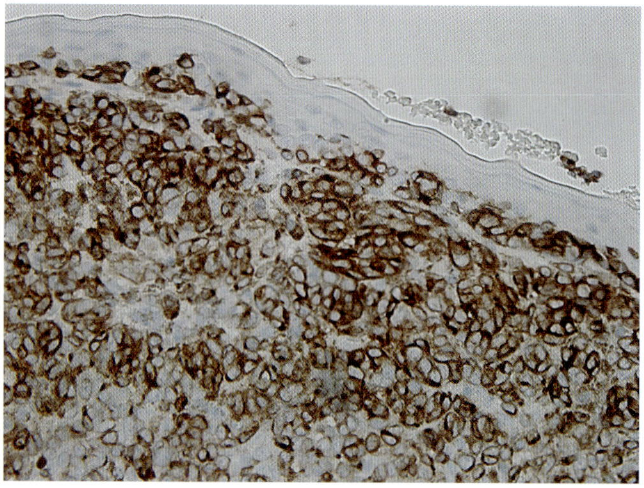

Figura 15.3.7 Microfotografía 40X. Inmunohistoquímica para MELAN-A. El Melan-A es un componente de la membrana del premelanosoma, producto del gen *MART-1*. Es un antígeno de diferenciación melanocítica. Nótese la marcación citoplasmática intensa en la neoplasia y la marcación negativa en los queratinocitos de la epidermis suprayacente. (Gentileza Dra. Marie Catherine Saez Perrotta).

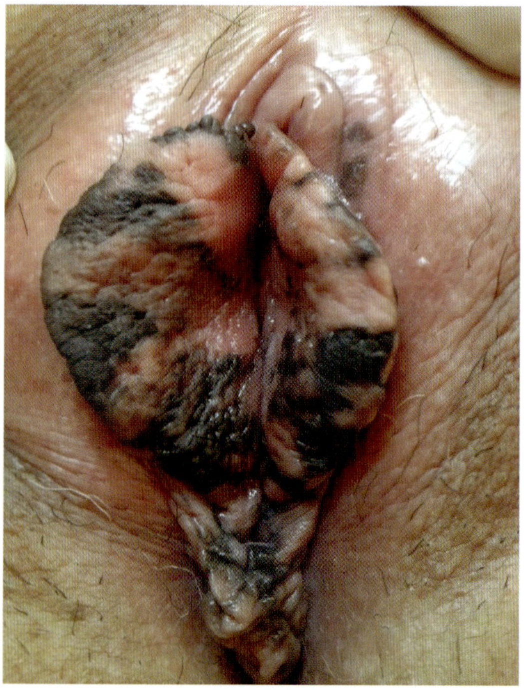

Figura 15.3.8 Melanosis vulvar extensa. Difícil diagnóstico diferencial con melanoma. Se deben tomar varias biopsias de diferentes sitios especialmente del labio menor izquierdo. Paciente muy joven que se encuentra bajo control estricto.

- Granuloma piógeno.
- Hemangiomas (Figura 15.3.11).

Tratamiento

Aspectos generales

- El tratamiento primario del melanoma es la resección quirúrgica. Tradicionalmente se realizaba una vulvectomía radical más disección ganglionar, pero los resultados después de la cirugía radical fueron iguales a los conseguidos luego de una escisión local amplia. Por lo que la vulvectomía radical que se realizaba en todos los casos de melanoma vulvar independientemente del tamaño, ya quedó en desuso.
- Para melanomas que invaden hasta 1 mm, se realiza una resección local amplia con margen de por lo

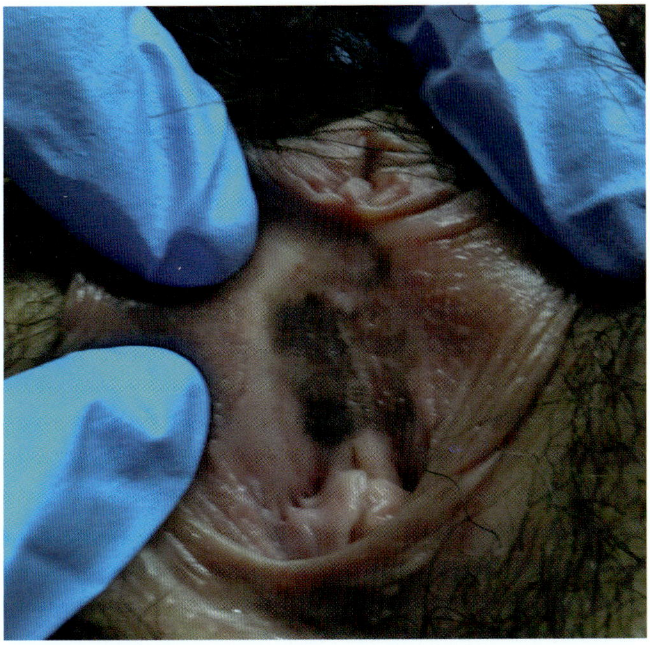

Figura 15.3.9 Melanosis en mucosa vestibular suprauretral.

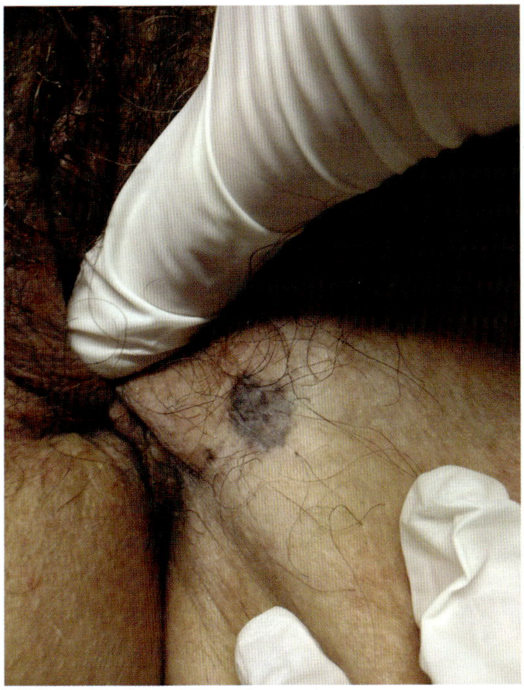

Figura 15.3.10 Carcinoma basocelular pigmentado, diagnóstico diferencial con melanoma.

menos 1 cm. Para una profundidad mayor, el margen debe ser de más de 2-3 cm.

- Existe controversia sobre el valor de la linfadenectomía. Hay quienes postulan que los ganglios positivos tienen poco valor en el pronóstico; otros, en cambio, sostienen

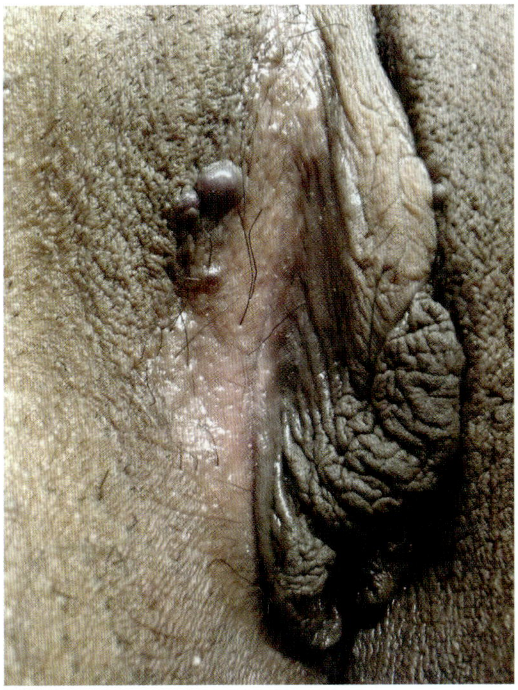

Figura 15.3.11 Angioqueratomas vulvares.

lo contrario. La disección electiva de los ganglios no ofrece ventaja adicional en lesiones superficiales y su papel en lesiones profundas es incierto. La principal razón para realizar la linfadenectomía es pronóstica. Aun cuando se palpen nódulos grandes, estos deben ser resecados como parte del procedimiento quirúrgico.
- En pacientes con enfermedad recurrente o avanzada se utiliza el interferón siguiendo el régimen Kirkwood. Es recomendado para lesiones mayores de 4 mm de profundidad o en aquellos con compromiso ganglionar.
- El melanoma maligno ha sido considerado un tumor radiorresistente.
- La quimioterapia también ha sido inefectiva, combinada con el tamoxifeno en el melanoma cutáneo ha producido una alta tasa de respuesta, pero no completa, y una pobre tasa de supervivencia.
- La inmunoterapia está siendo investigada como tratamiento en el melanoma cutáneo. El uso del dinitroflenil conjugado con vaccinia en ciertos pacientes ha incrementado la supervivencia media en comparación con controles. La inmunoterapia podía ser de valor en el tratamiento de pacientes con melanoma de vulva, ya que tratamientos para melanoma cutáneo evocan una respuesta en el melanoma vulvar.

Diseminación

- La diseminación linfática es del 50%.
- Hematógena, 20%-30%. Tejido subcutáneo, pulmón, cerebro, hígado.

- Locorregional, 20%.
- Satélites: menos de 2 cm de la lesión primaria.
- Tránsito: lesión a más de 2 cm de la lesión primaria y en línea hacia el primer relevo ganglionar.

Tratamiento según estadios

Melanoma en etapa 0 (*in situ*)

- Tis, N0, M0.

Los pacientes en la etapa 0 podrán ser tratados mediante escisión, con márgenes mínimos de por lo menos 1 cm, pero microscópicamente libres.

Melanoma en etapa I

- T1a, N0, M0.
- T1b, N0, M0.
- T2a, N0, M0.

Los pacientes con lesiones de T2 pueden requerir una escisión quirúrgica de 2 cm alrededor de la lesión.

Melanoma en etapa II

- T2b, N0, M0.
- T3a, N0, M0.
- T3b, N0, M0.
- T4a, N0, M0.
- T4b, N0, M0.

En los melanomas de un grosor intermedio (>1-4,0 mm), el margen quirúrgico debe ser de 2 cm.

Ganglios linfáticos y ganglio centinela

Siempre se han utilizado las disecciones profilácticas de los ganglios linfáticos regionales en pacientes con melanoma en etapa II. Cuatro ensayos aleatorios prospectivos no han demostrado un beneficio en cuanto a la supervivencia. La biopsia de ganglios linfáticos centinela y mapeo linfático se han utilizado para evaluar la presencia de metástasis oculta de los ganglios regionales de pacientes con enfermedad en etapa II, potencialmente identificando aquellos individuos que podrían obviar la morbilidad de la disección regional de ganglios linfáticos y los individuos que podrían beneficiarse de la terapia adyuvante.[7] Mediante la utilización de un colorante vital azul y un agente radiofarmacéutico (tecnecio 99), el cual se inyecta en el lugar del tumor primario, se puede detectar el primer nódulo linfático en el área de drenaje de la lesión, extirparse y examinarse microscópicamente (Figuras 15.3.12 a 15.3.14). Si se detecta un melanoma metastásico en ganglios, se puede llevar acabo una linfadenectomía inguinofemoral (Figuras 15.3.15 y 15.3.16).

Melanoma en etapa III

Cualquier T, cualquier N, M0

Escisión local amplia del tumor primario con márgenes de hasta 3 cm según la ubicación y profundidad del tumor.

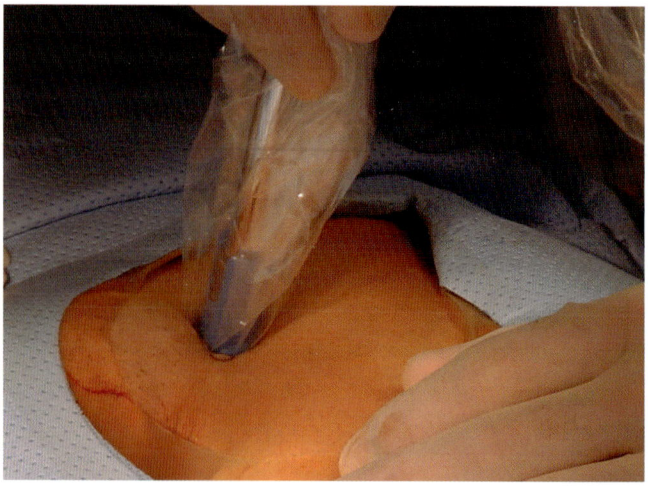

Figura 15.3.12 Escáner sobre el área inguinal para detectar la zona de mayor radiactividad.

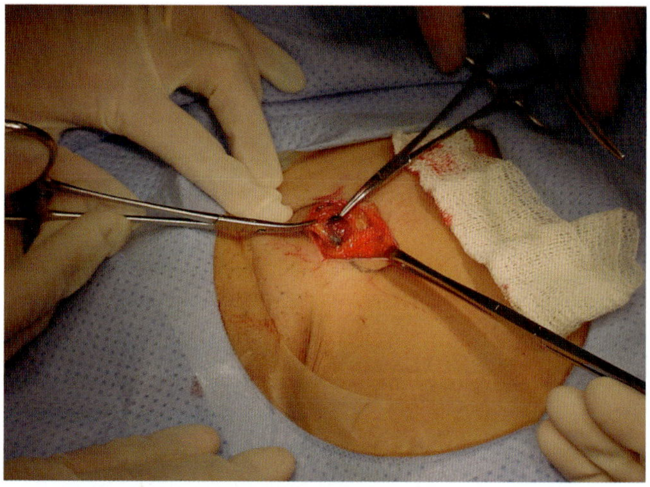

Figura 15.3.13 Se observa el ganglio teñido de color azul en la disección ganglionar.

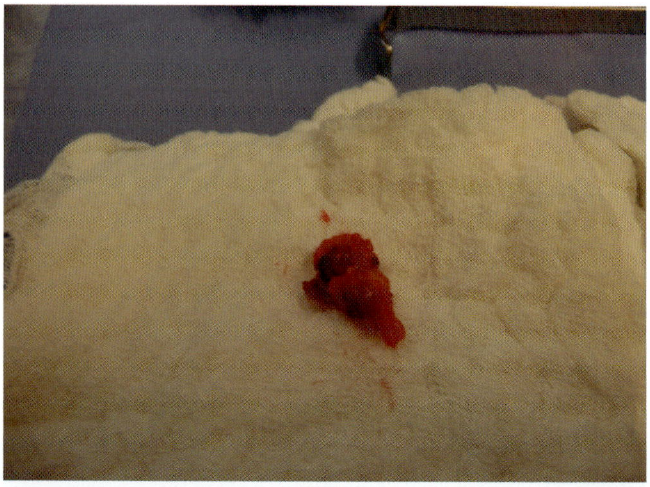

Figura 15.3.14 Pieza quirúrgica. Dos ganglios teñidos de azul que se envían a congelación intraoperatoria.

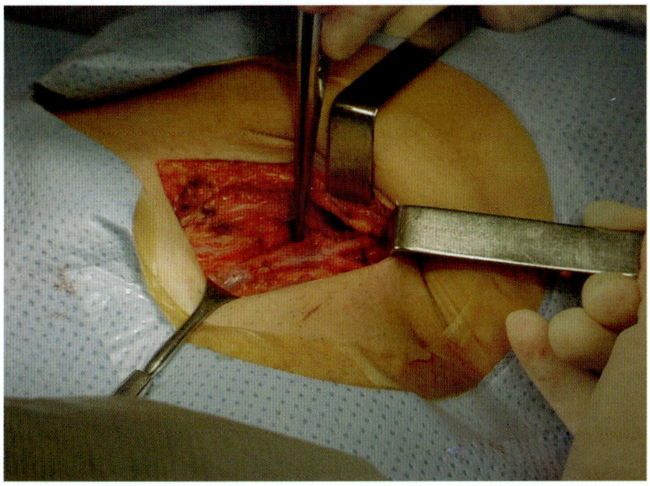

Figura 15.3.15 Linfadenectomía inguinal luego de una congelación con ganglio centinela positivo.

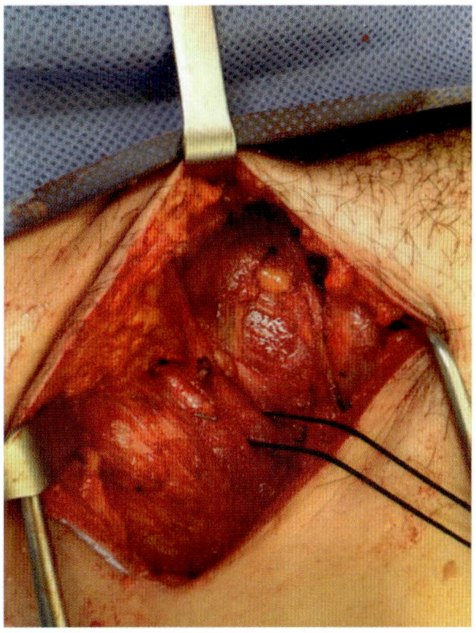

Figura 15.3.16 Linfadenectomía inguinofemoral izquierda. Reparo de vena femoral.

Interferón

Un estudio controlado aleatorio multicéntrico a comparado los regímenes de altas dosis de alfa interferon-2b, veinte millones de unidades por metro cuadrado de superficie corporal por día, administradas de forma intravenosa por cinco días a la semana, durante cuatro semanas. Después, diez millones de unidades por metro cuadrado de superficie corporal por día, administradas subcutáneamente tres veces a la semana durante 48 semanas, demostrarón una significativa prolongación de la supervivencia sin complicaciones.[8, 9]

Melanoma en etapa IV

- Cualquier T, cualquier N, cualquier M

La radioterapia puede proporcionar alivio sintomático en el caso de metástasis cerebrales, óseas y viscerales.

El melanoma avanzado es resistente a la mayoría de las terapias sistémicas estándar, y todos los pacientes recién diagnosticados pueden ser considerados candidatos para ensayos clínicos. A pesar de que el melanoma avanzado es relativamente resistente a la terapia, se ha informado que varios modificadores de respuesta biológica y agentes citotóxicos producen respuestas favorables.

Prevención y seguimiento del melanoma

La diferencia pronóstica entre los melanomas en estadios tempranos (nivel I y II) y los tardíos (III, IV y V) hace que en esta enfermedad la prevención y el diagnóstico precoz sean sumamente importantes. Los profesionales, especialmente los médicos generales o todos los encargados de atención primaria, deben tener el hábito de observar lesiones pigmentadas durante un examen físico rutinario. Una vez que se diagnostica a un enfermo de melanoma, este debe seguir controles médicos periódicos con los objetivos principales de detectar precozmente una recidiva de la enfermedad y detectar un posible segundo melanoma. La recidiva de la enfermedad puede presentarse en forma localizada o en tránsito (25% de casos), en forma de enfermedad regional (26%-60% de casos) o a distancia (15%-20% de casos).

Los métodos más eficaces para detectar la enfermedad recurrente son la realización de la historia clínica y el examen físico, estando en estudio el valor que puede tener la realización de ecografía linfática. Asimismo, debe enseñarse a los pacientes a observar la piel, ya que en un porcentaje elevado son ellos mismos los que van a detectar la presencia de recidiva de la enfermedad.

Conclusiones

Diagnóstico

- Para el diagnóstico, es fundamental la extirpación quirúrgica con márgenes (1-2 cm) de toda la lesión. Si esto no es posible, se puede realizar una biopsia incisional que incluye la zona más sobrelevada para una correcta valoración del Breslow.
- Es fundamental en todo informe histológico de un melanoma, la inclusión de los parámetros que son relevantes para la estadificación y el tratamiento.
- Para la estadificación de un melanoma se realiza la biopsia selectiva del ganglio centinela que está indicado en determinados casos.
- Las pruebas complementarias varían según el estadio clínico.

Tratamiento

- El margen necesario en la ampliación varía según el estadio clínico.
- Se realizará linfadenectomía en los pacientes con ganglio centinela positivo o con adenopatías palpables. No se realiza de forma profiláctica en ningún caso.
- La radioterapia puede ser útil en algunos casos con enfermedad locorregional o metastásica.
- La enfermedad metastásica requiere un manejo multidisciplinario e individualizado.

Algoritmos

Los Algoritmos 15.3.1 a 15.3.4 desarrollan la terapéutica de acuerdo con los diferentes estadios del melanoma vulvar.

Algoritmo 15.3.1 Tratamiento para el estadio 0

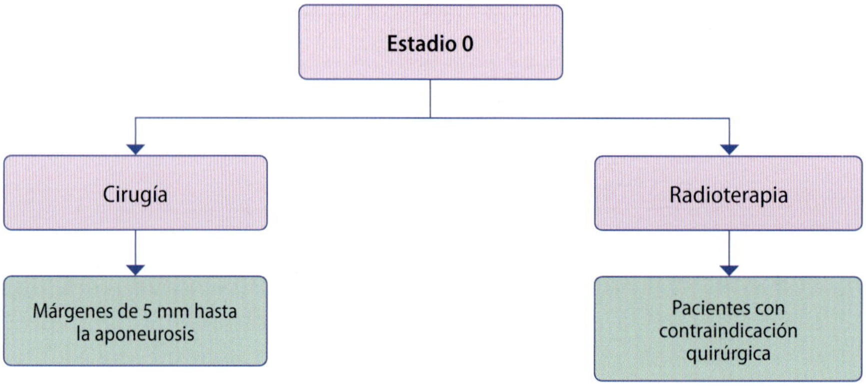

Algoritmo 15.3.2 Tratamiento para los estadios 1 y 2

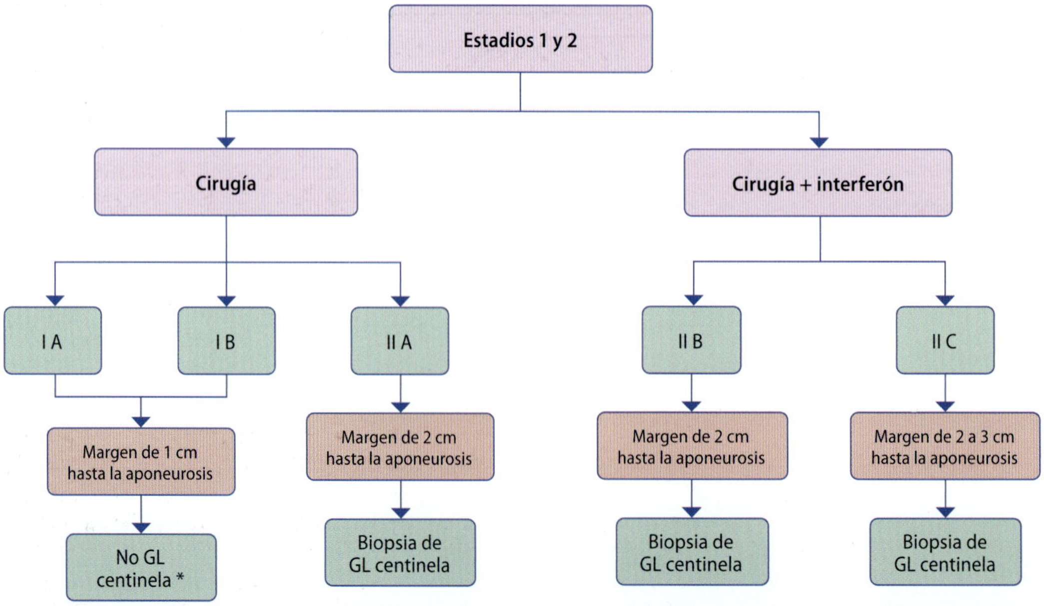

(*) Indicada si hay regresión extensa (> 75% tumor), invasión vascular y satelitosis microscópica afectación del margen profundo en la pieza, ulceración. GL: ganglio.

Algoritmo 15.3.3 Tratamiento para el estadio 3

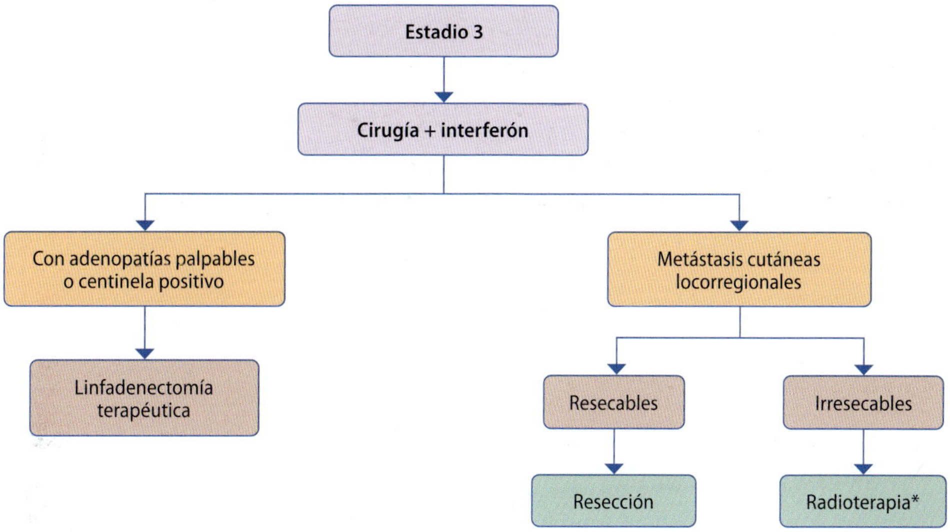

* Indicada también tras linfadenectomía cervical si existen tres o más ganglios afectados o metástasis ganglionar con rotura capsular.

Algoritmo 15.3.4 Tratamiento para el estadio 4

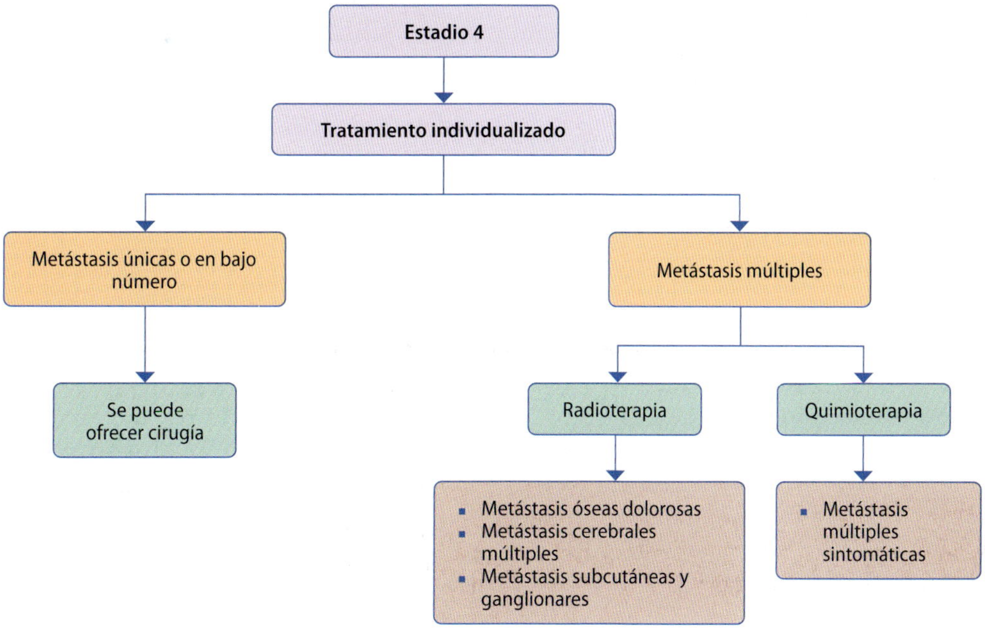

Bibliografía

1 Dunton CJ, Kautzky M, Hanau C. Malignant melanoma of the vulva: a review. Obstet Gynecol Surveys 1995; 50 (10): 739-46.

2 Ragnarsson-Olding N, Johansson H, Rutqvist LE, Ringborg U. Malignant melanoma of the vulva and vagina. Trends in incidence, age distribution, and long-term survival among 245 consecutive cases in Sweden 1960-1984. Cancer 1993; 71 (5): 1893-7.

3 Wechter, M.E., Gruber, S.B., Haefner, H.K, Lowe L, Schwartz JL, Reynolds KR, et al Vulvar melanoma: a report of 20 cases and review of the literature. Journal of the American Academy of Dermatology 2004; 50 (4): 554-62.

4 Dunton CJ, Kautzky M, Hanau C. Malignant melanoma of the vulva: a review. Obstet Gynecol Surveys 1995; 50 (10): 739-46.

5 Hacker NF. Vulvar cancer. En: Berek JS, Hacker NF (eds). Practical gynecologic oncology. 2da ed. Baltimore: Williams & Wilkins, 1994; 403-39.

6 Balch CM, Buzaid AC, Soong SJ, Atkins MB, Cascinelli N, Coit DG, et al. Final version of the American Joint Committee on Cancer staging system for cutaneous melanoma. J Clin Oncol 2001; 19 (16): 3635-48.

7 Torné A and Puig-Tintoré LM. The use of sentinel lymph nodes in gynaecological malignancies. Curr Opin Obstet Gynecol 2004;16: 57.

8 Kirkwood JM, Strawderman MH, Ernstoff MS, Smith TJ, Borden EC, Blum RH. Interferon alfa-2b adjuvant therapy of high-risk resected cutaneous melanoma: the Eastern Cooperative Oncology Group trial EST 1684. Journal of Clinical Oncology 1996; 14 (1): 7-17.

9 Kirkwood JM, Ibrahim JG, Sondak VK, Richards J, Flahhertz LE, Emstoff MS et al.: High- and low-dose interferon alfa-2b in high-risk melanoma: first analysis of intergroup trial E1690/S9111/C9190. Journal of Clinical Oncology 2000; 18 (12): 2444-58.

16

Sexualidad en la mujer: manejo práctico de la patología vulvar en el consultorio

María Martha Domenech

Puntos clave

- Existe un elevado porcentaje de mujeres con disfunciones sexuales no relacionadas con patologías de la vulva.
- Las más frecuentes son las siguientes:
  - Falta de libido, deseo sexual o excitación psicológica.
  - Incapacidad de lograr excitación física (erección del clítoris, lubricación y elongación vaginal).
  - Dificultades con el orgasmo.
  - Dolor durante las relaciones sexuales.
- A menudo estas disfunciones están interrelacionadas y asociadas unas con otras.
- Existe un gran desconocimiento de la respuesta sexual femenina normal tanto por las pacientes, sus parejas y gran parte de los médicos.
- El orgasmo femenino se consigue con estimulación táctil directa o indirecta del clítoris.
- No se ha demostrado la existencia del punto G que sería el responsable de los orgasmos "vaginales".
- La mayoría de las mujeres no tienen orgasmo con penetración vaginal.
- La causa más común de dolor y molestias en las relaciones sexuales es la penetración sin excitación física previa.
- La dificultad en el deseo, excitación y orgasmo pueden deberse a una multiplicidad de factores que incluyen la salud física y mental de la paciente, la relación con la pareja, el contexto en que se dan las relaciones sexuales y la educación sobre la respuesta sexual normal en ambos miembros de la pareja.
- Los ginecólogos y los médicos de atención primaria no tienen educación formal en temas de sexología. Si no se sienten capacitados para hablar de estos temas igual es de gran ayuda que pregunten a sus pacientes.
- La mayoría de estos problemas pueden resolverse simplemente brindando información y haciendo un buen interrogatorio que detecte otros factores que puedan afectar su sexualidad.
- La respuesta sexual de la mujer posmenopáusica suele mejorar con el uso de estrógenos locales o sistémicos.

Introducción y fisiología de la respuesta sexual femenina normal

La sexualidad es algo de suma importancia para los seres humanos. No solo para la reproducción, sino también para un desarrollo y vida felices, autoestima, sensación de bienestar y salud en general.

Se estima que alrededor de un 30% de las mujeres tienen algún tipo de dificultad con las relaciones sexuales[1] (Tabla 16.1). Estas dificultades a menudo están interrelacionadas y superpuestas.

Para comprender mejor las disfunciones sexuales, nos parece fundamental comenzar explicando las observaciones sobre respuesta sexual femenina normal.

La respuesta sexual humana fue estudiada en los años sesenta por el ginecólogo William Masters y su esposa, la psicóloga Virginia Johnson.[2] Estos investigadores hicieron estudios con aproximadamente seiscientos voluntarios, tanto hombres como mujeres, heterosexuales y homosexuales y montaron un verdadero laboratorio de estudio donde se registraron y se estudiaron más de 10 000 relaciones sexuales.

Según Masters y Johnson la respuesta sexual humana consta de cuatro fases.[2]

Excitación. En esta fase se producen los cambios físicos. En el varón, erección del pene. En la mujer erección del clítoris, lubricación y elongación de la vagina.

Tabla 16.1 Causas más frecuentes de dificultades sexuales en mujeres

- Disminución de la libido, definida como falta de motivación, deseo o interés por el sexo una vez que la mujer es estimulada.
- Incapacidad de lograr excitación o cambios físicos, en el varón erección del pene, en la mujer erección del clítoris, lubricación y elongación de la vagina.
- Dificultades para tener orgasmo.
- Dolor durante las relaciones.

Meseta. Luego de ello, se llega a un período donde la excitación se mantiene hasta que, si se produce la estimulación adecuada, se desencadena la siguiente fase.

Orgasmo. En este momento, se obtienen sensaciones de placer en el ámbito físico y el psíquico. En el físico, se produce eyaculación en el hombre y contracción de los músculos de la vagina en la mujer.

En el varón, habitualmente aparece la resolución luego del orgasmo, momento en el cual comienza el período refractario donde no es posible lograr excitación.

En la mujer, en cambio, las respuestas son variables entre una mujer y otra, la misma mujer con diferentes compañeros o la misma mujer con el mismo compañero en diferentes ocasiones. Este gráfico puede representar a una mujer o a todas las mujeres. A diferencia del varón la mujer puede tener una fase de resolución más lenta y, si se mantiene el estímulo, puede seguir teniendo orgasmos (Figura 16.1).

Luego de sus estudios publicaron el libro *The human sexual response* en 1966.[2] Uno de los principales hallazgos de estos experimentos fue que el clítoris es un órgano exclusivamente diseñado para el placer y que siempre es necesario para el orgasmo. Concluyen que la vagina es un órgano con poca sensibilidad y que las mujeres que dicen tener orgasmos vaginales tienen estimulación del clítoris a través de la vagina. También se observa que la mujer puede tener múltiples orgasmos si está lo suficientemente excitada y continúa siendo estimulada de una manera adecuada. El período refractario de la mujer es más gradual y, en algunas ocasiones, puede no aparecer hasta que se acabe el estímulo físico.

En los años setenta, la psiquiatra Helen Singer Kaplan[3] hizo la distinción entre la excitación psicológica, a lo que llamó "deseo", y la excitación física, descrita por Masters y Johnson. Dentro de este esquema se considera que habitualmente antes de la excitación física se produce el deseo, pero también se ha demostrado que ante un estímulo táctil adecuado en el clítoris puede desencadenarse excitación y el resto de las fases de la respuesta sexual humana, meseta, orgasmo y resolución.[4] El aporte

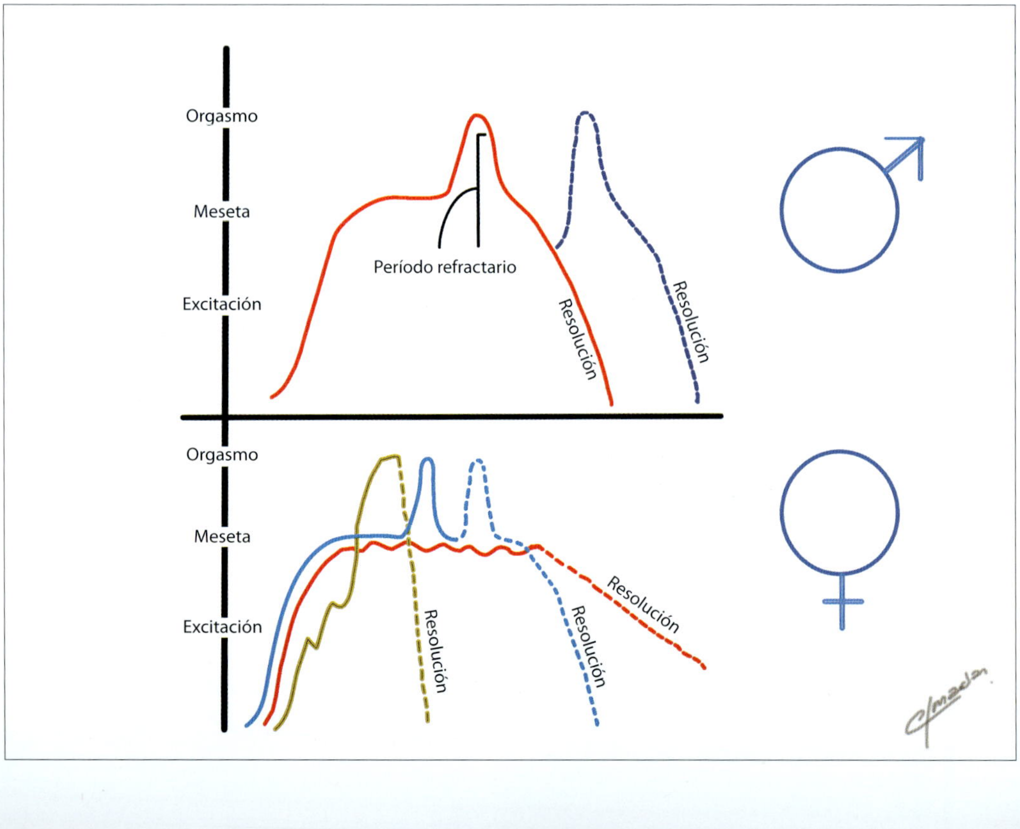

Figura 16.1 Respuesta sexual femenina y masculina. Modificado de Masters y Johnson, *Human sexual response*, 1966. (Wikimedia Commons, diciembre de 2016).

de Kaplan fue un hito fundamental, ya que se unió la psiquiatría a la medicina en la comprensión y estudio de los problemas sexuales.

Para complicar las cosas, en los setenta, también se empezó a hablar del punto G, denominado así en honor a Ernst Gräefenberg, quien describió su existencia. Nunca se pudo demostrar su presencia como parte separada de la anatomía. Lo más probable es que la zona que describe sea la parte interna del clítoris, que, al ser estimulada, desencadena una respuesta, un orgasmo.[4]

Con el paso del tiempo, múltiples encuestas realizadas a mujeres de distintas edades y en distintos países[5] mostraron que no necesariamente la respuesta sexual femenina sigue las fases de Masters, Johnson y Kaplan en ese orden y de manera lineal. En 2005, Rosemary Basson[6] propone un modelo circular de fases superpuestas y en orden variable. La excitación puede generarse por estímulos táctiles y vibratorios sin existir deseo previo y la excitación puede generar deseo. A su vez, si el estímulo es adecuado puede haber orgasmos múltiples sin resolución hasta cesar el estímulo. Asimismo, la última edición del *Manual Estadístico de Desórdenes Mentales*, DSM V,[7] agrupa en la misma disfunción la falta de interés y la excitación.

En nuestra experiencia, la causa más común de dificultades con las relaciones sexuales es la penetración vaginal sin la excitación previa. Durante el período de excitación sexual, se producen cambios en los genitales de la mujer que incluyen erección e ingurgitación del clítoris, lubricación y elongación de la vagina.[2] Si se produce la penetración sin estos cambios, con la vagina sin lubricar y sin elongar, es muy probable que esto genere dolor e incomodidad. En esas condiciones es muy difícil alcanzar un orgasmo durante esa relación y las subsiguientes, ya que se asocia relación sexual con dolor y en estas condiciones sería extraño tener deseo.

El orgasmo es un reflejo del sistema nervioso autónomo. Los reflejos, en general, tienen una rama sensitiva donde se produce el estímulo y, luego del estímulo, provoca una respuesta motora. El reflejo del orgasmo en la mujer comienza en el clítoris, que es un análogo embriológico del pene (Figura 16.2).

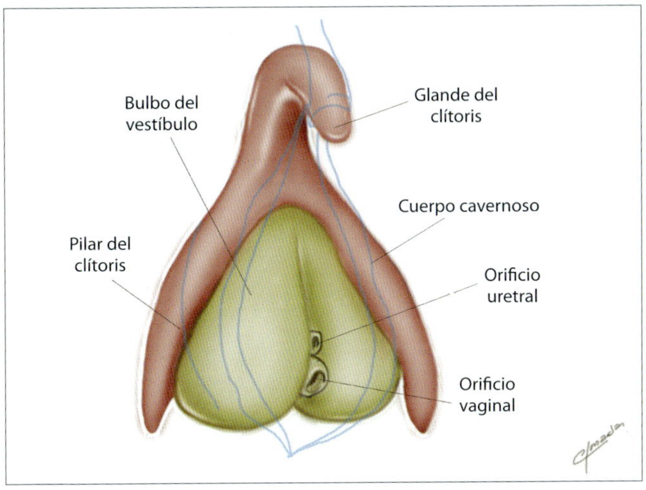

Figura 16.2 Clítoris como análogo embriológico del pene.

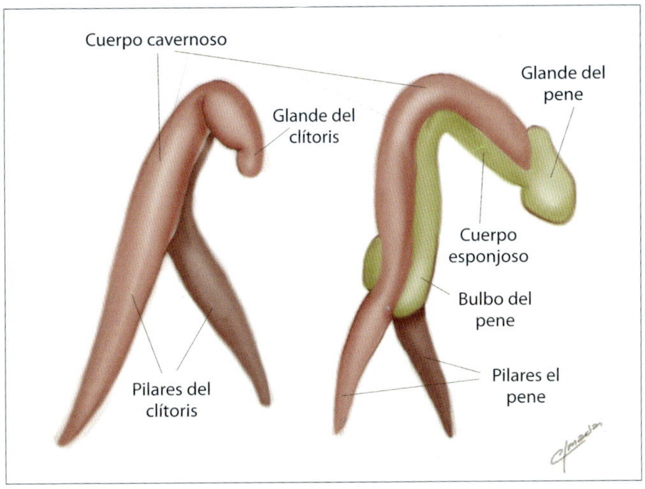

Figura 16.3 Anatomía normal del clítoris.

Anatomía normal del clítoris

En la vulva solo se ve el glande y el capuchón del clítoris, el resto es un órgano interno formado por tejido eréctil similar al del pene. La mayor cantidad de terminaciones nerviosas se encuentran en el glande (Figura 16.3).

El efector son los músculos de la vagina que generan contracciones rítmicas. En este proceso, se libera un neurotransmisor llamado dopamina, que es el responsable del placer sexual.[8] Que el acto sexual sea placentero es importante para que la especie sobreviva. El clítoris es un órgano específicamente diseñado para el placer.[2] La parte visible en la vulva es el glande y capuchón del clítoris, pero hacia adentro de la vagina comprende varias estructuras eréctiles que en conjunto tienen un tamaño similar al del pene. Cuando se produce la excitación y su erección, no es tan notorio como en el varón, ya que las estructuras eréctiles no están fuera del cuerpo sino dentro. El orgasmo femenino a diferencia del masculino, si bien es deseable por los múltiples beneficios en la salud que genera, no es necesario para lograr un embarazo. A diferencia de los varones, las mujeres pueden tener coito sin estar excitadas. La vagina es una cavidad virtual, esté o no excitada puede recibir un pene. Un pene no excitado o fláccido no puede penetrar una vagina. Esto lleva a que muchas mujeres tengan penetración sin excitación previa, con los problemas que esto puede generar.

Por otro lado, a diferencia del hombre, si la estimulación es adecuada, la mujer puede tener múltiples orgasmos[2, 3] sin período refractario (durante el cual no hay posibilidad de tener orgasmo). Esto se debe a que, en el hombre, inmediatamente después del orgasmo, se libera gran cantidad de prolactina, que es la hormona de la saciedad sexual.[9] En la mujer, en cambio, si el estímulo continúa, ella puede seguir teniendo orgasmos, ya que la liberación de prolactina es mucho más tardía.[9]

Cada mujer tiene su propia forma de llegar al orgasmo, habitualmente es por estimulación táctil y vibratoria del clítoris con diferentes grados de presión y frecuencia.[2, 3] No existe una persona igual a la otra. Además del clítoris, la mujer puede tener muchas zonas erógenas que pueden ayudar a desencadenar orgasmos si también son estimuladas como la zona perianal y anal, el introito vaginal, los pezones, las orejas, el cuello, etc. Hay muchas mujeres que han sido sexualmente activas toda su vida y nunca han tenido un orgasmo.

La mejor forma de lograr un orgasmo con la pareja es primero conocer cómo se produce.[2, 3] Para ello creemos que es fundamental la autoexploración con la masturbación. Una vez que la mujer logra tener un orgasmo estimulándose sola o ayudada por su pareja, es mucho más fácil poder lograrlo durante la relación sexual.

Una forma adecuada de asegurar los cambios en los genitales para preparar a la mujer para la penetración es lograr un orgasmo antes de la penetración vaginal.[10] Esto puede ser proporcionado con diferentes formas de estimulación del clítoris, manual, oral o con algún objeto. Luego de un orgasmo la penetración suele ser más agradable. También es útil recalcar que una relación sexual no necesariamente tiene que basarse en la penetración vaginal.

Etiología y epidemiología

Aproximadamente un 30% de las mujeres sanas médicamente tienen dificultades sexuales.[3]

La mayoría de las mujeres se masturban habitualmente aunque no todas lo reconocen abiertamente.[11] Esto es algo normal. En mujeres con anorgasmia, la explicación del reflejo del orgasmo y la masturbación dirigida tiene altas tasas de éxito para conseguirlo.[12]

La principal causa de estas disfunciones es la falta de información sobre la respuesta sexual femenina normal.

Las mujeres posmenopáusicas combinan dos factores asociados a la disminución del deseo y la actividad sexual. Por un lado, la mayoría de estas mujeres tienen parejas desde hace muchos años. Las encuestas demuestran que tanto en hombres como en mujeres con parejas de largo tiempo va disminuyendo el deseo sexual a medida que pasan los años.[13] Por otro lado, la atrofia urogenital debida a la falta de estrógenos puede provocar disminución de la lubricación vaginal y disminución del deseo sexual.[14]

También los problemas laborales, de pareja o el estrés puede que provoquen la falta de interés.

Clínica y diagnóstico

Los motivos de consulta más frecuentes son el dolor y la falta de deseo sexual. Raramente, una mujer nos va a decir que no se excita y la consulta por falta de orgasmo no es tan frecuente.

Interrogatorio

- Preguntar sobre sus relaciones sexuales:
  - ¿Cómo son? ¿Con qué parejas? ¿Con que frecuencia?
  - Sobre fases: preguntar sobre el deseo. ¿Tiene deseo? ¿Tenía deseo? ¿Con otra pareja? ¿Qué le provoca deseo?
- Preguntar si lubrica.
- Preguntar si tiene orgasmo.
- Preguntar cómo tiene orgasmos. Qué tipo de estimulación.
- Preguntar si tienen dolor.
- Preguntar si realizan sexo oral, anal y vaginal.
- Preguntar sobre el método anticonceptivo que utiliza y si está cómoda con este.
- Preguntar sobre el ritmo menstrual.
- Abrir espacio a que la paciente pregunte al médico.

Examen físico

- Examen ginecológico para evaluar anatomía normal y síntomas de infecciones (flujo, eritema, lesiones de piel).
- Evaluar si tiene dolor en el vestíbulo y la vulva para descartar vulvodinia con la prueba del *q-tip*.
- Evaluar el tono de los músculos perineales mediante tacto vaginal para descartar vaginismo.
- Evaluar tamaño del introito y vagina. Interrogar sobre tamaño del pene del compañero.
- Evaluar trofismo vaginal.
- Mamas: ver si tiene galactorrea.

Determinaciones de laboratorio

- Raramente son solicitadas, ya que no correlacionan con parámetros de función sexual.
- Cultivo de flujo vaginal.
- Determinación de hormonas sexuales:
  - Testosterona, androstenediona, dehidroepiandrosterona.
  - Estradiol.
  - TSH.
  - Prolactina (hiperprolactinemia puede causar disminución del deseo sexual).

Tratamiento

A pesar de no ser especialistas en sexología, podemos utilizar estrategias sencillas para ayudar a las pacientes con disfunciones sexuales. La Sociedad Internacional para el Estudio de las Enfermedades Vulvovaginales, ISSVD, cuenta con un comité psicosexual del cual varios autores de este libro son miembros.[10] Las siguientes son algunas de las recomendaciones de dicho comité.

- **1.** Educación sobre respuesta sexual normal.[10]

Discutir en detalle cómo es la excitación sexual y la necesidad de evitar la penetración sin estar lo suficientemente lubricada, pero no asumir que la mujer o su pareja quieren ser sexuales o tener penetración. Antes se debe hacer una evaluación inicial para ver dónde se encuentra en la relación. Por ejemplo, abuso, disfunción eréctil o algún otro problema.

Preguntar si le gustaría recibir información sobre estrategias que puedan ayudarla a reiniciar su sexualidad. Tampoco asumir que la pareja es masculina.

Explicar que la penetración, una vez que ella se lubrica naturalmente, será mucho más confortable. Esto la ayudará a evitar frotes que pueden lastimar áreas muy sensibles. Es muy común el trauma de la horquilla por falta de lubricación y elongación de la vagina.

Si fuera posible, invitar a que la paciente traiga a su pareja a la consulta. Si la mujer deseara reiniciar su sexualidad, ella necesita estar cerca de su pareja y ser tocada. Si cualquiera de estas posibilidades no suceden, es poco probable que las cosas progresen. Mejorar la sensualidad por medio de tocarse de forma placentera puede llevar largo tiempo como para generar o aumentar la excitación sexual. Estos conceptos pueden ser explicados de manera muy sencilla. En algunos casos, puede ser necesaria la derivación a especialistas en sexología.

El objetivo sería evitar lubricantes artificiales, ya que con suficiente excitación se producen la lubricación y la elongación de la vagina. En caso de ser necesario el uso de lubricantes (por ejemplo en mujeres que toman anticonceptivos orales), se puede utilizar vaselina (siempre y cuando no utilice preservativo como método de barrera, ya que esta o cualquier sustancia oleosa puede romperlo).

- **2.** Remarcar la necesidad de instruir a la pareja para llevar a la mujer al orgasmo sin penetración.[10]

Debe recordarse que muchas mujeres pueden no ser orgásmicas o no importarles serlo e, incluso, muchas pueden mentirles a sus parejas y simular que tienen orgasmos. Primero que nada se debe preguntar si tiene orgasmos, en general la pregunta lleva implícito que es normal tocarse para autoconocerse. Por ejemplo: cuando usted se estimula el clítoris sola ¿logra tener orgasmo? Si la respuesta es no, debe preguntarse si le interesaría tenerlo. En ese caso, hay que enseñarle a tener el orgasmo por sí sola. Con estimulación del clítoris de diferentes maneras, con los dedos, con vibradores, agua de ducha o bidet. En caso de que la paciente refiera tener orgasmos sola, se debe preguntar si logra tener orgasmos con su pareja y si ella piensa que su pareja podría recibir más información sobre cómo estimularla.

En este punto también se debe preguntar cuál es su repertorio sexual, por ejemplo: si está cómoda con estimulación oral (muchas mujeres lo ven como algo sucio o de prostitutas) con la estimulación táctil, penetración con dedos, consoladores o pene.

- **3.** ¡Si duele, parar!

El dolor durante las relaciones sexuales genera una especie de "memoria" en el organismo. Si durante el último acto sexual tuvo dolor, el organismo evitará por todos los medios la exitación sexual, fundamental para que no exista dolor sino placer.

- **4.** Aconsejar sobre modificaciones en la técnica del coito.

En este punto, es fundamental el juego previo para lograr la lubricación natural. Si la mujer es orgásmica lo ideal es que logre un orgasmo antes de la penetración vaginal. Con respecto a las posiciones pueden mostrarse ilustraciones.

- **5.** No todos los médicos se sienten cómodos hablando de problemas sexuales y pueden requerir una derivación.

Si ese fuera su caso, igual es muy importante escuchar lo que nos cuenta la paciente y si es necesario derivarla a un profesional que se sienta capacitado para ayudarla.

- **6.** En caso de tener alguna paciente con signos de vaginismo o alteración en los músculos de la vagina, derivar a kinesiólogos especialistas en rehabilitación del piso pelviano.
- **7.** Si la mujer es posmenopáusica, asegurar la estrogenización de la vagina.[15]

En nuestra experiencia, el uso de promestrieno local de forma regular ayuda mucho a mejorar el trofisfmo vaginal. En general, se indica en óvulos o crema durante veinte noches antes de dormir como dosis de ataque y, luego, dos o tres noches por semana para mantenimiento. Esto, además de mejorar la función sexual, mejora la capacidad de la vejiga y síntomas, como urgencia miccional. Debe informarse a la paciente que la mejoría se alcanza recién a los dos meses de uso continuo y, si este se suspende, los síntomas reaparecen. El tratamiento debe ser crónico.

- **8.** Existen reportes que muestran aumento del deseo sexual con uso de testosterona en parches o geles.[1]

Hasta la fecha, no hay estudios que demuestren seguridad a largo plazo. A pesar de la fuerte presión de la industria farmacéutica para sacar una droga para un problema tan común como la falta de deseo, hasta la fecha no hay ningún medicamento que haya probado ser útil para las mujeres. Entre ellos se han estudiado la testosterona, tibolonas, DHEA, y bupropion con resultados variables, pero sin estudios de seguridad a largo plazo.

Bibliografía

1 Brotto L, Bitzer J, Laan E, Leiblum S, Luria M. Women´s Sexual Desire and Arousal Disorders J Sex Med 2010; 7: 586-614.

2 Masters WH, Johnson V. Human sexual response. Boston: Little, Brown & Co, 1966.

3 Kaplan, H. Sexual desire disorders. 1ra ed. United states: Brunner; 1979.

4 Hines T. The G-spot: A modern gynecologic myth. American Journal Obste Gynecol 2001 359-62.

5 Cain VS, Johannes CB, Avis NE. Sexual functioning and practices in a multi-ethnic study of mid-life women: Baseline results from SWAN. J Sex Res 2003; 40: 266-76.

6 Basson R, Leiblum S, Brotto L, Derogatis L, Fourcroy J, Fugl-Meyer K, Graziottin A, Heiman JR, Laan E, Meston C, Schover L, van Lankveld J, Weijmar Schultz W. Revised definitions of women's sexual dysfunction. J Sex Med 2004;1: 40-8.

7 American Psychiatric Association. Diagnostic and statistical manual of mental disorders. 5ta ed. Arlington American Psychiatric Publishing, 2013.

8 Komisariuk BR, Wipple,B. Functional MRI of the brain during orgasm in women. Annual Review of Sex Research 2005 16: 262-5.

9 Krüger TH, Haake P, Hartmann U, Schedlowski M, Exton M.S. Orgasm-Induced Prolactin secretion: Feedback control of sexual drive?. Nueroscience Biobheavioral Reviews 2002; 26 (1): 31-44.

10 Levin R, Both S, Georgiadis J, Kukkonen T, Park K, Yang C. The Physiology of Female Sexual Function and the Pathophysiology of Female Sexual Dysfunction (Committee 13A). The Journal of Sexual Medicine 2016; 13 (5): 733-59.

11 Shere H. The Hite Report: A Nationwide Study of Female Sexuality. 1 ed. Dell: First. Mass Market Paperback, 1987.

12 Heiman JR, Meston CM. Empirically validated treatment for sexual dysfunction. Ann Re Sex Res 1997; 8: 148-94.

13 Klusmann D. Sexual motivation and the duration of partnership. Arch Sex Behav 2002; 1: 275-87.

14 Avis NE, Stellato R, Crawford S, Johannes C, Longcope C. Is there an association between menopause status and sexual functioning? Menopause 2000; 7: 297-309.

15 Suckling J, Lethaby A, Kennedy R. Local oestrogen for vaginal atrophy in postmenopausal women. Cochrane Database Sys Rev 2006; 4: 1500.

17

Vulvodinia

Desirée Pasetti

Puntos clave

- Dolor vulvar de tres meses de duración por lo menos, sin causa aparente.
- Importancia de realizar un interrogatorio exhaustivo para descartar problemas psicosexuales fuertemente asociados a dolor vulvar.
- Importancia de un correcto examen físico que permita descartar enfermedades vulvares que generen dolor (infecciones, procesos inflamatorios, neoplasias y neuropatías).
- Acompañar a la paciente.
- Hasta la actualidad los tratamientos utilizados al ser comparados con placebo, tienen la misma tasa de éxito terapéutico. La terapia kinésica de rehabilitación del piso pelviano resulta una opción de gran ayuda.
- Tiene solución.

Introducción

La vulvodinia es un trastorno de dolor crónico, complejo, de etiología multifactorial que puede ser de difícil manejo.

En el consenso del 2015 la Sociedad Internacional para el Estudio de las Enfermedades Vulvovaginales (International Society for the Study of Vulvovaginal Disease [ISSVD]), la define como el dolor vulvar de al menos tres meses de duración sin causa clara identificable, que puede tener factores potenciales asociados.

Es una entidad clínica con gran impacto negativo en la calidad de vida, lo que conlleva a problemas psicológicos y sexuales en estas mujeres.

Epidemiología

La prevalencia de vulvodinia en las mujeres de los Estados Unidos varía entre 8,3% y 16%.[1] Se cree que la tasa de prevalencia está subestimada, debido a la ausencia de anormalidades visibles en la vulva.

Existen estudios en los que se ha sugerido que las mujeres de raza blanca y afroamericana tienen un riesgo equivalente de vulvodinia, mientras que el riesgo de las mujeres hispanas es mayor,[1] y se desconoce en las mujeres asiáticas.

Afecta a mujeres de todos los grupos etarios, desde la adolescencia hasta la menopausia.

Clasificación

Desde hace más de una década, ginecólogos, dermatólogos, especialistas del dolor e investigadores han usado la clasificación de la ISSVD del 2003 como guía para el diagnóstico de dolor vulvar (Tabla 17.1).[2]

En el 2015, la ISSVD, la Sociedad Internacional para el Estudio de la Salud Sexual de la Mujer (ISSWSH) y la Sociedad Internacional de Dolor Pélvico (IPPS) adoptaron una nueva terminología del dolor vulvar y la vulvodinia (Tabla 17.2). Esta reconoce la complejidad de la presentación clínica y de la fisiopatología implicada en el dolor e incorpora nueva información derivada de los estudios basados en la evidencia realizadas desde la última terminología publicada en el 2003 (*v.* Tabla 17.2).[3]

Tabla 17.1 Terminología y clasificación del dolor vulvar de la ISSVD de 2003

A. Dolor vulvar relacionado con un trastorno específico
▪ Infeccioso (p. ej., candidiasis, herpes, etc.). ▪ Inflamatorio (p. ej., liquen plano, trastornos inmunosupresores, etc.). ▪ Neoplásico (p. ej., enfermedad de Paget, carcinoma de células escamosas, etc.). ▪ Neurológico (p. ej., neuralgia posherpética, compresión del nervio espinal, etc.).
B. Vulvodinia
▪ Generalizada: ▪ Provocada (sexual, no sexual o ambas). ▪ No provocada. ▪ Mixta (provocada y no provocada). ▪ Localizada (vestibulodinia, clitorodinia, hemivulvodinia, etc.): ▪ Provocada (sexual, no sexual o ambas). ▪ No provocada. ▪ Mixta (provocada y no provocada).

La principal diferencia entre la terminología del 2015 y la del 2003 es la adición de los "factores potenciales asociados", que demuestra que varios factores pueden estar asociados con el desarrollo y el mantenimiento de esta condición. Esto representa un cambio de paradigma en el enfoque de la vulvodinia y permite un mejor manejo terapéutico.[3]

La definición de vulvodinia del 2003 hacía referencia al "malestar vulvar crónico caracterizado principalmente por ardor en ausencia de hallazgos visibles relevantes". Esta definición ha cambiado en la terminología del 2015 a "dolor vulvar de al menos tres meses de duración, sin causa claramente identificable, que puede tener factores potenciales asociados".[3]

Se agregaron características como el inicio (primario o secundario) y el patrón temporal, para reflejar la complejidad de las presentaciones de dolor vulvar observadas clínicamente.[3]

El término "no provocado", fue sustituido por "espontáneo", término que se usa comúnmente en la bibliografía sobre el dolor.[3]

Tabla 17.2 Terminología y clasificación del dolor vulvar persistente y vulvodinia correspondientes al consenso de 2015

A. Dolor vulvar causado por un trastorno específico*
▪ Infeccioso (p. ej., candidiasis recurrente, herpes). ▪ Inflamatorio (p. ej., liquen escleroso, liquen plano, trastorno inmunológico). ▪ Neoplásico (p. ej., enfermedad de Paget, carcinoma de células escamosas). ▪ Neurológico (p. ej., neuralgia posherpética, compresión o lesión nerviosa, neuroma). ▪ Traumático (p. ej., lesión genital, obstétrica). ▪ Iatrogénico (p. ej., posoperatorio, quimioterapia, radiación). ▪ Deficiencias hormonales (p. ej., síndrome genitourinario de la menopausia [atrofia vulvovaginal], lactancia, amenorrea).
B. Vulvodinia*
Dolor vulvar de al menos tres meses de duración, sin causa clara identificable, que puede tener factores asociados potenciales.** Los siguientes son los descriptores: ▪ Localizada (p. ej., vestibulodinia, clitorodinia) o generalizada o mixta (localizada y generalizada). ▪ Provocada (p. ej., inserción, contacto) o espontánea o mixta (provocada y espontánea). ▪ Comienzo (primaria o secundaria). ▪ Patrón temporal (intermitente, persistente, constante, inmediato, tardío).
Apéndice. Factores potenciales asociados con vulvodinia*
▪ Comorbilidades y otros síndromes dolorosos (p. ej., síndrome de vejiga dolorosa, fibromialgia, síndrome de intestino irritable, trastorno temporomandibular; nivel 2 de evidencia). ▪ Genético (nivel 2 de evidencia). ▪ Factores hormonales (p. ej., inducida por fármacos; nivel 2 de evidencia). ▪ Inflamación (nivel 2 de evidencia). ▪ Musculoesquelético (p. ej., hiperactividad del músculo pélvico, miofascial, biomecánica; nivel 2 de evidencia). ▪ Mecanismo neurológico: ▪ Central (espinal, cerebral; nivel 2 de evidencia). ▪ Periférico: neuroproliferación (nivel 2 de evidencia). ▪ Factores psicosociales (p. ej., estado de ánimo, relaciones interpersonales, enfrentamiento de situaciones, roles, función sexual; nivel 2 de evidencia). ▪ Defectos estructurales (p. ej., prolapso perineal; nivel 3 de evidencia).

* Los factores se clasifican por orden alfabético.
** Las mujeres pueden tener un trastorno específico (p. ej., liquen escleroso) y vulvodinia.

Etiología

Aunque la causa de vulvodinia es desconocida, hay acuerdo de que no se limita a un solo factor.

Comorbilidades y otros síndromes dolorosos

La vulvodinia se ha asociado con otras condiciones de dolor crónico, como el síndrome de vejiga dolorosa, el síndrome del intestino irritable y la fibromialgia.[4] El dolor temporomandibular es una asociación especialmente fuerte.[3]

Factor genético

Algunas mujeres con vestibulodinia provocada (VDP) tienen una predisposición genética a desarrollar esta condición a través de al menos tres mecanismos potencialmente superpuestos: polimorfismos genéticos que aumentan el riesgo de candidiasis u otras infecciones, cambios genéticos que permiten respuestas inflamatorias prolongadas o exageradas (hay una alteración en los genes que codifica para el dolor) y mayor susceptibilidad a cambios hormonales asociados con los anticonceptivos orales.[3]

Dolor neuropático

Quizá el origen más convincente de la vulvodinia es un trastorno neuropático del dolor. El dolor descrito por las pacientes con vulvodinia es de naturaleza similar a la descrita por los pacientes con dolor neuropático como la neuralgia posherpética y la neuropatía diabética. Las pacientes señalan con mayor frecuencia un dolor ardiente que puede ser constante, pero que puede ser exacerbado por ciertos desencadenantes. Los estudios sugieren respuestas tanto centrales como periféricas a los agentes neuromoduladores que apoyan aún más esta etiología. Además, las pacientes con vulvodinia presentan un aumento en el número y en el calibre de los nervios, estas terminaciones nerviosas identificadas como nociceptores pueden generar un aumento de la sensibilidad.[5]

Infección e inflamación

Se han identificado varios posibles factores de riesgo infecciosos. Estos incluyen antecedentes de infecciones vulvovaginales, como *Candida albicans*, vaginosis bacteriana y virus del papiloma humano.[6]

También se han identificado varias alteraciones genéticas en mujeres con VDP; en alguna de ellas, probablemente, aumente el riesgo de dolor crónico después de un proceso infeccioso. Estudios epidemiológicos reportan una historia de infección vulvovaginal como precursor frecuente del desarrollo de VDP.[6]

En un estudio de casos y controles, se demostró que la historia de verrugas genitales, infección por tricomonas e infección por levaduras se asoció con un mayor riesgo de vulvodinia. Este riesgo se incrementó con antecedentes de infecciones múltiples.[6]

Se han propuesto diferentes mecanismos que podrían vincular la historia de la infección con el desarrollo del VDP. Durante o después de una infección vulvovaginal en un individuo "susceptible" existe una producción aumentada de citocinas, neuroquinas o quimiocinas proinflamatorias. La incapacidad para eliminar con éxito la inflamación podría sensibilizar a las fibras neuronales del vestíbulo y dar lugar a la alodinia localizada y a la hiperalgesia, así como a los cambios reflejos del músculo del suelo pélvico. La sensibilización central podría ser una consecuencia de la regulación positiva del procesamiento neural en la médula espinal y el cerebro.[6]

Actualmente no está claro por qué un episodio de infección vulvar podría conducir a un dolor vulvar crónico. Los factores que podrían contribuir son las características del agente infeccioso, la susceptibilidad del huésped, la respuesta inmunológica local o sistémica, las alteraciones de la microbiota vaginal, los metabolitos químicos producidos por la flora alterada, el desarrollo de una respuesta anormal del reflejo del músculo del suelo pélvico y el desarrollo temprano de la sensibilización central.[6] Además, en las mujeres con vestibulodinia se identificó alteración en los lactobacilos, un aumento de IL-6, IL-1β y TNFα y una disminución de la proteína inhibidora de macrófagos β1 en comparación con los controles. También ha sido demostrado un infiltrado inflamatorio crónico compuesto principalmente de linfocitos T y mastocitos en las biopsias del vestíbulo de pacientes con vulvodinia.[6] Sin embargo, los estudios posteriores observaron la presencia de infiltrado inflamatorio en controles asintomáticos.[7] Por lo tanto, la presencia de inflamación, ya sea clínica o histológica, no es un marcador diagnóstico de vulvodinia.

Factor hormonal

Aunque varios estudios han demostrado una asociación con la anticoncepción hormonal combinada y el riesgo de desarrollar vulvodinia, otros estudios no lo han demostrado.[3]

Defectos estructurales Algunas mujeres con prolapso de órganos pélvicos presentan dolor vulvar o pélvico o ambos. Dos pequeñas series de casos informaron que la corrección quirúrgica del prolapso llevó a la resolución de la vulvodinia y del dolor pélvico en la mayoría de las mujeres sometidas a cirugía.[3]

Factor musculoesquelético

La disfunción/hiperactividad hipertónica del suelo pélvico puede ser una condición predisponente o coexistente. Aunque no está claro si la disfunción del piso pélvico es el resultado del dolor crónico por vulvodinia o un factor precipitante, la fisioterapia y el *biofeedback* pueden mejorar el tono muscular y los síntomas del dolor cuando están presentes.

Factores psicológicos

Los estudios poblacionales han demostrado que la ansiedad, la depresión, el maltrato infantil y el estrés postraumático son factores de riesgo para el desarrollo de vulvodinia.[3]

La vulvodinia altera el plano emocional y psicosocial de las pacientes afectadas. Es importante descartar problemas de pareja que suelen llevar a la pareja a consultar por dolor. Esta puede ser la excusa perfecta para evitar a su pareja sexual, por lo tanto, se debe interrogar correctamente a la paciente dándole tiempo y confianza suficiente para que pueda compartir con el profesional sus experiencias sexuales.

Independientemente de lo que ocurrió primero, el dolor o la angustia psicológica, la terapia psicosocial dirigida produce mejoría del dolor en la mayoría de las pacientes.

Clínica

La vulvodinia se clasifica según el sitio del dolor en generalizada o localizada, si es provocada o no provocada (actualmente espontánea) o mixta.[8]

"Provocada" se refiere al dolor generado por un estímulo, como la relación sexual o la inserción del tampón, mientras que en el tipo no provocado, el dolor se produce espontáneamente sin un desencadenante.[8]

La vulvodinia localizada es la que se produce en un área específica de la vulva, comúnmente se produce en el vestíbulo (vestibulodinia) o en la región de la desembocadura de las glándulas vestibulares (Figura 17.1). Si ocurre específicamente en el clítoris se denomina "clitorodinia" y, si ocurre en la mitad de la vulva, "hemivulvodinia". Se cree que la vulvodinia localizada es más frecuente que la generalizada.[8]

La vestibulodinia puede ser primaria o secundaria. Las mujeres con vestibulodinia primaria experimentan dolor al contacto con el introito (ya sea contacto sexual o uso de tampones), mientras que las mujeres con vestibulodinia secundaria experimentan dolor solo después de un intervalo de penetración vaginal indolora. Un estudio reciente mostró que la vulvodinia primaria y la secundaria tenían rasgos histológicos distintos, lo que indica que pueden ser entidades diferentes.[8]

La vestibulodinia se asocia comúnmente con dispareunia, ya que el dolor se produce principalmente en el introito. El dolor se puede manifestar como ardor punzante, molestia, pinchazos y, en ocasiones, con prurito. Algunas mujeres pueden experimentar dolor durante varias horas o días después de las relaciones sexuales. La mayoría de las mujeres sienten dolor al tocar el vestíbulo, de otra manera no experimentan dolor.

No hay un signo característico en la vestibulodinia. Algunas mujeres presentan eritema en el vestíbulo (Figura 17.2).

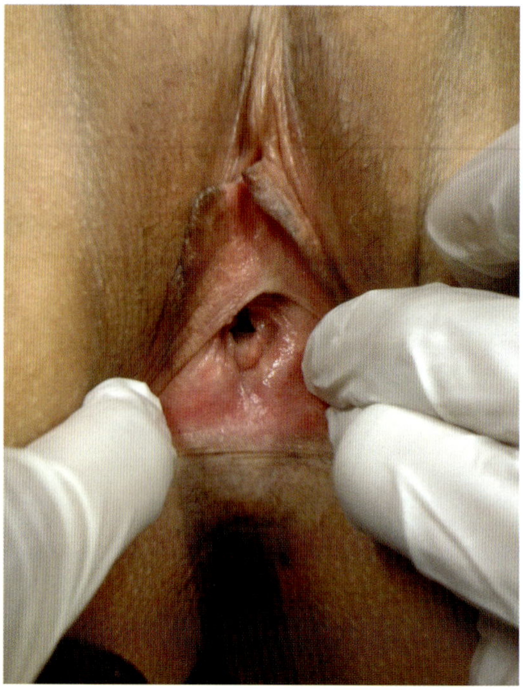

Figura 17.1 Vulvodinia localizada en vestíbulo, eritema vestibular.

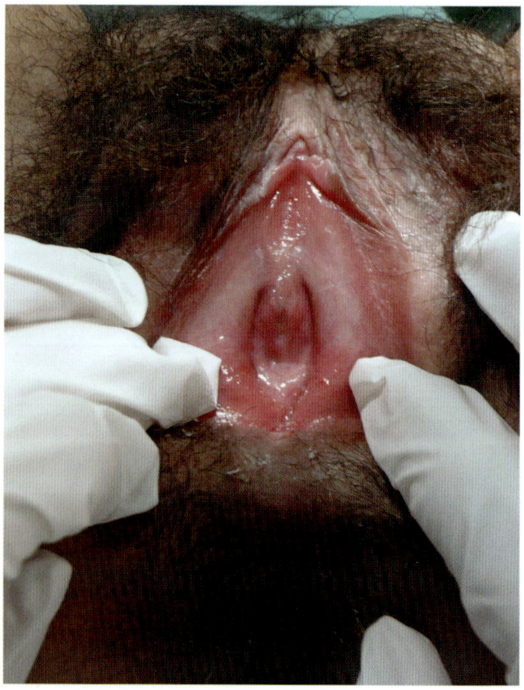

Figura 17.2 Eritema en el vestíbulo.

La vulvodinia generalizada es el dolor que se produce en cualquier zona de la vulva, incluidos el pubis, los labios mayores, los labios menores, el vestíbulo y el periné.[8]

Antiguamente, a esta patología se la conocía como "disestesia vulvar", "vulvodinia" o "vulvodinia esencial".

Los síntomas más frecuentes son ardor, dolor o molestia. Menos frecuentemente puede manifestarse como irritación o prurito. El dolor puede ser leve o grave. El área de dolor puede involucrar toda la vulva, un lado o un punto. Asimismo, el área puede variar de un episodio a otro. Algunas mujeres sienten dolor en todo momento, mientras que otras relatan que el dolor puede desaparecer por horas, días o semanas. En la mayoría de los casos, el malestar interfiere negativamente en la actividad sexual aunque existen algunos casos en que esta no se ve afectada. En este caso, no se observa ninguna anormalidad en la vulva.

Las mujeres con vulvodinia frecuentemente experimentan alodinia,[9] que es la hipersensibilidad a un estímulo que no pretende ser doloroso, tal como insertar un tampón o ser tocado ligeramente con un hisopo de algodón.

Diagnóstico

Interrogatorio

Se deberá interrogar sobre las medidas de higiene, métodos anticonceptivos, historia obstétrica, antecedentes clínicos y quirúrgicos, historia sexual, alergias, estatus menopáusico y tratamientos previos.[8] Se debe identificar la duración y las características del dolor.

Examen físico

Dado que el diagnóstico de vulvodinia es por exclusión es imperativo realizar un cuidadoso examen físico para descartar otras etiologías.

El examen debe incluir toda la vulva y la región perianal. Un examen cuidadoso nos ayudará a determinar si existe un cambio de color, edema, tumoración o una lesión.

Prueba del hisopo (*Q-tip test*)

Es una prueba que se realiza con un hisopo de algodón para identificar las áreas dolorosas en la vulva (Figura 17.3). Determina si el dolor es generalizado o localizado, provocado o espontáneo. Un diagrama de las localizaciones del dolor puede ser útil para evaluar el dolor con el tiempo. Se le puede indicar a la paciente que clasifique las áreas afectadas según su intensidad en leve, moderado o intenso. Si no se genera dolor, sensibilidad o ardor con la prueba del hisopo, la vulvodinia no sería considerada como un diagnóstico diferencial de los síntomas que presenta la paciente.[8]

Evaluación del tono muscular

Debe realizarse palpación unidigital para evaluar la hipertonía de los músculos perineales.[10] La contractura involuntaria de los músculos del suelo pélvico es un hallazgo común en la vulvodinia.

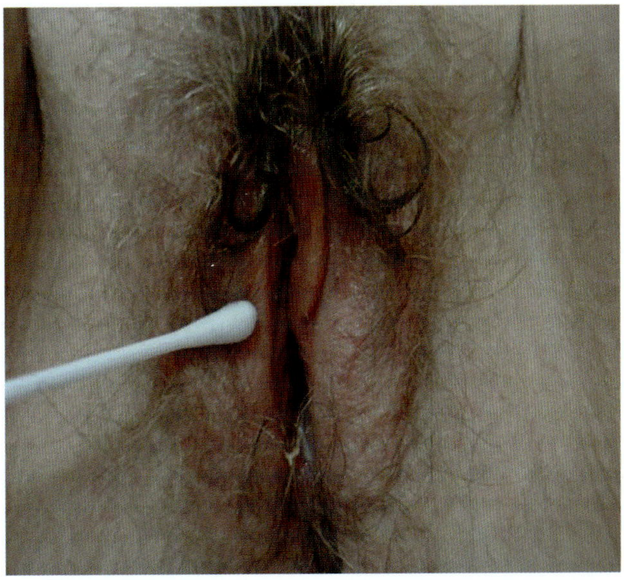

Figura 17.3 Prueba del hisopo para diagnóstico de vulvodinia.

Examen vaginal

La vagina debe ser examinada, las pruebas adicionales, que incluyen el pH vaginal, la microscopia y el cultivo de hongos, deben basarse en la historia de la paciente y en el examen clínico. No está indicada la biopsia vulvar, ya que no existen rasgos histopatológicos específicos de vulvodinia a menos que se sospeche una dermatosis o neoplasia subyacente.

Diagnóstico diferencial

El principal diagnóstico diferencial del dolor vulvar crónico con anormalidades sutiles de la vulva son las vulvovaginitis, la atrofia vulvovaginal, el liquen plano y la vaginitis inflamatoria descamativa. Estos son fácilmente descartados por un examen visual cuidadoso y un examen de flujo normal.[11]

La neuralgia del nervio pudendo puede producir dolor vulvar en presencia de piel normal y de evaluaciones negativas de infección. Esta condición tiene un patrón característico de dolor, con molestias que se exacerban al sentarse o acostarse y que se atenúan relativamente con la posición.[11]

Una infección por *Candida no albicans*, como *Candida glabrata*, *Candida krusei (Issatchenkia orientalis)* o *Saccharomyces cerevisiae*, pueden producir quemazón crónica en lugar del prurito clásico de *Candida albicans*. Sin embargo, la gran mayoría de las infecciones/colonizaciones por *Candida no albicans* son asintomáticas.[11]

Otros diagnósticos diferenciales incluyen las dermatosis, dermatitis y alteraciones musculares.

Tratamiento

La vulvodinia es de origen multifactorial, por lo tanto, debe considerarse el tratamiento con un enfoque multidisciplinario.

El principio rector es tener una buena relación con el paciente. Cualquier enfoque de tratamiento debe comenzar con una explicación del diagnóstico y con metas realistas de tratamiento.

Se debe aconsejar al paciente a que el seguimiento es necesario para evaluar la respuesta al tratamiento y para ajustar el plan terapéutico según sea necesario para maximizar la reducción del dolor.

La mayoría de los regímenes terapéuticos para la vulvodinia se han establecido sobre la base de la opinión de expertos, la experiencia clínica y los estudios observacionales sin ser identificado el mejor régimen. Existen pocos ensayos controlados aleatorizados.

El algoritmo de tratamiento de vulvodinia[12] (*v. más adelante*) incluye pautas de cuidado de la piel vulvar, medicamentos tópicos, orales e inyectables, bloqueo del nervio pudendo, *biofeedback*, terapia física, modificaciones dietéticas, terapia cognitiva conductual, asesoramiento sexual y cirugía, así como terapias alternativas como la acupuntura y la hipnoterapia.[12] Los tratamientos más recientes incluyen la toxina botulínica.

Es importante señalar que la mayoría de las investigaciones hasta la fecha se han centrado en el tratamiento de la vestibulodinia y menos en el tratamiento de la vulvodinia generalizada. Además, las modalidades como la vestibulectomía no se aplican al tratamiento de la vulvodinia generalizada.

Pautas para el cuidado de la piel

Se recomienda la eliminación de todos los irritantes potenciales,[12] como jabones perfumados, uso de bidé, toallitas, champús. Usar jabones suaves durante los baños y no aplicar directamente sobre la vulva. La vulva puede limpiarse suavemente con agua y secarla. Después de la limpieza, un emoliente sin conservantes (aceite vegetal o vaselina simple) ayuda a mantener la humedad en la piel y mejorar la función de barrera. Las toallitas pueden reemplazarse por algodón. Se recomienda lubricación adecuada para mantener relaciones sexuales. Los paquetes de gel frío pueden ser útiles para aliviar el dolor. Usar ropa interior de algodón durante el día y ninguna por la noche. Evitar vestimenta ajustada.

Tratamiento médico

Tópico

La medicación tópica más comúnmente prescripta sigue siendo ungüento o jalea de lidocaína al 2%-5%, aplicada según se requiera para los síntomas.[12]

Algunos pacientes pueden desarrollar irritación local o prurito con el uso de un medicamento tópico, lo que puede significar sensibilidad a la medicación o a la base en la que se prepara. Las cremas contienen más conservantes y estabilizantes y, a menudo, producen quemaduras en el sitio de aplicación, mientras que los ungüentos suelen ser mejor tolerados.[12]

Aunque la aplicación nocturna de lidocaína redujo en un 5% la dispareunia en una cohorte prospectiva, en un ensayo controlado con placebo aleatorizado, se encontró que la lidocaína 5% crema era menos eficaz que el placebo tópico (20% frente a 33% tasa de respuesta, respectivamente).[13]

Otros agentes tópicos que fueron comparados con placebos, incluyen cromolín y nifedipina. A pesar de una serie de casos demostrando beneficio, la aplicación tópica de cromolín al 4% aplicado localmente en un estudio aleatorizado, doble ciego controlado con placebo no demostró diferencia estadísticamente significativa en la reducción de síntomas (54% de reducción) en comparación con el uso de placebo (38% de reducción). Del mismo modo, la eficacia de la nifedipina tópica 0,2% y 0,4% no superó el placebo en un estudio doble ciego de treinta mujeres con vulvodinia. Debido a estos informes anteriores, las evaluaciones de un solo brazo y retrospectivas de otros agentes tópicos que se ha encontrado que reducen la vulvodinia (por ejemplo, gabapentina, 2% de amitriptilina y 2% de baclofeno, nitroglicerina, capsaicina, estrógeno) deben interpretarse con precaución.[13]

Medicación oral

Una variedad de medicamentos orales se pueden utilizar para el control del dolor en la vulvodinia. Estos incluyen antidepresivos tricíclicos, inhibidores selectivos de la recaptación de serotonina, venlafaxina, gabapentina y carbamazepina.[12]

La dosis de los antidepresivos como de los anticonvulsivantes se debe ir aumentando gradualmente para permitir la tolerancia a los efectos secundarios. Una vez que se alcanza la dosis terapéutica deseada, la respuesta completa al dolor puede no ser evidente durante cuatro o más semanas. Cuando se interrumpe el tratamiento después de un uso estable, es importante disminuir la dosis lentamente.

Antidepresivos

Los antidepresivos se han utilizado con éxito en el tratamiento de varios síndromes de dolor crónico, no solo para disminuir el dolor, sino también para tratar los efectos sobre la depresión que puede acompañar a este tipo de dolor. Los antidepresivos han demostrado ser eficaces en pacientes con síntomas depresivos y sin estos.[14]

Mientras que los medicamentos antidepresivos no se han comparado directamente, los antidepresivos tricíclicos (ATC) son los más estudiados y parecen ser más eficaces que otras clases. En informes de terapia previamente fallida con inhibidores selectivos de la recaptación de serotonina (ISRS) e inhibidores de la recaptación de serotonina y norepinefrina (IRSN), se encontró que los ATC eran exitosos en la reducción del dolor vulvar. Hay evidencia para el uso de IRSN en dolor neuropático, aunque esto no ha sido estudiado en vulvodinia. Los ISRS son generalmente menos eficaces que los ATC para el dolor, pero los efectos secundarios de los ISRS son generalmente mejor tolerados que los conocidos efectos anticolinérgicos de los ATC.[14]

La amitriptilina se utiliza como agente de primera línea. Se recomienda comenzar con dosis bajas. Se comienza con una dosis oral de 5 mg a 25 mg cada noche y se incrementa en 10 mg a 25 mg semanales, generalmente no se superan los 150 mg al día. La dosis de 5 mg a 10 mg debe utilizarse para iniciar el tratamiento en mujeres de edad avanzada o en aquellas que presentan efectos secundarios.[12]

Los antidepresivos tricíclicos no deben suspenderse bruscamente, sino más bien ir reduciendo la dosis de 10 mg a 25 mg cada pocos días.[12]

Se debe proporcionar anticoncepción a las mujeres en edad reproductiva.

Los efectos secundarios de los ATC incluyen sedación, estreñimiento, boca seca, disfunción cognitiva, visión borrosa, aumento del apetito. La mayoría de los efectos secundarios son a corto plazo y se resuelven una vez que el paciente se estabiliza en la terapia.

Anticonvulsivantes

En los pacientes que no toleran dosis adecuadas de ATC o reportan escasa mejoría del dolor, se consideran los medicamentos anticonvulsivantes.

Aunque muchos anticonvulsivos se usan para manejar trastornos neuropáticos del dolor, la gabapentina ha sido el anticonvulsivo más usado y estudiado para todos los tipos de vulvodinia.[12] Se inicia típicamente con una dosis de 300 mg por vía oral durante tres días y se incrementa gradualmente 300 mg cada tres días, hasta un máximo de 3600 mg de dosis diaria total.[12] Los efectos secundarios de la gabapentina son similares a los observados con los antidepresivos (sedación, boca seca, estreñimiento, deterioro cognitivo leve, aumento de peso), pero se cree que son menos graves. El ajuste de dosis es necesario en pacientes con insuficiencia renal.

La carbamazepina, otro anticonvulsivo, puede utilizarse para casos resistentes.[12]

Aunque los estudios observacionales y los informes de casos sugieren que los anticonvulsivantes reducen el dolor para algunas mujeres, no se identificaron ensayos controlados aleatorizados que estudien el uso de anticonvulsivantes para tratar la vulvodinia. Los estudios de cohortes incluyeron los anticonvulsivos gabapentina, pregabalina, lamotrigina y carbamazepina. No se informaron comparaciones entre agentes anticonvulsivantes individuales o dosis, y la duración del tratamiento fue variable.[13]

Inyectables

El uso de inyecciones en el punto gatillo de esteroides (acetato de triamcinolona) y bupivacaína benefició a algunos pacientes con vulvodinia localizada.[12]

Toxina botulínica

La toxina botulínica puede tener un efecto específico de modulación del dolor, además de sus efectos paralíticos. Mientras que varios pequeños estudios abiertos han demostrado mejoría en los síntomas con toxina botulínica en dosis de 20-100 unidades, el único ensayo aleatorizado, doble ciego, controlado con placebo no demostró ninguna mejoría con veinte unidades sobre placebo, en 64 mujeres con vulvodinia.[14]

Otras inyecciones

Se realizó recientemente un estudio controlado con placebo para evaluar la enoxaparina que se basó en el aumento de la presencia de heparanasa en el vestíbulo de las mujeres con vestibulodinia. Aunque modesto, quince de las veinte mujeres tratadas con enoxaparina reportaron una reducción del dolor mayor del 20% en comparación con cinco de las dieciocho mujeres del grupo placebo.[14]

Bloqueo neural

Las series de casos no controlados informaron sobre el éxito de tratamiento en los componentes del dolor periférico y central tanto en vulvodinia generalizada como localizada con bloqueo de múltiples niveles de nervios con anestésicos locales.[13] Al igual que con otras intervenciones, los estudios fueron pequeños, no controlados y utilizaron protocolos diferentes.

Láser

Pocos estudios se han realizado evaluando la utilidad de la terapia con láser en el tratamiento de la vulvodinia. Un estudio retrospectivo señaló menos dolor con las relaciones sexuales entre 24 de 37 mujeres tratadas con pulsoterapia láser para vestibulodinia.[14] Sin embargo, el 35% de los pacientes del estudio tenían vestibulectomía para el control de los síntomas.[14]

Biofeedback y fisioterapia

Debido al componente significativo de hipertonicidad del piso pélvico asociado con la vulvodinia, más frecuentemente vestibulodinia, se debe evaluar la disfunción del suelo pélvico en estas mujeres.[12]

La fisioterapia del piso pélvico se ha convertido en un componente importante del tratamiento de la vulvodinia, con evidencia empírica para apoyar su eficacia.[15]

Las técnicas de reeducación muscular se usan para mejorar la conciencia de la contracción, relajación y tensión del músculo del suelo pélvico. Estas incluyen *biofeedback* simple, así como el *biofeedback* electromiográfico de superficie (BF-EMG). Durante una sesión de *biofeedback*, la mujer que usa BF-EMG visualiza la actividad de sus músculos del suelo pélvico en una pantalla de computadora y aprende cómo alterar esa actividad y comportamiento muscular.[15]

Además del *biofeedback*, los componentes claves de la fisioterapia incluyen técnicas de terapia manual interna y externa vaginal y rectal, liberación miofascial y liberación de puntos gatillo, movilización visceral, neural y masaje.[15]

La estimulación eléctrica también puede utilizarse para reducir el dolor. Esta se puede aplicar externamente usando electrodos superficiales o, internamente, empleando un electrodo vaginal o rectal interno.[15]

Un ensayo controlado aleatorio reciente (N=40) demostró que las mujeres con vulvodinia que usaron estimulación nerviosa eléctrica transcutánea intravaginal reportaron una mejoría significativa en el dolor, la dispareunia y la función sexual en comparación con el grupo control.[15]

Debido a que las mujeres con vulvodinia suelen reportar dispareunia que limita su función sexual, el tratamiento de fisioterapia a menudo se centra en restaurar la capacidad de la mujer para tolerar la penetración. Los dilatadores vaginales pueden ser útiles para mejorar el estiramiento de los tejidos y desensibilizar a la mujer de la penetración dolorosa. El *biofeedback* también se puede usar durante la práctica de penetración para que la mujer pueda controlar la actividad de sus músculos del suelo pélvico.[15]

Los trabajos sobre fisioterapia sola o en combinación con otras terapias han mostrado resultados positivos y esperanzadores, tanto a corto como a largo plazo.

Tratamiento psicológico

La vulvodinia, al igual que otros síndromes de dolor crónico, presenta un impacto emocional significativo en el paciente.

Un enfoque de tratamiento integral es beneficioso porque la vulvodinia, al igual que otros síndromes de dolor crónico, implica un componente físico, psicológico y de relación.[12]

La terapia sexual, el asesoramiento de parejas, la psicoterapia o una combinación de estas pueden ser muy útiles. Los pacientes necesitan la seguridad de que la derivación hacia cualquier tipo de terapia psicológica no signifique que el médico haya concluido en que el dolor no es real.

La terapia cognitiva se ha utilizado en mujeres con vulvodinia con resultados alentadores y ha demostrado ser más eficaz que otras formas de terapia.[13]

Terapias alternativas y complementarias

Muchas mujeres usan otros tipos de terapéutica antes, durante y después de buscar el diagnóstico y el tratamiento convencional para sus síntomas de dolor vulvar. Existen tratamientos conductuales, dietéticos, homeopáticos y chinos.[12] Sin embargo, el éxito general de cada uno sigue sin estar claro dada la falta de pruebas disponibles hasta la fecha.

Tratamiento quirúrgico

Aunque la cirugía parece ser eficaz, la falta de estudios aleatorizados y de datos sobre las tasas de complicaciones excluye la recomendación.

La vestibulectomía (Figura 17.4) se reserva para los pacientes con vestibulodinia y no para la vulvodinia generalizada no provocada. Una revisión crítica de la bibliografía hasta la fecha sugiere que la vestibulectomía es exitosa en el 60% de los casos, mientras que otras terapias no quirúrgicas son 40% efectivas.[16] Sin embargo, no hay consenso o definición estandarizada para la evaluación de los resultados entre los estudios.[16]

> Como se señaló, el manejo quirúrgico se convierte en un tratamiento de último recurso para los pacientes con vestibulodinia.[12]

Hay subgrupos de pacientes con mayor probabilidad de experimentar un beneficio con la vestibulectomía. Las mujeres con vestibulodinia secundaria tienen más probabilidades de presentar una cura completa que aquellos con vestibulodinia primaria (56% frente 17% en un estudio).[13]

Aunque no hay estudios que comparen el manejo quirúrgico con placebo, algunos enfoques parecen tener más éxito que otros. La vestibuloplastia se ha observado que es ineficaz.[16]

Seguimiento y pronóstico

Por lo general, un 80% de las mujeres presentan buena respuesta a un tratamiento adecuado, con una marcada disminución del dolor lo que les permite una actividad sexual más confortable.

Esto no significa una resolución completa de los síntomas, pero una mejoría notable es lo habitual.

Tienen menos probabilidades de mejorar las mujeres con dolor muy prolongado, con dolor en la actividad sexual desde el primer coito y con síntomas serios. También se cree que graves comorbilidades, marcada ansiedad o depresión o una intolerancia a los medicamentos son signos de pronóstico más desfavorable.

Algoritmo diagnóstico y terapéutico

En el Algoritmo 17.1 se resume el diagnóstico y manejo terapeútico de esta patología.

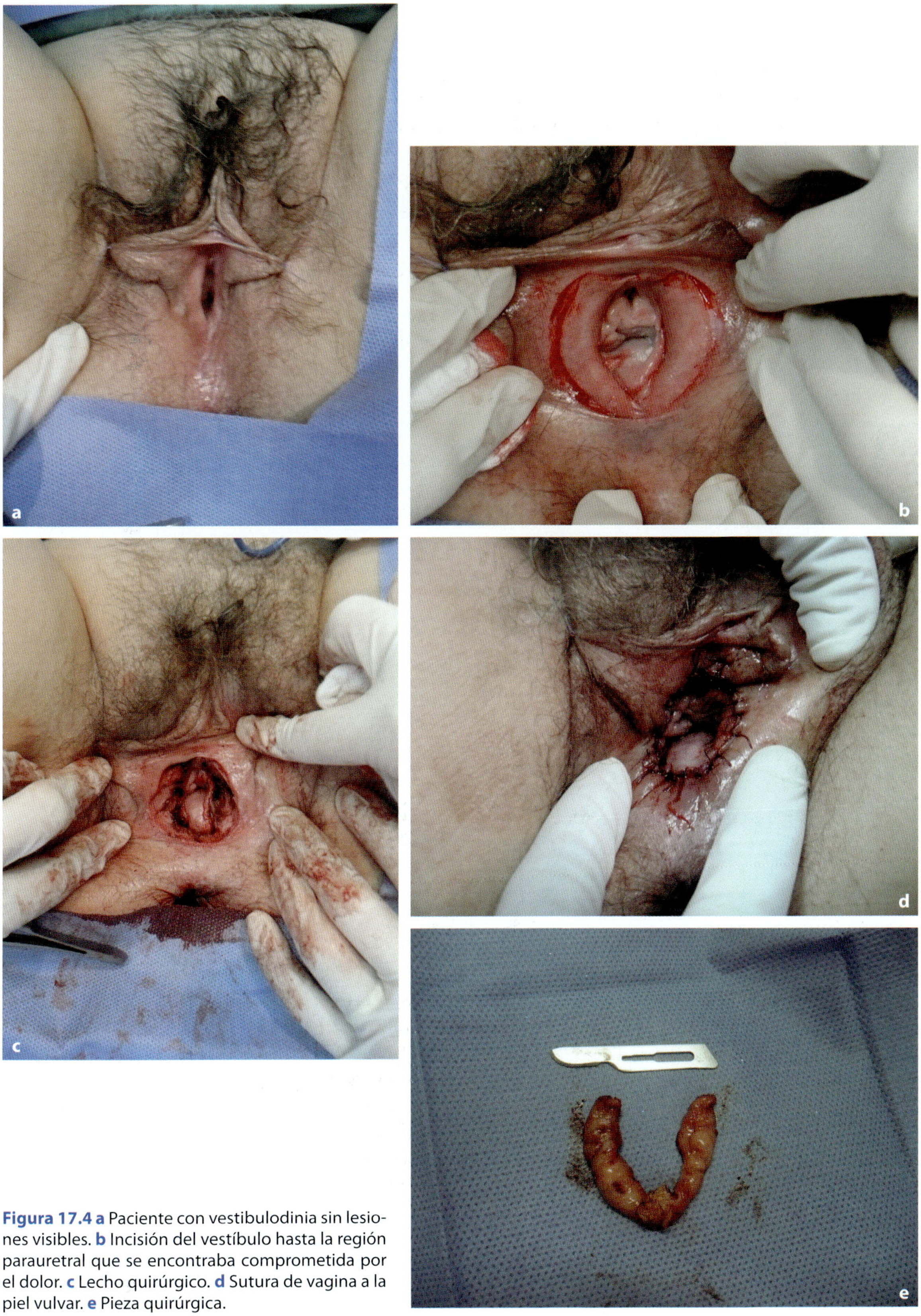

Figura 17.4 a Paciente con vestibulodinia sin lesiones visibles. **b** Incisión del vestíbulo hasta la región parauretral que se encontraba comprometida por el dolor. **c** Lecho quirúrgico. **d** Sutura de vagina a la piel vulvar. **e** Pieza quirúrgica.

Algoritmo 17.1 Manejo de la paciente con vulvodinia

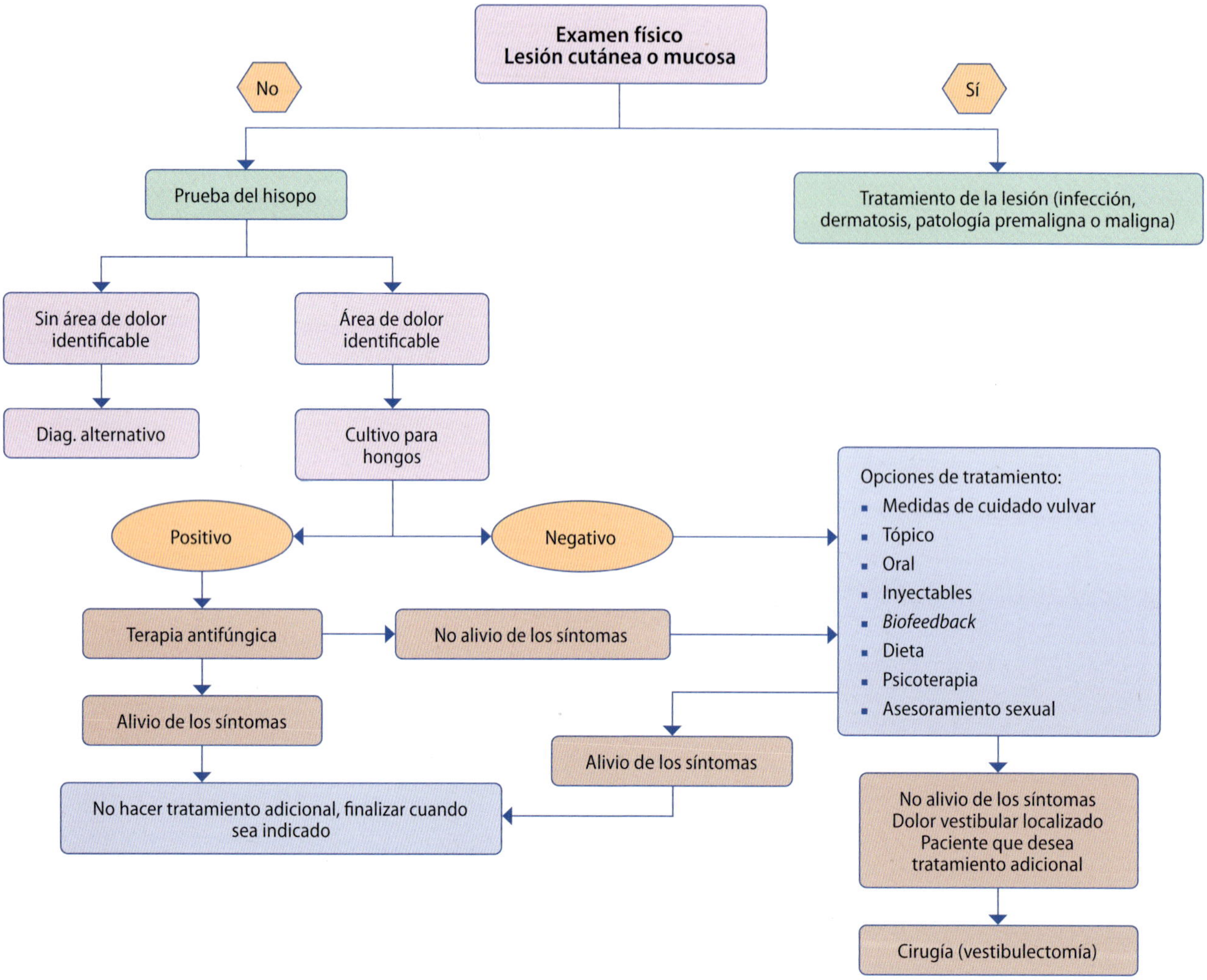

Bibliografía

1 Harlow B, Steward E. A population-based assessment of chronic unexplained vulvar pain: have we underestimated the prevalence of vulvodynia?. J Am Med Womens Assoc 2003; 58 (2): 82-8.

2 Moyal-Barracco M, Lynch P. 2003 ISSVD terminology and classification vulvodynia: a historical perspective. J Reprod Med 2004; 49 (10): 772-7.

3 Bornstein J, Goldstein A, Stockdale C, Bergeron S, Pukall C, Zolnoun D et al. 2015 ISSVD, ISSWSH and IPPS Consensus Terminology and Classification of Persistent Vulvar Pain and Vulvodynia. Obstetrics & Gynecology 2016; 127 (4): 745-51.

4 Reed B, Harlow S, Sen A, Edwards R, Chen D, Haefner H. Relationship Between Vulvodynia and Chronic Comorbid Pain Conditions. Obstetrics & Gynecology 2012; 120 (1): 145-51.

5 Tympanidis P, Terenghi G, Dowd P. Increased innervation of the vulval vestibule in patients with vulvodynia. British Journal of Dermatology 2003; 148 (5): 1021-7.

6 Akopians ARapkin A. Vulvodynia: The Role of Inflammation in the Etiology of Localized Provoked Pain of the Vulvar Vestibule (Vestibulodynia). Seminars in Reproductive Medicine 2015; 33 (4): 239-45.

7 Eva L, Rolfe K, MacLean A, Reid W, Fong A, Crow J et al. Is localized, provoked vulvodynia an inflammatory condition?. J Reprod Med. 2007; 52 (5): 379-84.

8 Hoffstetter S M. Vulvodynia. Clinical Obstetrics and Gynecology 2015; 58 (3): 536-545.

9 Gunter J. Vulvodynia: New Thoughts on a Devastating Condition. Obstetrical & Gynecological Survey 2007; 62 (12): 812-9.

10 Sarton J. Assessment of the Pelvic Floor Muscles in Women with Sexual Pain. The Journal of Sexual Medicine 2010; 7 (11): 3526-9.

11 Edwards L. Vulvodynia. Clinical Obstetrics and Gynecology 2015; 58 (1): 143-52.

12 Haefner H, Collins M, Davis G, Edwards L, Foster D, Hartmann E et al. The Vulvodynia Guideline. Journal of Lower Genital Tract Disease 2005; 9 (1): 40-51.

13 Stockdale CLawson H. Vulvodynia Guideline Update. Journal of Lower Genital Tract Disease 2014; 18 (2): 93-100.
14 Eppsteiner E, Boardman L, Stockdale C. Vulvodynia. Best Practice & Research Clinical Obstetrics & Gynaecology 2014; 28 (7): 1000-12.
15 Cox K , Neville C. Assessment and Management Options for Women with Vulvodynia. Journal of Midwifery & Women's Health 2012; 57 (3): 231-40.
16 Tommola P, Unkila-Kallio L, Paavonen J. Surgical treatment of vulvar vestibulitis: a review. Acta Obstetricia et Gynecologica Scandinavica 2010; 89 (11): 1385-95.

18

Tratamiento kinésico de la patología vulvar

Romina Andrea Domenech • María Inés Martí • Lucía Mompó

Puntos clave

- Técnicas kinésicas para el manejo de la vulvodinia.
- Electroterapia para el dolor.
- Perineometría negativa como alternativa terapéutica.
- Ejercicios terapéuticos del suelo pélvico para mejorar el dolor vulvar.
- Terapia conductual.

Introducción

Una vez planteada la problemática de la patología vulvar, hemos logrado mediante técnicas kinésicas, dentro de la especialidad que trata disfunciones del piso de la pelvis, colaborar con el equipo médico para poder dar soluciones a problemas comunes a esta disfunción.

La mujer que por razones socioculturales se resignaba a convivir con los síntomas, hoy exige soluciones más eficaces.

La mirada del kinesiólogo está dirigida hacia un enfoque global, más abarcativa y entonces trata al periné dentro del complejo abdómino-lumbo-pélvico. Este gran espacio manométrico, deberá mantener un equilibrio para que todas sus partes (diafragma torácico, diafragma pélvico, columna y musculatura abdominal) trabajen en sintonía y se equilibren entre ellos (Figura 18.1).

Etiología y epidemiología

Al recibir a la paciente, sabemos que asisten con un largo derrotero de consultas con diferentes profesionales hasta dar con el médico especialista en patología vulvar

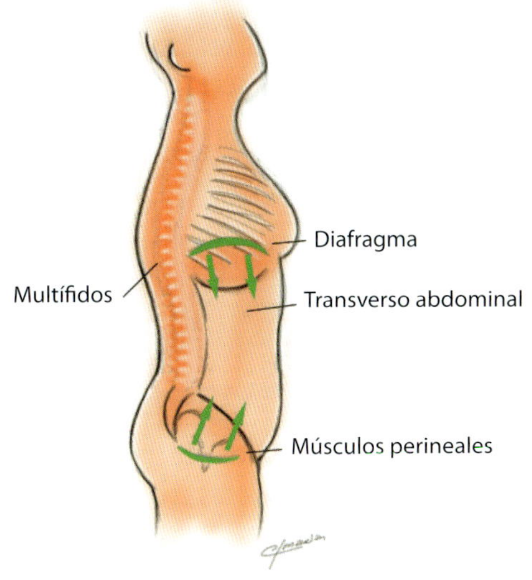

Figura 18.1 Espacio manométrico: complejo abdómino-lumbo-pelviperineal (CALPP).

y con sintomatología profusa (ardor, sensación urente, picazón, intolerancia al uso de ropa interior, dolor y con una evolución persistente no menor a los tres meses).[1]

Pilares de tratamiento

Frente a los síntomas enumerados es básico tener los objetivos terapéuticos claros y entonces damos en considerar tres pilares en los que se apoya nuestro tratamiento (Figura 18.2).

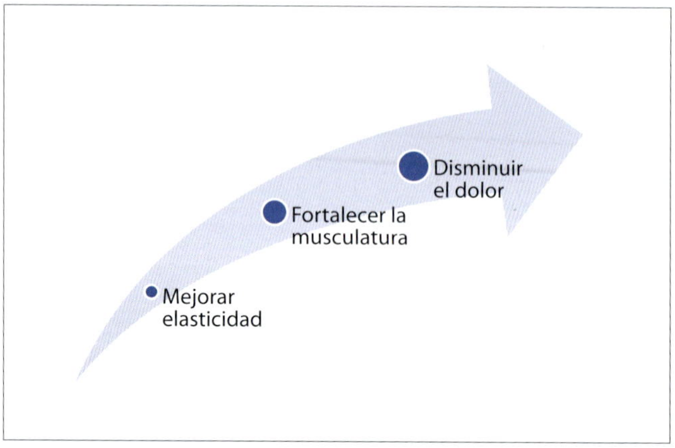

Figura 18.2 Bases del tratamiento.

Algoritmo del dolor

Normalmente las alteraciones o procesos dolorosos en la vulva de una mujer sana se corrigen en forma espontánea.

Los investigadores están convencidos de que un músculo inestable, "no sano", retroalimenta síntomas dolorosos en el área vulvar.

La inestabilidad de los músculos es un factor determinante en alimentar el círculo vicioso doloroso (Algoritmo 18.1).[2]

Ante la presencia del dolor que se mantiene en el tiempo, la paciente genera cambios de conducta, suspende actividades y su calidad de vida se ve afectada. El objetivo del tratamiento kinésico es fomentar su autoestima y autonomía para que adopte un rol protagónico y activo, así como también una actitud positiva en función de su recuperación.

Algoritmo 18.1 Evaluación del dolor

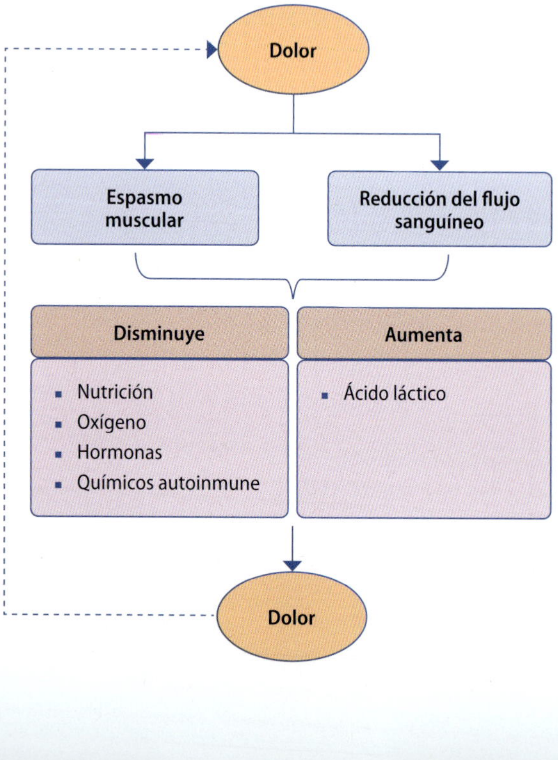

Historia clínica

Diagramar la historia clínica (HC) es un tema sustancial para entender el problema de cada mujer que asiste a consulta. La HC kinésica debe contar con los elementos que desarrollamos a continuación (Figura 18.3).

Evaluación

Evaluación global: complejo abdómino-lumbo-pelviperineal

Actitud postural estática y dinámica.

Observaremos la disposición 3D de nuestra paciente en el espacio y prestaremos especial atención a la alineación de la columna en reposo y en movimiento en diferentes posiciones. Un exceso o falta de tono de cualquier grupo muscular que compone nuestro espacio manométrico

Fecha de inicio:
Nombre y apellido:
Estado civil:
Derivación:
Cobertura:
Diagnóstico:
Motivo de consulta:
Evolución:

Embarazos: ☐ Partos vaginales: ☐ Cesáreas: ☐
Función intestinal: ☐
Antecedentes quirúrgicos: ☐
Enfermedades preexistentes: ☐
Antecedentes traumáticos/psicosociales/educación: ☐
Tratamiento psiquiátrico/psicológico: ☐

Actividad sexual:
Frecuencia de relaciones sexuales:
Expectativas de satisfacción sexual:
Orgasmo durante las relaciones: Libido: ☐
Compromiso de la pareja:
Tratamientos anteriores:
Ciclo menstrual: Medicación: ☐

Dolor/localización:
Distensibilidad vaginal:
Núcleo fibroso:
Tacto unidigital/bidigital:
Perineómetro-tamaño:
Presión basal inicial (PBI) / Presión basal final (PBF):
Capacidad de relajación:
Musculatura parásita:

Figura 18.3 Historia clínica kinésica.

abdómino-pélvico influirá en la totalidad de su funcionamiento.[3]

Evaluación de diafragma torácico y musculatura abdominal

Con la paciente en supino, cuidando que la columna lumbar y la pelvis se encuentren en posición neutra, valoramos el tono y funcionalidad de estos grupos musculares tan importantes en el equilibrio del complejo abdómino-lumbo-pelviperineal (CALPP) (Figura 18.4).

Es importante a la hora de tratar estas disfunciones, evaluar también músculos que comparten la cavidad pélvica y que pueden traer alteraciones tangencialmente: psoas ilíaco, piramidal, obturador interno, aductores, entre otros (Figura 18.5).

Musculatura del piso de la pelvis

Los grupos musculares del periné sobre los que se asienta el tratamiento se dividen en tres planos (Figuras 18.6 a 18.8).

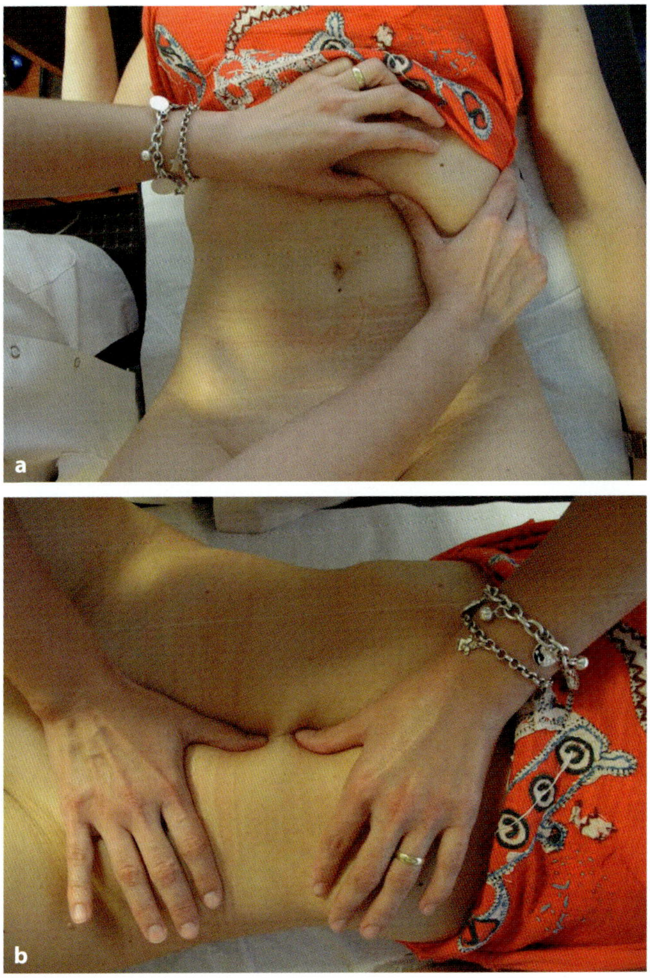

Figura 18.4 a Evaluación del diafragma torácico. **b** Evaluación de la musculatura abdominal.

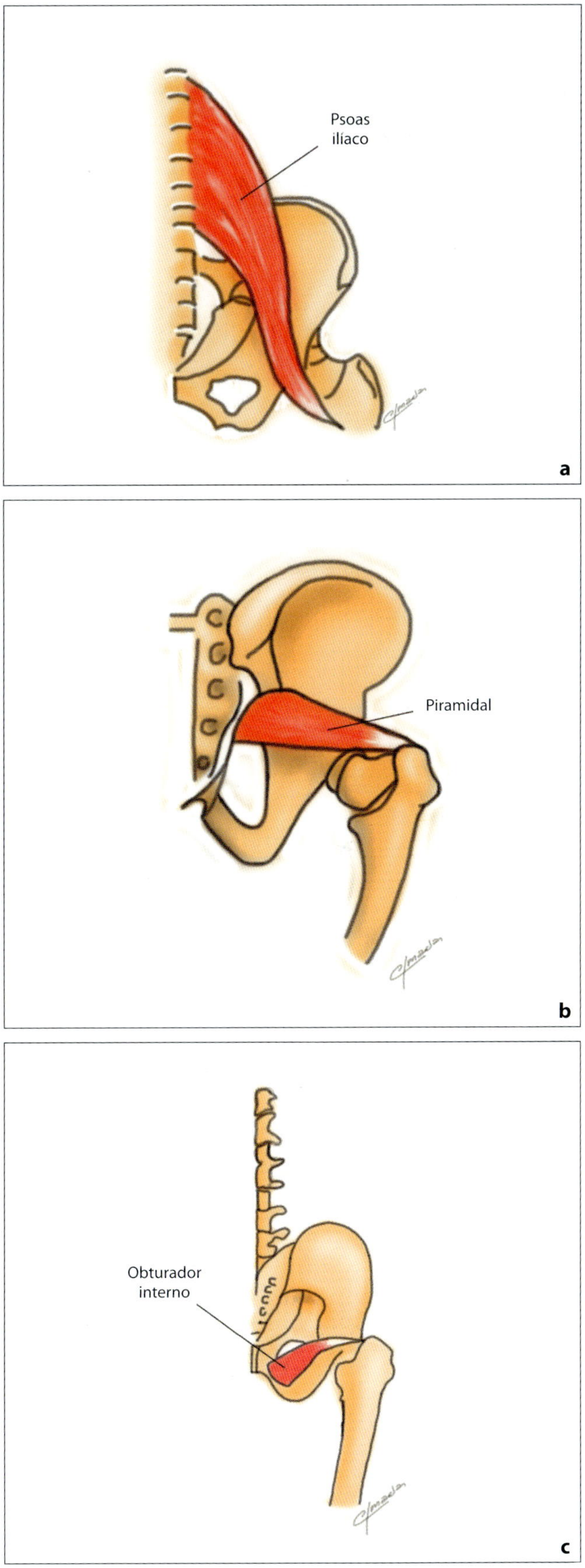

Figura 18.5 a Músculos de cavidad pélvica: psoas ilíaco. **b** Músculos de cavidad pélvica: piramidal. **c** Músculos de cavidad pélvica: obturador interno.

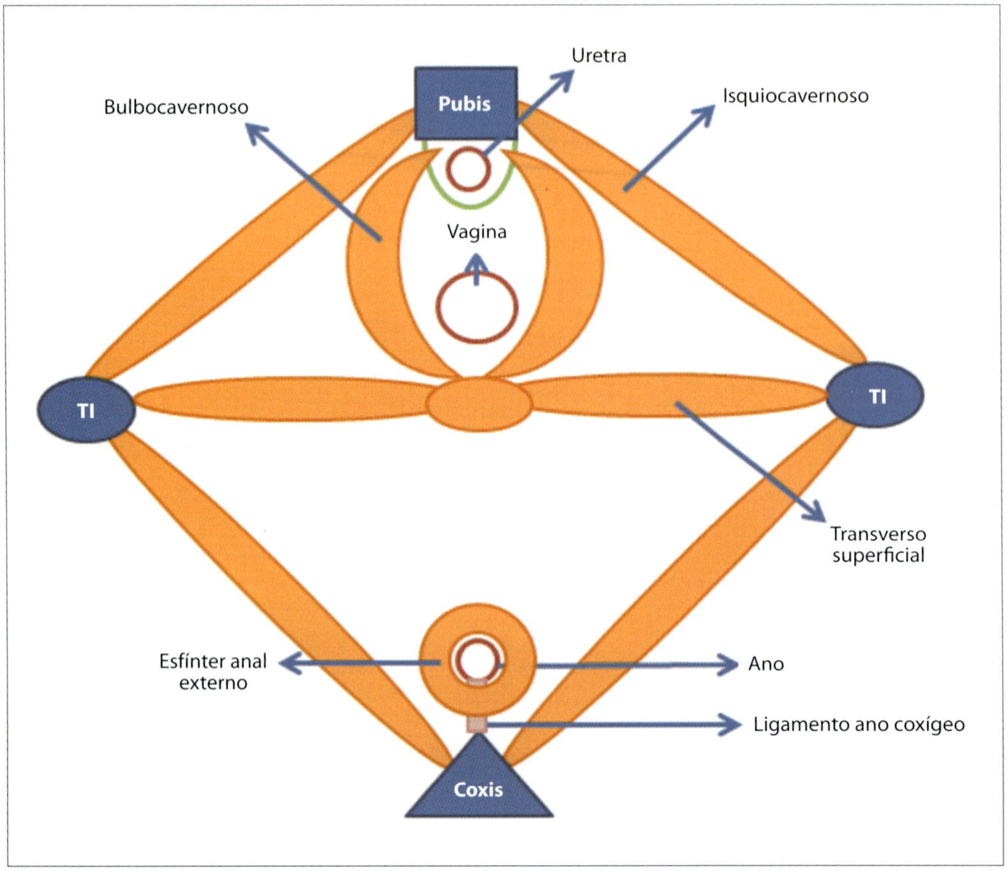

Figura 18.6 Músculos que forman el plano superficial del piso pélvico.

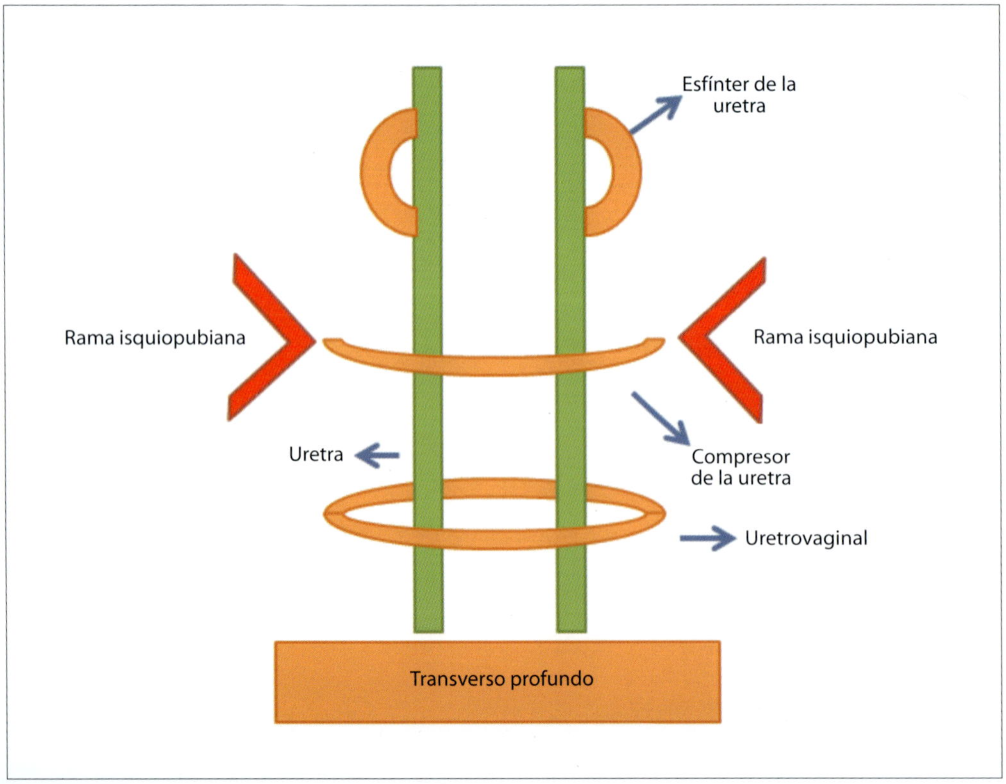

Figura 18.7 Músculos que forman el plano medio del piso pélvico.

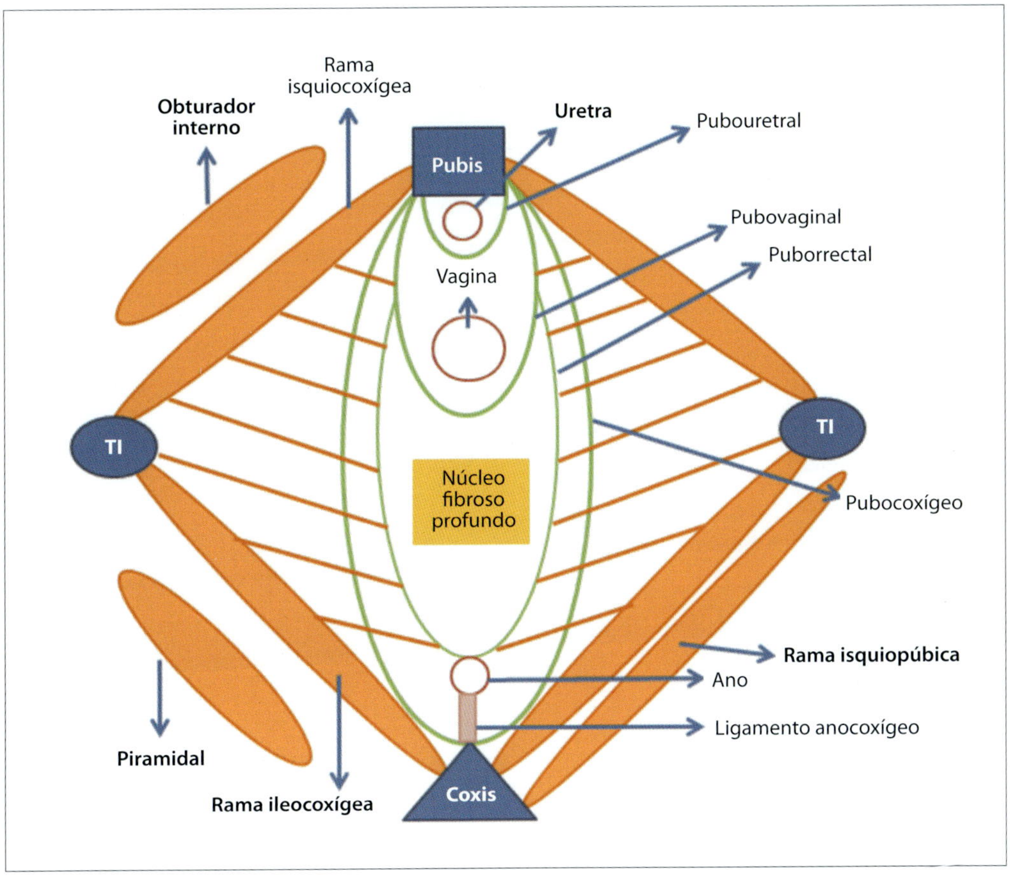

Figura 18.8 Músculos que forman el plano profundo del piso pélvico.

Músculos que intervienen en el coito

Músculo bulbocavernoso

- Inserción: rodea el capuchón del clítoris alrededor de la uretra y la vagina hasta el núcleo central del periné.
- Acción: contribuye a la erección y orgasmo femenino y cierra la vagina.
- Evaluación: se utiliza la prueba PERFECT con técnica unidigital o bidigital sobre el vientre muscular.

Músculo isquiocavernoso

- Inserción: desde el clítoris, recorre la rama isquiopúbica hasta el núcleo fibroso.
- Acción: en las mujeres, tensiona la vagina.
- Evaluación: mediante la prueba PERFECT y con técnica unidigital sobre el vientre muscular.

Músculo constrictor de la vulva (*tunica muscularis vaginae*)

- Inserción: nace en el rafe anovulvar y termina en la pared anterior de la vagina.
- Acción: estrecha la vagina.
- Evaluación: técnica bidigital con dedos índice y medio en abducción (Figura 18.9).

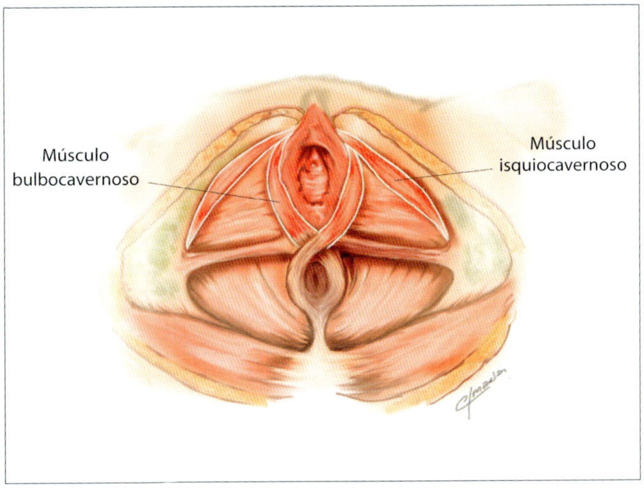

Figura 18.9 Músculos que intervienen en el coito.

Evaluación analítica interna y externa del piso pélvico (Figura 18.10)

¿Cómo medimos lo evaluado? Prueba PERFECT

Nos valemos de la prueba PERFECT que, además de incluir en su primera evaluación al Oxford Test, mide las

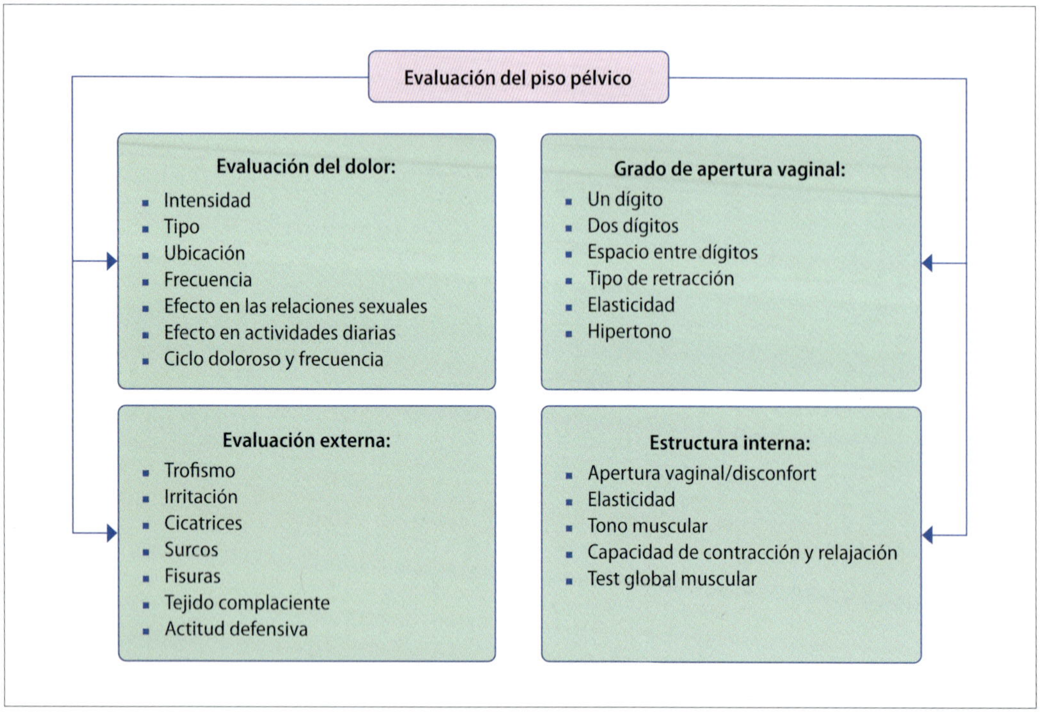

Figura 18.10 Evaluación del piso pélvico.

demás cualidades musculares[4] (Figura 18.11).

El primer ítem, *POWER*, mide la fuerza muscular. Mediante un tacto vaginal se le pide al paciente la contracción y se considera una escala de medición de 0 a 5. Es decir, de ausencia de contracción a la capacidad del músculo de desplazar los dedos del evaluador hacia sínfisis púbica contra resistencia máxima.

El segundo ítem, *ENDURANCE*, mide la capacidad del músculo de resistir la contracción, sosteniendo la misma calidad. Se mide en segundos. La escala de este ítem es de 0 a 9.

El tercer ítem, *REPETITIONS*, mide la capacidad del músculo de repetir contracciones de igual calidad. La escala de este ítem es de 0 a 9.

El cuarto y último ítem, FAST, mide la velocidad de contracción muscular sosteniendo la misma calidad. La escala considerada es de 0 a 9 repeticiones.

EVERY, *CONTRACTION* y *TIMED* completan la sigla.

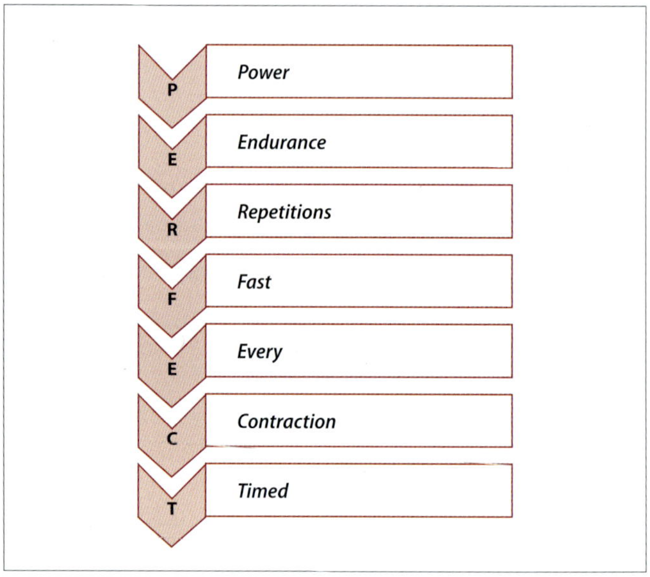

Figura 18.11 Prueba PERFECT.

Tratamiento

Técnicas manuales

Objetivos

- Facilitar la contracción y relajación del piso pélvico para mejorar la propiocepción.
- Movilizar músculos y partes blandas.
- Desensibilizar el área y disminuir el dolor.
- Normalizar el tono muscular.
- Mejorar la circulación.

Presión externa en el periné. Es el primer contacto con la paciente. Teniendo en cuenta de que se trata de una paciente con dolor vulvar es importante abordar la zona con cuidado y es conveniente tener este primer contacto antes de pasar a la evaluación endocavitaria. Nos permite evaluar la musculatura que se relaciona con la pelvis, como los aductores, psoas ilíaco, piramidal, entre otros (Figura 18.12).

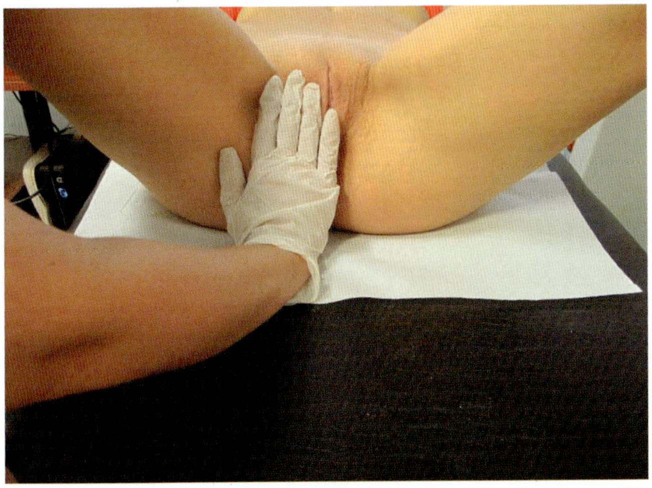

Figura 18.12 Palpación sobre el aductor.

Elongación sobre músculos bulbocavernoso e isquiocavernoso. Técnica de estiramiento que puede realizarse en forma manual o bimanual por parte del evaluador. Se utiliza principalmente en los músculos del plano superficial o en aquellos músculos donde se evalúe tensión muscular (Figura 18.13).

Masaje en forma de "U". Maniobra unidigital o bidigital según la distensibilidad (*compliance*) vaginal que se realiza sobre el introito realizando un masaje en forma de letra "U". Inicialmente, debe ser una maniobra suave y, luego, se puede agregar presión siempre teniendo en cuenta la tolerancia de la paciente. No debe generar dolor (Figura 18.14).

Técnica de Hook. Es una técnica de elongación que principalmente se utiliza para los músculos que participan en la coaptación de la vagina. Consiste en colocar el dedo índice en forma de gancho y realizar un estiramiento hacia la zona posterior del piso pélvico (Figura 18.15).

Desensibilización. Técnica manual que se realiza sobre introito con tacto unidigital o bidigital, según la tolerancia de la paciente. La mano del examinador realiza movimientos de un lado hacia el otro, completando el recorrido del introito. El objetivo es disminuir el dolor, el prurito o el ardor (Figura 18.16).

Técnicas globales. Técnicas de evaluación y tratamiento de puntos gatillos, zonas de dolor o de acortamiento muscular (Figura 18.17).

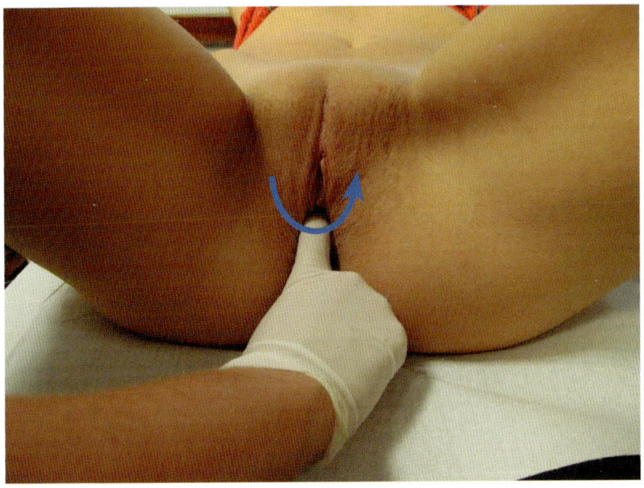

Figura 18.14 Masaje en forma de "U".

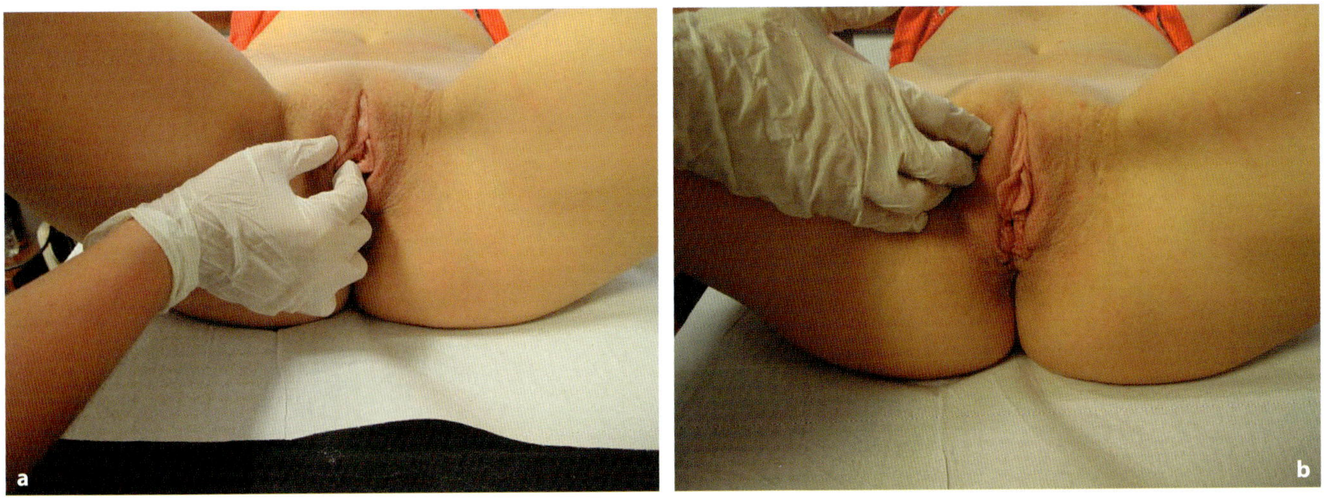

Figura 18.13 a Elongación del músculo bulbocavernoso. b Elongación del músculo isquiocavernoso.

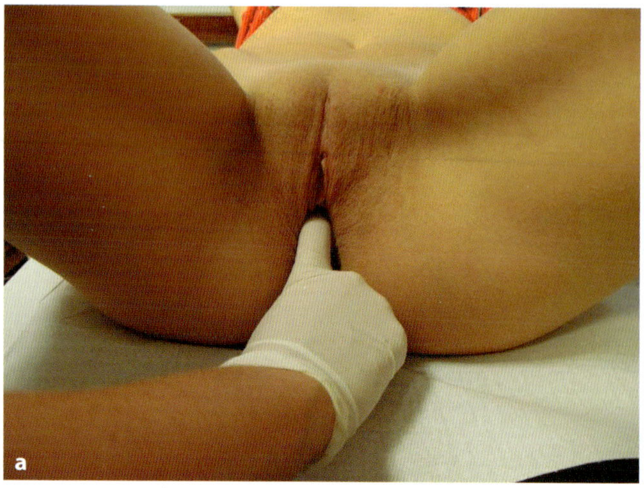

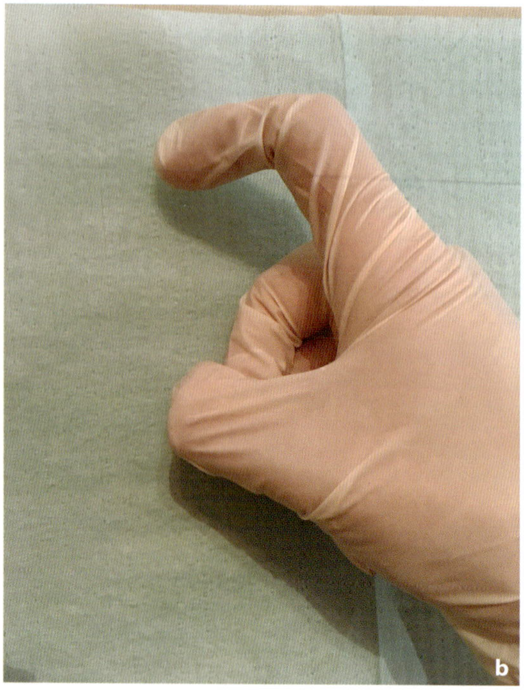

Figura 18.15 a, b Técnica de Hook.

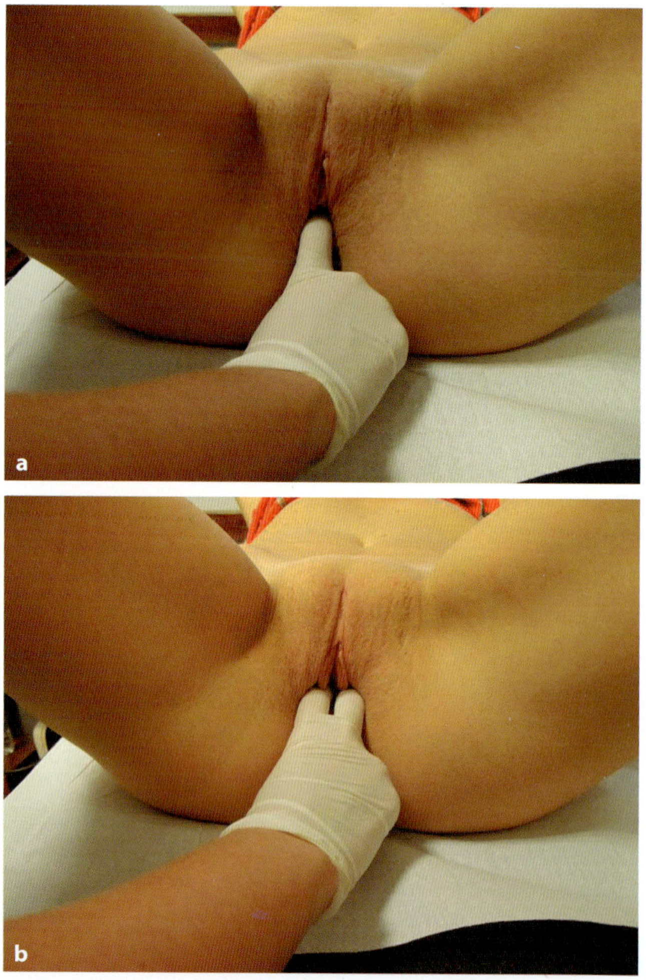

Figura 18.16 a Tacto unidigital. **b** Tacto bidigital.

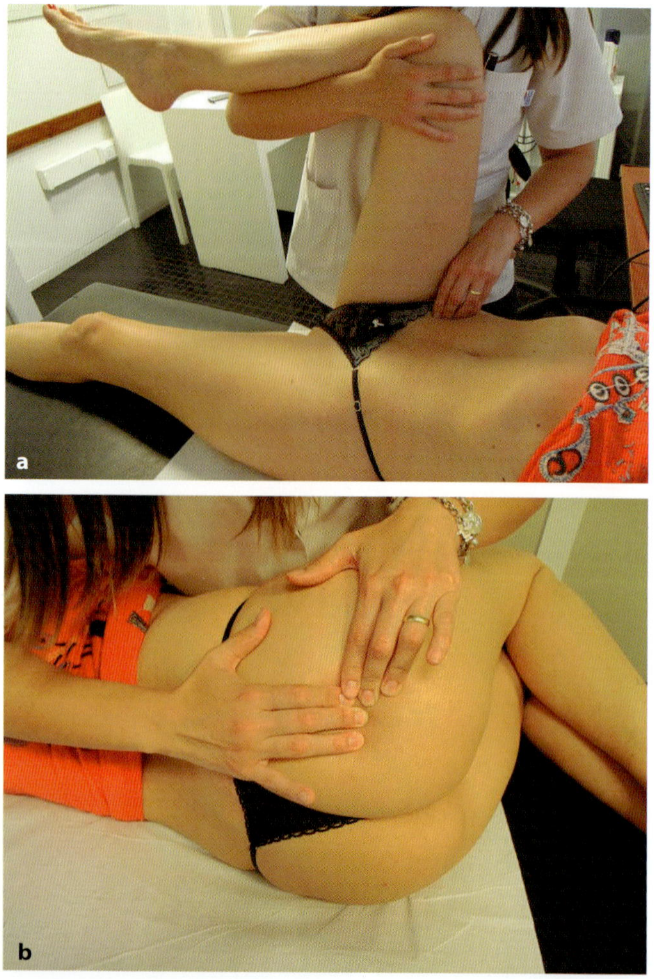

Figura 18.17 a Técnicas globales sobre el psoas. **b** Técnicas globales sobre el piramidal y el glúteo.

Ejercicios terapéuticos

Es fundamental que la paciente sea protagonista en su recuperación. Es por eso que ya en la primera sesión iniciamos un plan de ejercicios tendientes a conseguir los objetivos propuestos:

- Ejercicios globales: que orientan a reconocer actitudes posturales óptimas frente a las disfuncionales.
  - La posturas óptimas implican la activación de la musculatura profunda estabilizadora (piso pélvico, transverso abdominal, multífido del raquis, serrato mayor).
  - Las posturas disfuncionales reclutan la musculatura, generalmente hipertónica, implicada en la génesis de la disfunción (oblicuo externo y recto anterior del abdomen, psoas, aductores, piramidal, obturador interno).[3]
- Ejercicios de respiración y relajación: que predisponen a una mayor conciencia corporal y contribuyen a controlar las crisis sintomáticas.
- Entrenamiento específico de piso pélvico: a fin de incrementar las cualidades musculares deficitarias: tono; capacidad de contracción, relajación, elongación y coordinación, entre otras.

Las variables utilizadas para facilitar inicialmente y, luego, aumentar la dificultad de los ejercicios para asegurar el entrenamiento incluyen las siguientes:

- El trabajo estático y dinámico (tónico y fásico).
- Contracciones isométricas, concéntricas y excéntricas.
- Cambios de longitud de las palancas óseas utilizadas.
- Trabajo con acción de la gravedad o sin esta (utilización de elementos complementarios).

De esta manera se diagrama un plan individual y específico para cada paciente, que se irá modificando en función a su evolución (Figura 18.18).

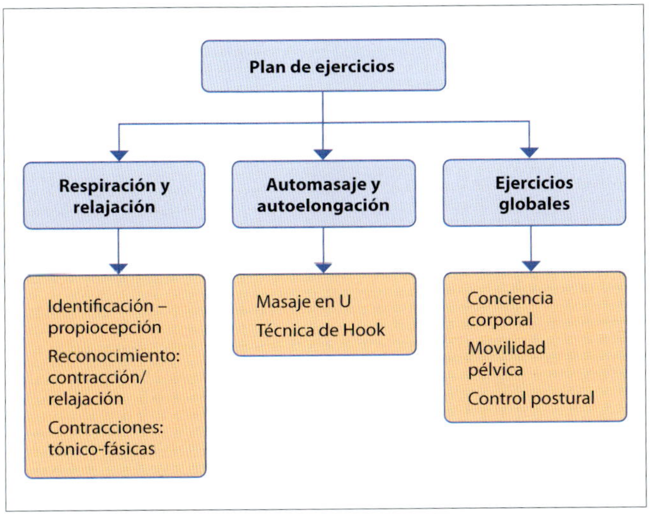

Figura 18.18 Plan de ejercicios.

Biofeedback

Se trata de un dispositivo que permite reconocer por parte del paciente y el kinesiólogo la contracción y relajación del piso pélvico mediante señales visuales o auditivas. Contribuye a estimular el entrenamiento de las cualidades musculares (fuerza, resistencia, tono, relajación). Favorece la comprensión de los objetivos y la motivación del paciente (*biofeedback* positivo).

En su modalidad negativa complementa sustancialmente la elongación y flexibilización del periné:

- Se selecciona y se coloca el perineómetro en función de la distensibilidad vaginal.
- Se espera la respuesta inicial de los tejidos y se anota la presión basal inicial (PBI) que aparece en la pantalla.
- Se realizan insuflaciones progresivas teniendo en cuenta la tolerancia de la paciente logrando la dilatación de la vagina.
- Se constata la presión máxima alcanzada y, luego de desinsuflar, la presión basal final (PBF) (Figura 18.19).

Electroterapia

Es la utilización de un estímulo eléctrico para conseguir un efecto terapéutico. Los objetivos serán los tejidos muscular y nervioso, que poseen excitabilidad y se abordan en algún segmento de las vías periféricas que los conectan.

Existen con dos modalidades, según el tipo de respuesta que queremos generar: estimulación o modulación. La corriente más utilizada es alterna, rectangular, simétrica, de baja frecuencia (1 Hz a 100 Hz) y baja intensidad (como máximo 100 mA), distribuida en trenes de pulsos de amplitudes de entre 200 y 400 microsegundos. Estos parámetros aseguran los efectos que buscamos y brindan seguridad y confort al paciente.

Si el objetivo es estimular la musculatura del piso pélvico, se utiliza una frecuencia de entre 20 Hz y 100 Hz. Si se busca analgesia, relajación o modulación de una vía facilitada se opta por frecuencias de entre 1 Hz y 20 Hz.

Existen diferentes modelos de electrodos que se adaptan a la zona de aplicación: endocavitarios vaginal y rectal (Figura 18.20), de superficie y aguja para técnica percutánea.

En la actualidad, la neuromodulación sacra y del tibial posterior está mostrando resultados prometedores para el control del dolor pélvico.[5]

Neuromodulación sacra. Se implanta un dispositivo subcutáneo en el espacio epidural sacro que estimula las raíces periféricas correspondientes a la inervación sensitiva de la pelvis cuando emergen de la médula espinal y conforman, luego, el nervio pudendo. Se logra este efecto con electrodos de superficie adheridos sobre la piel al nivel de los espacios S2 a S4. Se trata de una técnica sencilla y no invasiva.

Neuromodulación del tibial posterior. Se estimula a través de electrodos de superficie o de aguja a dicho nervio en su trayecto más superficial, a 4-6 cm por encima del maléolo tibial, teniendo en cuenta que comparte en

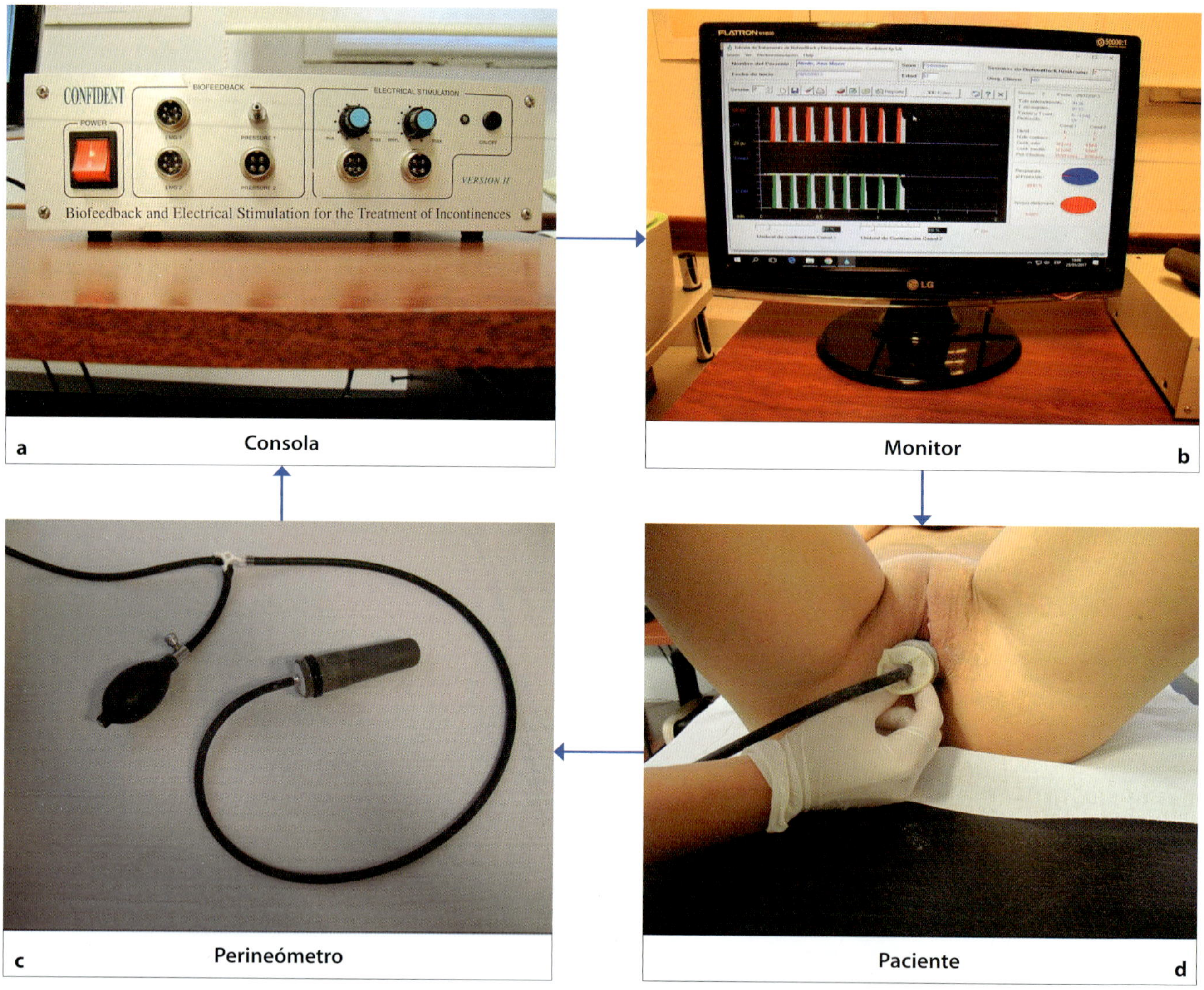

Figura 18.19 *Biofeedback* del piso pelviano. **a** Consola. **b** Monitor. **c** Perineómetro. **d** Paciente.

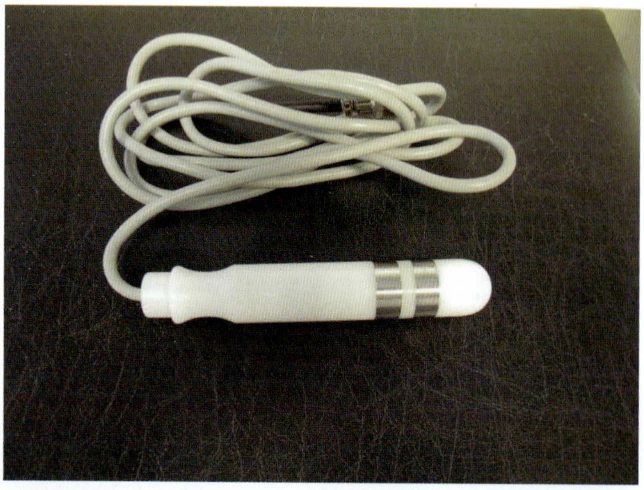

Figura 18.20 Electrodo endocavitario.

sus orígenes el nivel medular S3 con el nervio pudendo (Figuras 18.21 y 18.22).

Trabajo con elementos complementarios

Son herramientas que potencian el efecto de los ejercicios y maniobras sobre el paciente.

Los desensibilizadores nos brindan estímulos vibratorios que contribuyen a relajar zonas hipertónicas y atenuar el dolor y la irritación.

Las esferas o pelotas de diferentes diámetros, superficies y densidades nos permiten generar estímulos propioceptivos, facilitar o limitar el movimiento y lograr relajación por contacto.

Los tutores o dilatadores son fundamentales para lograr una adecuada progresión en la elongación y flexibilización del piso pélvico, especialmente para la práctica en

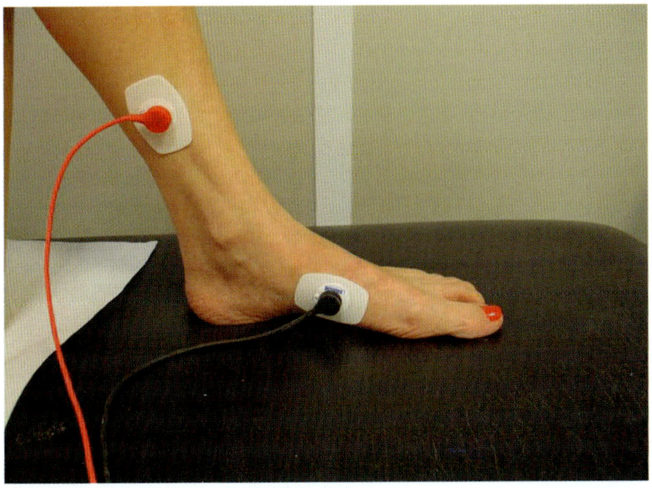

Figura 18.21 Electrodos de contacto para neuromodulación del tibial posterior.

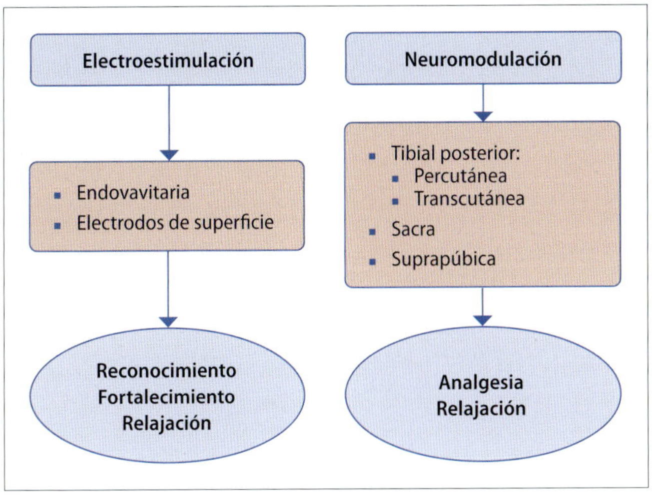

Figura 18.22 Electroterapia en el tratamiento de la vulvodinia.

casa. Favorecen la participación activa del paciente, disminuyen su temor y le brindan seguridad (Figura 18.23).

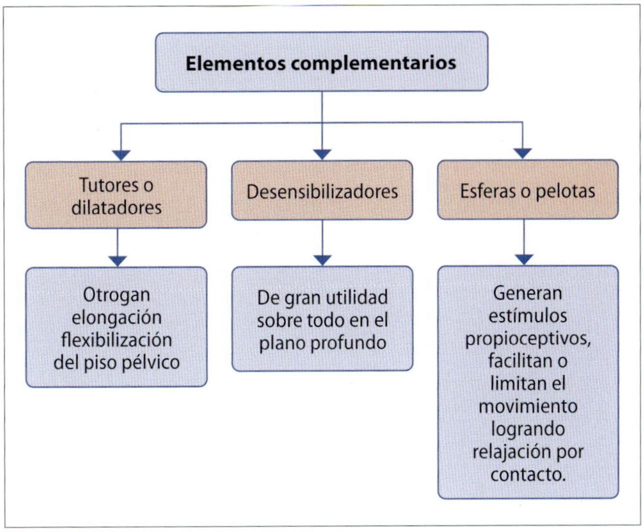

Figura 18.23 Elementos complementarios para el manejo de vulvodinia.

Bibliografía

1 <https://www.issvd.org/vulvovaginal-disorders-algorithm-for-basic-adult-diagnosis-treatment/> [Consulta: Octubre 2016]

2 Glazer, Howard; Rodke, Gae. The vulvodynia survival guide. 1ra ed. Okland: New Harbinger, 2002.

3 Walker, Carolina. Fisioterapia en Obstetricia y Uroginecologia. 2da Edición. Lugar de publicación. Elsevier. Año 2013. Barcelona, España.

4 Bo, Kari; Morkved, Siv; Berghmans, Bary; Van Kampen, Marijke. Evidence-Based Physical Therapy for the Pelvic Floor. Primera Edición. Philadelphia, USA. Elsevier. Año 2007.

5 Martellucci J. Electrical stimulation for pelvic floor disorders. 1ra ed. Londres: Springer International Pu, 2016.

6 Martellucci J. Electrical Simulation for Pelvic Floor Disorders. 1ra ed. London: Springer Cham Heidelberg, 2015.

19

La vulva en los extremos de la vida

19.1 La infancia

Ariadna Caussade

Puntos clave

- La vulva y la vagina de la niña son particularmente susceptibles a diversos problemas, debido a su anatomía, a su falta de estrogenización y al frecuente contacto con irritantes.
- El examen físico se realiza con la niña en "posición de rana", con las piernas caídas hacia los costados. Los padres o cuidadores deben estar presentes al momento de la exploración.
- El síntoma más común en las consultas de las niñas es el prurito; la vulvovaginitis constituye entre el 80% y el 90% de las consultas ginecológicas en niñas.

Introducción

Podemos comenzar diciendo que "ginecológicamente hablando, la niña es un mundo aparte". Tanto anatómica, clínica, como emocionalmente, el estudio de la vulva en la niña conlleva a un enfoque diferente al de la adulta.

Desde el punto de vista anatómico, la falta de estrogenización desde los primeros meses de vida hasta la menarca, genera patologías diferentes, así como facilita infecciones, traumatismos y lesiones profundas frente simple juegos de la infancia y por falta del colchón adiposo y del vello. Los labios menores tienen un aspecto atrófico y casi no se pueden ver, por lo tanto la abertura del introito vaginal es entreabierta y la vagina está más expuesta a las agresiones. Por otra parte, la distancia desde el ano hasta el introito es muy corta, lo que favorece las infecciones y la inflamación local.[1]

El himen originariamente era una membrana sólida y entera durante el período fetal; luego, variará su forma y tamaño en cada niña. La visualización de una escotadura a las horas seis y siete es un remanente himeneal y no nos debe hacer sospechar en un abuso.

Examen físico

El examen físico debe hacerse siempre en presencia de sus padres o cuidadores y ganarse el respeto y la confianza de la niña para seguir adelante. Si el examen físico es imposible durante la primera consulta, será derivado a la segunda y, si aun así es difícil, o si el caso es urgente y amerita, se realizará bajo anestesia.[2]

El examen físico de la niña se realiza colocando a la niña en decúbito dorsal, en "posición de rana" (término que le agrada a nuestras pequeñas pacientes y va rompiendo el hielo), con las piernas caídas hacia los costados y traccionando con delicadeza hacia los laterales, explicando cada paso que se va a realizar, y así podremos ver parte de la vagina. Inclusive, si le decimos que tosa, podremos ver casi toda la vagina, sin ser agresivos ni generar dolor en la niña.

Infecciones

Las vulvovaginitis, en general, son muy frecuentes en las niñas y constituyen más del 80% de las consultas en la infancia.

Aunque la mayoría de las vulvovaginitis en este grupo de edad son inespecíficas y secundarias a malos hábitos higiénicos, irritantes locales o flora mixta bacteriana, en un porcentaje variable pueden aislarse bacterias patógenas específicas.

Los signos y síntomas de la vulvitis sola, van desde el prurito, ardor, dolor, disuria y eritema. La presencia de flujo nos debe hacer pensar en la asociación con vaginitis.

Pero algo debemos tener en cuenta y es que estos síntomas pueden, a su vez, corresponder a otra patología concomitante de base. Entre ellas, no nos podemos olvidar de la dermatitis, la psoriasis y el liquen escleroso.

Al ser una mucosa no estrogenizada y su pH más elevado, la microbiota de la niña es diferente a la de la adulta. Por otra parte, es común que la niña, por automanipulación, pase gérmenes de la nariz o la faringe a sus genitales. Así, van a existir gérmenes específicos e inespecíficos con una importante participación de la flora digestiva y respiratoria.

Lo importante es determinar si la bacteria aislada en la secreción vaginal de la niña afectada es la causa de los síntomas o forma parte de la flora vaginal habitual (Tabla 19.1.1).

En la infancia, la infección comienza en la vulva, con diseminación secundaria a la vagina, mientras que en la adolescencia y, sobre todo con el inicio de la actividad sexual, la afectación primaria es vaginal.[3]

Tabla 19.1.1 Flora vaginal

Flora vaginal de la niña	Gérmenes
Flora basal	▪ Difteroides ▪ *Staphylococcus epidermidis* ▪ *Streptococcus viridians* ▪ *Escherichia coli* ▪ *Enterococcus* ▪ *Corynebacterium* ▪ *Micrococcus* ▪ *Proteus* ▪ *Bacteroides* ▪ *Peptococcus*
Flora respiratoria	▪ *Streptococcus* del grupo A ▪ *Staphylococcus aureus* ▪ *Streptococcus pyogenes* ▪ *Haemophilus influenzae* ▪ *Streptococcus neumoniae* ▪ *Neisseria meningitidis* ▪ *Moraxella catarrhalis*
Flora entérica	▪ *Shigella* ▪ *Yersinia* ▪ *Enterobius vermicularis* ▪ *E. coli*

La presencia de *Candida albicans* es más rara, dado su pH, así como las *Gardnerella vaginalis*.

> El hallazgo de *Neisseria gonorrhoeae* o *Chlamydia trachomatis* nos debe hacer sospechar en un abuso sexual.

Clínica

Se pueden observar áreas eritematosas marcadas y frecuentemente secreciones fétidas, según el germen asociado (Figura 19.1.1) Si la secreción es abundante y las manifestaciones inflamatorias son muy marcadas, se sugiere realizar un estudio microbiológico por exudado vaginal. Otros exámenes que puede solicitarse son la espátula adhesiva en búsqueda de oxiuros y el coproparasitario con búsqueda de gérmenes de origen digestivo bajo.

La presencia de flujo sanguinolento nos debe hacer sospechar la presencia de un cuerpo extraño y, para eso, deberían realizar una vaginoscopia bajo anestesia general.

Tratamiento

El tratamiento va a depender de los hallazgos clínicos o del germen encontrado por los estudios paraclínicos (Tabla 19.1.2).

Condilomas en la niñez

Al pensar en infección por el virus del papiloma humano (HPV) en niñas, pensamos casi de inmediato en

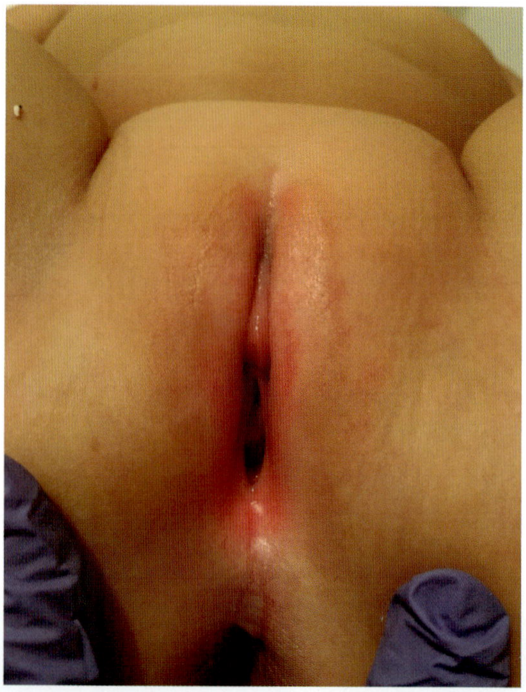

Figura 19.1.1 Paciente de 4 años. Infección por gérmenes respiratorios, sobre LE.

Tabla 19.1.2 Opciones terapéuticas

Origen	Tratamiento
Inespecíficas	Medidas locales y normas higiénicas adecuadas
Gérmenes respiratorios	*S. pyogenes*: ampicilina *H. influenzae*: amoxicilina clavulánico
Gérmenes digestivos	*Shigella*: ciprofloxacina, azitromicina *Yersinia*: cefalosporina de tercera generación, trimetoprima sulfametoxazol *E. Coli*: ampicilina sulbactam; cefuroxima
Oxiuros (*enterobius vermicularis*)	Mebendazol o pamoato de pirantel
Cándida albicans (rara en niñas)	Fluconazol, clotrimazol, nistatina
Transmisión sexual	*N. gonorrhoeae*: cefalosporinas *C. trachomatis*: eritromicina, azitromicina *Trichomonas**: metronidazol Herpes*: aciclovir
Cuerpo extraño	Extracción mediante lavados con suero o bajo anestesia

* Cuando es por abuso.

una enfermedad de transmisión sexual y, por ende, en abuso sexual. Veremos que esto no es tan así y que existen otras vías de transmisión nada despreciables a esta edad (Tabla 19.1.3).

La infección por el virus de HPV se puede transmitir por diferentes vías, entre ellas las siguientes:

- Transmisión sexual.
- Transmisión vertical.
- Transmisión horizontal.
- Autoinoculación.

La presencia de algún germen específico en los exámenes paraclínicos, no siempre nos confirmará el diagnóstico de abuso sexual. La condilomatosis, como hallazgo clínico de por sí, no lo determina, solo nos debe hacer seguir investigando otros elementos que nos lo hagan confirmar o descartar (Tabla 19.1.3).

La transmisión vertical es de madre a hijo, *in útero*. Explicaría muchas infecciones por HPV en vírgenes y en niños. Numerosos autores recientemente han publicado trabajos exhaustivos que demuestran que el pasaje madre-hijo no es nada despreciable.[4]

A su vez, no solo es en el pasaje por el canal de parto donde se logra transmitir el virus del HPV, sino que también se ha visto después de una cesárea e, inclusive, en restos abortivos, membranas ovulares, líquido amniótico, placenta, células trofoblásticas y células de cordón umbilical.

Después de nacidos, durante la niñez, la prevalencia del HPV transmitidos de sus padres tiene un pico de hasta un 22% a los seis meses, que luego cae para mantenerse en un 10% a partir de los seis meses.[5]

Se considera que estos trabajos son la base para explicar muchas lesiones de alto grado en la adolescencia.

La transmisión horizontal es la producida por el contacto fundamentalmente cutáneo entre los niños con padres y cuidadores. Es frecuente encontrar condilomas acuminados perianales, sin historia ni sospecha de abuso sexual (Figura 19.1.2).

La autoinoculación puede ser por la vía de rascado y pasaje de un sitio al otro y es muy común encontrar los mismos tipos virales, por ejemplo, en mucosas y piel de las manos.

Tabla 19.1.3 Implicancia de una enfermedad de transmisión sexual y potencial abuso sexual

ETS confirmada	Abuso sexual
Gonorrea	Cierto
Sífilis	Cierto
Chlamydia	Probable
Condiloma acuminado	Probable
Trichomonas	Probable
Herpes	Probable
Vaginosis bacteriana	Incierto
Candida albicans	Incierto

Tratamiento

No existe un tratamiento "ideal" y debe ajustarse a la edad, la lesión y el tipo de piel de la niña.

Los tratamientos van desde la topicación hecha por el médico con ácido tricloroacético a bajas concentraciones, hasta el uso de imiquimod con estricto seguimiento de su evolución clínica y la adecuada aplicación del fármaco.

De no responder a estos tratamientos y frente a grandes extensiones, puede llegar a plantearse su resección, pero siempre bajo anestesia general.

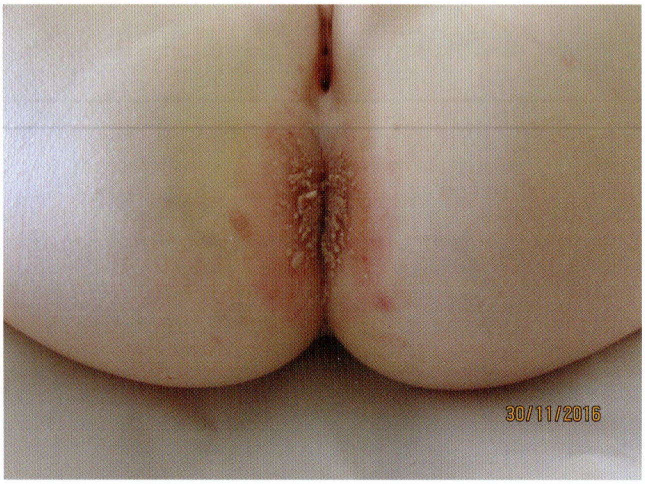

Figura 19.1.2 Paciente de 6 años. Condilomas perianales.

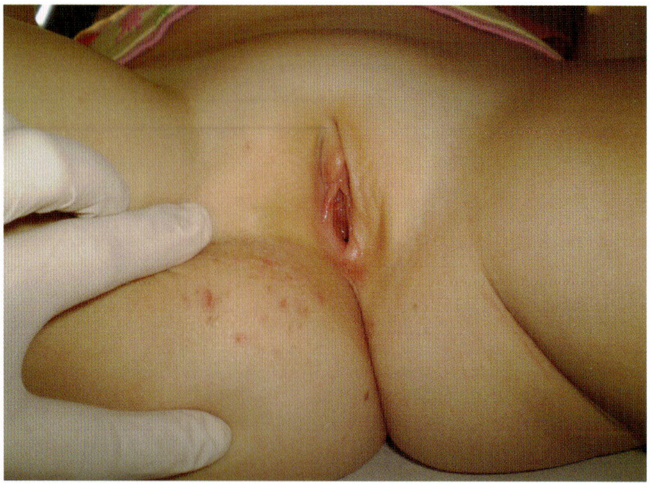

Figura 19.1.3 Paciente de 3 años. Dermatitis atópica.

No debe usarse podofilino por su toxicidad.

Es importante tener en cuenta que no deben llamarnos la atención sus frecuentes recidivas.

Dermatitis

Se trata de una de las causas más frecuentes de prurito en la infancia. Los más habituales son dermatitis de contacto (irritativa y alérgica) y atópica.

La dermatitis irritativa, también denominada "dermatitis por irritante primario", se debe a la acción directa de una sustancia determinada que provoca una reacción inflamatoria en la piel sin que medien mecanismos inmunológicos. Este último es la diferencial con la dermatitis alérgica, que desarrolla respuesta inmunológica.

La dermatitis atópica es una enfermedad de etiología desconocida, con clara predisposición genética y una franca participación de factores ambientales que generan una disfunción de la barrera cutánea, lo que facilita la entrada de alérgenos, irritante y microorganismos. La clínica se desarrolla sobre la base de la aparición de pápulas o placas eritematosas y edematosas que pueden llegar a erosiones y costras en su evolución y se asientan en las áreas de contacto con el irritante (Figuras 19.1.3 y 19.1.4).

La clínica es la base del diagnóstico y se caracteriza por prurito intenso y lesiones eccematosas, de evolución crónica y con exacerbaciones. Todo esto se asocia a una historia familiar de similares características.

El tratamiento es a base de cuidados locales adecuados. El baño de la niña es fundamental bajo determinadas condiciones, así como la aplicación de los diferentes fármacos (Tabla 19.1.4).

En muchos casos de dermatitis, el uso de antihistamínicos puede ser de gran ayuda frente a cuadros rebeldes de prurito y ansiedad.

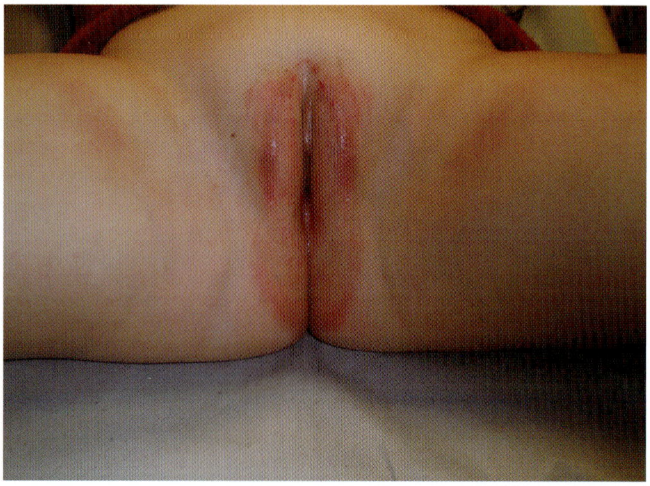

Figura 19.1.4 Paciente de 6 años. Dermatitis de contacto.

Liquen escleroso

El liquen escleroso (LE) es una dermatosis de origen desconocido y una de las patologías vulvares más frecuentes en las niñas. Su prevalencia ronda alrededor de una cada novecientas niñas, según los escasos estudios poblacionales en este rango etario.[6]

El LE puede aparecer a cualquier edad, pero hay una clara predominancia en la premenarca y la posmenopausia. A pesar de eso, la asociación entre metabolismo estrogénico y LE no está muy clara.

La relación familiar se ha visto en muchas oportunidades, lo que nos debe hacerlo sospechar frente al prurito genital persistente en una niña, hija de una portadora adulta de LE.[7]

Muchas veces, es un diagnóstico dificultoso que pasa por tratamientos erróneos de vulvovaginitis, constipación

Tabla 19.1.4 Opciones terapéuticas para dermatitis vulvares en la niñez

Objetivos: limpiar la piel, eliminar costras, disminuir el prurito y facilitar la aplicación de fármacos.	
Medidas generales	
▪ Baños	Cortos pero frecuentes.
	Temperatura fresca a tibia.
	Jabones neutros o ácidos en muy poca cantidad.
▪ Después del baño	Secado con toallas de algodón suaves, sin enjuagues perfumados, ni secador.
▪ Ropa	Amplia y de algodón suave, lavado a mano, sin enjuague.
▪ Temperatura	Evitar mantas térmicas.
Fármacos	
▪ Corticoides	Después del baño, con piel ligeramente húmeda. Potencia leve a moderada
▪ Inmunomoduladores	Tacrolimus y pimecrolimus, una hora después del baño, con piel seca (una o dos veces diarias)
Emolientes	Favorecen la retención de agua. Cremas, lociones hidratantes, aceites. (Solo se deben usar fuera de los brotes)

y hasta fisuras anales inespecíficas. La edad promedio de aparición y diagnóstico es a los cinco años, si bien se pueden ver a edades muy precoces, apenas al dejar el pañal y es una afección que altera francamente la calidad de vida en las niñas, y llega a un subdiagnóstico muy alto.

La clínica es variable, pero con fuertes similitudes con el LE de la adulta (Tabla 19.1.5).

El síntoma que predomina en la niña es el prurito intratable y persistente. Con frecuencia, la paciente pasó por varios pediatras que indicaron exudados vaginales, espátulas adhesivas con búsqueda de oxiuros y se indicaron diversas cremas y preparaciones que solo empeoraron la situación.

Otros síntomas comunes por los cuales consultan son la disuria y la aparición clínica no solo de las características placas blanco nacaradas, sino también de equimosis subepiteliales, erosiones y ampollas que se rompen y terminan en sangrado genital (Figura 19.1.5) Estas equimosis confunden y pueden hacer sospechar erróneamente, de abuso sexual.

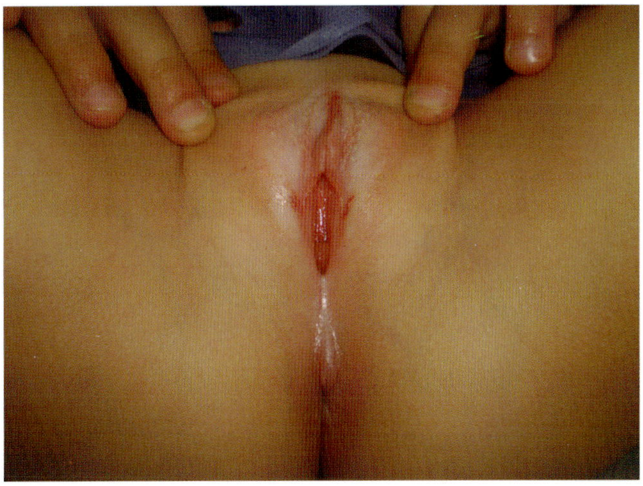

Figura 19.1.5 Paciente de 6 años. LE con equimosis subepiteliales.

Tabla 19.1.5 Hallazgos físicos y su correlación clínica

Hallazgos clínicos	Sintomatología
Leucoplasia bilateral o en placas	Prurito vulvar
Sufusiones hemorrágicas y ampollas	Prurito y ardor
Leucoplasia periuretral	Disuria
Leucoplasia perianal y fisuras	Constipación y disquecia
Eritema y fisuras vulvares	Ardor

Las fisuras anales sobre las placas de leucoplasia son tan profundas que generan dolor frente a la defecación (disquecia), lo que provoca que se las confundan con simples cuadros de constipación. En ocasiones, el compromiso es tan profundo que genera un esfínter hipotónico e, inclusive, incontinencia de materia fecal (Figura 19.1.6).

Diagnóstico

El diagnóstico es clínico y, en muy pocos casos, y solamente frente a la sospecha de malignización, se someterá a la niña a la biopsia para el estudio histológico. En este caso, debería ser realizada bajo anestesia general.

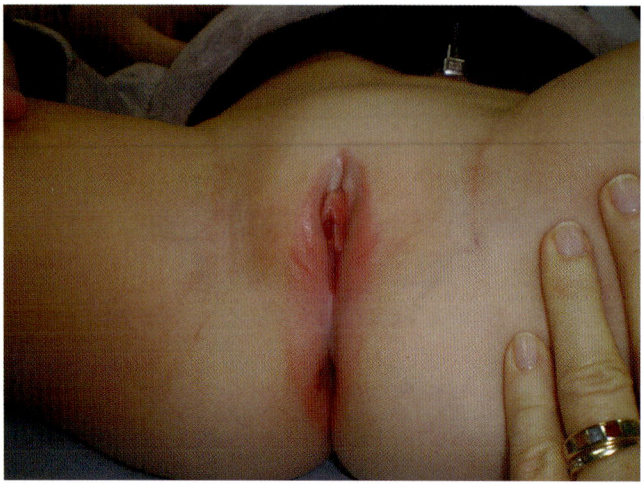

Figura 19.1.6 Paciente de 5 años. LE y disquecia con incontinencia para materias fecales.

Pronóstico

Aproximadamente dos tercios de los LE involucionan antes o alrededor de la menarca, pero en las niñas en las cuales no se produce la involución o retroceso del LE se pueden observar atrofia del clítoris, con coalescencia y fusión de los labios menores sobre él, lo que lleva a la estrechez del introito, muchas veces irreversible, en forma natural.

El riesgo de evolución a la malignidad del LE en la niñez es desconocido, pero lo que sí se ha visto es que un alto porcentaje de las pacientes que presentan inicialmente carcinoma escamocelular de vulva antes de los cuarenta años son pacientes a las que se les diagnosticó LE en la niñez.

Tratamiento

Ya sea en las niñas, como en las adultas, el tratamiento de elección del LE, son los corticoides ultrapotentes; el más adecuado es el propionato de clobetasol al 0,05%.

Los corticoides de baja o mediana potencia disminuyen los síntomas, pero no revierten los cambios de la piel.

Con el tratamiento de clobetasol (que debe ser en ungüento para evitar el ardor por los parabenos utilizados en las cremas), los síntomas revierten rápidamente y también la hiperqueratosis, las equimosis y las placas blancas de la piel.

El período de tratamiento indicado para estos corticoides potentes van de dos semanas a seis meses, pero la aplicación diaria se sugiere que no vaya más allá de tres meses. Se comienza con dos aplicaciones diarias y se va bajando paulatinamente. Debemos ser muy claros con respecto a la cantidad de ungüento que serán utilizados por los padres o tutores y podemos usar la referencia del tamaño de una perla para ser más claros. Muchas veces, deberemos hacer un tratamiento de mantenimiento a largo plazo.

En algunos casos de LE, donde no se ha respondido a los tratamientos con clobetasol, se ha visto buena respuesta al uso de tacrolimus en ungüento en una concentración del 0,03%.

Coalescencia de labios menores

Se trata de una condición dermatológica genital de la niña caracterizada por la fusión de ambos labios menores en diferentes grados. Errónea y frecuentemente llamada sinequia de labios menores, ya que se trata de una condición transitoria y totalmente reversible.

En un estudio de Leung y cols., se mostró un pico de incidencia entre los trece y veintitrés meses de edad,[8] de acuerdo con los hallazgos clínicos.

La prevalencia es difícil de estimar (como lo es en todas las patologías de vulva en las niñas), debido a su alto porcentaje de subdiagnóstico.

La etiología es desconocida, pero lo que sí se sabe, es que transcurre en un estado de hipoestrogenismo, por eso no se observan en recién nacidas. Por otro lado, se plantea que puede estar asociada a irritantes locales.

El diagnóstico es puramente clínico, con un simple examen genital. No se necesitan exámenes complementarios para confirmarlo.

Durante el examen genital, se deben traccionar con delicadeza los labios mayores hacia afuera y observar una membrana grisácea, de diferente espesor y extensión, que cubre el introito en forma parcial. En algunos casos, solamente se visualiza un pequeño orificio en el extremo anterior, que se hace visible frente a maniobras de Valsalva. La característica clínica, en estos casos, es la dificultad para orinar o el goteo permanente de orina que se acumula en vagina.

Tratamiento

Si no evoluciona espontáneamente o si se visualiza una coalescencia extrema como ya hemos citado, se comenzará el tratamiento local.

El tratamiento consiste en la aplicación de estrógenos tópicos en el rafe medio de la coalescencia, sobre la línea media de los labios menores. Se puede aplicar mediante un hisopo pequeño, con crema de estriol o estradiol dos veces diarias aplicando la crema con una suave presión desde arriba hacia abajo.

Si bien se comienza con dos aplicaciones al día, este tratamiento puede ser por mucho tiempo, por lo que realizaremos un control mensual y determinaremos la dosificación, con lo que se bajará el número de aplicaciones, según la respuesta. La eventual irritación o hiperpigmentación local es transitoria y se debe explicar a los padres, así como de la ausencia de efectos secundarios. Una vez abierto, se debe mantener el uso de algún ungüento para evitar adherencias futuras. Muchas veces durante el tratamiento, se observan puentes o bridas transitorias (Figura 19.1.7).

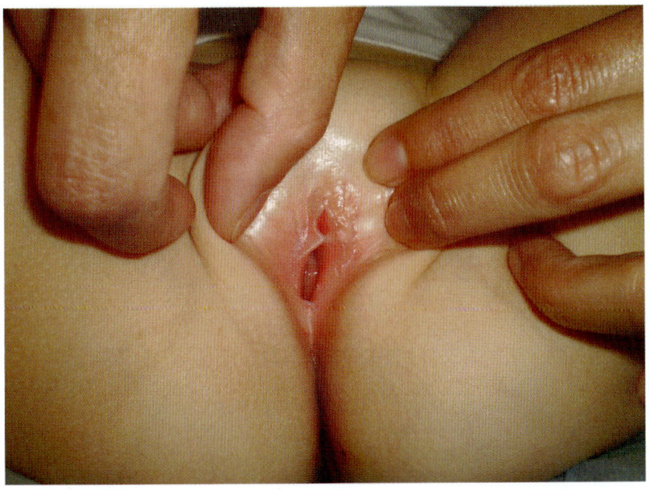

Figura 19.1.7 Paciente de 3 años. Coalescencia en corrección.

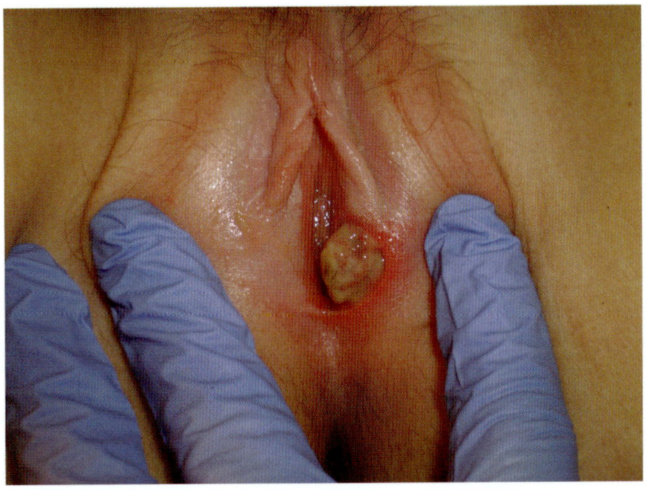

Figura 19.1.8 Paciente de 12 años. Úlcera de Lipschütz.

Son frecuentes las recidivas y solo se deben volver a tratar.

Frente a estos casos, siempre se debe tratar de evitar el tratamiento quirúrgico de estas niñas.

Úlceras de Lipschütz

Se trata de úlceras genitales que aparecen de forma súbita en niñas y adolescentes, y se manifiestan dentro de un cuadro caracterizado por un síndrome febril, acompañado habitualmente de fiebre elevada, odinofagia, astenia, mialgias, linfadenopatías y cefaleas.

Estas lesiones genitales se caracterizan por ser necróticas, profundas y muy dolorosas (Figura 19.1.8). También suelen acompañarse de intenso edema de labios y adenopatías inguinales, lo que asusta a la paciente y sus padres. Lo que es importante que sepan es que curan espontáneamente en una o dos semanas y, habitualmente, sin secuelas ni recidivas.

El diagnóstico de úlcera de Lipschütz es fundamentalmente clínico y se realiza por exclusión de otras causas de ulceraciones agudas. Es importante en estos casos realizar un correcto diagnóstico diferencial con cualquier úlcera genital aguda de origen infeccioso ya sea venéreo (sífilis, virus herpes simple, linfogranuloma venéreo, chancroide) como no venéreo (virus de Epstein-Barr, citomegalovirus, brucella), así como las de origen no infeccioso (enfermedad de Crohn, síndrome de Behçet, pénfigo vulgar, liquen escleroso, aftosis recidivante idiopática, eritema fijo medicamentoso y eritema multiforme).

El examen histológico es inespecífico, por lo que no es conveniente ni útil realizar una biopsia.

Dentro de los exámenes complementarios que debemos realizar debemos incluir hemograma, velocidad de eritrosedimentación, serología virus de Epstein-Barr, citomegalovirus, VIH, sífilis y cultivo de exudado de lesión en algunas ocasiones.

El tratamiento es principalmente sintomático aunque la administración de antibióticos de amplio espectro se ha demostrado eficaz, así como el uso eventual de corticoides sistémicos frente a cuadros muy dolorosos.

Bibliografía

1 Caussade A, La patología vulvar en las niñas. Vulva y vagina. 1ra Ed. Montevideo: Bibliomedica ediciones, 2015.
2 Braverman P, Breech L. Gynecologic Examination for Adolescents in the Pediatric Office Setting. PEDIATRICS 2010; 126 (3): 583-90.
3 Kokotos F, Adam HM. Vulvovaginitis. Pediatr Rev 2006; 27; 116-7.
4 Syrjanen S. Current concepts on human papillomavirus infections in children. APMIS 2010; 118 (6-7): 494-509.
5 Rintala MA, Grenman SE, Jarvenkyla ME, Syrjanen KJ, Syrjanen SM. High-risk types of human papillomavirus (HPV) DNA in oral and genital mucosa of infants during their first 3 years of life: experience from the Finnish HPV Family Study. Clin Infect Dis 2005; 41 (12): 1728-33.
6 Powell JJ, Wojnarowska F. Childhood vulvar lichen sclerosus: an increasingly common problem. J Am Acad Dermatol 2001; 44 (5): 803-6.
7 Senturk N, Aydin F, Birinci A, Yildiz L, Canturk T, Durupinar B, et al. Coexistence of HLA B08 and HLA B18 in four siblings with lichen sclerosus. Dermatology 2004; 208 (1): 64-6.
8 Leung AK, Robson WL, Tay-Uyboco J. The incidence of labial fusion in children. J Paediatr Child Health 1993; 29 (3): 235-6.

19.2 Vulva y menopausia

Laura Vallejos

Puntos clave

- Estado de hipoestrogenismo que afecta el sistema genitourinario.
- Impacto sobre la calidad de vida.
- Importancia de la terapia estrogénica local.

Introducción

La menopausia es definida por el cese permanente de la menstruación durante el período de doce meses, producto de la falla ovárica. Antes de los cuarenta años, su aparición se denomina menopausia precoz.

Hasta un 50% de las mujeres desarrollará signos y síntomas urogenitales por atrofia en algún momento de su vida posmenopáusica, resultado de un estado hipoestrogénico e hipergonadotrófico que altera su calidad de vida (Tabla 19.2.1).

Etiología y epidemiología

La prevalencia de sequedad vaginal aumenta a medida que la mujer avanza en los años posmenopáusicos.

La atrofia vaginal se aprecia clínicamente de cuatro a cinco años después de la menopausia, ya que se trata de una condición progresiva y los cambios objetivos, además de quejas subjetivas, están presentes en un 25%-50% de todas las mujeres posmenopáusicas.[1]

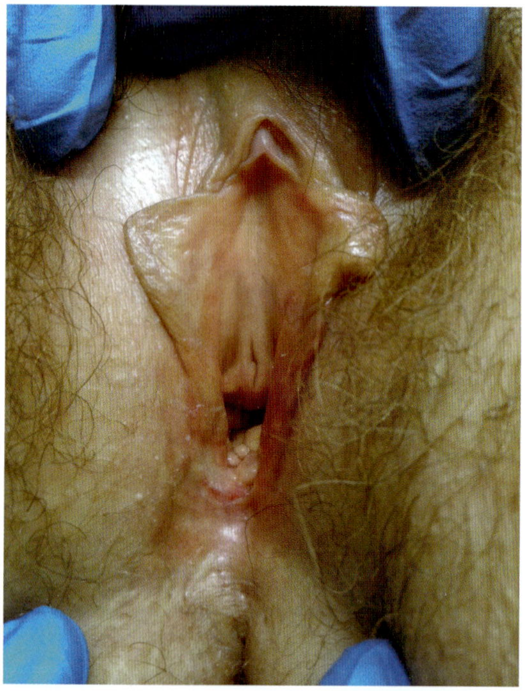

Figura 19.2.1 Atrofia vulvar. Pérdida de adiposidad de labios mayores. Adelgazamiento de labios menores. Mucosa pálida.

Tabla 19.2.1 Cambios relacionados con la menopausia

Cambios atróficos vaginales
▪ Acortamiento y estrechamiento de la vagina. ▪ Pérdida de rugosidades y elasticidad de la vagina por pérdida del soporte de colágeno del epitelio. ▪ Mucosa vaginal pálida con la eventual presencia de petequias pequeñas u otros signos de inflamación. ▪ pH ≥ 5, lo que favorece el crecimiento de flora microbiana anormal por disminución en la colonización de lactobacilos en la vagina.
Cambios atróficos vulvares (Figuras 19.2.1 y 19.2.2)
▪ Pérdida de la almohadilla adiposa. ▪ Retracción y pérdida de la definición de los labios mayores y menores. ▪ Acortamiento del prepucio y exposición excesiva del clítoris. ▪ Pérdida del vello púbico. ▪ Adelgazamiento del epitelio que favorece fisuras y erosiones por traumatismos leves.
Cambios en el sistema urinario
▪ Atrofia del trígono vesical. ▪ Disminución de la tensión de la musculatura del diafragma urogenital. ▪ Alteraciones del metabolismo del colágeno y disminución de la actividad adrenérgica que inerva tanto el cuello vesical como el esfínter uretral. ▪ Adelgazamiento de la mucosa uretral. ▪ Disminución de la presión intrauretral, que favorece la incontinencia urinaria.

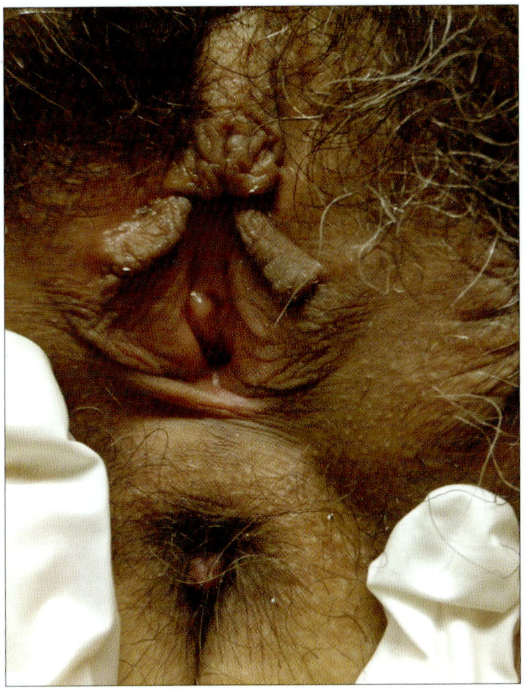

Figura 19.2.2 Atrofia vulvar. Sequedad marcada en el introito.

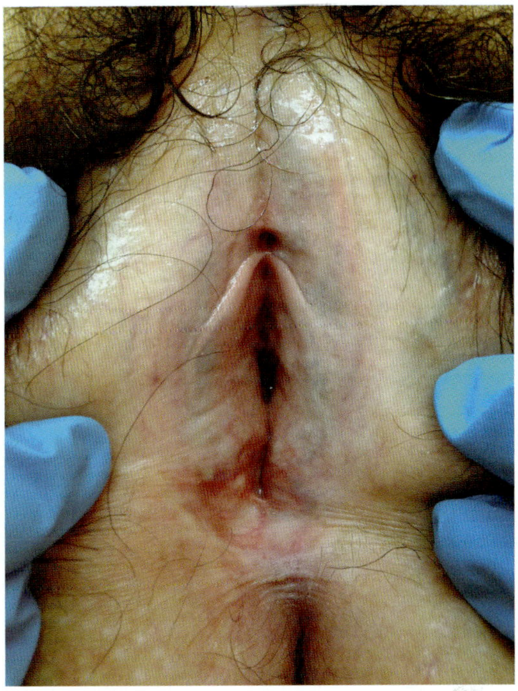

Figura 19.2.3 Liquen escleroso. Atrofia de la epidermis con borramiento de labios menores, estas lesiones se confunden fácilmente con atrofias, lo que lleva a demoras en el diagnóstico.

Manifestaciones clínicas

Los síntomas más frecuentes son sequedad vaginal, dispareunia, prurito vulvar, flujo vaginal, disuria, nicturia, como también urgencia miccional, incontinencia urinaria de esfuerzo o mixtas.

Diagnóstico

El diagnóstico de menopausia es retrospectivo, ya que se realiza una vez transcurridos los doce meses sin menstruaciones.

El diagnóstico de atrofia vulvovaginal (AVV) se lleva a cabo a través de un buen examen clínico y detallada historia clínica.

Diagnóstico diferencial

- Liquen escleroso genital (Figura 19.2.3).
- Liquen plano (Figura 19.2.4).
- Vulvodinia.
- Neoplasia intraepitelial vulvar (Figura 19.2.5).
- Lactancia exclusiva de largo plazo.

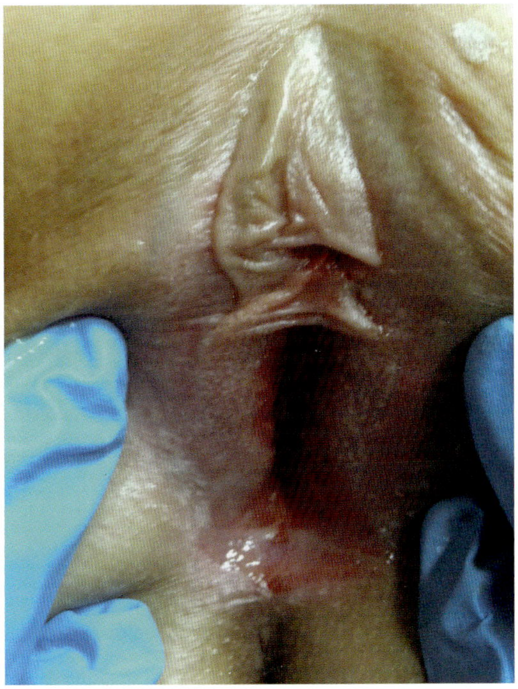

Figura 19.2.4 Liquen plano erosivo. Atrofia de labios menores y eritema vestibular. Las pacientes consultan por dispareunia similar a la producida en la atrofia vulvar.

Tratamiento

Objetivos principales

- Mejorar los síntomas.
- Restaurar los cambios anatómicos vulvovaginales y urinarios.

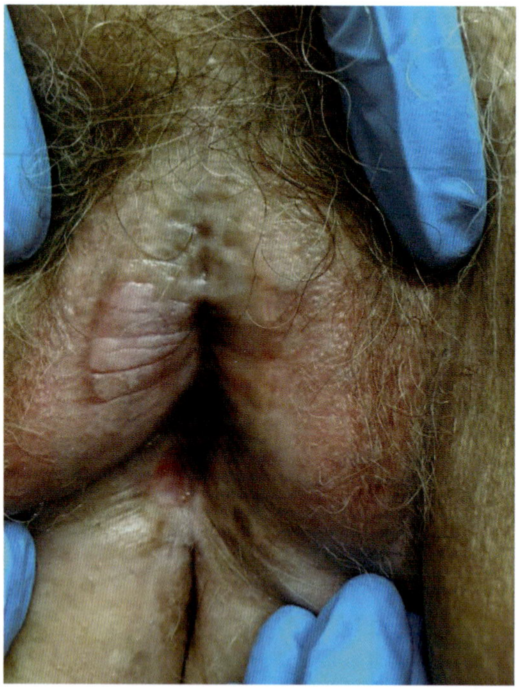

Figura 19.2.5 VIN diferenciado sobre terreno de liquen escleroso. Placa blanquecina en el labio menor derecho (área de VIN).

Los efectos terapéuticos comprenden el engrosamiento del epitelio vulvovaginal, recuperación de la elasticidad de la vagina y los tejidos adyacentes, desaparición de la sequedad y normalización del pH.

Se ha demostrado que la terapia con estrógenos disminuye el pH y revierte los cambios microbiológicos que se producen en la vagina después de la menopausia, por lo que es útil en la prevención de las infecciones recurrentes del tracto urinario.[2, 3]

La elección de la modalidad para la administración local de estrógenos puede adecuarse a las preferencias de la paciente, ya que todas las formulaciones resultaron ser igualmente efectivas.

La terapia local de estrógeno minimiza el grado de absorción sistémica y, aunque la administración vaginal puede aumentar los niveles plasmáticos de estrógenos durante la administración crónica, los niveles observados no están por encima del rango normal.[3]

La vía vaginal de administración se correlaciona con un mejor alivio de los síntomas.

No existe evidencia de incremento de episodios tromboembólicos o aumento de metástasis o recidiva en supervivientes de cáncer mamario por el uso de estrógenos vaginales en bajas dosis.[3]

Medidas generales

- Eliminar el consumo de tabaco, que tiene un efecto directo en el epitelio escamoso vaginal, reduce la biodisponibilidad de estrógenos y disminuye la perfusión sanguínea.
- El mayor número de relaciones sexuales mejora la elasticidad tisular y la lubricación por un incremento en la vascularización.
- Evitar el aumento de peso.

Tratamiento local no hormonal

Lubricantes e hidratantes vaginales

Considerados como el tratamiento de primera línea en la atrofia leve (Tabla 19.2.2).

Son preferibles los lubricantes a base de agua o silicona, ya que no alteran la porosidad del preservativo, lo que disminuye el riesgo de rotura.[4]

Tratamiento local hormonal

Se debe tener en cuenta que del 10% al 26% de mujeres que reciben terapia de reemplazo hormonal sistémica, presenta síntomas de atrofia. El tratamiento local obvia los efectos adversos de la medicación sistémica y es más eficaz en el manejo de estos síntomas locales.

Todos los estrógenos son eficaces y seguros con mínima absorción sistémica. No hay evidencia de aumento del endometrio (hiperplasia endometrial y carcinoma en pacientes usuarias de estradiol vaginal, por lo que la progesterona no está indicada). Se recomiendan las dosis más bajas que aseguren la mejoría de los síntomas.[5]

Los efectos comienzan a notarse a partir del mes de tratamiento y adquieren significado estadístico a los dos meses. El tratamiento de mantenimiento debe ser de por vida, ya que al suspenderlo los síntomas reaparecen.

Los estrógenos vaginales en todas sus formulaciones son más efectivos que los lubricantes.

El manejo de la atrofia vulvovaginal con terapia estrogénica local en mujeres que han sido tratadas por

Tabla 19.2.2 Tratamiento local no hormonal: diferencias entre lubricantes e hidratantes vaginales

Lubricantes *
▪ A base de agua, glicerina o silicona. ▪ Reducen la irritación causada por la fricción coital. ▪ Limitado a la relación sexual. ▪ Mejoría temporaria. ▪ Utilizar aquellos que no presentan colorantes, perfumes, bactericidas o espermicidas, ya que pueden alterar la integridad del epitelio vulvovaginal.
Hidratantes*
▪ Mantienen el contenido de agua en la vagina. ▪ Sirve para tratar los síntomas. ▪ Se usan dos o tres veces semanales como tratamiento prolongado. ▪ Su uso es independiente de las relaciones sexuales.

* Ambos deben ser usados regularmente.

cánceres no hormonodependientes es igual al de mujeres sin historia de cáncer.[4]

En pacientes con cánceres hormodependientes, por ejemplo el cáncer de mama, el tratamiento con estrógenos locales debe ser evaluado entre el equipo tratante y la paciente. La sociedad de obstetricia y ginecología canadiense opina que pueden utilizarse estrógenos locales (Tabla 19.2.3). La droga con menor absorción sistémica es el promestrieno, por lo cual se considera de elección en este tipo de pacientes (Figura 19.2.6).

Para mujeres que han recibido radiación terapéutica pélvica, bajas dosis de estrógenos vaginales puede estar indicada para estimular la regeneración epitelial, mejorar la elasticidad y lubricación.[4]

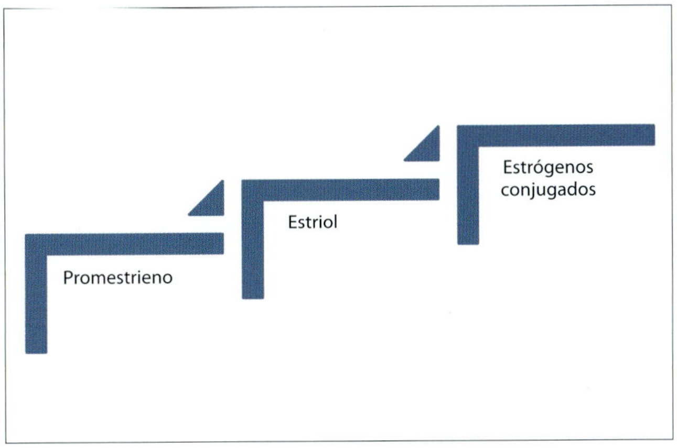

Figura 19.2.6 Absorción sistémica de los estrógenos locales.

Formulaciones

- El estriol a 0,5 mg está disponible en anillos (no en Argentina), cremas, óvulos o tabletas vaginales.[4]
- Estrógenos conjugados: son los que poseen mayor absorción sistémica. Se utilizan en dosis de 2 g/día.[6]
- Promestrieno: es un análogo del estradiol que se absorbe menos del 1%, posee actividad antiatrófica en tracto genitourinario, sin inducir cambios en los niveles séricos de estradiol, FSH y LH.
- Los anillos vaginales de acetato de estradiol liberan 50 µg/día o 100 µg/día de estradiol y se cambian cada tres meses, sin necesidad de remover el anillo durante la actividad sexual.[6, 7] No contamos con anillos vaginales en Argentina hasta la fecha de publicación de este libro.
- La dihidroepiandrosterona (DHEA) vaginal presenta acción androgénica y estrogénica. Se aplica diariamente por doce semanas; mejora la atrofia y no presenta efectos sistémicos. No sirve para mejorar la función sexual. No está aprobado por la FDA. Hasta la fecha de publicación de este libro no se encuentra disponible en Argentina.

Tratamiento oral hormonal

Estrógenos. No tienen indicación solo para el tratamiento de la atrofia. Se indican si hay síntomas sistémicos acompañantes.

Modulador selectivo del receptor estrogénico (SERM). Ospemifeno 600 mg, vía oral. Los trabajos demostraron que disminuye la sequedad vaginal sin proliferación endometrial. Se requieren más estudios que avalen su uso.

Drogas vasoactivas (sildenafil). Aumentan la congestión vascular y la lubricación pero no hay evidencia de que sean beneficiosos para mujeres con bajo deseo sexual.

Nuevas modalidades terapéuticas

Tratamiento con láser CO_2 para la atrofia vaginal: A través de este procedimiento se genera un calentamiento térmico de la mucosa vaginal que estimula el colágeno y la contracción de las fibras de elastina, con lo que induce así la producción y regeneración continua de nuevo colágeno. Se deben realizar tres sesiones, una cada mes para lograr los efectos deseados. Se requieren de más estudios que avalen su uso, ya que no existen datos sobre eficacia y seguridad a largo plazo.

Algoritmo terapéutico

En el Algoritmo 19.2.1 se presenta el esquema de tratamiento de esta patología.

Tabla 19.2.3 Esquema de tratamiento con estrógenos locales

Esquema de tratamiento
▪ Dosis de ataque: óvulos o crema vaginales diarios por 20 días. ▪ Dosis de mantenimiento: óvulos o cremas vaginales 2 o 3 veces por semana según sintomatología. El máximo efecto se logra a los 3 meses de uso continuo. ▪ Duración del tratamiento: de por vida.

Algoritmo 19.2.1 Tratamiento de la atrofia vulvovaginal

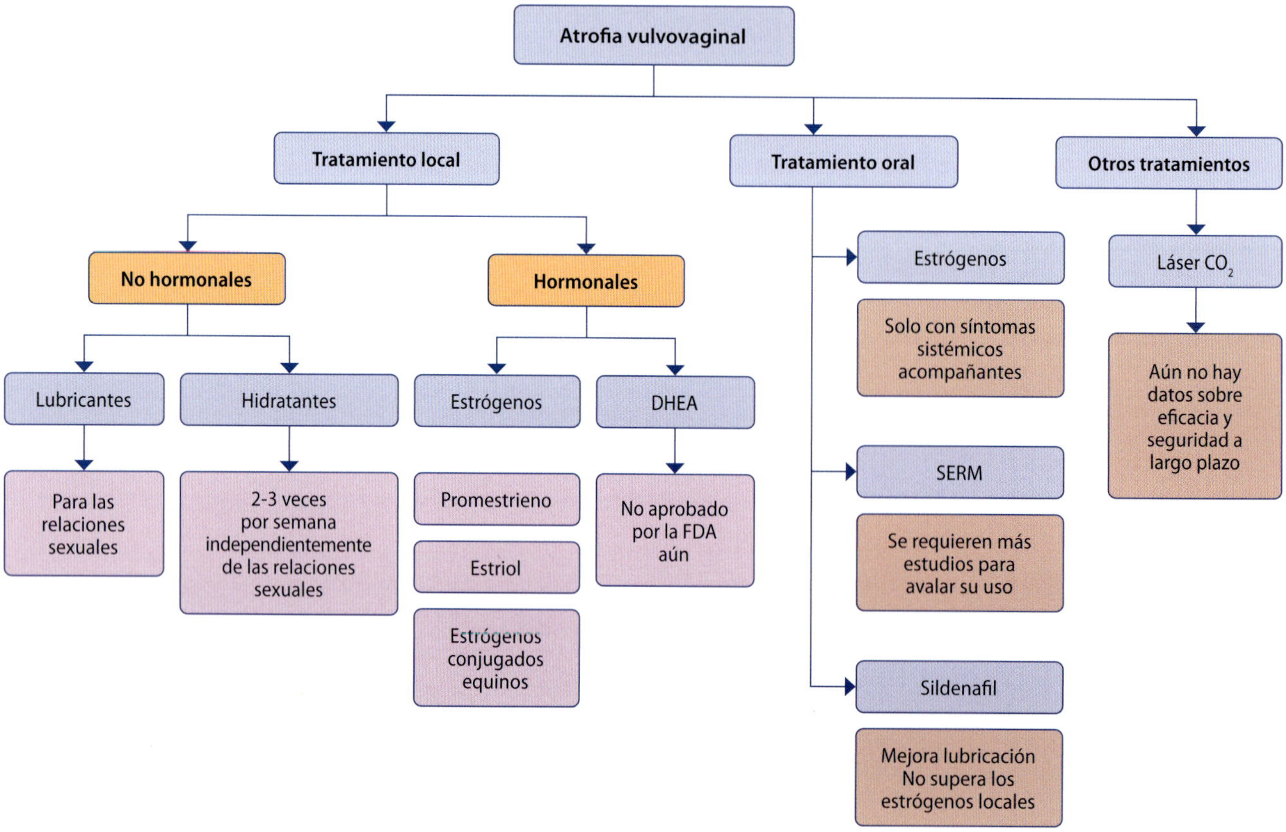

Bibliografía

1. Cardozo L, Bachmann G, McClish D, Fonda D, Birgerson L. Meta-Analysis Of Estrogen Therapy In The Management Of Urogenital Atrophy In Postmenopausal Women. Obstetrics & Gynecology 1998; 92: 722-7.
2. Cardozo L, Lose G, McClish D, Versi E, de Koning Gans H. A Systematic Review of Estrogens for Recurrent Urinary Tract Infections: Third Report of the Hormones and Urogenital Therapy (HUT) Committee. International Urogynecology Journal and Pelvic Floor Dysfunction 2001; 12 (1): 15-20.
3. Rees M, Pérez-López F, Ceasu I, Depypere H, Erel T, Lambrinoudaki I et al. EMAS clinical guide: Low-dose vaginal estrogens for postmenopausal vaginal atrophy. Maturitas 2012; 73 (2): 171-4.
4. Management of symptomatic vulvovaginal atrophy. Menopause: The Journal of The North American Menopause Society 2013;20(9):888-902.
5. Palacios S, Jesús Cancelo M, Castelo-Branco C, González S, Olalla M. Recomendaciones de la Sociedad Española de Ginecología y Obstetricia sobre la prevención y el tratamiento de la atrofia vaginal. Progresos de Obstetricia y Ginecología 2012; 55 (8): 408-15.
6. Ibe CSimon J. Continuing Medical Education: Vulvovaginal Atrophy: Current and Future Therapies (CME). The Journal of Sexual Medicine 2010; 7 (3): 1042-50.
7. Smulders M. Lokale oestrogenen voor vaginale atrofie bij postmenopauzale vrouwen. Huisarts en Wetenschap 2004; 47 (7): 529-30.

20

Estética vulvar

María Celeste Sluga • Claudia Marchitelli

Puntos clave

- Demanda creciente debido al *marketing* en los medios de publicidad.
- No existe una vulva estándar o "normal".
- Solo corrección anatómica y no funcional.
- No hay evidencia científica para relacionar estas cirugías con aumento de la gratificación sexual.
- No hay evidencia científica para realizar relleno del punto G, blanqueamientos o tratamiento de disfunciones sexuales.

Introducción

En la última década, las cirugías estéticas vulvovaginales experimentaron un gran auge. Asimismo, lo hizo la difusión generada en los medios de comunicación.

Esta masiva publicidad ocasionó, por un lado, que las mujeres comiencen a prestar más atención a sus genitales, a observarlos detalladamente y a compararlos con los de otras mujeres. Por otro lado, produjo información errónea sobre la existencia de una "vagina perfecta" o un "diseño vaginal adecuado". Esto generó que muchas mujeres lleguen al ginecólogo buscando solución a un "problema" inexistente.

La realidad sobre la mayoría de estas cirugías electivas estéticas vulvovaginales (CEVV) es que datan de muchísimo tiempo atrás. La mayoría de estas prácticas no son novedosas y existen vastos reportes en la bibliografía sobre sus técnicas, resultados y complicaciones.

Un tema controversial dentro de estas prácticas es la nomenclatura y las indicaciones para estos procedimientos, ya que muchos médicos alrededor del mundo utilizan distintos términos basados más en el *marketing* que en lo científico. Esto hace que estas prácticas aparezcan como novedosas cuando, en realidad, son procedimientos tradicionales ginecológicos que no deben ser etiquetados como procedimientos cosméticos nuevos, ya que esto es decepcionante tanto para la práctica médica como para las pacientes. La creación de marcas registradas y un modelo de negocio basado en esto no solo interfieren con los conocimientos médicos, sino que también carecen de ética y generan un menosprecio de estas cirugías que, con la correcta indicación y el asesoramiento adecuado, son una herramienta de suma utilidad en la práctica del ginecólogo o cirujano plástico.

Si nos referimos a la bibliografía actual veremos que para un mismo procedimiento existen múltiples términos, la mayoría de ellos poco científicos, que generan confusión. Algunos ejemplos de esto son rejuvenecimiento vulvar, *lifting* vaginal, *refreshment* vulvovaginal y otros patentados como Laser Vaginal Rejuvenation®, Designer Laser Vaginoplaty®, o G-spot Shot®. Sin embargo, la primera publicación sobre labioplastia data del año 1976 y fue relizada por el Dr. Radman; en 1984, el Dr. Hodgkinson la presentó por primera vez como una cirugía estética. Luego, cada cirujano le fue impartiendo su cuota de creatividad. Para el año 2011, se habían publicado 1746 artículos que trataban sobre labioplastia.[1] Si, por el contrario, buscamos información sobre los términos generados por el *marketing*, no lograremos reunir evidencia científica. Estos términos generaron la preocupación de las sociedades ginecológicas y del American College of Obstetricians and Gynecologists (ACOG), el cual se refirió específicamente al tema de las cirugías cosméticas vulvovaginales diciendo que las mujeres deben ser informadas sobre la falta de datos que soporten la eficacia de estos procedimientos y sus potenciales complicaciones, que incluyen infecciones, alteración de la sensibilidad, dispareunia, adherencias y cicatrices.[1] Sin embargo, ACOG acepta la labioplastia para el tratamiento de ciertas patologías, sin especificar la técnica y desalienta los términos y prácticas de "rejuvenecimiento vaginal", "reconstrucción himeneal", "amplificación del punto G", ya que la seguridad y eficacia no está documentada.[2]

Otro punto controversial es si estas prácticas aumentan o no el placer sexual. Este concepto erróneo de asociar las cirugías estéticas vulvovaginales con mejores orgasmos o mayor placer sexual es erróneo y no existen hasta el momento estudios científicos que avalen el uso de estas cirugías para tal fin. La cirugía es netamente anatómica y no funcional, por lo tanto no garantiza mayor placer sexual. Sin embargo, hay que considerar, que cambiando el aspecto vulvar o vaginal, la paciente siente mayor confianza en sí misma, se siente cómoda con su cuerpo y lo acepta, con lo cual psicológicamente podría estar mejor preparada para disfrutar de una relación sexual placentera más libre, sin inhibiciones o vergüenzas.

Un estudio prospectivo de cohorte realizado por Marchitelli-Sluga (2011)[3] mostró diferencias significativas en las mujeres operadas por cirugías estéticas en los ítems estimulación, lubricación, satisfacción, orgasmo y dolor; no así en el ítem deseo (Tabla 20.1). Estas diferencias pueden deberse a que este grupo de cirujanas ginecólogas operó menos del 50% de las 156 pacientes que se presentaron a consulta por motivo estético, debido a que todas las pacientes recibieron un adecuado asesoramiento sobre sexualidad y anatomía femenina. Se explicaron las posibles complicaciones de las cirugías y los reales efectos esperables. Las cirugías realizadas fueron en su mayoría labioplastias de reducción y no se realizaron procedimientos tales como blanqueamientos ni amplificación del punto G.

El estudio de Herbenick D. y cols.[4] que utilizó la versión abreviada del Female Genital Self Image Scale (FGSIS-4) que abarcó 2056 mujeres entre 18-60 años, concluyó que la mayoría de las mujeres se siente cómoda con la imagen de sus genitales y que la autopercepción de los genitales femeninos que cada mujer tiene está significativamente relacionada con la función sexual, el comportamiento sexual y el cuidado sexual y de salud que esa mujer tendrá.

Se necesitan más trabajos futuros para saber el efecto placebo de la cirugía en la función sexual y la imagen corporal.

> Asimismo, tanto ACOG[1] como la ISSVD refieren que no hay base científica para relacionar estas cirugías con el aumento del placer sexual.[2]

Por lo anteriormente comentado, es fundamental que toda paciente tenga una entrevista previa focalizada en el motivo que realmente la lleva a requerir la cirugía. De hallarse que el motivo es funcional (anorgasmia, falta de placer sexual, incomodidad con la pareja, etc) es importante no realizar la cirugía y que un profesional entendido en el tema asesore a la paciente en sexualidad. Las frustraciones e insatisfacciones de las pacientes posquirúrgicas están directamente relacionadas con las falsas expectativas que trae y que el cirujano no es capaz de aclarar. No existe un concepto de "vulva estándar",[5] no existe una definición de "belleza" cuando hablamos de la zona vulvovaginal. Existen numerosas variables de la anatomía vulvar.[6] Por lo tanto, el cirujano deberá dejar en claro cuáles son los objetivos perseguidos con la cirugía y estos deberán constar en el consentimiento informado.

Prácticas estéticas vulvovaginales

Vulva

Labioplastia de labios menores

Este tipo de cirugía está indicada en la hipertrofia de los labios menores (Figura 20.1). Es la cirugía más frecuentemente demandada dentro de la ginecología estética.

Como dijimos anteriormente no existe una vulva estándar ni están estipuladas las proporciones que deben

Tabla 20.1 Índice de función sexual femenina (ISFI) prequirúrgica y posquirúrgica

Dominio	Preoperación: puntaje	Posoperación: puntaje	Diferencia: puntaje	P
Deseo	4,323	4,44	0,12	0,246
Estimulación	3,64	4,86	1,22	0,000
Lubricación	4,11	5,216	1,10	0,001
Satisfacción	3,73	4,68	0,95	0,001
Orgasmo	3,1	4,60	1,29	0,000
Dolor	4,09	5,24	1,15	0,002
Total	23,20	29,05	5,84	0,000

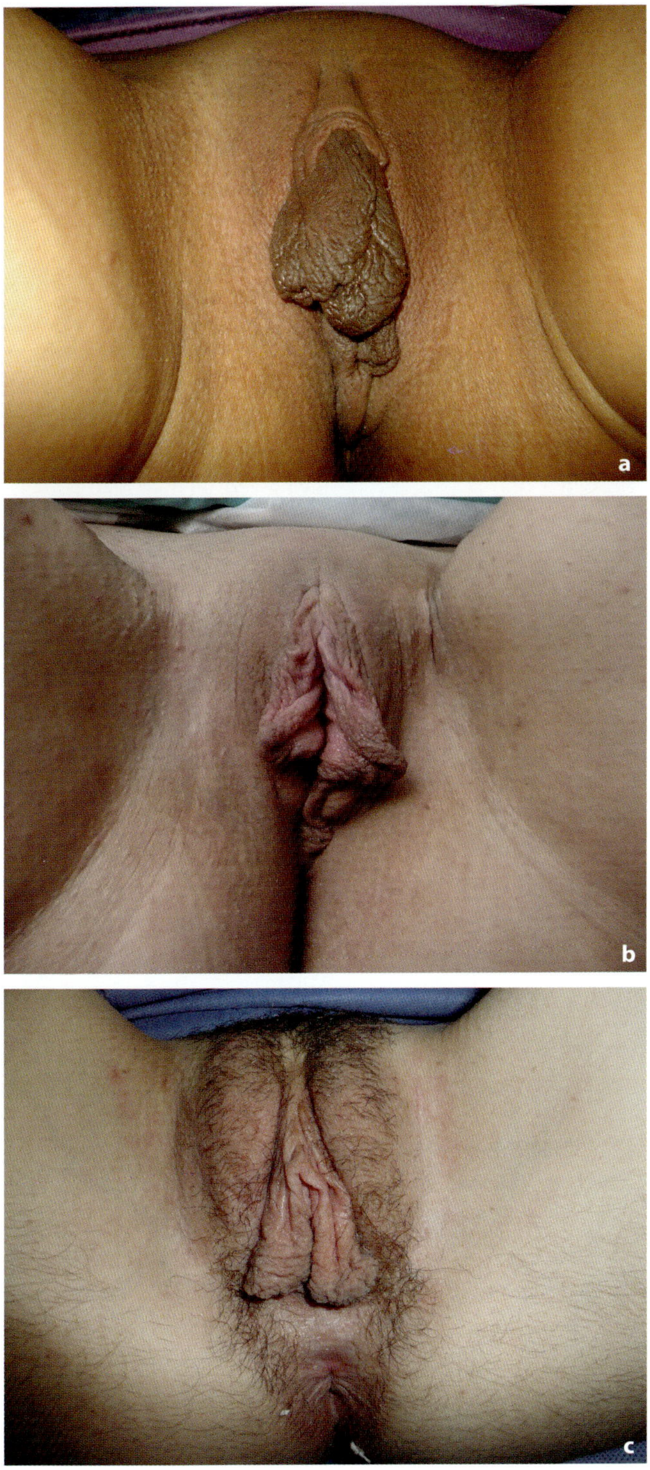

Figura 20.1 a-c Hipertrofia de los labios menores.

guardar los constituyentes de la vulva entre sí. El concepto estético varía según la época y las modas, con lo cual se hace difícil definir cuándo una paciente tiene hipertrofia de labios y este concepto aún no está consensuado. Algunos autores definen la hipertrofia cuando el labio menor sobrepasa en 3-5 cm al labio mayor, medido horizontalmente desde la línea media, traccionando lateralmente y sin tensión al labio menor.

Marchitelli-Sluga proponen la siguiente definición de hipertrofia de labios menores: "Cuando el labio menor extendido horizontalmente sobrepasa la línea inguinal" (Figura 20.2), por considerar esta una definición reproducible y simple de evaluar en cualquier consultorio ginecológico.

Es importante aclarar a la paciente que su condición no es una malformación o deformación, ya que muchas veces solicitan tener una vulva "normal". Se debe asimismo, desmitificar el concepto antiguo que relacionaba a la hipertrofia labial con la masturbación compulsiva o actividad sexual precoz. Los estudios muestran que no existe evidencia sobre la implicancia de la actividad sexual en la longitud de los labios menores.

La causa más frecuente es una anomalía idiopática del desarrollo.[7] La hipertrofia de los labios menores se observa en general a partir de la menarca, momento en el cual existe mayor desarrollo de los genitales externos. Si bien está descrita la hipertrofia congénita,[23] lo más frecuente es encontrar que, en niñas prepúberes, los labios mayores cubren los labios menores. Es importante saber que los labios menores pueden seguir creciendo hasta cumplidos los dieciocho años de edad. Esta acotación es fundamental para definir la edad para realizar la cirugía, ya que, si la paciente es menor de dieciocho años, puede ocurrir que los labios menores sigan creciendo luego de la cirugía (Figura 20.3). La hipertrofia puede ser unilateral o bilateral, simétrica o asimétrica (Figura 20.4) y de diferentes grados.

La mayoría de las pacientes que demanda una cirugía de labioplastia de reducción de labios menores conlleva un motivo estético y minoritariamente aluden a la incomodidad con el ejercicio o en durante el uso de ropa ajustada.

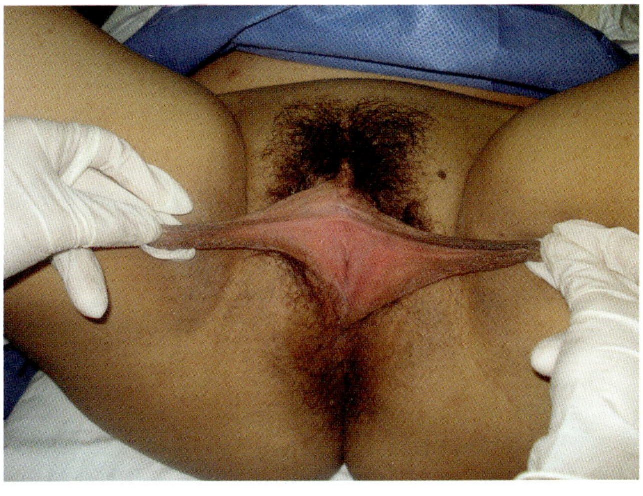

Figura 20.2 Los labios menores sobrepasan la línea del pliegue inguinal (definición de hipertrofia según el criterio Marchitelli-Sluga).

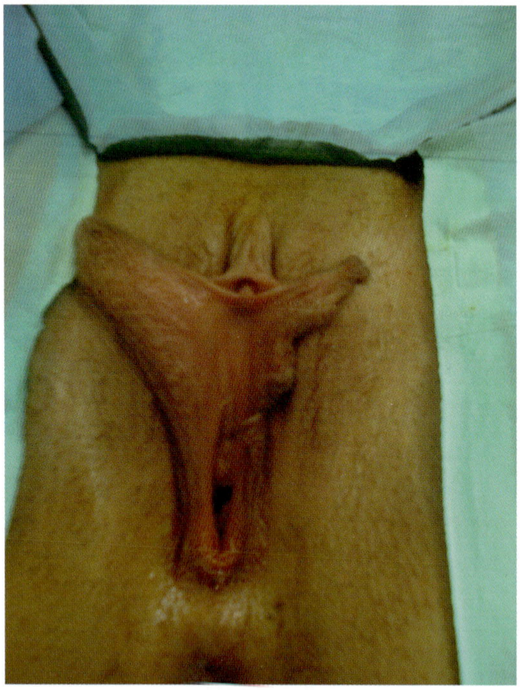

Figura 20.3 Crecimiento posquirúrgico del labio menor en una paciente menor de 18 años.

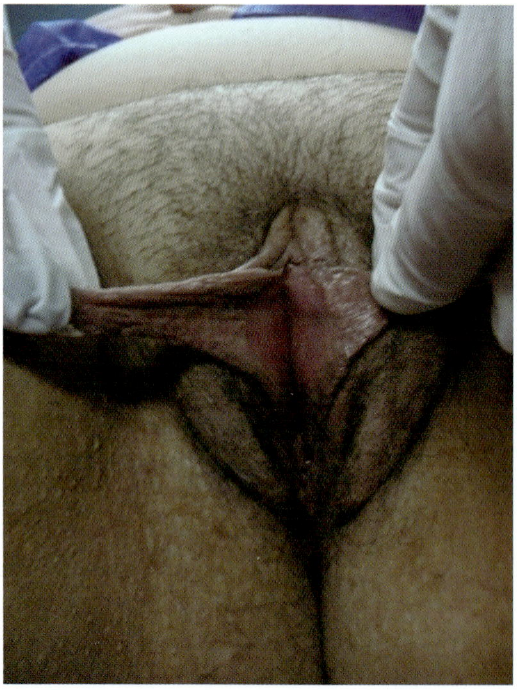

Figura 20.4 Asimetría de los labios menores.

Marchitelli-Sluga[8] publican la siguiente frecuencia de motivos por los cuales las pacientes demandan estas cirugías: 79,45%, estético; 57,3%, sexual; 17,8%, molestia al usar ropa; 13,6%, molestias al realizar actividad física.

Técnicas quirúrgicas de labioplastia

Esta cirugía se realiza de forma ambulatoria. Tanto la anestesia general, como la raquídea y la local son aceptables y ampliamente probadas para cualquiera de las técnicas quirúrgicas abajo descritas. Por lo tanto, la elección del tipo de anestesia quedará a cargo del consenso entre el médico cirujano y la paciente.

No existe hasta el momento consenso sobre cuál es la mejor técnica para realizar la reducción de los labios menores.

Cualquiera sea la técnica que se emplee para realizar la labioplastia es conveniente siempre mantener la anatomía vulvar y adaptarla a la paciente. Debemos como médicos cirujanos evaluar correctamente las expectativas de las pacientes y el motivo de consulta (no es lo mismo un motivo netamente estético por una asimetría labial o hipertrofia marcada, que en aquellos casos que las pacientes nos refiere incomodidad al usar ropa o interferencia de los labios menores en la penetración). No en todas las vulvas, ni en todos los casos, se pueden aplicar todas las técnicas. Quedará a criterio del médico cirujano y de su experiencia que técnica aplicar en cada caso.

No es aconsejable resecar el capuchón del clítoris, ya que esto está directamente involucrado en la satisfacción sexual. Existe riesgo de interferir negativamente con ella, dado que puede verse afectada la sensibilidad de la zona porque el clítoris ha quedado más expuesto y genera hipersensibilidad o, en su caso más extremo, anorgasmia. Sin embargo, existen anatomías vulvares que tienen el capuchón del clítoris muy prominente y que quedará antiestético si efectuamos la reducción de labios con resección del borde libre; para ello, existen otras técnicas como la resección inferior con pedículo superior que disimulan este problema.

Técnica de resección del borde libre

La técnica más comúnmente utilizada es la resección del borde libre del labio (Figura 20.5).

Técnica

Se reseca todo el extremo libre ambos labios menores y se dan puntos de sutura delicados que unan ambos bordes.

- Indicaciones (Figuras 20.6-20.8):
  - En labios de cualquier forma y grosor.
  - Labios asimétricos.
  - Bordes pigmentados
- Ventajas:
  - Técnica relativamente sencilla de realizar.
  - Buena cicatrización con baja tasa de dehiscencia.
  - Es útil en aquellas pacientes que no desean el color hiperpigmentado del labio.
- Desventaja:
  - No conserva el borde libre del labio.
  - No se adapta a cualquier forma de vulva.

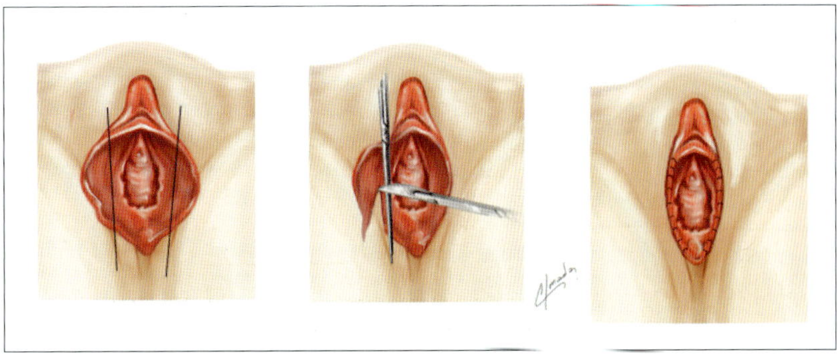

Figura 20.5 Técnica de resección del borde libre, dibujo.

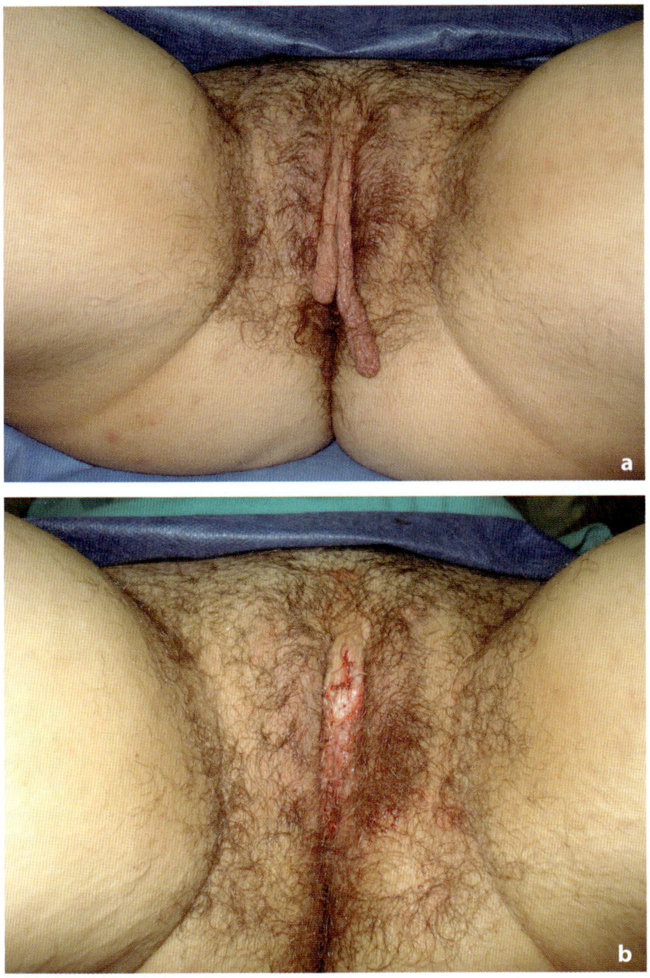

Figura 20.6 a Hipertrofia de los labios menores. **b** Posoperatorio inmediato de resección del borde libre.

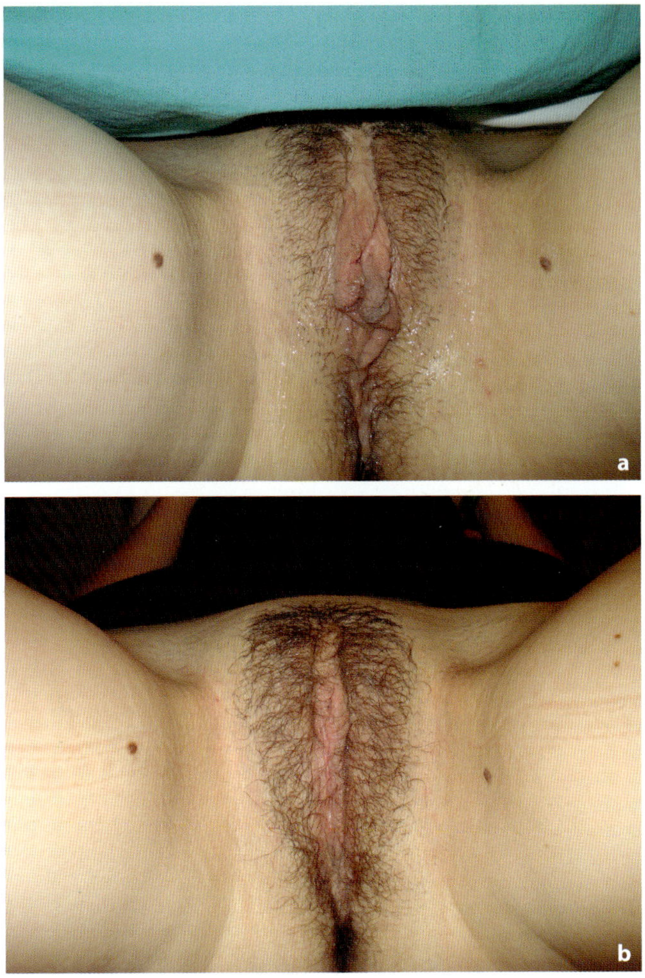

Figura 20.7 a Hipertrofia de los labios menores. **b** Posoperatorio al mes de la cirugía (resección del borde libre).

- No sigue una línea estética con el capuchón del clítoris.
- El contorno natural de los labios es reemplazado por una sutura lineal irregular.
- Esta sutura puede traer irritación y retracción de la horquilla vulvar.
- Demasiada tracción durante el procedimiento puede dar como resultado un exceso de resección y la pérdida completa de la parte media del labio.
- Una resección amplia del tejido protuberante puede ocasionalmente extenderse al clítoris y poner la función orgásmica en riesgo.

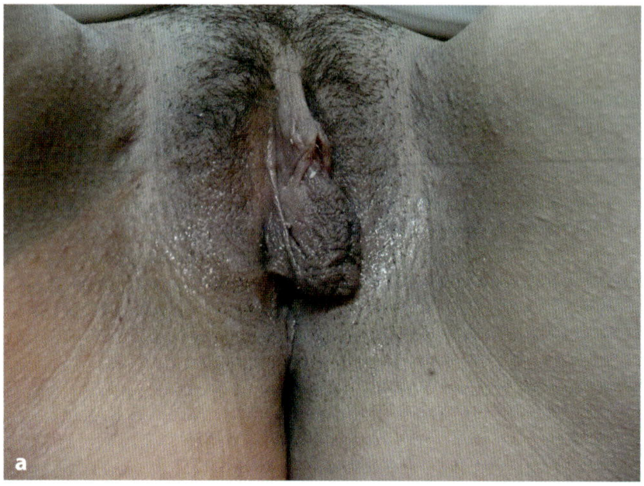

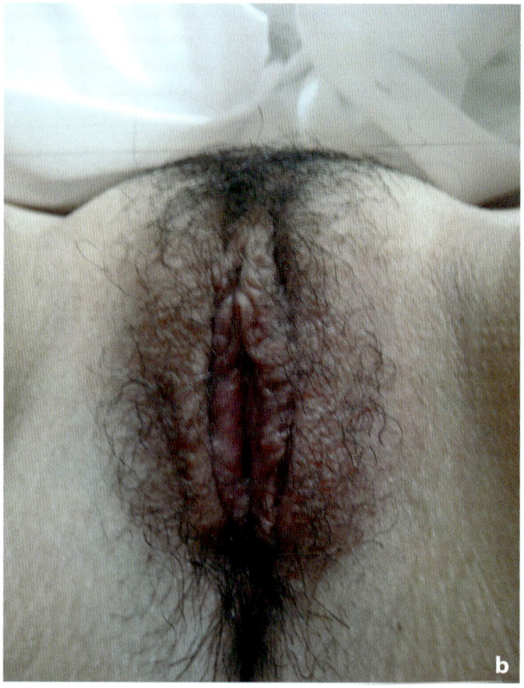

Figura 20.8 a Hipertrofia de los labios menores. **b** Posoperatorio al mes de la cirugía (resección del borde libre).

*Técnica de resección en cuña y reconstrucción a partir de los colgajos (*flaps*) remanentes*

La técnica original fue descrita por G. Alter en 1998 y modificada posteriormente por R. Rouzier en 2000. Persiguen el objetivo de esconder las incisiones y conservar el borde natural del labio.

Técnica

La preservación del borde se logra extrayendo una cuña de la parte media o inferior del labio. De esta forma la apariencia del nuevo labio es menor en superficie que el original y la línea de sutura queda escondida fácilmente[9] (Figura 20.9).

- Indicaciones (Figuras 20.10 y 20.11):
  - Labios gruesos con capuchón del clítoris muy prominente, porque permite seguir la línea del capuchón que se continúa armónicamente con los labios.

Es importante para esta técnica que la redundancia de la piel y la mucosa sean suficientes, de modo tal que, al traccionar el colgajo superior hacia el extremo inferior, este no quede en tensión.

- Ventaja:
  - Conservación del borde libre natural del labio; se preserva su color, forma y textura.
  - Las suturas quedan escondidas.
  - Minimiza la retracción del labio al hallarse las suturas cerca de la base.
- Desventaja:
  - Mayor tasa de dehiscencia. Como el colgajo superior no es axial, la vascularización de las partes más distantes es difícil de predecir.
  - Necrosis parcial del colgajo por alteraciones en la vascularización. Se desaconseja coagular demasiado la base del pedículo.

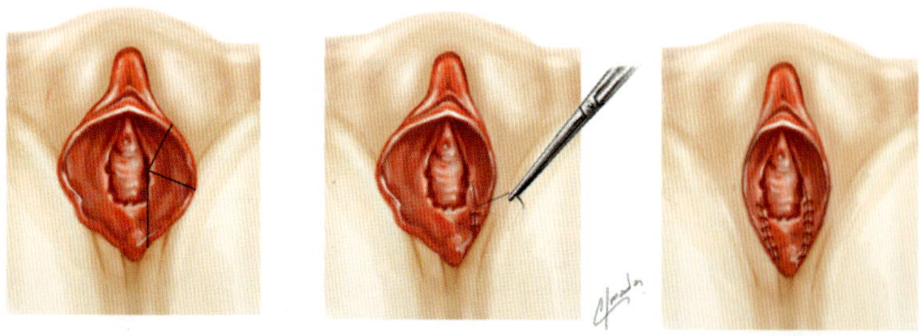

Figura 20.9 Técnica de resección en cuña y reconstrucción a partir de los colgajos remanentes.

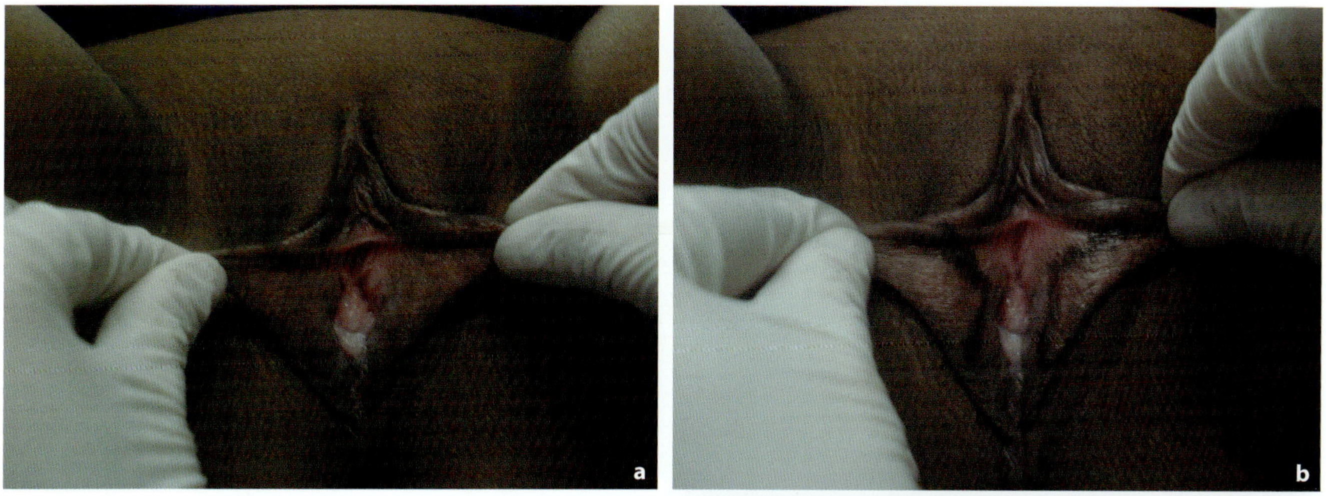

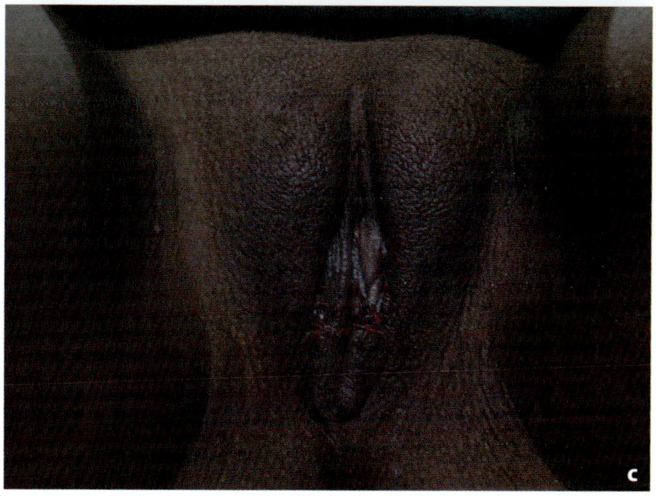

Figura 20.10 a Luego de la resección en cuña de labios menores, (**b**) se marca la zona que se va a resecar. **c** Posoperatorio inmediato. Sutura horizontal. Se preservó el borde libre del labio.

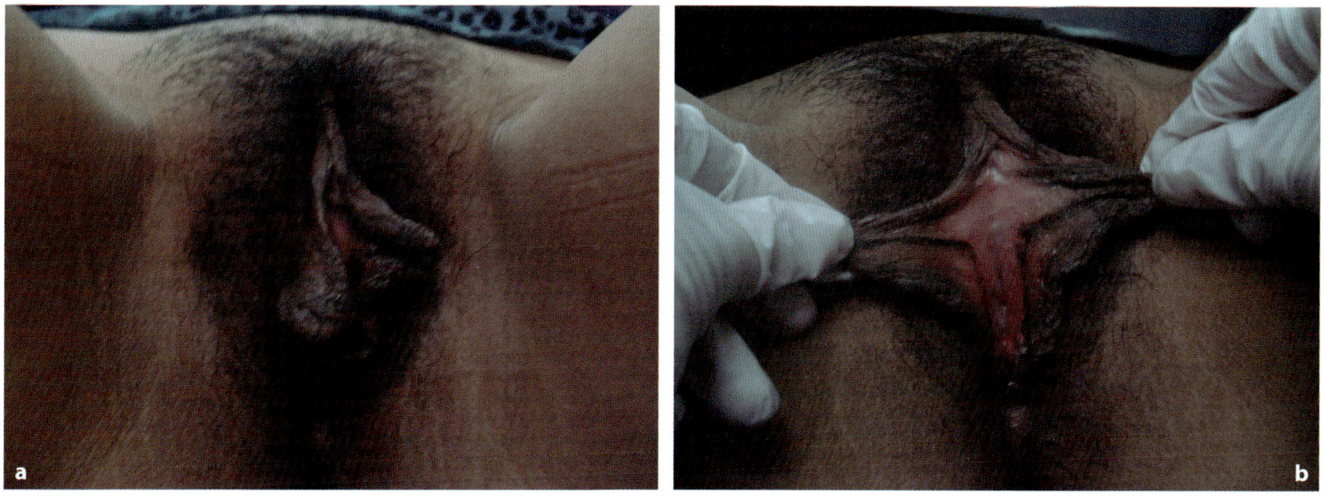

Figura 20.11 a Preoperatorio. Resección en cuña. **b** Se marca la zona que se va a resecar. ▶

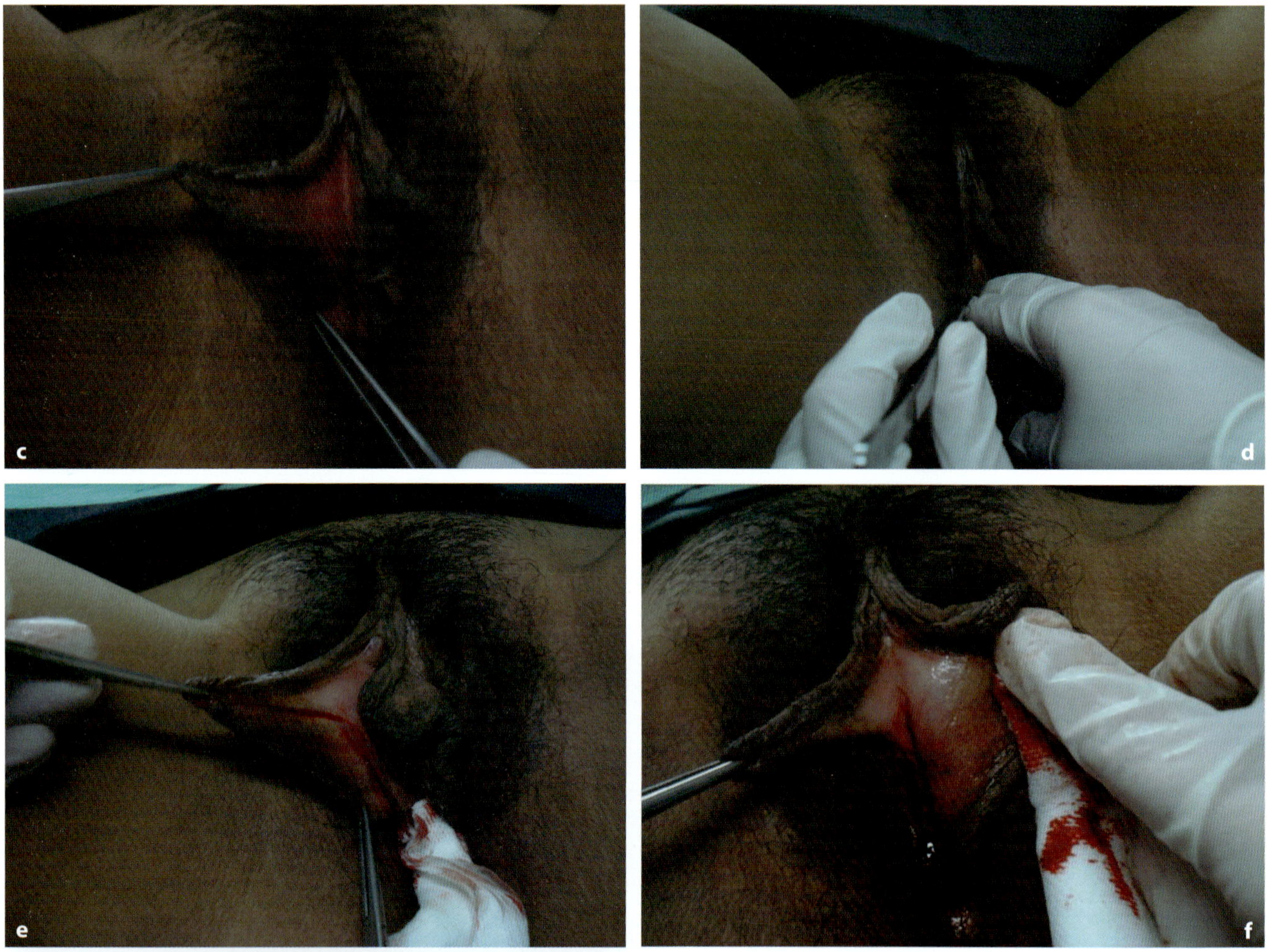

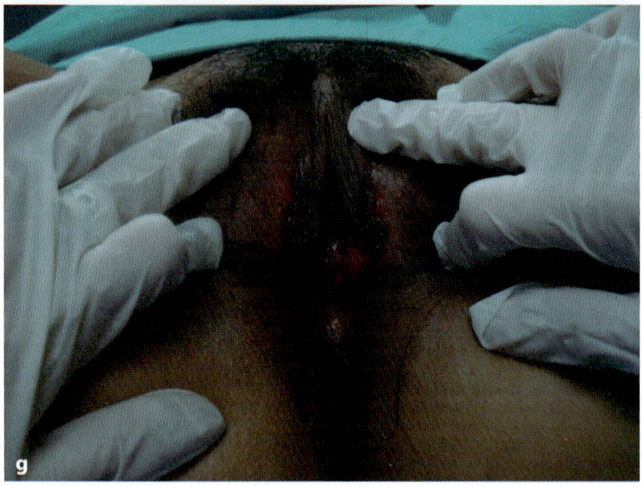

▶ **Figura 20.11** **c** Antes de definir la cantidad de tejido que se va a resecar, se tracciona el borde superior del labio (pinza superior) hacia la horquilla (pinza inferior) y se constata que el labio no quede en tensión. **d** Luego de la maniobra realizada en la imagen **c**, se colocan dos dedos en la vagina para constatar que el labio no quede en tensión y así evitar dehiscencias futuras. **e** Se procede a resecar el excedente del labio menor derecho. **f** Una vez resecado, el pedículo superior (pinza) se sutura al borde inferior. La sutura debe ser en tres planos: medio, mucosa interna y piel externa. **g** Posoperatorio inmediato.

Técnica de deepitelización

Técnica

Consiste en la extracción en forma de "D" de la parte interna del labio menor (Figura 20.12).

- Indicaciones:
  - No existe una indicación precisa.
  - Conservar el borde libre del labio.
- Ventajas:
  - No altera la circulación de los bordes, permitiendo mejor cicatrización y menor tasas de dehiscencia y necrosis (*v.* Figura 20.12).[10]
- Desventaja:
  - Puede quedar un labio redundante (tipo "repulgue de empanada").
  - Requiere de mayor habilidad quirúrgica.

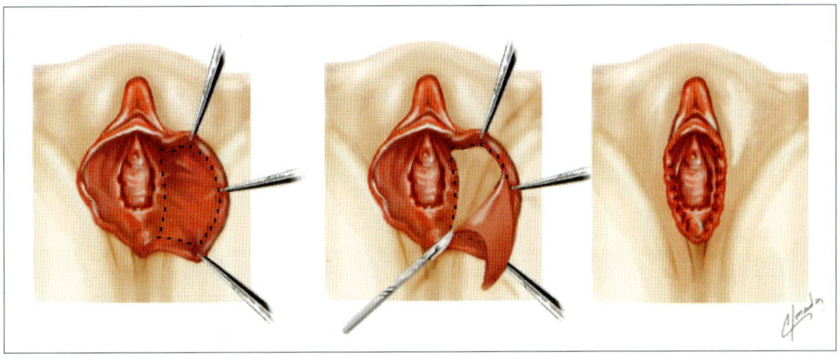

Figura 20.12 Técnica de epitelización central.

Técnica de resección central cuña del labio menor con Z-plastia a 90°

Técnica

Se traccionan los labios desde su parte más sobresaliente desde el tercio central. Utilizando moldes prediseñados de placas de radiografía templadas, se dibujan sobre los labios dos Z-plastias a 90°, una frente a la otra, sobre la superficie interna y externa de los labios menores. Estas "zetas" convergen desde el borde libre del tercio central del labio hacia un origen común en la base de cada labio (apuntando hacia la zona ventral del meato introital). Esto delimita la forma irregular de cuña a ser removida.

Se realiza la resección total del borde localizado entre las Z-plastias a 90° y se cauterizan cuidadosamente los vasos sangrantes (Figura 20.13).[11]

- Ventaja:
  - Se conserva el borde libre del labio.
  - La sutura queda escondida.
- Desventaja:
  - Difícil de realizar.

Técnica con aplicación de láser

Cualquiera de las técnicas anteriormente mencionadas puede practicarse con el equipo de láser. En este caso el láser tendrá la función de bisturí y realizará el corte preciso al mismo tiempo que coagula. Pardo J. y cols.[12] publicaron un artículo sobre el uso del láser para labioplastia de reducción. Describen que extraen el tejido remanente usando potencia de 10 W y no realizan puntos de sutura.

La desventaja es el mayor tiempo quirúrgico que emplea el láser.

Cualquiera sea la técnica elegida o sus modificaciones, si la indicación es correcta y realizada con estricto criterio ético médico, asesorando a las pacientes, los resultados de estas técnicas son altamente satisfactorios con baja tasa de complicaciones.

Complicaciones

La complicación intraquirúrgica más frecuente es la hemorragia. La vulva es una zona muy vascularizada, por lo tanto es importante realizar la cirugía cuidadosamente, conociendo correctamente la anatomía e irrigación. Asimismo, para evitar la necrosis del colgajo (si se ha utilizado esta técnica) es importante conservar la vascularización que irrigará al nuevo pedículo.

Dentro de las complicaciones posquirúrgicas debemos considerar las detalladas a continuación (Tabla 20.2).

Labioplastia de labios mayores

Labioplastia de reducción

La labioplastia de labios mayores consiste en remover el excedente de piel junto con el tejido celular subcutáneo subyacente.

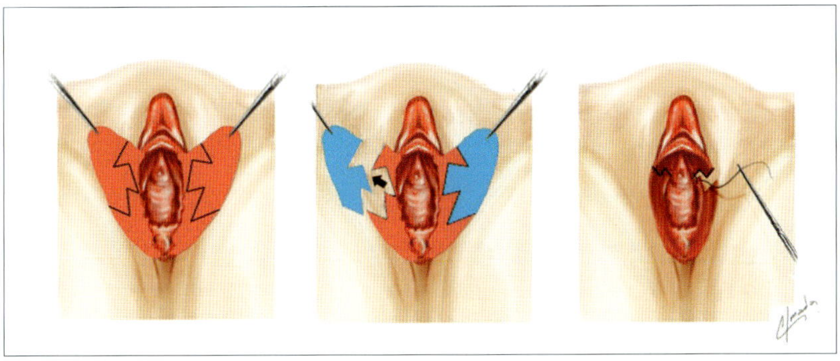

Figura 20.13 Técnica de Z-plastia a 90°.

Tabla 20.2 Complicaciones inmediatas y mediatas

Complicaciones inmediatas	Complicaciones a largo plazo
▪ Hematomas ▪ Dehiscencia de herida (Figura 20.14) ▪ Infección de la herida ▪ Edema vulvar (Figura 20.15) ▪ Necrosis	▪ Alteración o pérdida de la sensibilidad en la zona ▪ Dispareunia

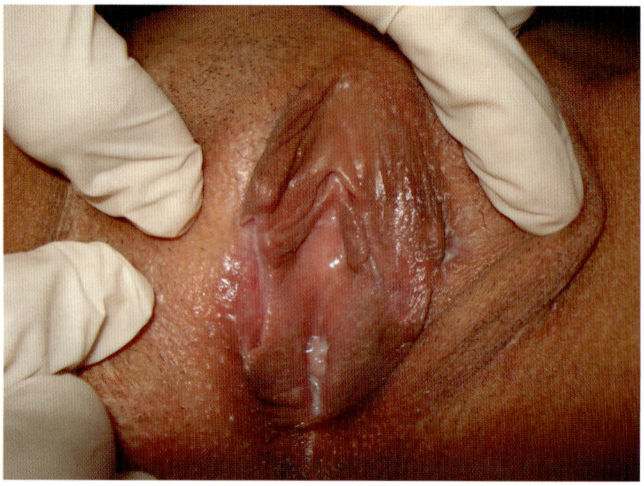

Figura 20.14 Dehiscencia de herida luego de la labioplastia con técnica de resección en cuña.

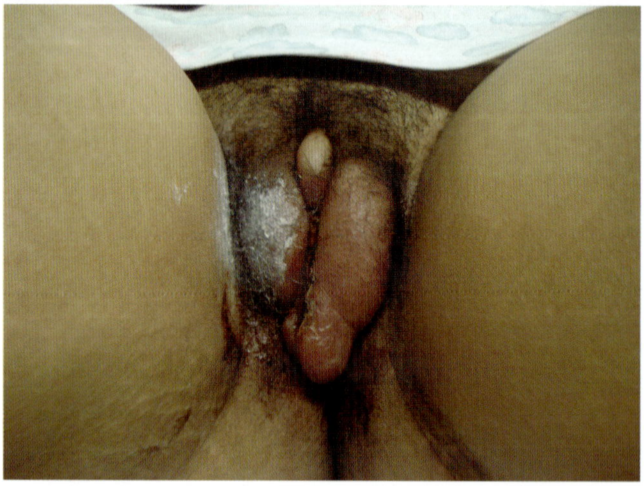

Figura 20.15 Edema vulvar poslabioplastia de reducción.

Técnica

La técnica mayormente utilizada es la escisión elíptica de la piel junto con el tejido celular subcutáneo y su posterior sutura con hilo reabsorbible, que puede ser tanto intradérmica como con puntos separados.

Indicaciones

- Se utiliza en casos de flaccidez de los labios mayores o tejido redundante.
- Patologías que generan deformidades que abarcan todo el labio como puede ser el caso de múltiples quistes de inclusión.
- Ante enfermedades que generen acumulación de líquido en labios mayores, tales como ascitis y anasarca (Figura 20.16).

Labioplastia de ampliación

Técnica

- Consiste en el relleno con sustancias biocompatibles (ácido hialurónico, grasa autóloga) de los labios mayores.
- La lipoaspiración del monte de Venus se requiere en casos de exceso de tejido graso en dicha zona. En general, se trata de pacientes excedidas de peso.

Indicaciones

- Pacientes con atrofia o flaccidez de los labios mayores.
- Pacientes con cirugías de reconstrucción vulvar.

Vagina

Vaginoplastia de reducción

Se prefiere el término "vaginoplastia de reducción" en lugar de colpoperineoplastia para referirse a aquellos casos de reconstrucción del cuerpo perineal cuando no está asociado ni a prolapsos ni a incontinencia de orina.

Técnica

Consiste en una incisión sagital en la pared posterior de la vagina. Luego, esta se tuneliza y se divide en la línea media. Los bordes de la incisión se disecan del cuerpo del periné hacia los lados. Lateralmente, la disección se extiende hacia los pilares rectales. Para realizar la aproximación de estos y la fascia perirrectal retraída se realizan suturas tomando pequeñas porciones de tejido de cada lateral. El recto se sujeta hacia abajo con dos dedos para evitar su daño. No se recomienda la sutura de los músculos elevadores del ano, ya que trae aparejado altas tasas de dispareunia. Por encima y especialmente por debajo de los elevadores, se aproxima el tejido perineal. A medida que se cierra y reseca la mucosa vaginal sobrantes, se aproximan las capas profundas de tejido. Luego de la reconstrucción perineal se cierra la piel con sutura continua.[13] Es importante que la amplitud del introito permita la introducción de dos dedos amplios para que quede una vagina funcional.

Indicaciones

Canal vaginal o el introito vaginal agrandados, como consecuencia del desgarro vaginal ocurrido en partos

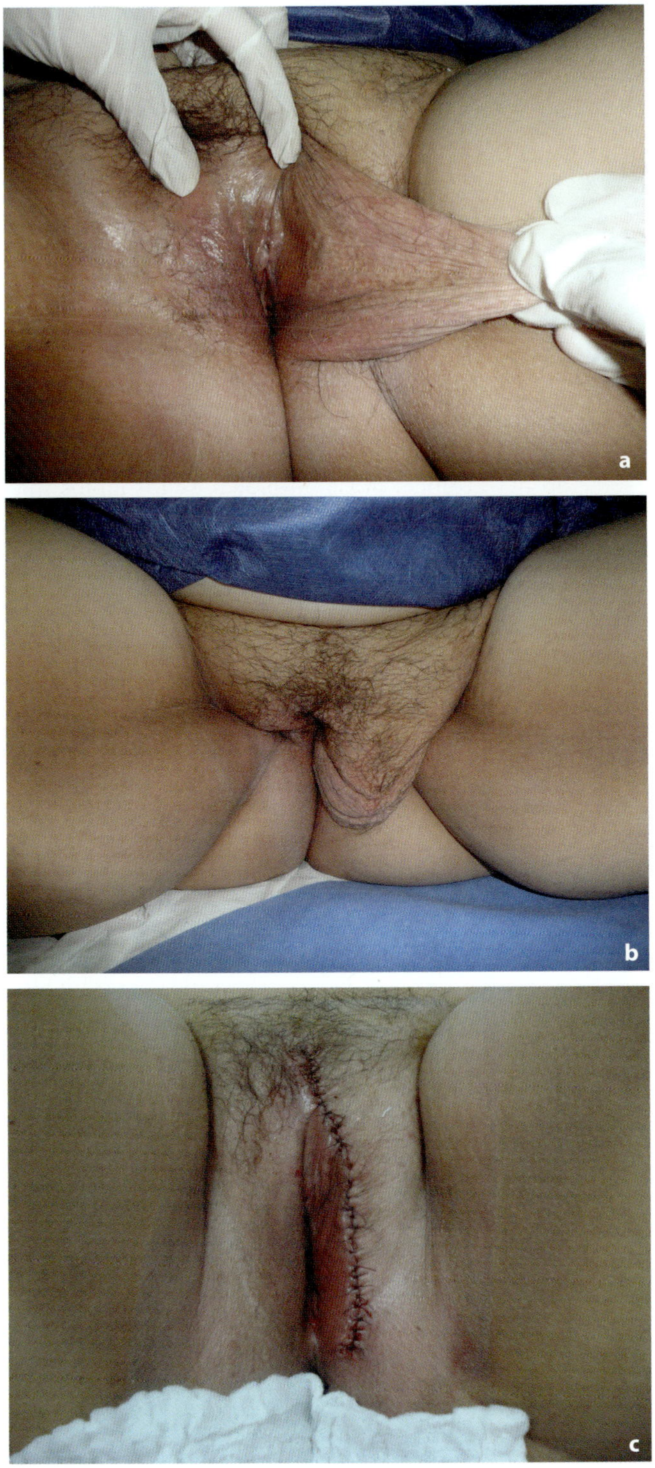

Figura 20.16 a, b Hipertrofia del labio mayor izquierdo en una paciente con ascitis por insuficiencia renal. **c** Posoperatorio inmediato.

dificultosos, partos con el uso del fórceps o la inadecuada sutura de la episiotomía. Siempre y cuando esta situación incomode durante las relaciones sexuales o produzca incontinencia de gases vaginales.

Cabe tener en cuenta que la mayoría de las veces la amplitud vaginal no interfiere con el orgasmo femenino ni impide una satisfactoria vida sexual.

Es fundamental que el obstetra repare la episiotomía por planos y correctamente para evitar estas situaciones.

La complicación principal de este tipo de cirugías es la dispareunia y la imposibilidad de la penetración (Figura 20.17).

Vaginoplastia de ampliación

Técnica

Se realiza una incisión sagital en zona de fusión o cicatriz, se libera la pared vaginal posterior y se evierte la mucosa vaginal hacia afuera, y se sutura en forma transversal a piel perineal (sutura en forma de sonrisa).

Indicaciones

- Estenosis del introito vaginal (liquen escleroso en estadios avanzados, que imposibilita la penetración durante el coito) (Figura 20.18).
- Enfermedades tales como el síndrome de kindler (Figura 20.19).
- Vaginoplastias de reducción excesivas que han dejado vaginas poco funcionales (Figura 20.20).

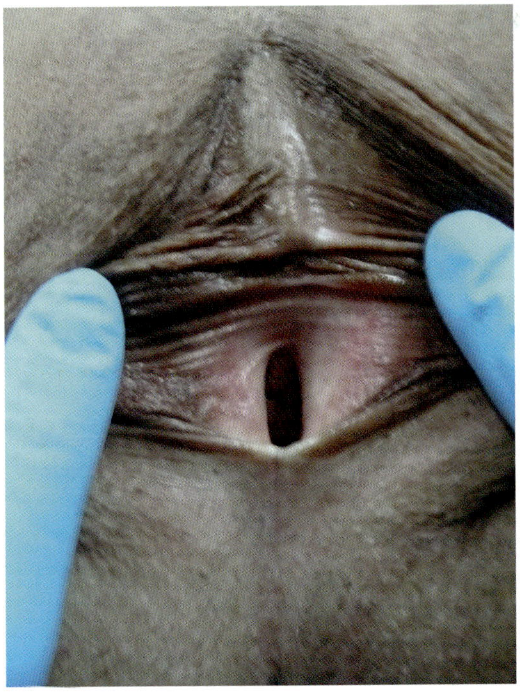

Figura 20.17 Paciente derivada por fusión en la línea media posterior luego de plástica vaginal "rejuvenecimiento vaginal por anorgasmia".

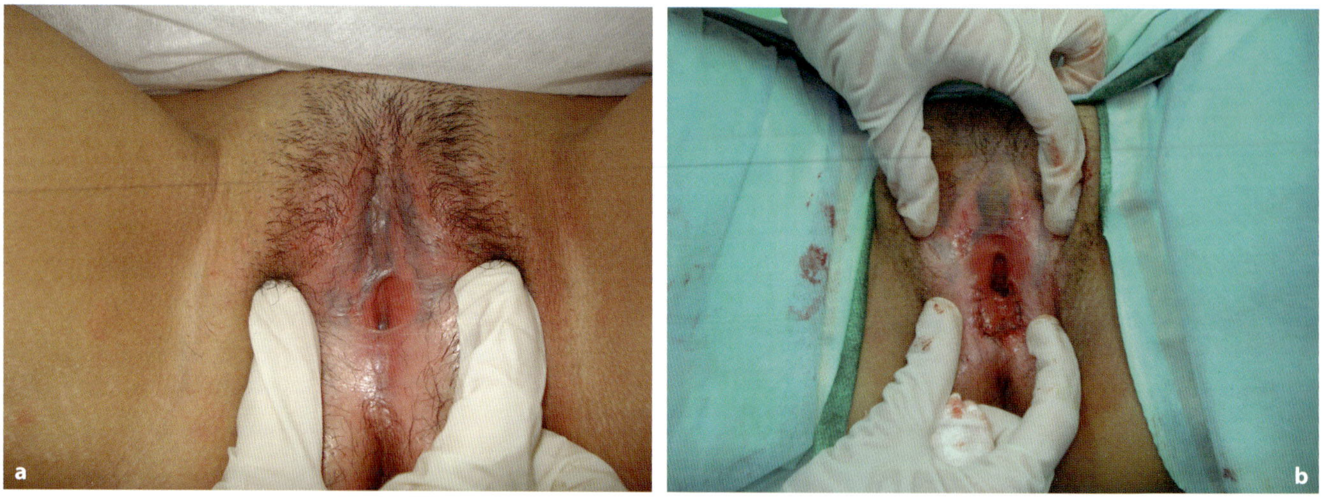

Figura 20.18 a Liquen escleroso. Fusión en la línea media. **b** Vaginoplastia de ampliación que lleva la mucosa vaginal hacia afuera para lo que se la sutura a la piel perineal.

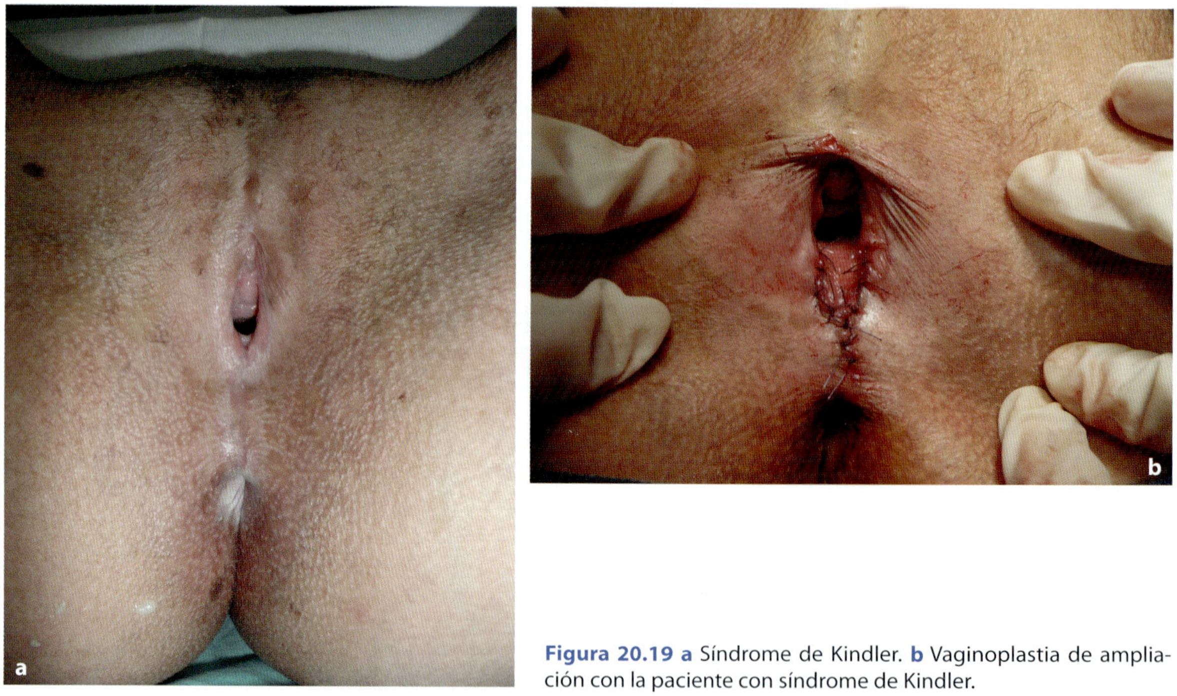

Figura 20.19 a Síndrome de Kindler. **b** Vaginoplastia de ampliación con la paciente con síndrome de Kindler.

Otros procedimientos estéticos

Relleno del punto G

Existe gran controversia respecto a su existencia. El punto G, nombrado en honor al primer médico alemán que lo describió, en 1944, el Dr. Ernst Grafenberg, no pudo ser comprobado hasta el momento, científicamente. El estudio inglés realizado en 2009 (King's College of London), donde se realizaron cuestionarios a 1800 pacientes, pares de gemelas, concluyó que la existencia del punto G no puede ser comprobada y es subjetiva. Sí se sabe que una parte del clítoris se encuentra en la vagina y es quizás esta área la que fue señalada como punto G en el estudio ecográfico de 2006,[14] donde se señalaba una parte engrosada en la pared vaginal anterior. El estudio realizado sobre 110 biopsias de la pared vaginal de veintiuna mujeres concluyó que no existe un área vaginal con mayor densidad de terminales nerviosas.[15] La zona de la pared anterior de la vagina es la terminación del clítoris, que cabalga sobre esta y no una zona erógena diferente como se postuló en algún momento.

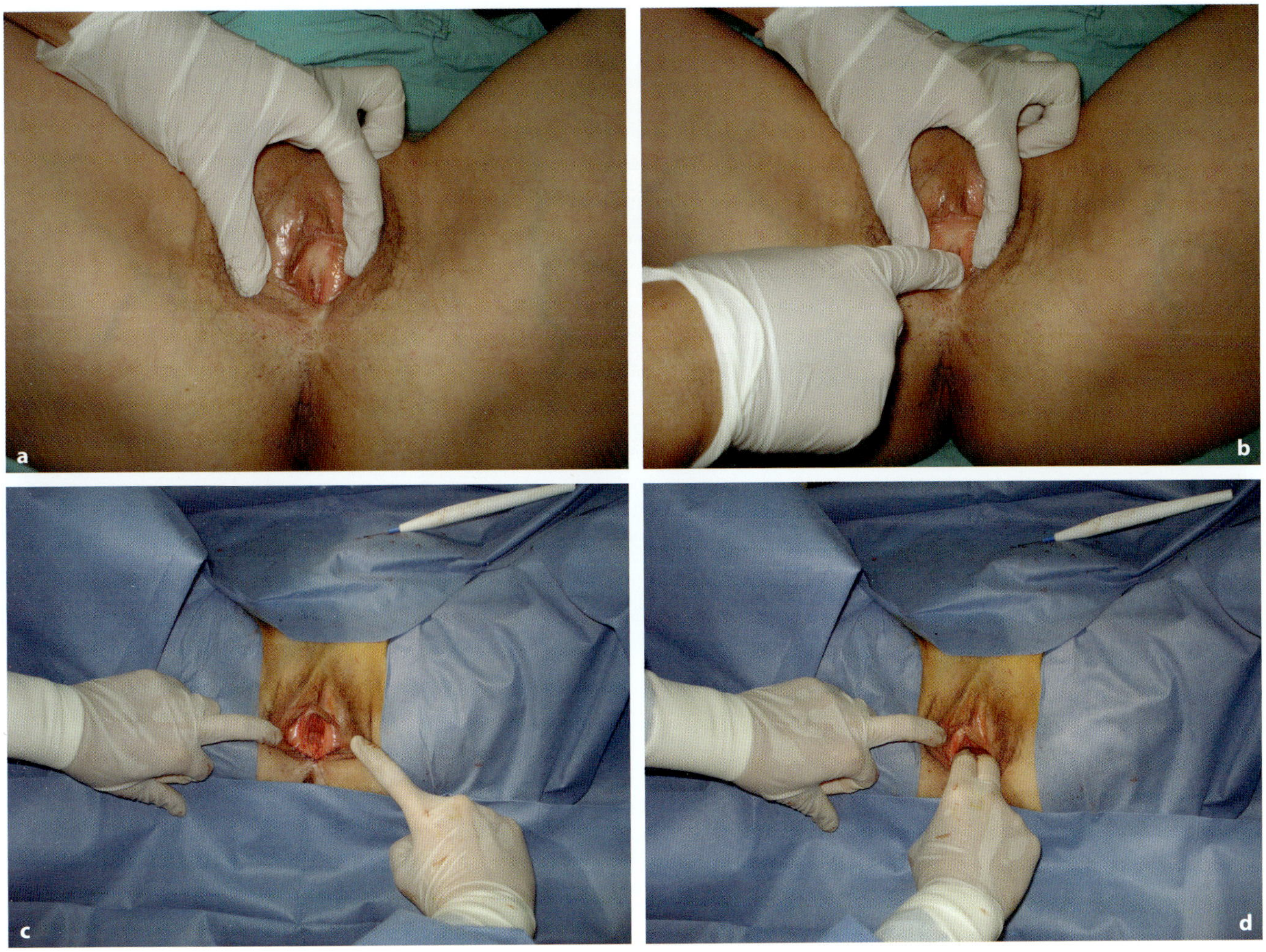

Figura 20.20 a Estenosis del introito posterior a la cirugía de rejuvenecimiento vaginal. **b** Imposibilidad de realizar tacto unidigital. **c** Vaginoplastia de ampliación. **d** Tacto bidigital luego del procedimiento quirúrgico.

Hasta el momento de publicación de este libro, la existencia del punto G tiene más sustento desde lo anecdótico que desde lo científico. Sin embargo, la amplificación del punto G con colágeno, tejido graso o ácido hialurónico se ha popularizado y se ofrece como práctica. La ISSVD y el ACOG postulan que no hay evidencia para relacionar estas cirugías con el aumento de la gratificación sexual.

Blanqueamiento vulvar o anal

Es otro procedimiento que ha ganado popularidad. La práctica mayormente utilizada genera la abrasión de la capa superficial de la epidermis en general con láser fraccionado o luz pulsada, estimulando la regeneración epitelial, lo que devuelve a la vulva, supuestamente, su color "rosado". No hay estudios científicos que avalen esta práctica. Se desaconseja su uso, debido a la posible complicación de vulvodinia. Este dolor vulvar crónico se desencadena luego de varios tratamientos sucesivos, ya que la vulva, luego del blanqueamiento, se vuelve a pigmentar. Para nuestro equipo de trabajo es considerada una práctica mal eficiente y iatrogénica.

Conclusiones

Realizar prácticas de ginecología estética es posible si se sigue la ética profesional, en la que se brinde correcta información a las pacientes sobre los procedimientos y posibles complicaciones, se asesore sexualmente a las parejas o mujeres que nos consultan y nos basemos en las recomendaciones de la ACOG y de la ISSVD (Tabla 20.3).

Debemos tener siempre en cuenta los siguientes ítems:

- Las cirugías que pueden ocasionar problemas sexuales, funcionales o dolor no deberían hacerse aunque la paciente lo solicite.
- Las sociedades científicas deberían consensuar sobre cuáles son las indicaciones y contraindicaciones de estas cirugías.

Tabla 20.3 Recomendaciones del Comité de estética y ética de la ISSVD

▪ Los genitales externos femeninos pueden tener diferente forma, tamaños y colores. ▪ Hay poca evidencia sobre efectividad de estos procedimientos estéticos. ▪ La publicidad en clínicas privadas a menudo es engañosa y no se basa en pruebas sólidas. ▪ Al igual que con cualquier procedimiento quirúrgico, hay riesgos a corto plazo, como sangrado e infección de la herida y problemas aún desconocidos a largo plazo. ▪ Estos procedimientos son irreversibles. ▪ Las mujeres que solicitan cirugía estética genital femenina pueden beneficiarse de consejería en temas como imagen corporal, angustia, dificultades sexuales, baja autoestima y ansiedad social. ▪ El desarrollo genital completo de las niñas normalmente no se logra antes de 18 años y la cirugía no debería realizarse antes de esa edad.

- Deberían prohibirse y erradicarse las propuestas claramente engañosas basadas en el *marketing*.
- Crear terminología médica basada en un modelo económico que trata de controlar el conocimiento clínico-científico no es ético.
- Informar a nuestras pacientes acerca de la falta de datos que avalen la eficacia de estos procedimientos y sus potenciales complicaciones a largo plazo.
- Las indicaciones de plásticas vulvovaginales no deberían basarse solamente en el resultado quirúrgico, sino también en la satisfacción lograda en las pacientes no sometidas a cirugía, luego de la información recibida en la consulta.
- Creemos que la práctica de la ginecología estética se impone —fue la cirugía que más creció en los últimos años, no podemos negarla—, pero como toda práctica debe llevarse a cabo con responsabilidad, criterio médico y ética profesional. Debe cuidarse siempre a nuestras pacientes a través de un asesoramiento adecuado, ya que aún se necesitan estudios prospectivos, aleatorizados, que evalúen la seguridad, efectividad y seguimiento a largo plazo de estas prácticas (Figura 20.21).

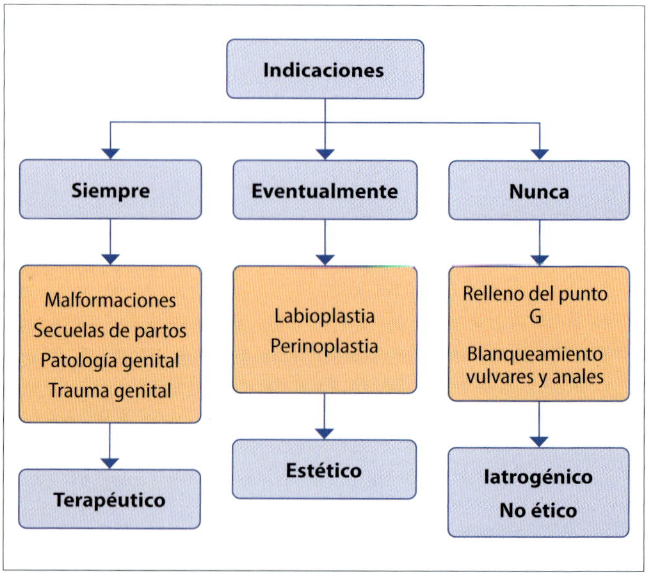

Figura 20.21 Indicaciones de cirugías estéticas vulvovaginales para el grupo de trabajo de patología vulvar del Hospital Italiano de Buenos Aires.

Bibliografía

1 Ostrzenski A. Cosmetic gynecology in the view of evidence-based medicine and ACOG recommendations: a review. Archives of Gynecology and Obstetrics 2011; 284 (3): 617-30.
2 ACOG Committee Opinion No. 378: Vaginal "Rejuvenation" and Cosmetic Vaginal Procedures. Obstetrics & Gynecology 2007; 110 (3): 737-8.
3 Marchitelli C, Sluga MC. Lecture presented. Paris: XXI ISSVD World Congress, 2011.
4 Herbenick D, Schick V, Reece M, Sanders S, Dodge B, Fortenberry J. The Female Genital Self-Image Scale (FGSIS): Results from a Nationally Representative Probability Sample of Women in the United States. The Journal of Sexual Medicine 2011; 8 (1): 158-66.
5 Likes W, Sideri M, Haefner H, Cunningham P, Albani F. Aesthetic Practice of Labial Reduction. Journal of Lower Genital Tract Disease 2008; 12 (3): 210-6.
6 Lloyd J, Crouch N, Minto C, Liao L, Creighton S. Female genital appearance: 'normality' unfolds. BJOG: An International Journal of Obstetrics & Gynaecology 2005; 112 (5): 643-6.
7 Rouzier R, Louis-Sylvestre C, Paniel B, Haddad B. Hypertrophy of labia minora: Experience with 163 reductions. American Journal of Obstetrics and Gynecology 2000; 182 (1): 35-40.
8 Marchitelli C, Sluga M, Perrotta M, Testa R. Initial Experience in a Vulvovaginal Aesthetic Surgery Unit Within a General Gynecology Department. Journal of Lower Genital Tract Disease 2010; 14 (4): 295-300.
9 Likes W, Sideri M, Haefner H, Cunningham P, Albani F. Aesthetic Practice of Labial Reduction. Journal of Lower Genital Tract Disease 2008; 12 (3): 210-6.
10 Laub D. A New Method for Aesthetic Reduction of Labia Minora (the Deepithelialized Reduction Labioplasty). Plastic & Reconstructive Surgery 2000; 105 (1): 423-4.

11 Giraldo F, Gonzalez C, de Haro F. Central Wedge Nymphectomy with a 90-Degree Z-Plasty for Aesthetic Reduction of the Labia Minora. Plastic and Reconstructive Surgery 2004; 113 (6): 1820-5.

12 Pardo J, Solà V, Ricci P, Guilloff E. Laser labioplasty of labia minora. International Journal of Gynecology & Obstetrics 2006; 93 (1): 38-43.

13 Hirsch H, Käser O, Iklé F. Atlas of gynecological surgery. 5ta ed. Stuttgart: G. Thieme Verlag, 2000; p. 260-5.

14 Gravina G, Brandetti F, Martini P, Carosa E, Di Stasi S, Morano S et al. Measurement of the Thickness of the Urethrovaginal Space in Women with or without Vaginal Orgasm. The Journal of Sexual Medicine 2008; 5 (3): 610-8.

15 Pauls R, Mutema G, Segal J, Silva W, Kleeman S, Dryfhout V et al. Original Research—Basic Science: A Prospective Study Examining the Anatomic Distribution of Nerve Density in the Human Vagina. The Journal of Sexual Medicine 2011; 3 (6): 979-87.

21

Tratamiento tópico y sistémico

Mariana Jimena Martínez

Introducción

A continuación se hablará acerca de los fármacos más comúnmente utilizados en patología vulvar, teniendo en cuenta su mecanismo de acción, sus indicaciones y sus principales efectos adversos.

Corticoides

Mecanismo de acción

El mecanismo de acción de los corticoides se esquematiza en la (Figura 21.1).[1]

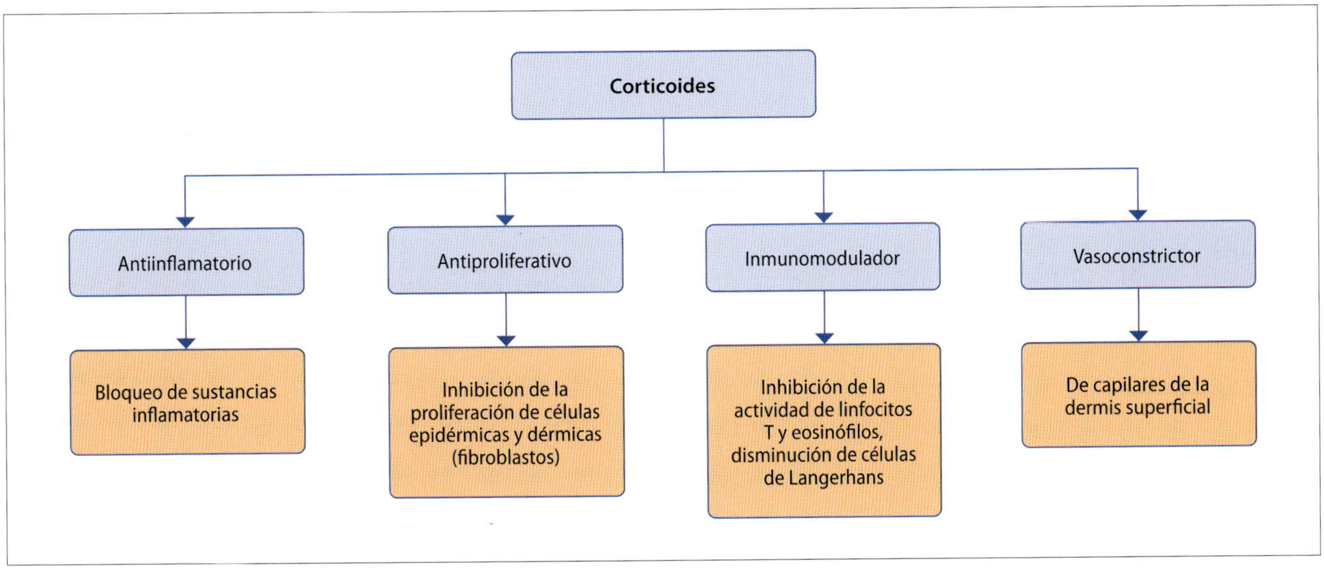

Figura 21.1 Mecanismo de acción de los corticoides.

Clasificación

En la Tabla 21.1 se clasifican los corticoides tópicos.[2]

Tabla 21.1 Clasificación de los corticoides tópicos

Potencia	Principio activo
Muy alta Grado 1	▪ Dipropionato de betametasona 0,05% ungüento. ▪ 17-propionato de clobetasol 0,05%.
Alta Grado 2	▪ Dipropionato de betametasona 0,05% loción, champú, crema. ▪ Acetónido de triamcinolona 0,1%.
Media Grado 3	▪ 17-valerato de betametasona 0,1% . ▪ Furoato de mometasona 0,1%. ▪ Acetónido de triamcinolona 0,05%.
Baja Grado 4	▪ Acetónido de triamcinolona 0,025%.
Muy baja Grado 5	▪ Acetato o alcoholato de hidrocortisona 0,5 al 2%.

Indicaciones[3]

- Dermatitis de contacto (alérgica o irritativa).
- Dermatitis atópica.
- Psoriasis.
- Liquen escleroso.
- Liquen plano.
- Liquen simple crónico.
- Enfermedades ampollares y aftosas.

Efectos adversos[4]

Si los corticoides tópicos se aplican de forma adecuada su absorción sistémica suele ser muy baja y, en general, insignificante. Resulta fundamental, por lo tanto, instruir a las pacientes en cuanto a la cantidad que debe administrarse. El grado de absorción dependerá del tipo de corticoide empleado (potencia alta, moderada o baja) del vehículo (menor absorción en la solución o cremas y mayor en las pomadas o ungüentos), de las características cutáneas del área que se trate (mayor absorción en áreas mucosas o mucocutáneas que en la piel queratinizada) y la frecuencia y cantidad de crema aplicada (Tabla 21.2).

Inhibidores de la calcineurina

La calcineurina es un excelente blanco para la inmunosupresión, debido a que es esencial para la activación de múltiples citoquinas.[5]

El tacrolimus y el pimecrolimus son dos antibióticos macrolactámicos con acción inhibidora de la calcineurina.

Mecanismo de acción

El mecanismo de acción de los inmunomoduladores se sintetiza en la Figura 21.2.

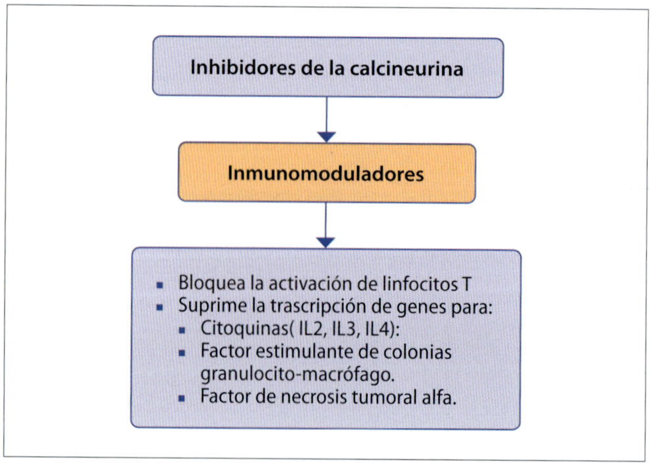

Figura 21.2 Mecanismo de acción de los inmunomoduladores.

Tabla 21.2 Efectos adversos locales y sistémicos de los corticoides

Locales	Sistémicos
▪ Atrofia cutánea. ▪ Estrías. ▪ Púrpura. ▪ Hipopigmentaciones. ▪ Dermatitis de contacto alérgica. ▪ Taquifilaxis. ▪ Hipertricosis. ▪ Foliculitis. ▪ Miliaria. ▪ Retardo de cicatrización de úlceras, úlceras genitales. ▪ Exacerbación o susceptibilidad a infecciones virales, bacterianas, micóticas.	▪ Supresión del eje hipotálamo-hipófisis-suprarrenal. ▪ Síndrome de Cushing iatrogénico. ▪ Retardo del crecimiento en infantes y niños. ▪ Metabólicos: hiperglicemia, osteopatías, supresión adrenocortical. ▪ Electrolitos: edema, hipocalcemia, hipertensión. ▪ Ocular: cataratas-glaucomas.

Indicaciones

- Dermatitis de contacto (alérgica o irritativa).
- Dermatitis atópica.
- Psoriasis.
- Liquen escleroso.
- Liquen plano.
- Liquen simple crónico.

Efectos adversos

La principal reacción adversa es una sensación de quemadura y prurito en el sitio de la aplicación los primeros días. Es importante advertirle al paciente de esta situación para que no discontinúe su uso, ya que dichos efectos adversos disminuyen con las aplicaciones siguientes.

A diferencia de los esteroides no producen atrofia de la piel, ni alteración en la síntesis de colágeno.

Imiquimod

Mecanismo de acción

El mecanismo de acción del imiquimod se esquematiza en la Figura 21.3.

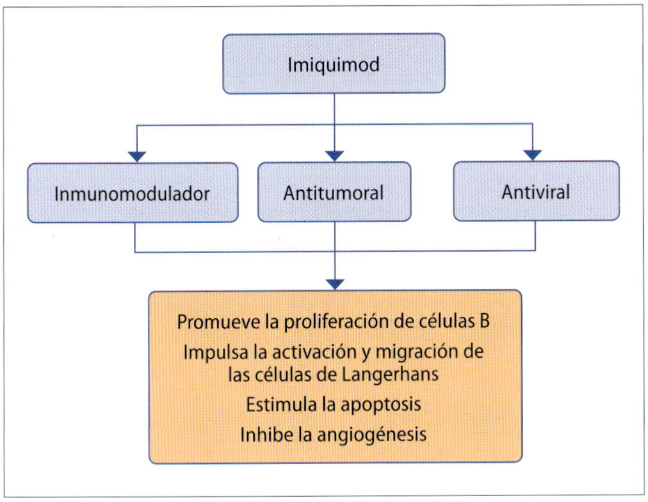

Figura 21.3 Mecanismo de acción de imiquimod.

Indicaciones

- Condilomas virales.
- Moluscos contagiosos.
- Enfermedad de Paget primaria (*off label*).[6]
- HSIL (VIN usual) (*off label*).

Efectos adversos

El principal efecto secundario es la inflamación y el eritema local normalmente leve o moderado. Dichos efectos pueden reducirse suspendiendo la medicación por períodos cortos de tiempo o reduciendo la frecuencia de aplicación aunque se han descrito casos excepcionales de erosiones y secuelas como hipopigmentación posinflamatoria.[7]

Los efectos sistémicos, a pesar de que la absorción es mínima, pueden ser cefalea, astenia, mialgias y náuseas. Se ha relacionado el uso de imiquimod con el agravamiento de enfermedades inflamatorias y autoinmunes, como la psoriasis, el vitíligo, el lupus o la aparición de reacciones a distancia, como eritema multiforme o el síndrome de Stevens-Johnson.

Antifúngicos

Tanto el fluconazol, el itraconazol y el ketoconazol pertenecen a la familia de los azoles. Estos fármacos tienen actividad fungistática, actúan sobre la membrana citoplasmática e inhiben la síntesis de ergosterol o se fijándose a este, con lo que modifican la permeabilidad de la membrana.[8]

Mecanismo de acción

El mecanismo de acción de los antifúngicos se presenta en la Figura 21.4.

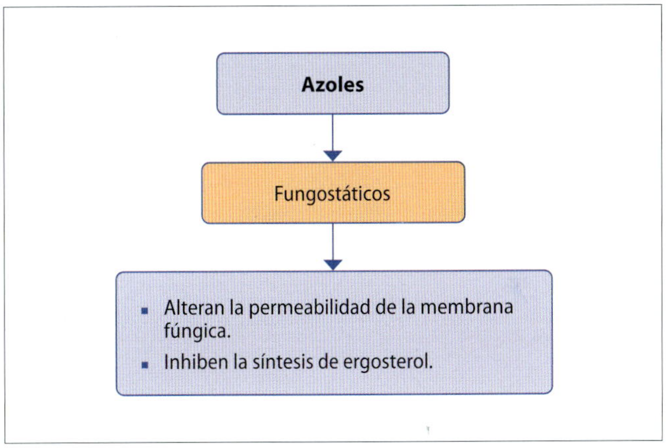

Figura 21.4 Mecanismo de acción de los antifúngicos.

Indicaciones

- Candidiasis vulvovaginal.
- Intertrigo micótico.
- Dermatofitosis localizadas.

Efectos adversos

Molestias gastrointestinales: náuseas, vómitos, dolor, distensión abdominal y diarrea.

Otros efectos son la cefalea y el exantema.

La incidencia de aumento de transaminasas y de bilirrubina es del 1% al 2%. Se sugiere que se solicite hepatograma cuando los tratamientos instaurados van más allá de los seis meses. El ketoconazol resulta el más hepatotóxico del grupo. Por lo que su uso está reservado a casos refractarios a otros tratamientos.

Se recomienda no utilizar este grupo de fármacos en el embarazo y en la lactancia.

Psicofármacos

Dentro de la patología vulvar estos fármacos son de utilidad en el tratamiento de la vulvodinia. La amitriptilina es el agente terapéutico de primera línea.

Mecanismo de acción

La amitriptilina es un antidepresivo tricíclico (ATC) que inhibe la recaptación de neurotransmisores, con lo que aumenta así su disponibilidad. Por mecanismos poco conocidos aún ejerce un efecto analgésico.

La gabapentina y la pregabalina son antiepilépticos con acciones farmacológicas similares. Son análogos estructurales del GABA, si bien su mecanismo de acción no es totalmente conocido. El principal sitio de unión para ambas drogas es la subunidad alfa 2 delta del receptor tipo 1. La unión a esta subunidad altera la cinética y la dependencia del voltaje de los canales de calcio y al reducir el ingreso de calcio a los terminales nerviosos, disminuye la liberación de diversos neurotransmisores como el glutamato, la noradrenalina, la calcitonina y la sustancia P, entre otros. Se cree que la disminución en la liberación de los neurotransmisores provoca la acción analgésica.

Indicaciones

Las tres drogas son utilizadas en el tratamiento de vulvodinia.

Modo de administración

Amitriptilina

Pueden tardar en controlar el dolor hasta tres semanas

- Primera semana: 10-25 mg por noche.
- Segunda semana y tercera semana: 50 mg por noche.
- Cuarta semana: 75 mg/día.
- Dosis máxima: 150 mg.
- Discontinuar gradualmente.

Gabapentina

- 300 mg cada 24 h x 3 días (de noche).
- 600 mg cada 24 h x 3 días (de noche).
- 900 mg cada 24 h (de noche).
- Se debe aumentar 300 mg por día hasta llegar a la dosis que calme el dolor.
- Dosis máxima: 3600mg/día (3 dosis al día)
- Discontinuar gradualmente.

Pregabalina

- Primera semana: 25 mg por día.
- Segunda semana: 50-75 mg por día (según tolerancia).
- Tercera semana: 75 mg cada 12 horas.
- Dosis máxima: 300 mg/día (2 dosis por día).
- Discontinuar gradualmente.

Efectos adversos

La amitriptilina posee una importante cantidad de efectos secundarios; entre ellos se destacan la sequedad de boca, visión borrosa, retención urinaria, constipación y aumento de la presión intraocular. La sedación y el aumento de peso se deben al bloqueo de los receptores H1 antihistamínicos, el aumento de apetito y peso es más intenso con la amitriptilina. Se destaca que los efectos cardiovasculares son los que revisten más importancia en cuanto a gravedad. Los ATC poseen un efecto depresor cardíaco que puede conducir a cuadros de insuficiencia, es por esto que se recomienda su administración cuidadosa en ancianos y en cardiópatas, ya que pueden descompensar una cardiopatía previamente estable. En pacientes adultos, se debe solicitar un electrocardiograma antes de la prescripción de la droga.

Los principales efectos adversos de la gabapentina son somnolencia, mareo, nistagmo, ataxia, aumento de peso. En cuanto a la pregabalina, la somnolencia y los mareos se describen como principales eventos colaterales.[9]

Bibliografía

1 Grau, Patricia Serrano. Corticoides tópicos. Actualización. Med Cutan Iber Lat Am 2006; 34 (1): 33-8.

2 < http://www.sad.org.ar/wp-content/uploads/2016/04/CONSENSO-DERMATITIS-POR-CONTACTO-2015.pdf> [Consuta: Mayo 2017]

3 Rondón LA. Buen uso de los esteroides tópicos. Med Cutan Iber Lat Am 2013; 41 (6): 245-53.

4 Cheirif Wolosky O, Sáez de Ocariz M, Lammoglia Ordiales L. Esteroides tópicos: revisión actualizada de sus indicaciones y efectos adversos en dermatología. Dermatología Cosmética, Médica y Quirúrgica 2015; 13 (4): 305-13.

5 Hernández FJ, Vidal A. Tacrolimus; en el tratamiento de enfermedades inflamatorias de la piel. Revista del Centro Dermatológico 2003; 12 (1): 42-48.

6 Marchitelli C, Peremateu MS; Sluga MC, Berasategui MT, Lopez G, Wernicke A, et al. J Low Genit Tract Dis 2014; 18 (4): 347-50.

7 Alsina M, Arencibia O, Centeno C, et al. 2Infecciones del tracto genital. España: AEPCC, 2016.

8 Allevato MAJ, Negroni R, Galimberti R. Antifúngicos ayer, hoy y mañana." Act Terap Dermatol 2007; (30): 8-17.

9 Escalas J, Guerra A, Rodríguez-Cerdeira M. Tratamiento con psicofármacos de los trastornos psicodermatológicos. Actas Dermo-Sifiliográficas 2010; 101 (6): 485-94.

22

Índice de enfermedades según los síntomas

María Sol Peremateu

Introducción

Uno de los objetivos del accionar médico es el tratamiento de los enfermos. Para conseguirlo se vale del diagnóstico, es decir, de las conclusiones obtenidas a partir de los elementos semiológicos de la enfermedad, los cuales sirven para realizar el tratamiento y emitir un pronóstico.[1] Si bien en el ejercicio de la medicina es esencial conocer la enfermedad, los pacientes acuden a la consulta con síntomas o signos, los cuales son el punto de partida para su correcta evaluación y posterior terapéutica. De ellos, el síntoma es la manifestación subjetiva de una enfermedad, apreciable solamente por el paciente.

El síntoma es la referencia subjetiva que da un enfermo de la percepción que reconoce como anómala o causada por un estado patológico o una enfermedad, a diferencia de un signo, que es un dato "objetivo", observable por parte del especialista.

El interrogatorio es la herramienta fundamental para el diagnóstico de los problemas de salud de nuestros pacientes. Del 50% al 75% de los diagnósticos se hacen por el interrogatorio, es decir, a través de la recopilación de síntomas y sus características.[2] Muy a menudo, los datos semiológicos son complejos, múltiples y pueden pertenecer a varias enfermedades.

El presente capítulo tiene como objetivo ayudar al lector proporcionando un enfoque práctico basado en los síntomas que, habitualmente, se presentan en las patologías que afectan a la vulva, como ser el prurito y el dolor, agrupando las distintas patologías a través de estos. Esto permitirá un acercamiento a los diagnósticos diferenciales, incluso antes del examen de la paciente, que amplíe las posibilidades de un diagnóstico más certero.

Prurito vulvar

El prurito o picazón es el síntoma más común experimentado por las mujeres de todas las edades con trastornos vulvares. Puede ser causada y modulada por factores sistémicos, así como por afecciones de la piel que surgen en el área anogenital. A pesar de la naturaleza común de esta queja, la significativa morbilidad y alteración de la calidad de vida que causa, no existe una herramienta específica para medir la gravedad y calidad del prurito vulvar.[3]

Las particularidades de la vulva la vuelven susceptible de padecer condiciones que causan prurito.[4, 5] Factores propios de la región, como calor, humedad y fricción pueden complicar múltiples condiciones cutáneas, debido a que crean un efecto oclusivo, que acentúa la acción de los irritantes y la absorción de medicamentos, como, por ejemplo, los corticoides tópicos.[4-7] Otro aspecto que complica el diagnóstico y el manejo de las enfermedades de la vulva es que la humedad y el calor minimizan la presencia de escamas, hallazgo que, en otras topografías, contribuye al diagnóstico diferencial de múltiples dermatosis.[4, 7]

Las instancias a las que una mujer arribará para obtener alivio proporcionan una indicación útil sobre lo angustiante que encuentra su prurito (rascado con uñas u otro objeto, aplicar agua fría o soluciones cáusticas) y también una herramienta potencial con la que medir la mejora. Muchas manifiestan que encuentran la sensación de inflamación o dolor más soportable que el prurito. Esto puede producir escoriaciones, erosiones, ulceración y exudado, los que aumentan el riesgo de infección secundaria. Estas características adicionales pueden hacer el diagnóstico más difícil.[8]

Fisiopatología

Las fibras nerviosas C no mielinizadas son las causantes del prurito y la histamina es el principal mediador periférico. Sin embargo, la serotonina, las prostaglandinas, los opioides endógenos y los neuropéptidos tienen una función importante. Se ha demostrado que el prurito inducido por histamina activa áreas motoras centrales vinculadas con el acto de rascado, lo que propicia el ciclo prurito-rascado (Tabla 22.1).[5, 8,9]

Dolor vulvar

El dolor puede variar en sus características y ser descrito de muchas maneras, que pueden incluir malestar, incomodidad, ardor y punzadas. Incluso, puede ser experimentado como una excitación genital persistente.

El dolor vulvar puede incluir a los genitales externos, es decir la vulva (dolor superficial) o las partes más profundas u órganos internos, incluida la vagina (dolor profundo).

Si una mujer tiene dolor durante la penetración, lo llamamos "dispareunia". Esta se puede dividir en superficial, que afecta la vulva; o dispareunia profunda, que afecta la vagina u otros órganos internos. La dispareunia superficial y la profunda pueden, incluso, coexistir.

La mayoría del dolor es causado por inflamación, infección, trauma o lesión. Sin embargo, puede haber una razón no visiblemente obvia (Tabla 22.2).[8]

Tabla 22.1 Causas de prurito vulvar

Dermatosis	Liquen escleroso	Ver capítulo 9.3
	Liquen plano	Ver capítulo 9.4
	Liquen simple crónico	Ver capítulo 9.1
	Dermatitis	Ver capítulo 9.1
	Enfermedad de Darier, Enfermedad de Hailey-Hailey	Ver capítulo 9.5
Infecciones	Candidiasis	Ver capítulo 7.3
	Intertrigo	Ver capítulo 7.3
	Molusco contagioso	Ver capítulo 7.1
	Herpes genital	Ver capítulo 7.1
	Sífilis congénita	Ver capítulo 10.2
	Escabiosis	Ver capítulo 7.4
	Pediculosis pubis	Ver capítulo 7.4
	Trichocomoniasis	Ver capítulo 7.4
	Oxiuriasis	
Tumores	Siringomas	Ver capítulo 8.1
	Linfangiomas circunscriptos	Ver capítulo 8.3
	Carcinoma de vulva en estadios iniciales	Ver capítulo 15
	Neoplasia intraepitelial vulvar	Ver capítulo 13
	Enfermedad de Paget	Ver capítulo 14
Trastornos intestinales bajos o anales	Hemorroides	
	Fisura anal, fístula	
	Enfermedad inflamatoria intestinal	Ver capítulo 9.6
	Proctitis	
	Neoplasia invasora anal o rectal	
Trastornos neurogénicos y musculoesqueléticos	Atrapamiento de nervio pudendo	
	Radiculopatía	
Endocrinológico	Deficit estrogénico (vulvovaginitis atrófica)	Ver capítulo 19.2
	Diabetes	
Inmunosupresión	VIH	
	Medicamentos inmunosupresivos	

Tabla 22.2 Causas de dolor vulvar

Inflamación	Liquen escleroso	Ver capítulo 9.3
	Liquen plano	Ver capítulo 9.4
	Enfermedades ampollares	Ver capítulo 10.3
Infección	Candidiasis	Ver capítulo 7.3
	Herpes genital	Ver capítulo 7.1
Trauma	Neuralgia herpética, compresión nerviosa, otras	
Tumores	Carcinoma de células escamosas	Ver capítulo 15
	Neoplasia intraepitelial vulvar	Ver capítulo 13
	Enfermedad de Paget	Ver capítulo 14
Idiopático	Vulvodinia	Ver capítulo 17
Fisuras	Dermatitis	Ver capítulo 9.1
	Liquen escleroso	Ver capítulo 9.3
	Psoriasis	Ver capítulo 9.2
	Candidiasis	Ver capítulo 7.3
	Infecciones bacterianas	Ver capítulo 7.2
Erosiones	Liquen plano	Ver capítulo 9.4
	Liquen escleroso	Ver capítulo 9.3
	Enfermedades ampollares	Ver capítulo 10.3
Úlceras	Herpes genital	Ver capítulo 7.1
	Otras enfermedades de transmisión sexual	Ver capítulos 7.1, 7.4, 10.2
	Aftas	Ver capítulo 9.7
	Pioderma gangrenosa	Ver capítulo 11
Cambios hormonales	Cambios atróficos en la menopausia o durante la lactancia	Ver capítulo 19.2

Bibliografía

1. <http://www.monografias.com/trabajos78/introducciondiagnosticodiferencialsincromico/introducciondiagnosticodiferencialsincromico2.shtml> [Consulta: Mayo 2017]
2. Díaz Novás J, Gallego Machado B, León González A. El diagnóstico médico: bases y procedimientos. Revista Cubana de Medicina General Integral 2006; 22 (1): 1561-3038
3. Simpson R, Thomas K, Murphy R. Outcome measures for vulval skin conditions: a systematic review of randomized controlled trials. British Journal of Dermatology 2013; 169 (3): 494-501.
4. Stewart K. Clinical Care of Vulvar Pruritus, with Emphasis on One Common Cause, Lichen Simplex Chronicus. Dermatologic Clinics 2010; 28 (4): 669-80.
5. Bohl T. Overview of Vulvar Pruritus Through the Life Cycle. Clinical Obstetrics and Gynecology 2005; 48 (4): 786-807.
6. Fischer GMargesson L. Vulvar itching in prepubertal girls: Let's be specific. Journal of the American Academy of Dermatology 2003; 48 (6): 986-7.
7. Kelekci K, Adamhasan F, Gencdal S, Sayar H, Kelekci S. The impact of the latest classification system of benign vulvar diseases on the management of women with chronic vulvar pruritus. Indian Journal of Dermatology, Venereology, and Leprology 2011; 77 (3): 294.
8. Kirtschig GCooper S. Gynecologic Dermatology: Symptoms, signs and clinical managment. 1ra ed. London: JP Medical Ltd, 2016.
9. Weichert G. An approach to the treatment of anogenital pruritus. Dermatologic Therapy 2004; 17 (1): 129-33.

23

Clasificación de patología vulvar: nomenclatura ISSVD

Laura Vallejos

2006, ISSVD. Clasificación histológica de las dermatosis vulvares[1, 2]

Hallazgos histopatológicos y su correlación clínica

Patrón espongiótico
▪ Dermatitis atópica ▪ Dermatitis de contacto alérgica ▪ Dermatitis de contacto irritativa
Patrón acantósico (formalmente hiperplasia de células escamosas)
▪ Psoriasis ▪ Liquen simple crónico ▪ Dermatosis acantótica primaria (idiopática) ▪ Dermatosis acantótica secundaria (superpuesta sobre un liquen escleroso, liquen plano u otra enfermedad vulvar)
Patrón liquenoide
▪ Liquen escleroso ▪ Liquen plano
Patrón escleroso / homogeneización dérmica
▪ Liquen escleroso
Patrón vesiculobulloso
▪ Penfigoide ▪ Dermatosis ampollosa por IgA lineal
Patrón acantolítico
▪ Enfermedad de Hailey-Hailey ▪ Enfermedad de Darier ▪ Dermatosis acantolítica papular genitocrural
Patrón granulomatoso
▪ Enfermedad de Crohn ▪ Síndrome de Melkersson-Rosenthal
Patrón vasculopático
▪ Aftas ▪ Enfermedad de Behcet ▪ Vulvitis de células plasmáticas

2011, ISSVD. Terminología y clasificación de trastornos dermatológicos de la vulva, diagnóstico clínico[3]

Terminología y clasificación de los trastornos dermatológicos de la vulva: diagnóstico clínico

Lesiones color piel
Pápulas y nódulos de color de la piel
▪ Papilomatosis del vestíbulo y los labios menores medial (un hallazgo normal; no una enfermedad) ▪ Molusco contagioso ▪ Verrugas (infección HPV) ▪ Cicatriz ▪ Neoplasia intraepitelial vulvar ▪ Acrocordón, pólipo fibroepitelial ▪ Nevos (tipo intradérmica) ▪ Quistes mucinosos del vestíbulo y los labios menores medial (puede tener una tonalidad amarilla) ▪ Quiste epidérmico (quiste epidermoide, quiste epitelial) ▪ Hidradenoma papilífero ▪ Quiste de la glándula de Bartholino y tumor ▪ Siringoma ▪ Carcinomas de células basales
Placas de color de la piel
▪ Liquen simple crónico (LSC) y otras enfermedades liquenificadas ▪ Neoplasia intraepitelial vulvar
Lesiones rojas
Placas y parches

▪ Eccematosa y enfermedades liquenificadas:
  ▪ Dermatitis de contacto alérgica
  ▪ Dermatitis de contacto irritativa
  ▪ Dermatitis atópica
  ▪ Lesiones eccematosas superpuestos sobre otros trastornos vulvares
  ▪ Enfermedades que, clínicamente, imitan la enfermedad eccematosa (candidiasis, la enfermedad de Hailey-Hailey y la enfermedad de Paget extramamaria)
  ▪ Liquen simple crónico (liquenificación sin lesiones cutáneas anteriores)
  ▪ Liquenificación superpuesta a una enfermedad subyacente pruriginosa precedente
▪ Manchas rojas y placas (sin alteraciones epiteliales):
  ▪ Candidiasis
  ▪ Psoriasis
  ▪ Neoplasia intraepitelial vulvar
  ▪ Liquen plano
  ▪ Vulvitis de células plasmáticas (Zoon)
  ▪ Infección bacteriana de los tejidos blandos (celulitis y fascitis necrosante temprana)
  ▪ Enfermedad de Paget extramamaria

Pápulas
▪ Foliculitis ▪ Verruga (infección por VPH) ▪ Angioqueratoma ▪ Molusco contagioso (inflamado) ▪ Hidradenitis supurativa (lesiones tempranas) ▪ Enfermedad de Hailey-Hailey

▶

Nódulos
▪ Forúnculos ▪ Verruga (infección por HPV) ▪ Prurigo nodular ▪ Neoplasia intraepitelial vulvar ▪ Molusco contagioso (inflamado) ▪ Carúncula uretral y el prolapso ▪ Hidradenitis supurativa ▪ Hidradenoma papilífero ▪ Quiste epidérmico inflamado ▪ Absceso del conducto de la glándula de Bartolino ▪ Carcinoma de células escamosas ▪ Melanoma (tipo amelanótico)
Lesiones blancas
Pápulas y nódulos blancos
▪ Manchas de Fordyce (un hallazgo normal, a veces pueden tener una tonalidad amarilla) ▪ Molusco contagioso ▪ Verruga ▪ Cicatriz ▪ Neoplasia intraepitelial vulvar ▪ Carcinoma de células escamosas ▪ Milia ▪ Quiste epidérmico ▪ Enfermedad de Hailey-Hailey
Manchas y placas blancas
▪ Vitiligo ▪ Liquen escleroso ▪ Hipopigmentación posinflamatoria ▪ Enfermedades liquenificada ▪ Liquen plano ▪ Neoplasia intraepitelial vulvar ▪ Carcinoma de células escamosas
Lesiones color oscuro (café, azul, gris o negro)
Parches de color oscuro
▪ Nevo melanocítico ▪ Melanosis vulvar (lentiginosis vulvar) ▪ Hiperpigmentación posinflamatoria ▪ Liquen plano ▪ Acantosis *nigricans* ▪ Melanoma *in situ*
Pápulas y nódulos de colores oscuros
▪ Nevos melanocíticos (incluye a aquellos con atipia clínica o histológica) ▪ Verrugas (infección HPV) ▪ Neoplasia intraepitelial vulvar ▪ Queratosis seborreica ▪ Angioqueratoma (angioma capilar, angioma) ▪ Hidradenoma papilífero ▪ Melanoma

▶

Ampollas

Vesículas y ampollas

- Infecciones por virus herpes (herpes simple, herpes zóster)
- Eccema agudo
- Liquen escleroso bulloso
- Linfangioma circunscrito (linfangiectasia)
- Trastornos inmunológicos ampollas penfigoide cicatricial, exantema fijo medicamentoso, síndrome de Steven-Johnson, pénfigo)

Pústulas

- Candidiasis
- Foliculitis

Erosiones y úlceras

Erosiones

- Excoriaciones
- Liquen plano erosivo
- Fisuras sobre tejido normal (idiopática, coito relacionado)
- Fisuras sobre tejido anormal (candidiasis, crónico, psoriasis, enfermedad de Crohn, liquen simple, etc.)
- Neoplasia intraepitelial vulvar
- Vesículas rotas, ampollas y pústulas
- Enfermedad de Paget extramamaria

Úlceras

- Excoriaciones (relacionados con el eccema, liquen simple crónico)
- Aftas: úlcera Lipschütz (o que se produzca como un proceso idiopática o secundaria a otras enfermedades como la de Crohn, enfermedad de Behcet, diversas infecciones virales)
- Enfermedad de Crohn
- Infección por virus herpes
- Carcinoma de células escamosas ulcerado
- Sífilis primaria (chancro)

Edema (edema genital difuso)

Edema de color de la piel

- Enfermedad de Crohn
- Anormalidad linfática idiopática (enfermedad congénita de Milroy)
- Posradiación y obstrucción linfática posquirúrgica
- Posinfeccioso (estafilocócica y celulitis estreptocócica)
- Edema posinflamatoria (hidradenitis supurativa)

Edema color rosa o rojo

- Obstrucción venosa (por embarazo, parto)
- Celulitis (primaria o superpuesta sobre el edema ya existente)
- Quiste del conducto de Bartolino / absceso
- Enfermedad de Crohn
- El edema vulvar leve puede ocurrir con cualquier enfermedad inflamatoria de la vulva

2015, ISSVD. Lesiones intraepiteliales escamosas de la vulva[4]

Lesiones intraepiteliales escamosas de la vulva

LSIL	Lesión intraepitelial escamosa de bajo grado (efecto citopático por HPV)
HSIL	Lesión intraepitelial escamosa de alto grado (antes VIN usual)
VIN	VIN diferenciado

2015, ISSVD. Consenso, terminología y clasificación del dolor vulvar persistente y vulvodinia[5]

Consenso de terminología y clasificación del dolor vulvar persistente y la vulvodinia

Causada por un trastorno específico*
▪ Infecciosa (por ejemplo, la candidiasis recurrente, herpes). Inflamatoria (por ejemplo, el liquen escleroso, liquen plano, trastornos inmunobullosa). ▪ Neoplásica (por ejemplo, enfermedad de Paget, carcinoma de células escamosas). ▪ Neurológica (por ejemplo, la neuralgia posherpética, la compresión o lesión del nervio). ▪ Trauma (por ejemplo, mutilación genital femenina, obstétrica). ▪ Iatrogénica (por ejemplo, después de una operación, quimioterapia, radiación). ▪ Deficiencias hormonales (por ejemplo, atrofia vulvovaginal, amenorrea de la lactancia).
Vulvodinia: dolor en la vulva de una duración mínima de tres meses, sin causa identificable clara, que pueden tener potenciales factores asociados.
▪ Localizada (por ejemplo, vestibulodinia, clitorodinia) o generalizada o mixto (localizada y generalizada). ▪ Provocado (por ejemplo, por inserción, de contactos) o espontánea o mixto (provocado y espontánea). ▪ Primaria o secundaria. ▪ Patrón temporal (intermitente, persistente, constante, inmediata, retardada).
Apéndice. Potenciales factores asociados
▪ Comorbilidades y otros síndromes de dolor (por ejemplo, el síndrome de vejiga, fibromialgia, síndrome del intestino irritable, trastorno témporo-mandibular dolorosa) (nivel de evidencia 2). ▪ Genética (nivel de evidencia 2). ▪ Los factores hormonales (por ejemplo, inducida farmacológicamente) (nivel de evidencia 2). ▪ La inflamación (nivel de evidencia 2). ▪ Musculoesquelético (por ejemplo, la hiperactividad muscular pélvico, miofascial, biomecánico) (nivel de evidencia 2) ▪ Mecanismos neurológicos. Central (columna vertebral, el cerebro) (grado de comprobación 2). Periférico - Neuroproliferación (nivel de evidencia 2). ▪ Los factores psicosociales (por ejemplo, el estado de ánimo, la superación, papel, la función interpersonal, sexual) (nivel de evidencia 2). ▪ Los defectos estructurales (por ejemplo perineal descenso) (nivel de evidencia 3).

* Las mujeres pueden tener tanto un trastorno específico (por ejemplo, el liquen escleroso) y la vulvodinia.

Bibliografía

1 Lynch PJ, Moyal-Barracco M, Bogliatto F, Micheletti L, Scurry J. 2006 ISSVD classification of vulvar dermatoses: pathologic subsets and their clinical correlates. Journal of Reproductive Medicine 2007; 52 (1): 3-9.

2 Lynch, PJ. 2006 International Society for the Study of Vulvovaginal Disease Classification of Vulvar Dermatoses: A Synopsis. J Low Gen Tract Dis 2007; 11 (1): 1-2.

3 Lynch PJ, Moyal-Barracco M, Scurry J, Stockdale C. J Low Genit Tract Dis 2012; 16 (4): 339-44.

4 Bornstein J, Bogliatto F, Haefner HK, Stockdale C, Preti M, Bohl TG, Reutter J, for the ISSVD Terminology Committee. The 2015 International Society for the Study of Vulvovaginal Disease (ISSVD) Terminology of Vulvar Squamous Intraepithelial Lesions. J Lower Gen Tract Dis 2016;20: 11–14. Co-Published in Obstet Gynecol 2016; 1 (27): 264-8.

5 Bornstein J, Goldstein AT, Stockdale C, Bergeron S, Pukall C, Zolnoun D, Coady D. On behalf of the consensus vulvar pain terminology committee and the International Society for the Study of Vulvovaginal Disease (ISSVD), the International Society for the Study of Women's Sexual Health (ISSWSH), and the International Pelvic Pain Society (IPPS). 2015 ISSVD, ISSWSH and IPPS Consensus terminology and classification of persistent vulvar pain and vulvodynia. Obstet Gynecool 2016; 17 (4): 745-51.

Índice de términos